Chapter I
呼吸治療領域

Chapter II
血液浄化治療領域

Chapter III
手術室領域

Chapter IV
集中治療領域

Chapter V
心臓カテーテル・不整脈治療領域

Chapter VI
高気圧酸素治療領域

Chapter VII
医療機器管理業務

臨床工学
プラクティカル・フルコース

編集
川崎忠行
前田記念腎研究所 茂原クリニック 臨床工学部 部長

MEDICAL VIEW

Practical Full-Course for Clinical Engineers
(ISBN 978-4-7583-1494-7 C3047)

Editor : Tadayuki Kawasaki

2015. 5. 25　1st　ed

©MEDICAL VIEW, 2015
Printed and Bound in Japan

Medical View Co., Ltd.
2-30 Ichigayahonmuracho, Shinjyukuku, Tokyo, 162-0845, Japan
E-mail　ed@medicalview.co.jp

編集の序

　治療に供される医療機器は多様に進歩し各診療科で扱う機器の操作と保守管理は専門性を増し，2010年には厚生労働省(厚労省)発出の「臨床工学技士基本業務指針」は廃止され，新たに(公社)日本臨床工学技士会と関係医学会等の連携で「臨床工学技士基本業務指針2010」が公開され，現状に併せ臨床工学技士(CE)の業務が拡大している。

　CE業務は専門化が進み，各科の機器業務に特化していく流れはあるが，それぞれの医療機関規模や機能によって著しい差異もある。

　各診療科の機器を横断的に医療機器管理室などで一括管理しており，また病院での機器管理は「医療機器安全管理責任者」の配置が義務化しており，その多くは臨床工学技士が担っている。

　業務形態においても各診療科を週ごとにローテーションするところや，3年間は各科ローテーションを義務づけているところもあり様々な現況を呈している。臨床工学技士は各診療科の最新技術に直接関与するため，適切なローテーションは各診療科の壁を越えた技術交流を可能としてチーム医療の更なる発展に寄与すると思われる。

　よってCEは様々な医療機器に接することが多く，厚労省の医療機器産業ビジョンにおいてCEは医療機器の専門家と位置づけられている。

　今や医療において医療機器は医薬品と同様に欠くことのできない重要なものとなっている。

　本書『臨床工学　プラクティカル・フルコース』は，各治療分野の多様化・高度化した最新の医療機器の構造と原理，使用方法，臨床における治療(機器・設定)適応，機器の管理などをイラストや写真を多数使用し，わかりやすく解説した書籍となり，臨床現場で役立つ1冊になると考えている。

　特に臨床工学機器(治療関連医療機器)は日進月歩で進んでおり，本書が読者各位の一助となれば幸いである。

2015年5月

前田記念腎研究所　茂原クリニック

川崎忠行

執筆者一覧

編　集

川崎忠行	前田記念腎研究所　茂原クリニック　臨床工学部　部長

編集協力

松阪　淳	枚方公済病院　医療安全室
江村宗郎	前田記念腎研究所　茂原クリニック　統括執行責任者
真下　泰	JCHO札幌北辰病院　ME部　技師長

執筆者（掲載順）

室橋高男	札幌医科大学附属病院　臨床工学部，医療安全部　主任技師
橋本佳苗	札幌医科大学附属病院　臨床工学部　第2係　係長
春田良雄	公立陶生病院　臨床工学部　副技士長
藤江建朗	大阪暁明館病院　臨床工学科
川崎忠行	前田記念腎研究所　茂原クリニック　臨床工学部　部長
江村宗郎	前田記念腎研究所　茂原クリニック　統括執行責任者
渋谷泰史	東葛クリニック病院　臨床工学部　部長
石井祐行	千葉大学医学部附属病院　ME機器管理センター
加藤伸彦	北海道大学　医学部　臨床指導准教授
久保　仁	東京大学医学部附属病院　医療機器管理部　技士長

柏　公一	東京大学医学部附属病院　医療機器管理部　人工心肺担当主任
三島博之	九州大学病院　医療技術部　臨床工学部門　主任臨床工学技士
木村政義	兵庫医科大学病院　臨床工学室　主任技士
冨加見教男	兵庫医科大学病院　臨床工学室
鈴木尚紀	桃仁会病院　臨床工学部　主任
大平順之	兵庫医科大学病院　臨床工学室　副主任技士
川﨑由記	兵庫医科大学病院　臨床工学室
亀井理生	奈良県総合医療センター　診療部　臨床工学室
武西友幸	兵庫医科大学病院　臨床工学室
丹生治司	小倉記念病院　検査技師部　部長
伊藤朋晃	小倉記念病院　検査技師部　工学課　主任
堺　美郎	済生会熊本病院　臨床工学部門　係長
柴田正慶	北海道循環器病院　臨床検査科　技師長
前川正樹	大浜第一病院　診療技術部　臨床工学科　主任
岡原重幸	純真学園大学　保健医療学部　医療工学科　講師
右田平八	九州保健福祉大学　保健科学部　臨床工学科　講師
福岡和秀	三豊総合病院　臨床工学科　科長
笹山奈美子	三豊総合病院　臨床工学科　主任
西山登司雄	三豊総合病院　臨床工学科
松本恵子	三豊総合病院　臨床工学科　副科長
近藤千裕	三豊総合病院　臨床工学科
石川浩太	三豊総合病院　臨床工学科

目次 CONTENTS

用語アラカルト＋補足 一覧 xiv

略語 一覧 xxi

Chapter I 呼吸治療領域　　1

1 人工呼吸治療の適応　室橋高男　2

2 人工呼吸治療に使用される機器　室橋高男　4

3 人工呼吸管理の実際　室橋高男　10
- 1 ■ 換気様式とモード 10
- 2 ■ 使用前の人工呼吸関連機器の点検と準備 12
- 3 ■ 治療中の患者管理と機器管理 14
- 4 ■ ウィーニングの実際 18
- 5 ■ 緊急時とその対応 19
- 6 ■ 呼吸サポートチーム（RST）活動 20

4 人工呼吸管理の注意事項　橋本佳苗　22
- 1 ■ 使用中の管理 22
- 2 ■ 人工呼吸回路の管理と交換 25
- 3 ■ 人工呼吸器との同調 27
- 4 ■ 警報について 27
- 5 ■ 患者観察 27
- 6 ■ 加温加湿について 28
- 7 ■ 感染対策 29
- 8 ■ 人工呼吸管理をする環境 30
- 9 ■ その他 33

5 その他治療と適応 　　　　　　　　　　　　　　　　　　　橋本佳苗　34
- 1 ■ 持続的気道陽圧療法 　34
- 2 ■ 肺内パーカッション療法（IPV） 　35
- 3 ■ 器械的な咳介助（MI-E） 　35
- 4 ■ 二相性体外式人工呼吸（BCV） 　36
- 5 ■ 酸素テント 　37
- 6 ■ 給湿療法 　38

6 人工呼吸管理中の吸入治療 　　　　　　　　　　　　　　橋本佳苗　40
- 1 ■ ジェット式ネブライザ 　41
- 2 ■ 超音波式ネブライザ 　42
- 3 ■ マイクロポンプ式ネブライザ 　42
- 4 ■ 定量噴霧式（MDI） 　43

7 吸入治療の実際 　　　　　　　　　　　　　　　　　　　橋本佳苗　45
- 1 ■ 使用前 　45
- 2 ■ 使用中 　45
- 3 ■ 使用後 　45
- 4 ■ 注意事項・その他 　46

8 在宅呼吸治療の適応 　　　　　　　　　　　　　　　　　春田良雄　47
- 1 ■ 在宅酸素療法（HOT） 　47
- 2 ■ 在宅人工呼吸療法（HMV） 　48

9 在宅呼吸療法と臨床工学技士の役割 　　　　　　　　　　春田良雄　51
- 1 ■ TPPV 　51
- 2 ■ NPPV 　52
- 3 ■ 在宅酸素療法 　54
- 4 ■ 教育 　54

10 在宅人工呼吸治療に使用される機器・器材 　　　　　　　春田良雄　57
- 1 ■ TPPV装置 　57
- 2 ■ NPPV装置 　60

		3 ■ 在宅酸素療法装置	64

11 在宅呼吸療法の実際　　　　　　　　　　　　　　　　　　　藤江建朗　75

　　1 ■ 在宅訪問時の持参物品　　　　　　　　　　　　　　　　　　　　　75
　　2 ■ 在宅人工呼吸療法（HMV）の種類　　　　　　　　　　　　　　　　76
　　3 ■ 非侵襲的換気療法管理の実際　　　　　　　　　　　　　　　　　　76
　　4 ■ 侵襲的換気療法管理の実際　　　　　　　　　　　　　　　　　　　81
　　5 ■ 全身の観察と評価　　　　　　　　　　　　　　　　　　　　　　　85
　　6 ■ 緊急時の対応　　　　　　　　　　　　　　　　　　　　　　　　　86

12 在宅呼吸治療管理の注意事項　　　　　　　　　　　　　　　藤江建朗　88

　　1 ■ 住環境の整備　　　　　　　　　　　　　　　　　　　　　　　　　88
　　2 ■ 感染対策　　　　　　　　　　　　　　　　　　　　　　　　　　　89
　　3 ■ 停電対策　　　　　　　　　　　　　　　　　　　　　　　　　　　92
　　4 ■ その他　　　　　　　　　　　　　　　　　　　　　　　　　　　　93

Chapter II　血液浄化治療領域　　　　　　　　　95

1 維持透析治療の適応と選択　　　　　　　　　　　　　　　　　　　　96

　　1 ■ 維持透析治療に使用される装置の構造と原理　　　　　川崎忠行　97
　　2 ■ 透析用監視装置（ベッドサイドコンソール）　　　　　　　〃　　98
　　3 ■ 個人用透析装置　　　　　　　　　　　　　　　　　　　〃　　100
　　4 ■ 除水制御機構　　　　　　　　　　　　　　　　　　　　〃　　101
　　5 ■ 透析用水処理装置　　　　　　　　　　　　　　　　　　〃　　102
　　6 ■ 透析業務の実際　　　　　　　　　　　　　　　　　江村宗郎　103

2 在宅血液透析の適応と選択　　　　　　　　　　　　　　　渋谷泰史　118

　　1 ■ HHDに使用される装置の構造と原理　　　　　　　　　　　　　　119
　　2 ■ HHDの実際　　　　　　　　　　　　　　　　　　　　　　　　　121
　　3 ■ HHD患者の管理の実際　　　　　　　　　　　　　　　　　　　　124

3 急性血液浄化法の適応と選択 　　　　　石井祐行　128
- 1 ■ 急性血液浄化療法に使用される装置の構造と原理 　128
- 2 ■ 急性血液浄化業務の実際 　134
- 3 ■ 急性血液浄化業務の注意事項 　143
- 4 ■ 保守管理にあたって 　147

4 アフェレシスの適応と選択 　　　　　石井祐行　150
- 1 ■ アフェレシス機器の構造と原理 　152
- 2 ■ アフェレシス業務の実際 　157

Chapter III 手術室領域 　171

1 手術室における臨床工学技士の役割と実際 　　　　　加藤伸彦　172
- 1 ■ 手術室の特殊性 　172
- 2 ■ 手術関連機器の安全管理の実際 　174
- 3 ■ 麻酔関連機器の構造と原理 　175
- 4 ■ 麻酔関連業務の実際 　179

2 人工心肺装置の構造と原理 　184
- 1 ■ 人工心肺業務の実際 　　　　　柏　公一　184
- 2 ■ 補助循環療法業務の実際（補助人工心臓の適応と植込みの実際） 　　　　　久保　仁　190

3 手術治療機器 　　　　　久保　仁　197
- 1 ■ はじめに 　197
- 2 ■ 焼灼・止血・切開・凝固機器 　198
- 3 ■ 内視鏡関連機器 　202
- 4 ■ 手術ナビゲーション装置 　204
- 5 ■ 手術治療機器業務の実際 　208

4 各種監視装置および各種測定機器業務の実際　　三島博之　212
- 1 各種監視装置業務の実際　212
- 2 各種測定装置業務の実際　216

5 手術室業務の注意事項　　三島博之　219
- 1 手術室の業務について　219

6 周術期患者管理に使用される機器とその業務　　三島博之　220
- 1 深部静脈血栓（DVT）予防装置　220
- 2 患者体温管理装置　220
- 3 輸液加温装置　221
- 4 急速加温輸血装置　221

Chapter IV 集中治療領域　223

1 集中治療における臨床工学技士の役割　　木村政義　224

2 集中治療に使用される機器　226
- 1 人工呼吸器　冨加見教男　227
- 2 酸素療法機器　木村政義　233
- 3 NOガス治療機器　〃　238
- 4 血液浄化装置　鈴木尚紀　242
- 5 補助循環装置　大平順之　250
- 6 保育器　川﨑由記　261
- 7 除細動器　亀井理生　269
- 8 各種監視装置　〃　273

3 集中治療業務の実際　282
- 1 急性血液浄化療法　鈴木尚紀　282
- 2 人工呼吸療法　冨加見教男　302

- **3** ■ 補助循環療法 ……………………………………………………………………… 大平順之 312
- **4** ■ 低体温療法 ………………………………………………………………………… 武西友幸 333

4 集中治療業務の注意事項　　木村政義　340
- **1** ■ 集中治療業務別業務指針特記事項 ……………………………………………………… 340

Chapter V　心臓カテーテル・不整脈治療領域　341

1 心臓カテーテル検査および治療の適応　342
- **1** ■ 冠動脈インターベンション関連機器の構造と原理 …………………… 丹生治司 345
- **2** ■ 冠動脈インターベンションの実際 …………………………………………… 〃 359
- **3** ■ 心臓弁膜症治療関連業務の実際 ……………………………………………… 〃 372
- **4** ■ 末梢血管カテーテル治療関連業務の実際 …………………………… 伊藤朋晃 377

2 不整脈治療の適応　堺　美郎　388
- **1** ■ 植込みデバイス治療（CIEDs）に使用される機器の構造・原理と治療の実際 ……… 388

3 カテーテルアブレーション治療の適応　柴田正慶　411
- **1** ■ カテーテルアブレーション関連機器 ……………………………………………… 411
- **2** ■ カテーテルアブレーション治療の実際 …………………………………………… 418

4 不整脈診断・治療後における心電図モニタリング　前川正樹　437
- **1** ■ モニタリングシステム構成と構造 ………………………………………………… 437
- **2** ■ 診断・治療後のモニタリングの実際 ……………………………………………… 443

5 デバイス外来と遠隔モニタリングシステム　岡原重幸　445
- **1** ■ デバイス外来と遠隔モニタリングの概要 ………………………………………… 445
- **2** ■ デバイス外来の実際 ………………………………………………………………… 452
- **3** ■ 遠隔モニタリングシステム管理の実際 …………………………………………… 461

Chapter VI 高気圧酸素治療領域　　467

1 高気圧酸素治療の適応　　右田平八　　468
- 1 ■ はじめに　　468
- 2 ■ 全酸素量（CaO_2）　　468
- 3 ■ 適応疾患の症例と解釈　　469
- 4 ■ 高気圧酸素治療の副作用　　473
- 5 ■ 高気圧酸素治療の絶対的禁忌　　475

2 高気圧酸素治療装置の構造と原理　　右田平八　　476
- 1 ■ 第1種治療装置　　476
- 2 ■ 第2種治療装置　　483

3 高気圧酸素治療業務の実際　　右田平八　　490
- 1 ■ 保守点検とその記録　　490
- 2 ■ 保守管理　　492
- 3 ■ 指示書などの確認　　498
- 4 ■ 薬剤・治療材料など必要物品の準備　　499
- 5 ■ 操作条件（加圧時間，加圧条件，換気条件など）の設定および変更　　499
- 6 ■ 装置内入室者の圧変化への対応の観察と報告　　499
- 7 ■ 操作と監視（加圧時間，加圧条件，換気条件など）および患者観察とその記録　　499
- 8 ■ 消毒および洗浄など　　499
- 9 ■ 装置の操作　　499
- 10 ■ 排気系操作　　500
- 11 ■ その他　　500

4 高気圧酸素治療業務の注意事項　　右田平八　　502
- 1 ■ 第1種治療装置　　502
- 2 ■ 第2種治療装置　　508

Chapter VII 医療機器管理業務 513

1 医療機器管理室の役割　　　福岡和秀　514
- 1 はじめに　514
- 2 医療機器管理体制に関わるおもな国の施策　515

2 医療機器管理の実際　　　松本恵子・近藤千裕・石川浩太　518
- 1 保守点検に関する計画と実施に関する管理　518
- 2 医療機器の安全使用に関する研修会の実施　521
- 3 医療機器の安全使用のための情報収集と他の医療職への啓発　524
- 4 医療機器の中央管理　524
- 5 医療機器の台帳管理　526
- 6 年間保守契約および修繕費などの管理　528

3 医療機器安全管理の実際　　　福岡和秀・笹山奈美子・西山登司雄　530
- 1 保守管理業務　530
- 2 新規購入機器の安全性，性能の調査・評価　535
- 3 その他　539

4 医療機器に関する情報管理　　　松本恵子　551
- 1 添付文書，取扱説明書の管理　551
- 2 不具合，安全性情報の収集　553
- 3 不具合，安全性情報の報告　555
- 4 病院など管理者への報告　557
- 5 医療機関の立入検査への対応　558

5 「臨床工学技士に関する実態調査2013　施設アンケート」結果　　　松本恵子　560

索　引　566

用語アラカルト・補足 一覧

あ

亜急性血栓性閉塞 350
圧-換気量曲線 4
アドヒアランス 50, 79

い

一回換気量 19
イノウエ（井上）・バルーン 372
医薬品，医療機器等の品質，有効性及び
　安全性の確保等に関する法律 517
　　――第2条 516
医療
　――ガスアウトレット 12
　――機器 516
　――法 517
陰圧吸引補助脱血 187
インターフェース 77
インタロゲーション 448

う

植込み型除細動器 358

え

液系ポンプの計測時間 248
エキシマレーザ冠動脈形成術 356
エンドトキシン捕捉フィルタ 100

お

温度プローブの確認 29

か

加温加湿器 5
bubble diffusion 型 5
cascade 型 5
pass-over 型 5
華氏 339
ガスリーク注意換気シール 25
カニュラ 233
　鼻―― 233
カリウム濃度の調整 295
換気量 19
　一回―― 19
　死腔―― 19
間欠性跛行 378
鉗子でのクランプ 105
冠動脈内画像診断法 343
冠攣縮薬物誘発試験 343

き

キーパーソン 47
疑似ペーシングスパイク 442
キュイラス 36
吸引圧 73
吸気流速の調節 61
急性冠症候群 350
急性血液浄化療法の種類と略語 282
急性腎不全 290
吸着型血液浄化器 131
吸入麻酔 176

く

クラスIV レーザ 357

け

経皮的中隔心筋焼灼術 344
血液
　――再循環時のサイン 292

―― 体外循環法 …… 96
―― 透析ろ過器 …… 99
―― 透析ろ過装置 …… 99
―― ろ過器 …… 99
―― ろ過装置 …… 99
血漿成分吸着器 …… 154
結露水管理 …… 25
結露発生 …… 59
ケモフィルタ …… 99

こ

抗凝固薬の注入箇所 …… 243
高周波通電の3要素 …… 411
高周波発生装置のコントロール …… 416
個人用透析装置 …… 119
個人用水処理装置 …… 119
混合静脈血酸素飽和度 …… 7

さ

サーボコントロールの注意点 …… 262
在宅NPPV療法 …… 56
在宅酸素療法 …… 55
サイドストリーム方式 …… 7
酸素
　―― ・圧縮空気耐圧ホース …… 12
　―― の特性 …… 54
サンプリングレート …… 441

し

ジェット式ネブライザ …… 40
死腔換気率 …… 19
死腔換気量 …… 19
試験 …… 343
　COURAGE ―― …… 343
　FAME ―― …… 343

PARTNER ―― …… 343
SYNTAX ―― …… 343
施設設置型遠隔モニタリングシステム …… 450
持続緩徐式血液ろ過器 …… 130
至適温度環境 …… 261
自動体外式除細動器 …… 358
自発呼吸トライアル …… 18
重症虚血肢 …… 378
集中治療室 …… 225
手技中の呼吸管理 …… 418
上室頻拍 …… 423
小電力医用テレメータの運用規定 …… 437
静脈麻酔 …… 176
除細動器 …… 358
　植込み型―― …… 358
　自動体外式―― …… 358
　体外式――の放電方式 …… 358
除細動電極 …… 272
除水補正量 …… 112
シリンジポンプ閉塞警報 …… 245
人工気道の管理 …… 26
人工呼吸器関連肺炎 …… 18, 227
人工心肺装置 …… 185
新生児の熱喪失の4つのルート …… 262
心拍出量（CO） …… 7
　―― 測定 …… 346
心房頻拍 …… 423

す

スタンダードプリコーション …… 88

せ

製造物責任法 …… 517
ゼオライト …… 69
絶縁監視装置 …… 541
摂氏 …… 339

全身麻酔	176
専門臨床工学技士認定制度	218
占有周波数帯域	438

そ

造影剤自動注入器	383
相互変調	438
ゾーン	438
ソフト凝固	198

た

ダイアライザ	99
体外式	
──除細動器の放電方式	358
──ペースメーカの電池	358
タイトレイション	79
タイムアウト	381

ち

チャンネル	438
中央管理	533
中性温度環境	261
超音波	
──式ネブライザ	40
──メス	200

て

低体温療法の診療報酬点数	334
定量噴霧式ネブライザ	40
適正カフ圧	74
デバイス手帳	448
電磁干渉	456

と

同期式間欠的強制換気	27
透析	
──液原粉末製剤	97
──器	99
──用監視装置	99
等電位接地	540
導電性ゲルパッド	270
動脈血酸素飽和度	346
特定機能病院	521
トランスミッタ	450

な

内シャントの止血	116

ね

熱希釈法	346
熱喪失を予防する保育器の工夫	263
ネブライザ	40
ジェット式──	40
超音波式──	40
定量噴霧式──	40
マイクロポンプ式──	40
粘稠	236

は

バージャー病	377
配管端末器	12
肺コンプライアンス	4
バイタルサイン	23
排痰介助の必要な患者	72
肺胞気・動脈血酸素分圧較差	19
バスキュラーアクセス	96

バルーン
　──アンラップ　315
　──カテーテルのセントラルルーメン　314
　──の穿孔　318
バンド　438
半透膜　96

ひ

菲薄化線維性被膜　350
標準予防策　29, 88

ふ

ファイティング　27
ファイリングサーバシステム　440
フィルタ
　エンドトキシン捕捉──　100
　ケモ──　99
　ヘモダイア──　99
不均衡症候群　283
腹水ろ過濃縮再静注法　157
腹膜灌流法　96
沸石　69
部分体外循環　189
プライミング　104
プロングの種類　39
分散管理　533
分離器
　膜型血漿成分──　154
　膜型血漿──　130

へ

閉塞性動脈硬化症　377
ペースメーカ　358
　体外式──の電池　358
ヘモダイアフィルタ　99

便益労務　545
返血圧の警報設定　248
ベンチェリマスク　235

ほ

放射線防護プロテクタ　342
ホースアセンブリ　12
保護接地　540

ま

マイクロポンプ式ネブライザ　40
膜型血漿成分分離器　154
膜型血漿分離器　130
マクロショック　540
麻酔
　──中のモニタ指針　212
　吸入──　176
　静脈──　176
　全身──　176
マスクフィッティング　54
末梢閉塞性動脈疾患の治療ガイドライン　378
マルチパスフェージング　439

み

ミクロショック　540
民法　517

む

無呼吸低呼吸指数　79
無線設備の技術基準適合証明　439

め

メインストリーム方式　7

メンテナンス講習会 520

よ

用手蘇生器 56

ら

ライズタイム 61

り

流量-換気量曲線 4
臨床工学技士法 517

れ

レーザ種類 201

ろ

漏洩同軸ケーブル 439
ろ過器
　持続緩徐式血液—— 130
　血液—— 99
　血液透析—— 99
ろ過装置 99
　血液—— 99
　血液透析—— 99

A

A-aDO$_2$ 19
ACS（acute coronary syndrome） 350
AcuNav^{TM} 374
adherence 79
AD変換 440
AED（automated external defibrillator） 358
AHI（Apnea Hypopnea Index） 79
AKI（Acute Kidney Injury）の診断基準 290
AKIN（Acute Kidney Injury Network） 290
alveolar-arterial difference of oxygen 19
ARF（acute renal failure） 290

B

BCV（Biphasic Cuirass Ventilation）方式 36
BISモニタ 413
bubble diffusion型 5
BVM（Bag Valve Mask） 56

C

Cardiac memory 431
CART療法 157
cascade型 5
CLI 378
CO 7
Concealed Entrainment 420
Constant fusion 420
COURAGE試験 343
Cuirass 36

D

DF Thermo 242
　——法 155

E

ELCA（excimer laser coronary angioplasty） 356
EMI（Electro Magnetic Interference） 456
EPR システム 540
ETRF（Endotoxin Retentive Filter） 100

F

FAME 試験 343
FFR（fractional flow reserve） 352
　　――の判断基準 352
Flow-Volume Loop 4
Fontaine 分類 380

H

high flow CHDF 286
high volume CHDF 286
HST（Home medical care Support Team） 50

I

ICD（implantable cardioverter defibrillator） 358
Intentional leak 76
interrogation 448
IVUS
　　――装置 346
　　――内の気泡除去 365

J

JANIS（Japan Nosocomial Infections Surveillance） 227
JIS T0601-1 516

K

KDIGO（kidney disease improving global outcome）分類 290

L

Life without blood 509

M

MDI 40
ME 機器 516
MI-E（Mechanical In-Exsufflator）装置 36

N

NPPV 47
　　――に関する用語 61
　　在宅――療法 56

O

OCT 装置 348
OFDI 装置 348
On-Line HDF 装置 100
on-off 方式 18

P

PARTNER 試験 343
pass-over 型 5
PI（Perfusion Index） 8
PL 法 517
Pressure-Volume Loop 4
Progressive fusion 420
PSV 法 18
PTSMA 344

P-V カーブ … 4

R

REACH study … 377
RIFLE（Risk, Injury, Failure, Loss, End-stage kidney disease）分類 … 290
RO 装置 … 119
Rule of threes … 509
rupture … 318
Rutherford 分類 … 380

S

SAT（subacute stent thrombosis） … 350
SBT（spontaneous breathing test） … 18
SIMV（synchronized intermittent mandatory ventilation） … 27
── 法 … 18
SpO_2 … 346

Standard Precaution … 29
SVO_2 … 7
SYNTAX 試験 … 343

T

TASC（trans-atlantic-society consensus）II … 378
TCFA（thincap fibroatheroma） … 350

U

unintentional leak … 76

V

VAP … 18, 227
VD … 19
　── /VT … 19
VT … 19

略語一覧

ACS	acute coronary syndrome	急性冠症候群	347, 350
ACT	activated（coagulation）clotting time	活性化凝固時間	314
AED	automated external defibrillator	自動体外式除細動器	358
AF	atrial flutter	心房粗動	418
AF	atrial fibrillation	心房細動	432
AHA	American Heart Association	アメリカ心臓協会	333
AHI	Apnea Hypopnea Index	無呼吸低呼吸指数	79
AKI	acute kidney injury	急性腎障害	283
APRV	airway pressure releasing ventilation	気道圧開放換気	11
APTE	acute pulmonary thrombo-embolism	急性肺動脈血栓塞栓症	344
ARDS	acute respiratory distress syndrome	急性呼吸窮迫症候群	238
AS	aortic valve stenosis	大動脈弁狭窄症	375
ASA	The American Society for Apheresis	米国アフェレシス学会	298
ASO	arteriosclerosis obliterans	閉塞性動脈硬化症	377
AVAPS	Average Volume Assured Pressure Support		62
AVNRT	atrioventricular nodal reentrant tachycardia	房室結節回帰性頻拍	423
AVRT	atrioventricular reentrant tachycardia	房室回帰性頻拍	423

BCV	biphasic cuirass ventilation	二相性体外式人工呼吸	36
BD	Blu-ray Disc	ブルーレイディスク	203
BIPAP	biphasic positive airway pressure	二相性陽圧呼吸	11
BIS	bispectral index	バイスペクトラルインデックス	214, 418
BTB	Bridge to Bridge		191
BTD	Bridge to Decision		191
BTL	Bridge to Candidacy		191

BTR	Bridge To Recovery		191
BTT	Bridge To Transplant		190, 191
BVM	Bag Valve Mask	バッグバルブマスク	56

C

CABG	coronary artery bypass graft	冠動脈バイパス術	343
CAD	coronary artery disease	冠動脈疾患	377
CAG	coronary angiography	冠動脈造影法	343
CaO_2	arterial O_2 content	全酸素量	468
CART	Cell-free and Concentrated Ascites Reinfusion Therapy	腹水ろ過濃縮再静注法	157
CAS	coronary angioscopy	血管内視鏡	343
CCD	Charge Coupled Device	電荷結合素子	202
CCO	continuous cardiac output	連続心拍出量	274
CCU	Camera Control Unit	カメラシステム	202
CCU	Coronary Care Unit	冠疾患集中治療室	225
CDC	Centers for Disease Control and Prevention	米国疾病予防管理センター	58, 294
CE	Clinical Engineer	臨床工学技士	516
CHD	continuous hemodialysis	持続的血液透析	242, 282
CHD	coronary heart disease	冠動脈疾患	343
CHDF	Continuous Hemodiafiltration	持続的血液透析ろ過（療法）	130, 242, 243, 282
CHF	continuous hemofiltration	持続的血液ろ過	242, 282
CI	Cardiac Index	心係数	275
CKD	chronic kidney disease	慢性腎臓病	283
CLI	critical limb ischemia	重症虚血肢	378
COPD	chronic obstructive pulmonary disease	慢性閉塞性肺疾患	47
CPA	cardiopulmonary arrest	心肺停止	324
CPAP	continuous positive airway pressure	持続気道陽圧	10

CRRT	continuous renal replacement therapy	持続緩徐式血液ろ過療法, 持続的腎代替療法	128, 226, 282, 283, 284
CRT	Cardiac Resynchronization Therapy	心臓再同期療法	407
CRT-D	Cardiac Resynchronization Therapy-Defibrillator	両室ペーシング機能付き植込み型除細動器	445
CT	Computed Tomography	コンピュータ断層撮影法	204
CTA	cellulose triacetate	セルローストリアセテート	285
CVD	cerebral vascular disease	脳血管疾患	377

D

DCB	drug coating balloon	薬剤コーティングバルーン	386
DES	drug-eluting stent	薬剤溶出性ステント	347
DF-Thermo	Double-Filtration Plasmapheresis with Thermo-Mode	二重ろ過血漿交換	154
DFPP	double filtration plasmapheresis	二重ろ過膜血漿交換	154, 242, 282
DLC	double lumen catheter	ダブルルーメンカテーテル	288
DSA	Density Spectral Array		214
DSMB	Data and Safety Monitoring Board	効果安全性評価委員会	372
DT	destination therapy	永続治療	191, 259
DVT	deep vein thrombosis	深部静脈血栓	220

E

ECMO	Extracorporeal Membrane Oxygenation	体外式膜型人工肺	250
ECPR	extracorporeal cardiopulmonary resuscitation	体外循環を用いた心肺蘇生	324
ECUM	extracorporeal ultrafiltration	限外ろ過	242
EICU	Emergency Intensive Care Unit	救命集中治療室	225
EIP	end-inspiratory pause	吸気終末休止	11
ELCA	excimer laser coronary angioplasty	エキシマレーザ冠動脈形成術	356
EMI	Electro Magnetic Interference	電磁干渉	456

EPAP	expiratory positive airway pressure	呼気気道陽圧	61
EPS	Electro Physiological Study	電気生理学的検査	413
ERI	Elective Replacement Indicator	選択的交換指標	452
ETRF	Endotoxin Retentive Filter	エンドトキシン捕捉フィルタ	100
EVLW	Extravascular Lung Water	肺血管外水分量	278
EVT	Endovascular Treatment	血管内治療	377, 378

F

FFP	fresh frozen plasma	新鮮凍結血漿	130, 296
FFR	fractional flow reserve	冠血流予備量比	343
FRP	Fiber Reinforced Plastics	繊維強化プラスチック	68
F-V	Flow-Volume	流量-換気量	4

G

GEDV	Global End-diastolic Volume	心臓拡張末期血液量	279
GMA	Granulocyte Monocyte Adsorption	顆粒球単球除去療法	156

H

HA	Hemo Adsorption	血液吸着	131
HD	High Definition	高解像度，高精細度	202
HD	hemodialysis	血液透析	282
HDF	hemodiafiltration	血液透析ろ過	282
HF	hemofiltration	血液ろ過	282
HFO	high frequency oscillation	高頻度振動換気法	229
HFV	high-frequency ventilation	高頻度陽圧換気	11
HHD	Home Hemodialysis	在宅血液透析	118
HMV	Home Mechanical Ventilation	在宅人工呼吸療法	48

HOT	Home Oxygen Therapy	在宅酸素療法	47, 89
HST	Home medical care Support Team		50

I

IABP	Intra-Aortic Balloon Pumping	大動脈内バルーンポンピング	190, 250, 343
IAPP	immunoadsorption plasmapheresis	免疫吸着	282
IBP	invasive blood pressure	観血式血圧	360, 362
ICD	Implantable Cardioverter Defibrillator	植込み型除細動器	358, 402, 445
ICHD	Inter-Society Commission for Heart Disease Resource		392
ICU	Intensive Care Unit	集中治療室	225
iFR	instaneous wave-free ratio	瞬時血流予備量比	353
ILR	Implantable Loop Recorder	植込み型ループレコーダ	409
IMV	intermittent mandatory ventilation	間欠的強制換気	11
INTERMACS	Interagency Registry for Mechanically Assisted Circulatory Support	米国の補助人工心臓市販後レジストリ	191
IPAP	inspiratory positive airway pressure	吸気気道陽圧	61
IPG	Implantable Pacemaker Generator	ペースメーカ	391
IRRT	intermittent renal replacement therapy	間欠的腎代替療法	282, 283
IRV	inverse ratio ventilation	吸気呼気比逆転換気	11
ISO	International Organization for Standardization	国際標準化機構	102, 559
iVAPS	intelligent Volume Assured Pressure Support		63
IVUS	intravascular ultrasound	血管内超音波法	343, 346

J

JANIS	Japan Nosocomial Infections Surveillance	院内感染対策サーベイランス	227
JCRAC	Japan Clinical Research Assist Center	日本臨床研究支援センター	353
JRC	Japan Resuscitation Council	日本蘇生協議会	333

K

KDIGO	kidney disease improving global outcome		290
KTP	Krypton Titanium Phosphorus	クリプトン・チタン・リン	201

L

Laser	Light Amplification by Stimulated Emission of Radiation	レーザ	201
LCAP	Leukocytapheresis	白血球除去療法	156
LED	Light Emitting Diode	発光ダイオード	203
LMWH	low molecular weight heparin	低分子ヘパリン	287

M

MACE	major adverse cardiac events	主要有害心事故	371
MAP	mean airway pressure	平均気道内圧	229
MDI	metered dose inhaler	定量噴霧式	43
MEP	Motor Evoked Potentials	運動誘発電位	216
MI-E	Mechanical In-Exsufflation	器械的な咳介助	35
MRI	Magnetic Resonance Imaging	核磁気共鳴画像法	204

N

NIBP	Non Invasive Blood Pressure	非観血血圧	360, 363, 382
NICU	Neonatal Intensive Care Unit	新生児集中治療室	225
NM	nafamostat mesilate	メシル酸ナファモスタッド	287
NPPV	Noninvasive Positive Pressure Ventilation	非侵襲的換気療法	47, 48, 76

O

OCT	optical coherence tomography	光干渉断層撮影	343, 348
OFDI	optical frequency domain imaging	光干渉断層診断	343, 348

OMT	Optimal Medical Therapy	至適薬物治療	343, 372

PA	plasma adsorption	血漿吸着	153, 242, 282
PA2	Plasma Adsorption 2 Column	血漿吸着2カラム賦活吸着法	155
PAD	peripheral arterial disease	末梢動脈疾患	377
PAV	proportional assist ventilation	比例補助換気	11
PCI	percutaneous coronary intervention	冠動脈インターベンション	343
PCPS	Percutaneous Cardio Pulmonary Support	経皮的心肺補助（法），経皮的心肺補助装置	190, 250, 253, 343
PCV	pressure control ventilation	従圧式調節換気	11
PE	Plasma Exchange	単純血漿交換，単純血漿交換療法	130, 242, 282, 297
PEEP	positive end-expiratory pressure	呼気終末陽圧	11, 31
PES	polyethersulfone	ポリエーテルスルホン	285
PI	Perfusion Index	灌流指標	6, 8
PICU	Pediatric Intensive Care Unit	小児集中治療室	225
PIT	pulse infusion thrombolysis	パルスインフュージョン血栓溶解	344
PIU	Probe Interface Unit	プローブインターフェイスユニット	367
PMMA	polymethyl methacrylate	ポリメチルメタクリレート	285
PMX-DHP	polimyxin B-immobilized fiber column direct hemoperfusion	エントドキシン吸着療法	300
POBA	plain old balloon angioplasty	バルーン拡張術	348, 366
PPI	post pacing interval	ペーシング後の復元周期	420
PS	polysulfone	ポリスルホン	285
PS	pulmonary valve stenosis	肺動脈狭窄症	375
PSV	pressure support ventilation	圧支持換気	10
PSVT	paroxysmal supraventricular tachycardia	発作性上室性頻拍	411, 423

PTAV	percutaneous transluminal aortic valvuloplasty	経皮的バルーン大動脈弁形成術	372, 375
PTCRA	percutaneous transluminal coronary rotational atherectomy	経皮的冠動脈回転式アテレクトミー	353
PTMC	percutaneous transvenous mitral commissurotomy	経皮経静脈的僧帽弁交連切開術	343, 372
PTSMA	percutaneous transluminal septal myocardial ablation	経皮的中隔心筋焼灼術	344
P-V	Pressure-Volume	圧-換気量	4
PVAB	Post Ventricular Atrial Blanking	心室後心房ブランキング	400
PVARP	Post Ventricular Atrial Refractory Period	心室後心房不応期	397
PVI	Pleth Variability Index	脈波変動指標	6
PVI	Pulmonary Vein Isolation	肺静脈隔離術	433
PVPI	Pulmonary Vascular Permeability Index	肺血管透過性係数	279

Q

QOL	Quality of Life	生活の質	515

R

RCC	Red Cell Concentrates	濃厚赤血球	296
RCU	Respiratory Care Unit	呼吸器疾患集中治療室	225
RDS	Respiratory Distress Syndrome	呼吸窮迫症候群	232
RFCA	Radiofrequency Catheter Ablation	カテーテルアブレーション治療	411
RMS	Remote Monitoring System	遠隔モニタリングシステム	449
RO	Reverse Osmosis	逆浸透	102
RRT	renal replacement therapy	腎代替療法	282
rSO_2	Regional Saturation of Oxygen	局所混合血酸素飽和度	215, 279
RST	respiratory support team	呼吸サポートチーム	20
RTX	respiratory therapy external	体外式陽陰圧人工呼吸器	227

S

SAT	subacute stent thrombosis	亜急性血栓性閉塞	350
SBT	spontaneous breathing test	自発呼吸トライアル	18
SCU	Stroke Care Unit	脳卒中集中治療室	225
SEP	Somatosensory Evoked Potentials	体性感覚誘発電位	216
SIMV	synchronized intermittent mandatory ventilation	同期式間欠的強制換気	11, 27
SIRS	systemic inflammatory response syndrome	全身性炎症反応症候群	300
SLED	sustained low efficiency dialysis	持続低効率透析	282, 283
SpO$_2$	Saturation Pulse O$_2$	経皮的動脈血酸素飽和度	363
SVI	Stroke Volume Index	一回拍出量係数	277
SVR	Systemic Vascular Resistance	体血管抵抗	277
SVV	Stroke Volume Variation	一回拍出量変化	277

T

TAH	Total Artificial Heart	完全置換型人工心臓	190
TAO	thromboangiitis obliterans	閉塞性血栓性血管炎	377
TARP	Total Atrial Refractory Period		398
TAVI	transcatheter aortic valve implantation	経カテーテル大動脈弁留置術	343
TCFA	thincap fibroatheroma	菲薄化線維性被膜	350
TCP	transcutaneous pacing	経皮ペーシング	357
TLC	triple lumen catheter	トリプルルーメンカテーテル	288
TMP	Trans Membrane Pressure	膜間圧力差	293
t-PA	tissue plasminogen activator	組織プラスミノゲン・アクチベータ	344
TPPV	Transtracheal Positive Pressure Ventilation	侵襲的換気療法	48, 76
TRALI	transfusion-related lung injury	輸血関連急性肺障害	299

UHF	unfractionated heparin	未分画ヘパリン	287
UPS	Uninterruptible Power Supply	交流無停電電源装置	541
UPTD	Unit Pulmonary Toxic Dose	肺酸素中毒単位量	507

VAD	Ventricular Assist Device	補助人工心臓, 補助人工心臓装置	190, 259
VAP	ventilator-associated pneumonia	人工呼吸器関連肺炎	227
VAS	Ventricular Assist System	補助人工心臓	250, 259
VCV	volume control ventilation	従量式調節換気	11
VF	ventricular fibrillation	心室細動	357
VSV	volume support ventilation	量支持換気	11

YAG	Yttrium Aluminum Garnet	イットリウム・アルミニウム・ガーネット	201

Chapter I

呼吸治療領域

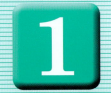

人工呼吸治療の適応

室橋高男

- 人工呼吸治療そのものについては，禁忌・禁止となる事項はない。
- 一部の人工呼吸の方法や機器において，使用を控えるべき症例がある。

- 人工呼吸器は，呼吸の代行や補助を行う生体機能代行装置の1つである。

【使用目的】 患者に対して換気補助，酸素化の改善，呼吸仕事量の軽減(▶図1)。

▶図1 人工呼吸治療の目的

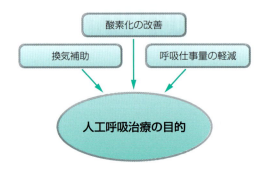

❖人工呼吸治療の目的

【適 応】 さまざまな病態によって引き起こされた呼吸不全のすべてが，その適応といえる。そのほか，一般的な適応疾患を▶表1に示す。成人における一般的人工呼吸の開始基準値(▶表2)と人工呼吸器の基本設定(▶表3)をそれぞれ示す。

▶表1 一般的な人工呼吸管理の適応疾患

状　態	疾　患
換気量低下	ポリオ呼吸筋麻痺，重症筋無力症，筋萎縮性側索硬化症　など
肺障害	肺炎，肺水腫，肺線維症　など
急性呼吸不全	ARDS　など
急性呼吸不全が予測される状態	外傷，重症感染症，侵襲の大きい術後　など
循環動態の悪化	著しい心不全，出血性ショック　など
慢性肺疾患	急性増悪　など

▶表2　成人における一般的人工呼吸の開始基準値

	項　目	基準値
換気力	一回換気量（VT）	3〜5 ml/kg 以下
	呼吸数	40回/分 以上，または5回/分 以下
	肺活量	10 ml/kg 以下
	最大吸気圧（絶対値）	20 cmH$_2$O 以下
酸素化能	PaO$_2$（FIO$_2$ = 0.6）	60 mmHg 以下
	A-aDO$_2$（FIO$_2$ = 1.0）	350 mmHg 以上
換気効率	PaCO$_2$	60 mmHg 以上
	VD/VT	0.6 以上

＊意識状態の低下や循環動態の悪化を伴う場合，激しい呼吸努力がある場合がその適応となる。

▶表3　人工呼吸器の基本設定

項　目	基準値
一回換気量（VT）	10 ml/kg
換気回数	成人　　12〜15回/分
	小児　　15〜20回/分
	新生児　20〜30回/分
酸素濃度	50〜100 %
I：E比	1：2〜1：3
PEEP	通常は3〜5 cmH$_2$O

▶図2　使用中の人工呼吸器

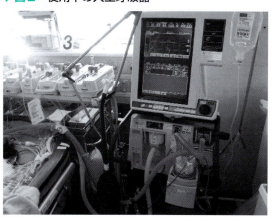

Coffee Break

- 筆者は，学生時代は呼吸治療領域がとくに苦手だった。できれば避けてとおりたいと思っていた。結果，避けるどころか回路リークから本体故障に至るまで数々のトラブルに直面し，今日に至っている。苦手な方にも，是非，読んでもらいたいと思っている。

I 呼吸治療領域

2 人工呼吸治療に使用される機器

室橋高男

> **業務のポイント**
> ●人工呼吸器および周辺機器を使用する際には，使用前，使用中，使用後に添付文書および取扱説明書に従って点検を行う。

- 人工呼吸治療時は，本体を含め種々の周辺機器が必要となる。
- 代表されるものの特徴を以下に記載する。

❖各種機器

1 人工呼吸器（▶図1）

- 肺のガス交換の機能が低下したとき，その代行（補助）をする生命維持管理装置の1つである。大人用・小児用または兼用，新生児用，挿管用・NPPV用または兼用，そして搬送用やMRI対応人工呼吸器（▶図2）なども存在する。
- 医療安全上は，院内に配置する人工呼吸器の機種を統一するのが望ましいが，それぞれの個性あるモードや換気様式の違いから統一することが難しいのが現状である。施設や病棟，使用環境にあった人工呼吸器の選択と，機種ごとの特性把握が重要であると考えている。また，適切な保守管理も必須である。

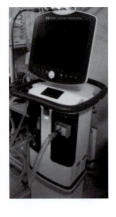

▶図1　人工呼吸器本体

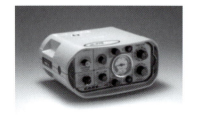

▶図2　MRI対応人工呼吸器

(CARE vent MRI：エア・ウォーター)
(許可を得て掲載)

用語アラカルト

＊1　F-Vカーブ
流量-換気量曲線（Flow-Volume Loop）
気道抵抗の評価に有用。

＊2　P-Vカーブ
圧-換気量曲線（Pressure-Volume Loop）
気道抵抗や肺胸郭コンプライアンスの評価に有用。

＊3　肺コンプライアンス
肺の広がりやすさを表す。肺の評価は，おもに静的肺コンプライアンスを用いる。
静的肺コンプライアンス＝換気量／（プラトー圧－PEEP）

2 グラフィックモニタ（▶図3）

- 人工呼吸器自体に搭載されているグラフィックモニタは，流量・換気量・気道内圧の数値のみならずその波形を経時的に表示可能である。**F-Vカーブ**[*1]，**P-Vカーブ**[*2]などを呼吸ごとに表示し，肺コンプライアンス・気道抵抗・呼吸仕事量の変化を視覚化する。**肺コンプライアンス**[*3]の増減，気道抵抗の増減，呼気仕事量など，人工呼吸器の動作設定に有用である。リークやトリガー不良，気道分泌物の貯留が発生したときの判断材料ともなる。

▶図3　グラフィックモニタ例

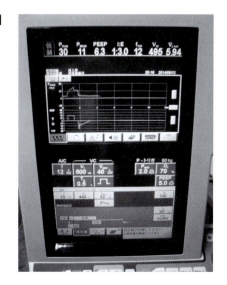

3 加温加湿器

【使用目的】　人工呼吸管理中の吸気ガスの加温加湿

補足

- 加温加湿を怠ると乾燥した吸入気ガスによる気道粘膜線毛運動の低下や喀痰の粘稠化が起き，気道内の痰や異物の喀出が困難となる。
- 長期人工呼吸管理や血痰・泡沫状の痰の場合は加温加湿を選択する。新生児においては，気道粘膜の水分を体から奪わないためにも加温加湿器（▶図4）は必要である。
- 現在，使用されている加温加湿器は**pass-over型**[*4]と**bubble diffusion型（cascade型）**[*5]である。
- 加温加湿器を使用せず人工鼻を用いて加温加湿する場合もある。

▶図4　一般的な加温加湿器

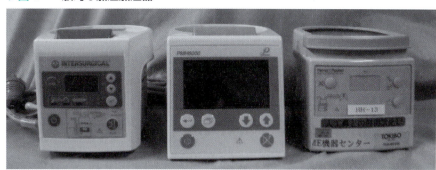

4 パルスオキシメータ（▶図5，7）

【使用目的】　酸素化の指標や低酸素血症の発見
　　　　　　末梢循環低下・不整脈などの異常の発見
　　　　　　気管内吸引などの処置時に状態変化の確認
　　　　　　人工呼吸器の設定不良や故障の早期発見

【長　所】　即時に測定可能である。
　　　　　　連続モニタリング可能である。
　　　　　　非侵襲的である。

【短　所】　末梢の低灌流では測定不能なケースがある。

用語アラカルト

*4　pass-over型
加湿チャンバ内で加温された蒸留水の水面と，人工呼吸器からの送気ガスを接触させることで加温加湿した吸入気ガスを患者に送る。その制御方式には，温度コントロール，湿度コントロールがある。

*5　bubble diffusion型（cascade型）
加湿チャンバ内で加温された蒸留水へ人工呼吸器からの送気ガスを気泡として導くことで加温加湿する。

注意点
体動・末梢循環障害・色素・外光・圧迫・電気的ノイズなどの影響を受けるため注意が必要である。また，他社のセンサが接続可能な機種もあり，誤った使用の結果，熱傷の報告があり，確認して使用することが大切である。

I　呼吸治療領域

> **補足**
> - 本装置は，ハンディタイプ，据置型タイプ(▶図5)，兼用タイプが存在し，スポット測定や連続測定などの用途や重症度に合わせて使い分ける。指先などの動脈血酸素飽和度を測定するリユーザブルプローブ以外にディスポーザブルタイプもあり，測定部位も多岐にわたる。末梢低灌流状態であっても，センサ(▶図6)を変更して測定部位を耳朶・鼻梁・前額部の眉上へ変えることでモニタリング可能となる場合もある。トータルヘモグロビン濃度・メトヘモグロビン濃度・カルボキシヘモグロビン濃度，Perfusion Index(PI)，Pleth Variability Index(PVI)が測定可能な機種(▶図7)もある。MRI対応の特殊なパルスオキシメータも存在する。
> - 人工呼吸器に関わるアクシデントが新聞報道されているなかで，低酸素症の早期発見などのために人工呼吸器と「警報機能付きパルスオキシメータ」の併用が推奨されている。

▶図5　据置型パルスオキシメータ

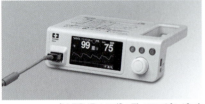

(N-BSJP：コヴィディエンジャパン)
(許可を得て掲載)

▶図6　各種センサ

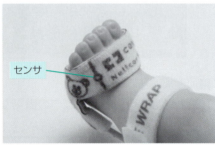

(ソフトケア™：コヴィディエンジャパン)

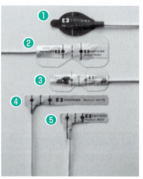

(コヴィディエンジャパン)

❶マックスファスト™
❷Oxisensor™III D-25(L)
❸Oxisensor™III D-20
❹Oxisensor™III N-25
❺Oxisensor™III I-20

(許可を得て掲載)

▶図7　多項目測定のパルスオキシメータ

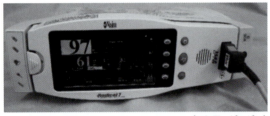

(マシモ・ジャパン)

5 呼気ガスモニタ(カプノメータ)

【使用目的】　呼気側の二酸化炭素分圧，または濃度の連続測定
　　　　　　　(正常値：35〜45 mmHg)

▶図8　各種呼気ガスモニタとアクセサリー

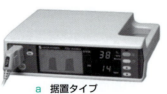

a　据置タイプ
(OLG-2800：日本光電)

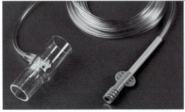

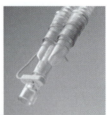

b　ハンディタイプ
(N-85™：コヴィディエンジャパン)

(許可を得て掲載)

用語アラカルト

＊6 サイドストリーム方式
呼気ガスを，サンプルチューブを介し装置まで吸引して測定する。とくに新生児や小児に使用する場合は，吸引した量だけ換気条件に影響することを忘れてはいけない。また，測定にやや遅れがあることも考慮しなくてはならない。

＊7 メインストリーム方式
患者の口元付近で測定するため，応答が速く換気条件に影響がでないが，死腔が若干増える。センサが湿度の影響を受けやすいため，結露水を除去する必要がある（センサ装着部エアウェイアダプタは，防曇膜加工が施されている）。

補足

- 呼気ガス中の二酸化炭素分圧は，肺胞での換気状態を把握でき換気の指標となる。波形からは気道閉塞状態・痰の吸引状態などが確認できる。血液ガス分析装置に比べ，呼気中の二酸化炭素分圧を連続的に測定できるため異常の早期発見に有用である。呼気ガスモニタは据置タイプ，ハンディタイプが存在し（▶図8），その方式は**サイドストリーム方式**＊6と**メインストリーム方式**＊7の2種となる。パルオキシメーターと同様に人工呼吸器との併用には「警報機能付き呼気ガスモニタ」を推奨する。

6 患者監視装置（▶図9）

【使用目的】　重症患者の人工呼吸管理

▶図9　患者監視装置本体

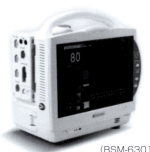

（BSM-6301：日本光電）（許可を得て掲載）

補足

- 人工呼吸器使用中では，最低限パルスオキシメータよる患者監視が推奨されていると前述した。
- しかし，人工呼吸療法自体が循環器系に影響を与えるため，患者状態によっては患者監視装置レベルのモニタが必要となる（血圧・脈拍数・中心静脈圧・肺動脈圧・呼気ガスモニタなどのモニタリング）。
- PSVやCPAP以外の人工呼吸器による陽圧換気やPEEPは，静脈還流量の減少や**心拍出量（CO）**＊8を減少させるといわれている。静脈還流量の減少が原因の「頻脈」，肺胞再開通や咳嗽反射など一過性の高い陽圧が原因の「徐脈」，低酸素が原因の「不整脈」などを念頭におき監視する。また，鎮静薬を使用しているケースも多いため，この装置による監視が必要となる。

用語アラカルト

＊8 心拍出量（CO）
心臓が1分間に拍出する血液量のこと。心臓内のシャント疾患を有する患者の場合など，熱希釈法による心拍出量の解釈には注意が必要である（正常値＝4〜8 L/分）。

7 心拍出量モニタ

- スワンガンツ（Swan-Ganz）カテーテルや動脈圧などから心拍出量の連続測定可能な装置（▶図10）がある。重篤な患者の人工呼吸管理時には，SVO_2＊9の連続測定も有用である。しかし，侵襲的であることや感染のリスクを伴うことも忘れてはいけない。
- カテーテルに光ファイバを内蔵させ連続的にSVO_2表示可能な装置もある。

用語アラカルト

＊9 混合静脈血酸素飽和度（SVO_2）
混合静脈血酸素飽和度の表示は，全身の酸素化を示すよい指標である。

▶図10　各種心拍出量測定装置

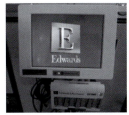
（EV1000：エドワーズライフサイエンス）

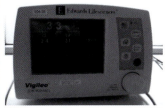
（Vigileo：エドワーズライフサイエンス）

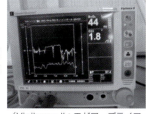
（Vigilance II：エドワーズライフサイエンス）

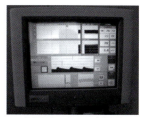
（LiDCOrapid：日本光電）

8 吸引器

【使用目的】 気道内分泌物の喀出ができない状態になった患者の気管や唾液吸引チューブ，カフ上部吸引チューブ内の分泌物を吸引する。

▶図11　各種吸引器

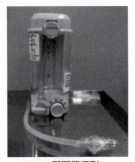
a　壁配管吸引
(QinPot：大研医器)

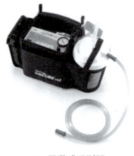
b　電動式吸引器
(toteCUBE-vac™：パシフィックメディコ，エア・ウォーターより提供)
(許可を得て掲載)

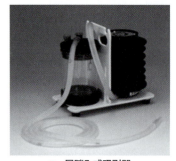
c　足踏み式吸引器
(FP300：ブルークロス，エア・ウォーターより提供)
(許可を得て掲載)

補足
- 口腔ケアセットと一体化した吸引チューブセットも存在する。壁配管吸引器・電動式吸引器・足踏み式吸引器（▶図11）と各種存在するが，設備トラブル（停電など）を視野に入れ幅広く採用することが望ましい。

9 血液ガス分析装置（▶図12）

【使用目的】 採取した血液から換気の指標となるパラメータを確認。

▶図12　血液ガス分析装置

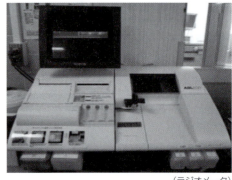
(ラジオメータ)

補足
- 人工呼吸器の設定や評価のために不可欠である。呼吸管理を実施するならば，血液ガス分析装置が身近にある環境が望ましい。

10 経皮ガスモニタ（▶図13）

【使用目的】 皮膚に電極をつけてSPO_2や$tcPCO_2$を測定し，酸素化と換気能を評価する。

▶図13　経皮ガスモニタ

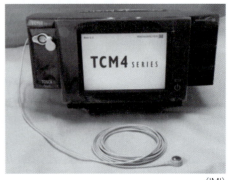
(IMI)

補足
- 新生児領域ではtcO_2を測定する目的で多く使用されている。末梢循環不全があると測定値は動脈血の値から乖離していく。$tcPO_2$やPI（Perfusion Index）[*10]もモニタできる装置がある。

用語アラカルト

*10　PI（Perfusion Index）
末梢灌流の定量的な指標であり，経時的変化から状態を把握するもの。

11 自動カフ圧コントローラ(▶図14)

【使用目的】 カフ圧が原因とされる気管損傷や微小誤嚥の軽減のために用いる。

補足
- カフ内圧を設定値に自動調整する。カフ漏れのしない最低カフ圧で管理するときに有効である。

▶図14 自動カフ圧コントローラ

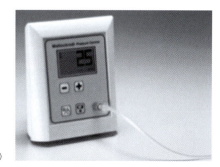

(コヴィディエンジャパン)(許可を得て掲載)

12 コンプレッサ(▶図15)

【使用目的】 室内気から圧縮空気を作成。

補足
- 配管設備がない場所で,圧縮空気を必要とする人工呼吸器(コンプレッサ非搭載型)にて呼吸管理をする場合に使用する。

▶図15 コンプレッサ

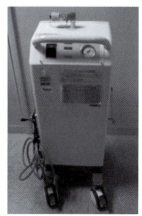

(エヌテック)

13 その他

- 集中治療室や急性期病床以外での一般病棟で人工呼吸管理をする場合には,人工呼吸器とナースコールを連動させて使用するケースもある。その手段は有用であるものの,過信してはならない。ナースコールと生命維持管理装置との連動に関する責任は,病院側でもつことを病院経営者・医療安全管理スタッフ・担当医師と話し合ったうえでの利用が必要である。

3 人工呼吸管理の実際

室橋高男

1 換気様式とモード

❖送気方式
①量規定方式：一回換気量または分時換気量を設定し換気させる方式
②圧規定方式：吸気終末の吸気圧を設定し換気させる方式
③タイムサイクル方式：吸気・呼気を時間設定で転換する方式
④患者サイクル方式：吸気努力を感知した時点で吸気を開始する方式

❖吸気相による規定方式
①量規定方式：一回換気量または分時換気量を設定し換気させる方式
②圧規定方式：吸気圧値と吸気時間を設定し換気させる方式

●一般的な換気モードを以下に示す(▶表1)。

▶表1 換気モードの整理

モードの分類	換気モード
①自発呼吸主体	・自発呼吸(spontaneous) ・持続気道陽圧(CPAP)
②支持換気 　support ventilation	・量支持換気(VSV) ・圧支持換気(PSV) ・圧比例換気，または比例補助換気(PAV)
③補助換気 　assist ventilation	・従量式補助換気 ・従圧式補助換気
④調節換気 　control ventilation	・従量式調節換気(VCV) ・従圧式調節換気(PCV)
①～④の混在	・間欠的強制換気(IMV) ・同期式間欠的強制換気(SIMV) ・PSV+SIMV ・二相性陽圧呼吸(BIPAP) ・気道圧開放換気(APRV)

❶自発呼吸主体
- 持続気道陽圧(continuous positive airway pressure：CPAP)
  自発呼吸に呼気終末陽圧(PEEP)をかける。

❷支持換気(support ventilation)
自発にトリガーして吸気を開始し，吸気終了を認識して呼気へ転換する。
- 圧支持換気(pressure support ventilation：PSV)
  吸気開始・吸気時間・吸気流量・換気量・呼気開始は患者主体。

吸気上限を気道内圧で規定する。
- 量支持換気(volume support ventilation：VSV)
  吸気開始・吸気時間・吸気流量・換気量・呼気開始は患者主体。吸気上限を換気量で規定する。
- 圧比例換気，または比例補助換気(proportional assist ventilation：PAV)
  患者の吸気努力にトリガーして呼吸仕事量を指標として換気する方法。

❸補助換気(assist ventilation)
- 従量式補助換気(volume assist ventilation)
  自発にトリガーして換気補助をする。吸気上限を換気量で規定する。
- 従圧式補助換気(pressure assist ventilation)
  自発にトリガーして換気補助をする。吸気上限を気道内圧で規定する。

❹調節換気(control ventilation)
吸気の開始・吸気流量・吸気終了のタイミングを人工呼吸器が制御する。
- 従量式調節換気(volume control ventilation：VCV)
  吸気上限を換気量で制御する調節換気。
- 従圧式調節換気(pressure control ventilation：PCV)
  吸気上限を気道内圧で制御する調節換気。
- 吸気呼気比逆転換気(inverse ratio ventilation：IRV)
  I：E比[*1]を逆転させ吸気流速を遅くして気道内圧を抑える。

❶〜❹の混在
- 間欠的強制換気(intermittent mandatory ventilation：IMV)
  自発呼吸の間に設定した換気量，または換気圧と換気回数だけ換気をする。
- 同期式間欠的強制換気
  synchronized intermittent mandatory ventilation(SIMV)
  自発呼吸の間に設定した回数だけ吸気に同期し，強制換気をする。
- PSV＋SIMV
  自発呼吸の間に設定した強制換気の回数だけ吸気に同期し換気をし，他の部分にはプレッシャーサポートをかける。
- 二相性陽圧呼吸(biphasic positive airway pressure：BIPAP)
  上下2つのPEEPレベルに対し2呼吸以上の自発呼吸が入るもの。
- 気道圧開放換気(airway pressure releasing ventilation：APRV)
  2つのPEEPレベルに対し高PEEP時間が長く自発呼吸が可能。低PEEP時間は1.5秒以下と短時間である。
- 高頻度陽圧換気(high-frequency ventilation：HFV)
  死腔以下の一回換気量，安静時の4倍以上の呼吸回数をかける。HFOとHFJVがある。

●その他：付加機能
- 呼気終末陽圧(positive end-expiratory pressure：PEEP)
  肺胞が完全虚脱するのを防ぐために呼気終末に設定した圧を維持する。
- 吸気終末休止〔end-inspiratory pause(EIP)またはplateau〕
  吸気相の終末に，すぐに呼気に移らず短時間だけ肺胞の膨張を保つ。

用語アラカルト

*1 I：E比
呼気と吸気の時間の割合のことであり1：2が一般的である。

2 使用前の人工呼吸関連機器の点検と準備

1 駆動源
❶駆動源の確認
- 電源コード・3P電源プラグ(▶図1)に断線や破損がないか確認する。また,人工呼吸器本体は**非常用コンセント**(赤コンセント)や**無停電コンセント**(赤または緑コンセント)(▶図2)を必ず使用する。
- テーブルタップを使用する場合(▶図3)は,可能な限り床に這わせないよう工夫しその接続自体も確認する。そのほか,停電に備え,電源供給ラインの配線系統や配電盤(▶図4)の把握をしておくことを推奨する。

▶図1 3P電源プラグ

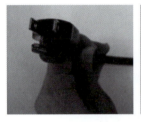

▶図2 各種電源コンセント

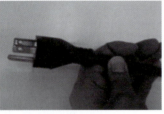

▶図4 配電盤

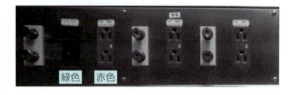

▶図3 テーブルタップの設置例

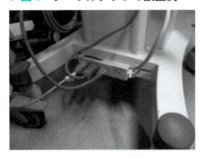

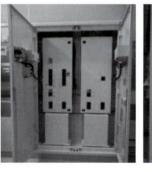

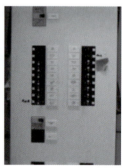

❷供給ガスの確認
- 耐圧ホース(▶図5)自体やアウトレット(▶図6)の接続部に,破損や緩みがないか確認する。

用語アラカルト

*2 酸素・圧縮空気耐圧ホース(ホースアセンブリ)
配管端末器やボンベなどから人工呼吸器へ医療ガスを供給するホースのこと。

*3 医療ガスアウトレット(配管端末器)
医療ガス供給源から供給される医療ガスの取出口を指し,壁付式・天井吊り下げ式などがある。

▶図5 酸素・圧縮空気耐圧ホース(ホースアセンブリ)[*2]

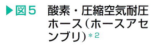
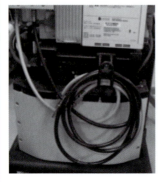

▶図6 医療ガスアウトレット[*3]

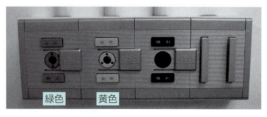

2 人工呼吸回路

- 治療開始前に呼吸回路自体の点検をする。
- 専用呼吸回路の使用が必須となる装置もあり注意する。

- 人工呼吸回路セット(▶図7)などで一袋化されているものを利用すると便利である。
- 回路組立後は蛇管の位置，ウォータトラップ，Yピース，カテーテルマウント・加温加湿器(または人工鼻)・吸気フィルタ・呼気フィルタなどに亀裂，破損などがないか目視確認する。

▶図7 人工呼吸回路セットの一例

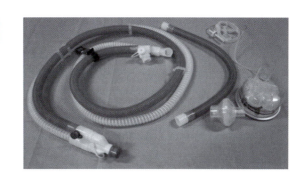

❖記録に関して

1 医師からの指示受け

- 医師の指示に基づき人工呼吸器の運転条件，監視条件を設定する場合には日時，指示医師名，指示内容などを確認する。書式は任意のもので問題ないが，関わる全スタッフが閲覧可能で情報共有が図れるものが望ましい。

2 人工呼吸回路の交換

- 人工呼吸管理中に呼吸回路の交換を実施する際は，安全・迅速に実施する必要がある。交換後は，複数名で回路の接続・設定を確認する必要がある。また，回路交換実施後の記録も行う。

3 人工呼吸器の点検記録

- 人工呼吸器は，生命維持管理装置(特定保守管理機器)であり，適切な管理が必要である。

4 記録の保管

- 経過記録表やチェックリストなどは原本を患者カルテに，写しを人工呼吸装置の管理台帳とともに保管する。その保管期限は，3年間もしくは有効期間に1年を加えた年数とする。

3 治療中の患者管理と機器管理

1 指示書の確認
● 人工呼吸器の使用開始時や各勤務帯の業務開始時，巡回点検時，移動後や処置の前後などに各設定・各警報(ダイアル含む)を指示書に沿って確認する。

2 監視と記録
● 使用中点検時は，あらかじめ装置に設置してあるチェックリスト(▶図8)を用いて人工呼吸器が正常作動していることを確認する。

▶図8 使用中点検表(臨床工学技士用)

	点検項目／点検日						
実測	P_{PEAK}						
	P_{MEAN}						
	PEEP						
	I:E						
	f_{TOT}						
	V_{TE}						
	V_{ETOT}						
換気条件	モード(　　　)						
	強制換気(VC/PC)						
	トリガ方式(P/V)						
	呼吸回数(　　)回／分						
	P_I 吸気圧						
	T_I 吸気時間						
	一回換気量(　　)L						
	V_{MAX} (ピークフロー)						
	プレッシャーサポート(　　)cmH₂O						
	感度 P_{SENS}(　)cmH2O／V_{SENS}(　)L/min						
	酸素濃度(　　)%						
	立ち上がり時間(　　)%						
	T_{PL} プラトー (　　)sec						
	フローパターン						
	ESENS (　　)%						
	PEEP (　　)cmH₂O						
警報設定	回路内圧上限(　　)cmH2O						
	呼吸回数上限(　　)回／分						
	分時換気上限(　　)L／min						
	分時換気下限(　　)L／min						
	一回換気量上限(　　)mL						
	強制換気量下限(　　)mL						
外観	本体や回路に異常はないか						
	パイピング、電源コードの確認						
加湿器人工鼻	異常・破損はないか						
	加湿は十分にされているか						
	モード/表示温度						
	点 検 者						

3 治療評価と治療条件変更
● 動脈血血液ガス分析結果などから換気調整をすることから，血液ガスについての理解(酸素化，換気能，酸・塩基平衡などについて)を深める必要がある。呼気ガスモニタも併用可能なら状態の推移を把握するのに有用である。

❖気管吸引の実際

1 業務のポイント
- ●人工呼吸装置使用時の吸引による喀痰除去を目的に行う。
- ●実施後は人工呼吸装置の正常な作動状態を監視する。

- ●2010年の基本業務指針より取り入れられた業務である。パルスオキシメータなどの各種モニタや喀痰の性状を見ながらの吸引が必要である。
- ●吸引カテーテルの直径（外径）は人工気道内径の1/2以下としており，太すぎる管を使用すると肺胞虚脱を引き起こす可能性が生じる。閉鎖式吸引カテーテル（▶図9）を使用するならば，換気したまま吸引作業が可能となり低酸素に対して安全である。そして簡便に清潔操作が行えるものの，破損には注意しなければならない。圧トランスデューサ型の人工呼吸器と併用する場合は注意が必要である（シーメンス社製サーボベンチレータなど）。
- ●人工呼吸器本体に吸引をサポートするための100％酸素ボタンのようなO_2濃度増加機能があるならば，利用することを推奨する。

▶図9 閉鎖式吸引カテーテル

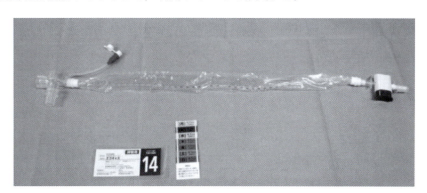

2 気管吸引の手順
- ●事前の手洗い，標準予防策の実施をする。
  1. 気管吸引の必要性について説明。
  2. 症例に応じて酸素濃度の一時的増加。
  3. 吸引カテーテルを気管チューブを介して気管内へ挿入（気管分岐部にあたらない深さ）。
  4. 吸引カテーテルに陰圧をかけ分泌物を吸引しながら引き抜く。
     - ●1回の吸引時間は10～20秒以内を目安とする。
     - ●最大吸引圧は-20 kPa（-150 mmHg）。
     - ●無菌的操作とする。
     - ●患者状態の安定を確認。
     - ●酸素濃度を一時的に増加させる（必要時）。
     - ●症例に応じて肺を十分に拡張させる。
  5. 吸引カテーテルの洗浄。
  6. 喀痰の量・性状を記録。

- ●▶表2に示した低酸素症などの気管内吸引に伴う合併症を避けるために，▶表3に示した観察事項を中心に注意して吸引を行う。

▶**表2　気管内吸引に伴う合併症**

- 低酸素血症
- 気管・気管支粘膜損傷，気道出血
- 気管支収縮
- 経気道感染
- 無気肺
- 無呼吸
- 血圧低下，血圧上昇
- 頻脈，徐脈，不整脈，心停止
- 頭蓋内圧上昇，脳内出血，脳浮腫憎悪
- 嘔吐
- 気胸

▶**表3　観察事項**

気管内吸引の注意
• 呼吸音
• カテーテルの挿入具合
• 各種モニタ
• 喀痰：色，量，粘稠度
• 咳嗽反射
• 気道内圧・換気量の変化

その他

1 使用前点検

●病棟・病院・機種統一のチェックリストを用いた使用前点検が必要である。また，テスト肺(テストラング)を用いたリークテストや人工呼吸器本体の回路内リークテスト機能などを利用して点検を実施する。

2 使用後点検

●人工呼吸器使用後は，本体の清拭や消毒といった感染対策を施す。外観点検にて破損・劣化などチェックリスト(▶図10)を用いて確認し，次の使用に備える。テストラング(▶図11)を用いて動作確認・アラーム機能の確認も行う。

▶**図10　使用後点検表**

V60 使用後　Check List　（ チェック例 ： ✓…OKまたは実施、×…NG、△…調整 ）

			管理番号		製造番号	
	点検日時　2014年	/	/	/	/	/
外観点検	外観清掃の実施 *					
	冷却ファンフィルタの汚れを確認・清掃・交換					
	(空気)吸気フィルタの汚れを確認・交換					
	パイピングに異常がないか					
	電源プラグに破損が無い事を確認					
動作確認	電源投入時にアラーム音が発生し、電源プラグマークが表示されていること					
	テスト回路の組み立て実施					
	ランニング実施し、異常音がないこと					
	加温加湿器の動作確認し電源OFF					
	タッチスクリーン上のボタンが正常に機能すること					
	ナビゲーションリング・確認ボタンが正常に機能すること					
	「メッセージ」リストで選択しているマスク・呼気ポートを確認　(基本DEP)					
警報確認	S/Tモードへ変更					
	換気条件：Rate4、IPAP10、EPAP6、I-Time1、Rise1、Rampオフ、酸素濃度21%　へ設定					
	アラーム：Hi Rate90、Low Rate1、Hi VT200、Lo VTオフ、HI P50、LI Pオフ、Lo VEオフ、LI P5へ設定					
	プロキシマルプレッシャーチューブを呼吸器から外し、「プロキシマルライン外れ」の表示・アラーム音発生・アラームLED					
	プロキシマルプレッシャーチューブを呼吸器へ再接続しアラームを手動でリセットする					
	電源コンセントからプラグを抜く(バッテリー駆動の確認)⇒アラーム発生の確認					
	充電レベルの確認	個	個	個	個	個
	電源オン/オフキーの上にある緑のLEDは点灯したままである事を確認					
	「内臓バッテリーで駆動」が表示されバッテリーのLEDはオフであることを確認					
	電源プラグを再接続し電源プラグマークの再表示を確認					
	HI Pアラーム上限を8へ下げる					
	HI Pアラームが有効であり、呼吸器が呼気サイクルへ移行し圧力が6(EPAPレベル)へ低下することを確認					
	HI Pアラーム上限を15へ下げ、LoVTアラーム設定を表示値より上げる					
	1回換気量アラームが有効である事を確認					
	Lo VTアラーム設定をOFFにしアラームがリセットする事を確認					
	テストラングを外し、患者回路外れアラームが有効であることを確認					
	テストラングを装着するとアラームがリセットされ自動的に換気を開始する事を確認					
	患者回路を呼吸器から外し、送気口をふさぎ「患者回路の閉塞」アラームが有効か					
	送気口をもとに戻し、回路を接続しなおしアラームがリセットされたか					
その他	積算時間を確認	H	H	H	H	H
	次回定期点検	年　月頃	年　月頃	年　月頃	年　月頃	年　月頃
	取扱い説明書・簡易説明書の設置されている事を確認					
	点検結果	OK /NG	OK /NG	OK /NG	OK /NG	OK /NG
	充電確認					
	担当者サイン					

<備考>

▶図11　成人用・新生児用テストラング

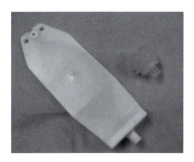
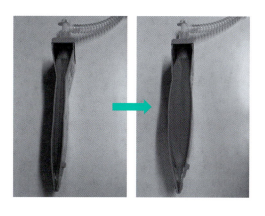

3 定期点検

● 人工呼吸器は特定保守に指定されている機器でもあり，生命を維持する重要なME機器の1つである．チェッカー（▶図12）を用いた性能確認を定期的に実施しなければならない．バッテリ・フィルタなど部品の定期交換も性能維持に必要不可欠である．また，定期点検を実施した日と次回定期点検予定日の明記された定期点検済証（▶図13）の貼り付けも必要である．

▶図12　人工呼吸器点検用チェッカー

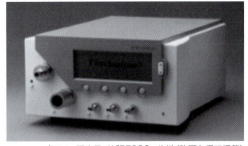

（フローアナライザPF300：IMI）（許可を得て掲載）

▶図13　定期点検済証（例）

```
定期点検済証
           　　　年　　　月　　　日済
        （　　　　　　時間運転時）
次回点検予定　　　年　　　月
        （　　　　　　時間運転時）
点検実施者
```

定期点検終了後に機器本体の設定時表示，SW操作等に支障がない外装部に貼付（裏面，横面）しておく

（日本臨床工学技士会　医療機器安全管理指針 第1版）

【定期点検済カードの設置】

● 定期点検をいつ実施したのかが使用者に明確であるよう，人工呼吸器本体に定期点検済カード（▶図14）を貼付している．本体が小さいものについては，定期点検済シールを貼付（▶図15）する．

▶図14　人工呼吸器定期点検済カード

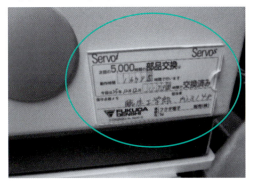

▶図15　加温加湿器の定期点検済シール

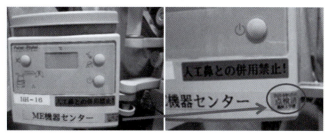

I 呼吸治療領域

- 部署配置の人工呼吸器には整備済カード(▶図16),MEセンター貸出器には貸出可札(▶図17)を設置し,使用者が機器の状態を把握しやすいよう表示する。

▶図16　整備済カード

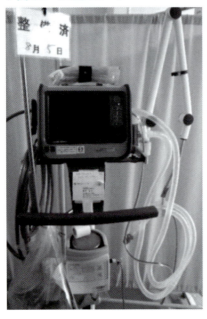

▶図17　貸出可札

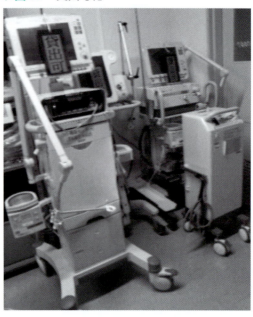

4　ウィーニングの実際

- 人工呼吸器からの離脱を**ウィーニング**と呼び,酸素化能力と換気能力の改善程度をみながら進められる。その開始タイミングは,早すぎると再挿管となり遅すぎるとVAP[*4]発生の可能性が高くなる。
- 一般的な基準だけではなく,人工呼吸管理開始前のデータも参考にする。
- ON-OFF法・SIMV法・PSV法があり,人工呼吸管理の日数分だけウィーニングに期間を要するともいわれている。
- 一般的なウィーニング開始条件(▶表4)や基準値(▶表5)を参考にウィーニングを施行し,ウィーニング中止の徴候例(▶表6)を見逃さないよう観察する。

用語アラカルト

*4　VAP(人工呼吸器関連肺炎)
人工呼吸管理前には肺炎がなく,気管挿管による人工呼吸開始48時間以降に発症する肺炎のこと。

補足

① **on-off方式**
　人工呼吸器の着け外しを繰り返し,自発呼吸時間を徐々に増やしていく方法。完全に離脱後も人工呼吸器本体をベッドサイドに待機させ急変に備える。
② **SIMV法**
　SIMVの回数を徐々に減らすことで,人工呼吸器からの補助を減らして離脱を目指す。
③ **PSV法**
　吸気圧の設定を徐々に下げながら,人工呼吸器からの補助を減らして離脱を目指す。
④ **自発呼吸トライアル(SBT:spontaneous breathing test)**
　全身状態から離脱化能と判断された場合,人工呼吸器を外してTピースへ変更し,自然呼吸で維持可能かを観察し経過をみる。

▶表4 ウィーニングの開始条件

①循環動態の安定
②感染のコントロール
③酸塩基平衡の是正
④意識レベルの改善
⑤呼吸抑制作用を有する薬物の排除
⑥栄養状態の改善

▶表5 急性呼吸不全のウィーニング開始基準値

項目		基準値
換気予備力	呼吸回数	30回/分以下
	肺活量	12〜15 ml/kg
	1秒量	10 ml/kg以上
	最大吸気圧(絶対値cmH$_2$O)	25 cm H$_2$O以上
	分時換気量	10 l/分以下
酸素化能	PaO$_2$(FIO$_2$=0.4)	70 mmHg以上
	A-aDO$_2$[*5](FIO$_2$=1.0)	350 mmHg以下
換気効率	PaCO$_2$	45 mmHg以下
	VD/VT[*6]	0.58以下

用語アラカルト

＊5 A-aDO$_2$
肺胞気・動脈血酸素分圧較差（alveolar-arterial difference of oxygen）は，正常では室内気で10 mmHg以下だが，加齢とともに上昇する。A-aDO$_2$が大きくなると，肺胞から血液中に移動するガス交換の障害を意味する。原因は肺気血流不均等分布・シャント効果・拡散障害である。

＊6 VD/VT（死腔換気率）
一回換気量（VT）と死腔換気量（VD）の比を死腔換気率という。

▶表6 ウィーニング中止の徴候例

①努力呼吸，奇異呼吸
②呼吸回数＞30〜40回/分
③PaO$_2$＜50 mmHg
④PaCO$_2$＞50 mmHgとアシドーシスの進行
⑤血圧変動
⑥頻脈
⑦不整脈多発
⑧不穏状態
⑨著しい発汗
⑩自力で喀痰排出困難

5 緊急時とその対応

● 緊急時には，原因の究明と同時に患者換気を確保する。
● なんらかのトラブルで人工呼吸の継続が不可能な場合，原因の究明がすぐにできない場合は，ただちに用手換気に切り替える。トラブルの内容によっては，人工呼吸器本体の交換や点検および修理が必要となる。設備的トラブルに関しては用手換気などで患者の安全を第一とした対応をとる。
● 患者が心肺停止に陥った場合は，直ちに応援を要請し，救命措置を開始する。

❖トラブルにそなえて

● 平成13年3月27日医薬発第248号：人工呼吸器の医療事故防止対策では，人工呼吸管理中の生体情報モニタの併用などを推奨している。人工呼吸器とは独立し低換気や閉塞を監視する警報機能付パルスオキシメータまたは警報機能付カプノメータを併用することが一層の安全対策といわれ，人工呼吸器本体に設置（▶図18）しておくと便利である。
● 非常時に備え，手動式人工呼吸器を常備することも同様とされており，本体にバックバルブマスクを搭載，またはジャクソンリースを使用可能状態で待機させることが重要である。

▶図18
パルスオキシメータを搭載した人工呼吸器

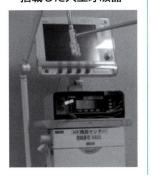

❖ **停電などに備えた事前の対応について**

● 平成24年6月22日の電力供給される道府県医療主管部（局）に宛てた「計画停電が実施された場合の医療機関等の対応について」のなかで、「医療機関等につきましては仮に計画停電が実施された場合においても、医療機関や在宅で医療機器を使用している患者の生命・健康に支障が生じないよう、適切に対応することが求められます。」とされ、自家発電装置の点検や燃料の確保、代替燃料の確保などの対応の確認を実施した。その活動のなかでインバータ非搭載の小型発電機も含め、正常動作の確認（▶図19）を行った。停電対策はさまざまあるなかで、災害における最悪の状況下、医療機器用と謳われていない小型発電機を医療機器へ使用せざるおえない状況が予想される。

▶図19　小型発電機の動作確認例

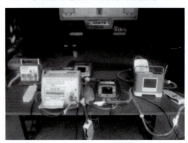 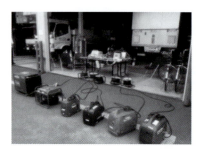

6　呼吸サポートチーム（RST：respiratory support team）活動

【目　的】　適切な呼吸管理により人工呼吸器からの早期離脱を図ること、呼吸ケアの向上、呼吸療法における医療安全の充実などである。

▶図20　RSTメンバー

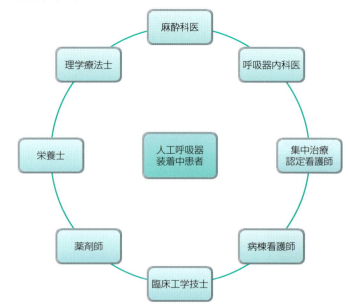

補足
● RST活動が始まるまでは、それぞれがバラバラに病棟を訪問し患者と関わっていた。しかし、チームとして活動することで、RSTメンバー（▶図20）の1人1人が異業種のメンバーを育て、1人の患者に対して、それぞれの立場からみた最良の治療を提供することが可能となったといえる。

1 RST活動の実際

① 介入患者の情報シートを作成。
② RSTカンファレンスを実施。
③ RSTラウンドを実施。
（RSTラウンド時には，介入患者に関わるスタッフから現状を聴取しアドバイスをする）
④ RSTカンファレンスやラウンドの記録を病棟へフィードバックする。
⑤ 人工呼吸器装着中患者への一般病棟の看護スタッフの不安・疑問などを確認。
⑥ RSTメンバーによる病棟スタッフが希望するテーマの学習会開催。

2 臨床工学技士のRST活動例

● 事前カンファレンス前に，ラウンド対象患者の情報をとり人工呼吸器設定の変化など確認しておく。
● 病棟ラウンド時は使用中点検を実施し，トラブル発生・事故防止予防に努める。
● RST活動のなかで臨床工学技士がすべき点は，人工呼吸器の使用環境確認・動作確認のほか，安全使用の啓蒙活動（▶図21）であると考えている。

▶図21　各種学習会

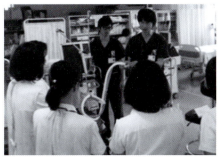 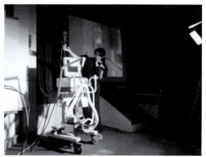

a　病棟人工呼吸器学習会　　　　　　b　院内人工呼吸器学習会

【文　献】
1）日本臨床工学技士会：臨床工学技士基本業務指針2010.
2）日本臨床工学技士会：臨床工学技士業務別業務指針2012.
3）廣瀬　稔，生駒俊和：臨床工学講座 生体機能代行装置学 呼吸療法装置 第1版，109-132，医歯薬出版，2011.
4）日本呼吸療法医学会 人工呼吸管理安全対策委員会：人工呼吸器安全使用のための指針 第2版，人工呼吸. 第28巻 第2号，210-225，2011.
5）並木昭義，氏家良人，升田好樹 編：よくわかる人工呼吸管理テキスト 改訂第6版，南江堂，2014.
6）並木昭義，氏家良人 編：よくわかる人工呼吸管理テキスト 改訂第4版，南光堂，2007.
7）計画停電における医療機器の安全使用マニュアル（2012年度版）
8）日本臨床工学技士会：計画停電における医療機器の安全使用マニュアル．2012年6月30日．
9）日本臨床工学技士会：医療機器安全管理指針 第1版，2013.

4 人工呼吸管理の注意事項

橋本佳苗

業務のポイント

人工呼吸管理
- 人工呼吸器本体や加温加湿器が設定どおりに動作していること。
- 医師の指示に従い人工呼吸器の設定・変更を行うこと。
- 点検および確認した内容を記録に残すこと。

人工呼吸回路の管理
- 人工呼吸回路の吸気側と呼気側の接続が正しいこと。
- 人工呼吸回路全体に破損や過剰結露などがないこと。
- 人工呼吸回路の接続部にゆるみがないこと。
- 人工呼吸回路に折れ曲がりがなく自然に配置されていること。
- 人工呼吸回路に汚染がないこと。

感染対策
- 標準予防策（スタンダード プリコーション Standard Precaution）の理解と実践をすること。
- 患者・医療従事者への感染防止に努めること。

- 人工呼吸器領域においても2007年の医療法改正に伴い，医療法第6条の10および医療法施行規則第1条の11の規定に基づいた「医療機器に係わる安全管理のための体制確保に係わる運用上の留意点について」に沿って実施しなければならない。内容は ▶表1 に記載する。

▶表1　医療機器に係わる安全管理のための体制確保に係わる運用上の留意点

1. 医療機器安全管理責任者の配置
2. 医療機器安全使用のための研修実施
3. 医療機器保守点検計画の策定および保守点検の適切な実施
4. 医療機器の安全使用に必要となる情報の収集とその他の医療機器の安全使用を目的とした改善のための方策の実施

1 使用中の管理

- 人工呼吸器使用中の管理（▶表2）は，疾患や治療法により異なる一面をもつ。ここでは，一般的な管理について記載する。
- それぞれの確認のタイミングは，勤務交代時・患者状態記録時・処置および介護時・警報作動時とさまざまである。

補足

バイタルサイン
一般的には脈拍（または心拍数），呼吸数，血圧，体温の4項目を意味する。

ポイント

一般病棟に設置されている「一般非常電源」は，停電時40秒以内に起動する。「電源が落ち非常電源に切り替わるとき」と「非常電源から復帰するとき」のタイミング（合計2回）で電源の切り替わりが発生することを忘れてはならない。そのほか，非常電源回路自体が故障する可能性もあり，非常電源だからといって安心はできない。

▶表2　人工呼吸器使用中の管理について

- バイタルサインの確認
- 動脈血液ガス分析結果の確認
- 皮膚・爪などの色を観察
- 患者監視装置などによる患者状態の把握
- 胸部X線写真，CTなど画像の確認
- 人工呼吸器との同調を確認
- 人工呼吸器モニタ画面の表示値や波形を確認（一回換気量，呼吸回数，分時換気量，PEEP圧，気道内圧，各警報設定値など）
- 体位変換や理学療法の実施内容およびスケジュールを確認

❖電源の確保について

- 人工呼吸管理中の患者周囲は，重症患者ほど多くのME機器が使用される。電源容量の大きい機器を同一の電源供給ラインへ接続しない配慮が必要となる。また，電源プラグ差込位置を決めて使用するのも1つの手段である。
- 初回使用時だけではなく，患者移送後やスタッフの勤務交代時にも「非常電源」または「無停電」からの電源確保を確認する。人工呼吸器の前面など，見やすい場所へ「電源確保忘れ防止の注意換気シール（▶図1）」を貼付し，日常的に確認する習慣づけをする。

▶図1　電源確保忘れ防止の注意換気シール貼付例

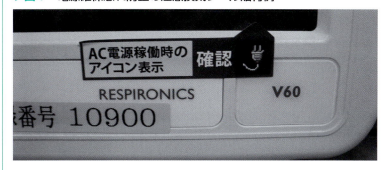

❖人工呼吸回路の管理

- 処置や体位変換のあとは，蛇管のねじれ・回路構成部品の外れ・ゆるみなどがないか確認する。蛇管などに貯留した結露水が，患者の気道へ流れ込まぬように注意する。次ページに人工呼吸回路の構成部品（▶図2）について説明する。

Coffee Break

- 以前に勤めていた病院でエレベータに乗っていたところ，ドアが半分開いたところで停止したので急いで降りた。「え？？　停電？」と思い人工呼吸器使用中の病室へ動作確認のため訪室した。人工呼吸器は，バッテリーで駆動していた。しかし，病室内のラジオから軽快な音楽が聞こえる。一般電源へ接続していた電気製品が普通に動作していることに気がついたところで非常電源回路自体の故障連絡がきた。想定外の出来事でした。

I 呼吸治療領域

▶図2　人工呼吸回路の構成部品

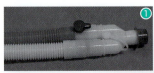
 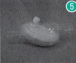 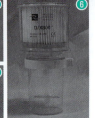

❶フィッシャー＆パイケルヘルスケア
❷フィッシャー＆パイケルヘルスケア
❸コヴィディエンジャパン
❹SECHRIST INDUSTRIES, INC
❺MAQUET
❻コヴィディエンジャパン
❼コヴィディエンジャパン

❶**蛇管**：人工呼吸器と患者間のガスを導く管。成人用・小児用・新生児用，そしてリユーザブルタイプ・ディスポタイプがある。
❷**加温加湿チャンバ**：吸気ガスを加温加湿するための蒸留水用の貯水槽。
❸**吸気フィルタ**：医療ガス配管や人工呼吸器内部からの異物を除去するフィルタ。
❹**ウォータートラップ**：呼吸回路内に貯留した結露水を一時的に捕獲し，患者側に流れないように呼吸回路の中で最も低位置に設置する。そのほか，ガスリーク注意シールを貼付しての使用が推奨されている。
❺**人工鼻**：Yピースと人工気道などの間に設置し，吸気ガスを加湿する。呼気中の熱や水分を蓄え次の吸気時に放出する。細菌・ウイルスのフィルタ機能をもつものは，人工鼻フィルタ（HMEフィルタ）という。喀痰の多い症例，血清痰の分泌症例，体温32℃以下の症例，ネブライザ使用時，小児，分時換気量が10L/以上の症例などでの人工鼻使用は**非推奨**となる。そのほか，**加温加湿器との併用は禁止**されている。破損などを含むリーク以外にも，過度な呼気抵抗の増大や汚れがみられる場合に交換する。
❻**呼気フィルタ**：患者の気道から排泄される菌や痰などから人工呼吸器の汚染を防止するフィルタ。
❼**カテーテルマウント**：人工気道と呼吸回路の間に設置し回路の角度調整を容易にする。伸縮，軽量，回転可能なものが存在し，その容量は死腔となる。大きさや重さなどを考慮し，患者に合わせて選択使用する。

●人工呼吸回路の吸気側と呼気側を誤って逆へ誤接続可能な人工呼吸器が多い。人工呼吸器本体側に「吸気」「呼気」と明記し，背景色を蛇管と同色にした色分けシールの貼付による吸気・呼気回路の誤接続防止対策（▶図3）が必要である。

▶図3　吸気・呼気回路の誤接続防止シール貼付例

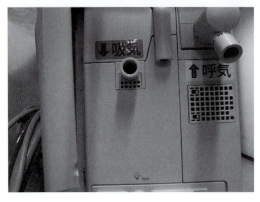 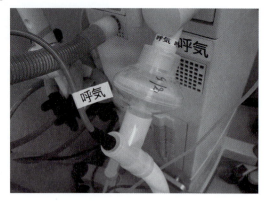

ポイント

乾燥したガスを吸入すると気道粘膜の乾燥，気道粘膜の繊毛運動の低下・障害，気道粘膜の損傷，痰の固形化，気道・気管チューブの痰による閉塞，無気肺，肺炎などが発生しやすくなる。

補足

● 加温加湿器使用時に吸気と呼気の人工呼吸回路を逆に誤接続し呼吸管理をした場合，呼気が加湿され吸気ガスは乾燥したまま（湿度20～30％）気管まで送気される。
● 一方，誤接続にて呼気側に接続された加温加湿器は過剰加湿する可能性が高まり，発生したアラームを軽視すると高湿度が原因で呼気フィルタは呼気抵抗となる。過剰加温発見時は，換気手段を用手人工換気器具へ切り替えてから加温加湿器の電源を落とし，吸気・呼気回路を正しく接続しなおす。場合によっては，呼気フィルタ交換を実施する。加温加湿器本体は，チャンバ内の温度（または表示温度）が37℃以下になってから電源を再投入する。

2 人工呼吸回路の管理と交換

❖人工呼吸回路の管理

- 人工呼吸回路の管理に関する注意事項を▶表3に示す。蛇管に大量の結露水が貯留すると，その揺れ（動き）を自発呼吸と誤認識することもあるため，適宜排水しなければならない。排水後はウォータートラップなどの接続不良に注意しなければならない。ヒータ付人工呼吸回路を用いた場合，蛇管への結露水貯留は軽減される。
- そのほか，人工呼吸回路内の結露水が拡散可能な水蒸気透過型人工呼吸回路を使用すると理想的な加湿を維持し結露水の排水作業が省ける。そのため，手技による感染や人工呼吸器回路が開放される機会を減らすことが可能となり，看護スタッフの労力も軽減される。

▶表3 人工呼吸回路の管理に関する注意事項

①呼吸回路内へ貯留した結露水排水後の接続不良
②ベッドをギャッジアップしたときの意図しない破損
③検査などで患者移送時の意図しない破損

ポイント
結露水管理
- 蛇管内の結露水貯留がないこと。
- ウォータートラップ使用時は，結露水を貯めやすいように下方に設置すること。

補足
- 大量の結露水もトリガー不良の原因となるため，適宜排水が必要になる。
- その際，感染源とならぬように加温加湿器へ戻すのではなく，人工呼吸回路外への排水をしなければならない。

ポイント
- ウォータートラップにガスリーク注意換気シール（▶図4）を貼付し啓蒙する。
- デュアルヒーターワイヤ人工呼吸回路を採用し，ウォータートラップ自体を廃止する。
- 人工呼吸回路の構成部品である蛇管・吸気フィルタ・呼気フィルタ・カテーテルマウント・人工鼻などの予備を破損や汚染時にすみやかに交換するために，保有しておく。

▶図4 注意換気シール

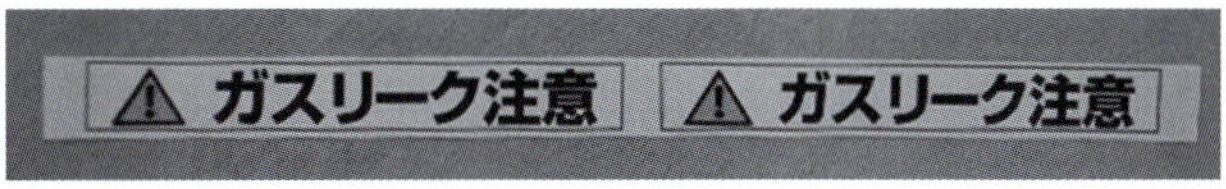

⚠ ガスリーク注意　⚠ ガスリーク注意

❖人工呼吸回路の交換

- 人工呼吸回路交換の実施者は，病院や病棟によって看護師または臨床工学技士とさまざまである。現状の交換時期は施設ごとに差があり，人工鼻を主体として使用しているか否かにて1週間から1カ月など，さまざま見受けられる。2003年の米国CDCガイドラインでは「使用日数に基づく回路交換はせず，汚染や動作不良があるときに交換する」と勧告している。呼吸治療業務指針[2]では，「使用時間に基づいた定期的な交換はしない」としている。一方，人工呼吸回路の添付文書では交換時期に関して統一されておらず，汚染のない場合「7日間を限度に新品と交換することを推奨します」，「14日間を限度に新品と交換することを推奨します」と記載されている。

I 呼吸治療領域

- 人工呼吸回路交換のポイントは，清潔・安全に行うことである。そのため回路交換を担当する人と，ベッドサイドモニタを監視しながら必要時に用手人工換気器具で呼吸補助を担当する人の少なくとも2名で実施することを推奨する。交換実施後は，複数名にて患者観察事項や回路の目視確認・設定確認などが盛り込まれたチェックリストを用いて点検をすることが重要である。

> **補足**
>
> **人工気道の管理(挿管チューブ・気管切開カニューレ)内容**
> - 人工気道(▶図5)のカフの膨らみをカフ圧計(▶図6)を用いて計測し，エア量とともに記載する(推奨値：20〜30 cmH$_2$O程度)。
> - リークのない最低限度の圧(最小リーク法)に設定することもある。
> - 挿管チューブは，固定位置(長さ)を記録する。
> - 1日2〜3回程度を目安に適宜カフ圧の確認をする。
> - カフに損傷がなくても，体位交換を実施しただけでリークする場合もある。
> - 体位交換後にリークが疑われる場合，カフ圧を測定をする。
> - ▶表4に一般的な人工気道の比較を示す。

▶図5　人工気道(気管切開カニューレ)

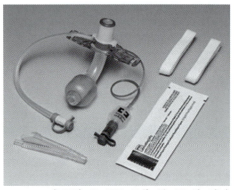

(アスパーエース™：コヴィディエンジャパン)
(許可を得て掲載)

▶図6　カフ圧計

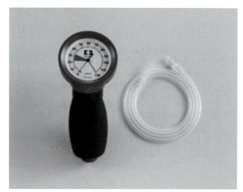

(ハイ・ロー™ハンドカフ圧ゲージII：コヴィディエンジャパン)
(許可を得て掲載)

> **ポイント**
>
> 換気維持ができない程のカフ漏れが生じた場合，挿管チューブや気管切開カニューレの交換も視野に入れる。

> **補足**
>
> - カフ圧が高すぎると気管粘膜の虚血や抜管後の浮腫を起こす可能性がある。
> - 低すぎるとリークとなり低換気や誤嚥の可能性が発生する。

▶表4　挿管チューブと気管切開カニューレの比較表

	挿管チューブ	気管切開カニューレ
気道確保への時間	比較的速い	時間がかかる
流量抵抗	大きい	小さい
固定具合	不安定	比較的安定
発声	可能性なし	可能性あり(カニューレによる)
合併症	・片側挿管 ・チューブのねじれ・折れ ・カフ漏れ ・感染 ・気道分泌物の狭窄・閉塞 ・気管壁の壊死・潰瘍 ・声帯浮腫 ・反回神経麻痺 ・サイレントアスピレーション ・誤嚥 ・肺炎 ・自己抜管	・出血 ・カフ漏れ ・感染 ・気道分泌物の狭窄・閉塞 ・気管壁の壊死・潰瘍 ・声帯浮腫 ・サイレントアスピレーション ・誤嚥 ・肺炎 ・自己抜管 ・気管食道瘻

3 人工呼吸器との同調

- 人工呼吸管理中に自発呼吸があるならば，同調させる必要がある。患者の呼吸状態やトリガー不良（オーバーセンシング）によるオートサイクリングやファイティング[*1]を起こしていないか確認し，場合によってはトリガーレベルを検討する。

4 警報について

- 人工呼吸器の警報（▶表5）は，緩く設定しすぎると重大な見逃しをしてしまう。逆に厳しく設定しすぎると，警報が頻回発生し「またか」という思いから確認が遅れる可能性が高まる。警報は適切に設定してこそ，監視の意味をなす。警報機能だけではなく，患者観察も異常の早期発見には重要である。そのほか，人工呼吸器の設定変更時は警報設定も見直す必要がある。
- 警報が発生した場合は，患者の呼吸状態と人工呼吸器の換気条件から原因を判断・特定し対応する。警報発生時に関するトラブルシューティング表を人工呼吸器に設置するだけではなく，日頃からイメージトレーニングしておくとよい。バックアップ換気機能が搭載されている人工呼吸装置を使用する場合には，患者の状態に合わせてバックアップ換気条件も，医師の指示を受けておく。

▶表5　人工呼吸器の主な警報

①気道内圧上限警報
②気道内圧下限警報
③分時換気量下限警報
④無呼吸警報
⑤電源供給不良警報
⑥ガス供給圧不良警報（酸素・圧縮空気）

5 患者観察

- 患者の病態や胸の上がり具合，聴診，自発呼吸の程度，発汗の有無など十分な観察（▶表6）をすることが呼吸管理の一歩である。
- 吸引作業時や体位変換時，清拭時などにトラブルが発生しやすく注意が必要である。

▶表6　患者観察・確認事項

①バイタルサインの確認	⑧皮膚や爪の色に異常がないこと
②意識レベルの確認	⑨喀痰の量・性状の観察
③胸郭の動きや左右差の確認	⑩患者監視装置による状態変化の確認
④聴診確認（呼吸音の性質，強弱，左右差など記載）	⑪胸部X線写真，CTなど画像の確認
⑤血液ガス分析装置の結果から設定の確認	⑫水分と栄養管理の確認
⑥気管内チューブにねじれ・折れがないこと	⑬原因疾患への治療状況を確認
⑦気管内チューブの固定具合や深度マークの数値・位置を確認	

用語アラカルト

[*1] ファイティング
強制換気時に患者の呼気と人工呼吸器の吸気がぶつかり，気道内圧が上昇する状態のこと。SIMV（synchronized intermittent mandatory ventilation：同期式間欠的強制換気）でもトリガー不良や吸気時間が長い場合に発生する。また，意識のある患者では不安感や，人工呼吸器からの換気不十分による患者換気努力などもファイティングの原因となることがある。

6 加温加湿について

●日常的に行う加温加湿器（使用中）の確認事項を▶表7に示す。人工呼吸回路全体の目視確認（▶図7）や気道分泌物から判断し，設定を検討することが多い。加温加湿器は人工鼻と併用をしてはならない。

▶表7 使用中の加温加湿器などに関する確認事項

①電源が入っていること
②モード（挿管・非挿管），温度設定の確認
③加温加湿チャンバ温度・口元プローブ温度の確認
④手で触れて呼吸回路や加温加湿チャンバ温度の確認
⑤目視にて結露具合が適切であることを確認
⑥加温加湿チャンバの水位確認
⑦給水ラインフィルタの開放を確認
　（自動給水加温加湿チャンバ使用時）
⑧蒸留水パックの残量を確認（自動給水加温加湿チャンバ使用時）

▶図7 カテーテルマウントのくもりや水滴

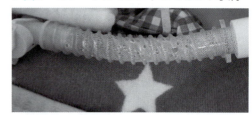

❖加温加湿チャンバの管理

●給水過剰による加温加湿不良を防ぐために，最大給水位置を確認して給水ポートから蒸留水の補充を実施する。「給水不足」，「給水忘れ」による空焚きが原因の加湿不良（喀痰排出トラブル）を発生させないよう注意する。

❖自動給水加温加湿チャンバの管理

●蒸留水パックと自動給水加温加湿チャンバ（▶図8）の高低差は，50 cm以上になるように設置する。自動給水加温加湿チャンバを使用すると，給水時の不手際による感染のリスクが軽減される。「蒸留水パック残量なし」，「給水ラインフィルタの開放（▶図9）忘れ」，「加温加湿チャンバ内フロートの不具合による蒸留水給水不良」による空焚きが原因の加湿不良（喀痰排出トラブル）を発生させないよう注意する。

▶図8 自動給水加湿チャンバの水位

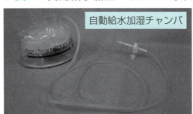
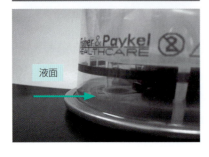

▶図9 給水ラインフィルタの解放

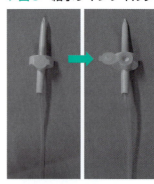
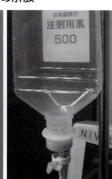

❖ 加温加湿器の動作不良

- 加温加湿器本体の故障以外にも,「温度プローブの接続が浅い場合」や「環境温度が高い場合」などで動作不良が発生する。▶図10に温度プローブの接続例を示す。

> **ポイント**
> 温度プローブの確認
> - 加温加湿器の温度プローブが根元まで深く接続されていること。
> - プローブへ水滴がついたままにならない位置へ設置すること。

▶図10 温度プローブの接続例

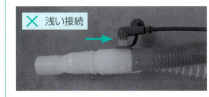 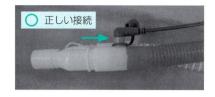

> **補足**
> - 省エネルギー活動により室温が加温加湿器の保証範囲外である場合や,エアコンの風が本体へ直撃することが原因で故障でなくとも温度不良を発生することがある。
> - 新生児領域では,保育器の中や外へ温度プローブの設置場所を(▶図11)移動させての使用や温度プローブに保護シール(遮熱目的:▶図12)を貼付して使用する場合がある。

▶図11 保育器外に温度プローブを設置　　▶図12 保護シールによる温度プローブの遮熱

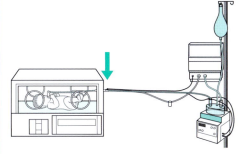 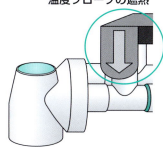

(フィッシャー & パイケルヘルスケア)　　　　　(フィッシャー & パイケルヘルスケア)
(許可を得て掲載)　　　　　　　　　　　　　　(許可を得て掲載)

7 感染対策

- 人工呼吸回路は,スポルディングの分類でセミクリティカルに分類される。喀痰吸引・結露水の排水・加温加湿チャンバへ蒸留水補充時は,不手際などで汚染することがないように注意する。ほか,回路内への分泌物付着を確認した場合は,適宜交換が必要となる。
- また,二次感染についても考慮しなくてはならない。人工呼吸器から排出されるガスが周囲に飛散しないように,バクテリアフィルタの設置や閉鎖式の吸引回路(▶図13)を使用する。

> **補足**
> **標準予防策**
> (Standard Precaution)
> 血液・体液・分泌物・排泄物・傷のある皮膚・粘膜はすべて感染の可能性があるとみなして予防策をとる。

▶図13 閉鎖式吸引回路の接続例

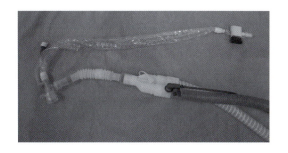

8 人工呼吸管理をする環境

- 人工呼吸管理をする環境の整備は重要である。重症例であるほど，集中治療室やそれに準じる場所で管理すべきである。非常電源や無停電電源設備，医療ガス配管設備などが整っていなければならない。状態の比較的安定した慢性呼吸不全患者や，終末期患者の人工呼吸療法を一般病室で実施する場合には以下の条件を満たすこととされている。

> ① 適切な警報装置を備えている人工呼吸器を使用すること
> ② 心電図，呼吸数，パルスオキシメータによる経皮的酸素飽和度，呼気二酸化炭素濃度が連続モニタできること
> ③ 人工呼吸器の警報，モニタリング情報がナースステーションなどで監視できること
> ④ 当該病室と担当看護師間に側応できる緊急連絡の手段が講じられること
> ⑤ 当該病室には即座に使用できる状態で蘇生用具一式（用手人工呼吸機材，気管挿管用機材，蘇生用薬剤など）が常備されていること
>
> （人工呼吸器安全使用のための指針より引用）

❖ 酸素ボンベの確保

- 酸素の供給不良を含む人工呼吸器本体の故障や，災害などで避難することも想定し，日頃から酸素ボンベを人工呼吸管理中の病室内へ確保することが望ましい。
- 酸素ボンベは通風・換気のよい場所に保管し，転倒しないよう固定（▶図14）する。その近くには火気・引火性のある可燃物は置かないよう徹底する。現在までにボンベの取り違い事故が報告されていることから，その管理・保管場所はスタッフへ周知する。

▶図14 室内へ確保した酸素ボンベ

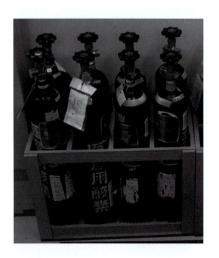

❖ 用手人工換気器具について
【目的】
- 自発呼吸が不十分な場合や無呼吸のときの換気補助。
- 人工呼吸器使用時には，常備しなければならない。

補足

気管内吸引操作時の肺拡張，患者搬送時，人工呼吸器本体の故障・停電などの緊急時にも必要である。用手人工換気器具の比較を▶表8に示す。

▶表8 用手人工換気器具の比較表

	バックバルブマスク	ジャクソンリース回路
ガス源について	換気のみなら不要	必要（酸素）
酸素流量の調整	0〜10 L/min	分時換気量の2〜3倍 10〜15 L/min以上
CO_2の再呼吸	なし	あり
高濃度の酸素投与	リザーバが必要	容易
肺の硬さ・広がりやすさ	わかりにくい	わかりやすい

❖ バックバルブマスク（蘇生バック）

- バックバルブマスクは，自己膨張性のバックと一方向弁（およびマスク）から構成される。大気ガスのみで用手換気が行えるため，ガス供給が得られない場合の即時対応が可能となる。酸素チューブを接続して酸素を供給すれば高濃度酸素換気ができる。より高濃度の酸素を投与したい場合は，専用のリザーババックやリザーバホースを接続して使用する。圧力計やPEEP（positive end expiratory pressure：呼気終末陽圧）弁付きのバックバルブマスクもある（▶図15）。
- 洗浄・滅菌を繰り返すことで部品の破損や劣化の可能性があるため，点検を実施（▶図16）しておくことが必要である。

▶図15 バックバルブマスク

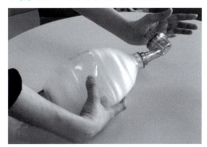
a 成人用

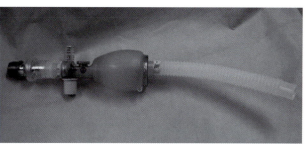
b 新生児用

▶図16 バックバルブマスク点検表

Ⅰ 呼吸治療領域

❖ジャクソンリース回路

● ジャクソンリース回路(▶図17)は,患者肺の硬さが把握しやすく使用する医療従事者も多い。**非自己膨張性**のため酸素供給がないと使用できない。CO_2の再呼吸を減らすために分時換気量の2～3倍の酸素送与を必要とする。高濃度酸素で用手換気可能であり,吸引作業や体位変換,アラーム対応時の用手換気時などに使用する。バック自体の破損や回路の接続不良には注意が必要である。

▶図17 使用待機中のジャクソンリース回路

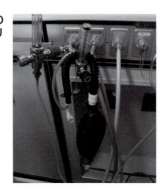

❖二又アウトレット(Y字管)

● 酸素用のパイピング配管が1床に対して1箇所しかない場合,二又アウトレット(▶図18)を設置して人工呼吸器と用手人工換気器具の双方へ酸素供給を可能とする。ほか,酸素用,圧縮空気用,吸引用などがある。

▶図18 二又アウトレット

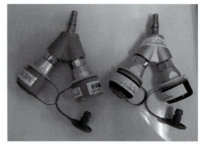

(セントラルユニ)

❖救急カート

● 生命維持管理装置を使用していることから,救急カート(▶図19)が常に使用可能な状態で整備されているべきである。

▶図19 救急カート

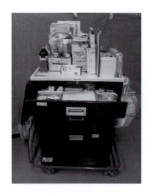

9 その他

ポイント
バッテリーの劣化を考慮し、やや目減りさせた時間を記載する。

❖ バッテリー駆動時間の把握

● 無停電装置や非常電源などの故障も想定し、内蔵バッテリーの有無やおおよそのバッテリー駆動時間を把握しておく。人工呼吸器によって内蔵バッテリーの有無やバッテリー駆動可能時間が異なることから、院内医療機器管理マニュアルなどへ「バッテリー駆動時間表（▶表9）」の掲載や、本体へシールなどで明記することを推奨する。

▶表9 バッテリー駆動時間表

機種名	おおよそのバッテリー駆動時間
PB840	1.0時間
PB760, PB740	2.5時間
V60	6.0時間
インファントフロー	4.0時間
ハミングX	瞬間停電のみ対応
SiPAP	バッテリー搭載なしだが、直前までの酸素濃度と酸素流量で駆動

❖ 取扱説明書について

● 使用者がいつでも閲覧できるよう、人工呼吸器本体へ簡易取扱説明書などを設置（▶図20）する。

▶図20 人工呼吸器本体に簡易取扱説明書を搭載
(Servoi® : MAQUET)

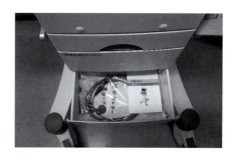

ポイント
電子カルテなどから取扱説明書や添付文書の閲覧が可能になると、さらに便利である（▶図21）。

▶図21 電子カルテから取扱説明書の閲覧例

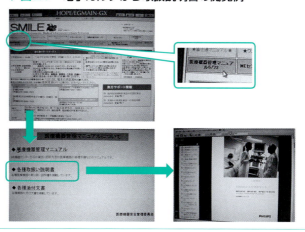

Ⅰ 呼吸治療領域

5 その他治療と適応

橋本佳苗

業務のポイント
- 医師の具体的指示に沿った呼吸訓練に使用する人工呼吸器の操作。
- 医師の確認を受けた呼吸訓練および酸素療法に関する情報の患者への提供。

1 持続的気道陽圧療法

❖ ブーシナックシステム®

【目　的】
- 簡便・迅速にCPAPを実施する。
- 肺胞虚脱や気道閉塞を防ぐ。

補足
酸素流量計にCPAPエクステンションチューブを接続し，酸素流量を可変させるだけでPEEP圧が調整可能である。

▶図1　ブーシナックシステム®

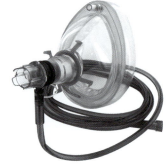

（パルメディカル）
（許可を得て掲載）

【長　所】
- スペースの確保が不要である。
- 準備に時間がかからない。

【短　所】
- 酸素濃度の調整ができない。
- 高濃度の酸素が供給されるため取り扱いに注意する。
- 加湿をしていないので長時間の使用には不向きである。
- マスクの装着具合によっては，大量リークの可能性がある。

●▶表1にブーシナックシステムの禁忌例を示す。

▶表1　ブーシナックシステムの禁忌例

①未治療の気胸やエアリークを伴う疾患
②呼吸仕事量の増加に耐えられない症例
③血行動態不安定時
④顔面・口腔周囲の手術直後や外傷直後
⑤食道手術直後
⑥嘔吐

2 肺内パーカッション療法（IPV：intrapulmonary percussive ventilation）

【目　的】
- 排痰の促進をする。
- ガス交換を向上させる。
- 吸入液によるネブライザ効果を得る。

▶図2　IPV装置

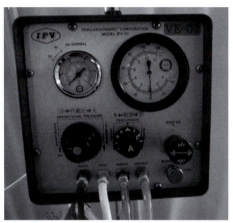

（パーカッションベンチレータ®：
パーカッショネア・ジャパン）

注意点
①気管支攣縮・過換気・悪心・疲労・腹部膨満に注意する。
②使用後の$PaCO_2$低下が原因の呼吸抑制・無呼吸の発生に注意する。少なくとも終了後5〜10分は患者観察を強化する。

補　足
- ガス駆動式機器（▶図2）を用いて，気道へガス振動を送り吸入させる。少なくとも，酸素飽和度をモニタリングしながら実施する。分泌物の流動化と酸素化の改善には，振動数250〜350回/分（easy position），分泌物の口腔側への移動と二酸化炭素排出の促進には振動数を60〜90回/分（hard position）へ設定する。
- ▶表2に肺内パーカッション療法の適応を示す。

▶表2　肺内パーカッション療法の適応

急性期	手術後や熱傷など気道内分泌物貯留時の無気肺症例
慢性期	気道内分泌物の多い症例

Coffee Break
- 初めてIPVを使用する患者の様子をみていたところ，頬がぷくぷくとガス振動に合わせて動いている。なかなか効果がでない…。（そこへベテラン看護師登場！！）声かけにより頬の膨張が改善し，喀痰がスムーズに移動してきました。さすがです。

3 器械的な咳介助（MI-E：Mechanical In-Exsufflation）

【目　的】
- 気管支・肺に貯留した分泌物の除去を補助する。
- 圧較差により肺からの呼気流量を高める。
  （咳の増強や代用）

補足

MI-E（Mechanical In-Exsufflator）装置（▶図3）を用いた器械的な咳介助はマスクや挿管チューブを介して行う。気道に陽圧をかけたあと，呼気にあわせて急速に陰圧をかける。初回導入時は，少なくともパルスオキシメータを使用し酸素飽和度をモニタリングしながら実施する。徒手的介助を併用する症例もある。

▶図3　MI-E装置

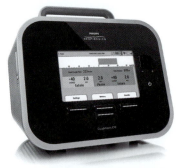

（カフアシストE70：フィリップス・レスピロニクス）
（許可を得て掲載）

注意点

気胸・不整脈・頻脈・徐脈・嘔気・不快感・腹部膨満（胃空気流入）に注意する。MI-Eの適応（▶表3）と禁忌（▶表4）を以下へ示す。

▶表3　MI-Eの適応例
- 神経筋疾患などの慢性肺胞低換気
- 閉塞性肺障害
- 上気道感染時
- 術後の呼吸障害
- 呼吸リハビリテーション

▶表4　MI-Eの禁忌例
- 未治療の気胸やエアリークを伴うその他の疾患
- 脊髄ショックの時期
- 血行動態不安定時
- 顔面・口腔周囲の手術後や外傷直後
- 食道手術直後
- 嘔吐
- 不整脈
- 心不全
- 意思疎通困難

4　二相性体外式人工呼吸（BCV：biphasic cuirass ventilation）

【目的】
- 喀痰の排出促進効果がある。
- 体外式HFOとして使用可能である。

【特徴】
- 肺損傷を起こしにくい。
- 陰圧・陽圧の二相性による管理が可能である。
- 陽圧も加えることで呼気流速を得やすい。

補足
- Biphasic Cuirass Ventilation（BCV）方式の非侵襲的換気方法，生理的呼吸の人工呼吸器である。
- キュイラス（Cuirass）といわれるドームを胸腹部へベルトで装着・固定し，強い陰圧をかけて胸郭を拡張させ，二次的に肺胞を拡張させる。

▶図4　BCV装置本体

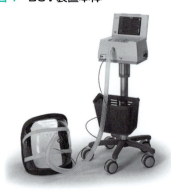

注意点
- 皮膚損傷・着衣・体外式ペースメーカ使用時は，禁忌。
- 上気道閉塞や気道軟化症例は，非推奨。

（RTX®：ユナイテッドハイエックインダストリーズ，IMI）
（許可を得て掲載）

5 酸素テント（▶図5）

【目　的】
- 患者の酸素不足を緩和する。

▶図5　酸素テント

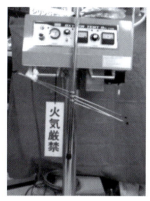

（オリジン）

補　足

ベッドを覆ったテント内へ10〜15 L/minの酸素を持続的に供給する装置（▶図5）である。酸素テントの適応（▶表5）と具体的な使用ケース（▶表6）を示す。

▶表5　酸素テントの適応

①呼吸器や循環器系の疾患
②貧血・脱水などで組織へ酸素供給が正常にできない症例
③本人拒否で酸素吸入が難しい症例
④熱傷などの皮膚トラブルにて，酸素マスクやカニューラによる酸素吸入が難しい症例
⑤酸素マスクや鼻腔カニューラで，有効な酸素が供給できない症例

▶表6　具体的な使用ケース

①呼吸器発育未熟の新生児
②酸素摂取能力が低下したとき（換気不足）
③酸素消費量が増大したとき（高熱，手術後）
④酸素運搬能力が低下したとき（貧血）
⑤動脈血酸素分圧60 mmHg以下の小児（酸素飽和度90 %以下）

【利　点】
- 温度・湿度の調整が可能である。
- 長期的な酸素療法である。

【欠　点】
- 隔離されている感じを受けてしまう。
- テントを開けると酸素濃度の回復までに時間がかかる。
- 酸素濃度を一定に維持しにくい。
- テントを組立てる手間がかかる。

【使用後】
- カビ発生などを防ぐために完全に蒸留水を抜水し，乾燥させてから保管する。

注意点
- 定期的（3〜4時間ごと）に温・湿度を測定する。
- 火気厳禁（たばこ，マッチ，ライターやカイロを含む）とする。
- 静電気の発生に注意する。
- 蒸留水を用いて加湿する。

Coffee Break

- 使用後点検をしようと思って酸素テントを組み立てた。「あれ？　テントフードが短い・・・。」使用した病棟へ確認したところ，ベッドとサイズが合わずテント部分をハサミで切ったとのことであった。テントフードまで広げて点検しないとならないと確信した日でした。

Ⅰ　呼吸治療領域

6 給湿療法

- 酸素ガスなどの直接吸入は，乾燥したガスの吸入であると前述した。吸湿療法は，乾燥したガスの吸入が原因で発生する弊害を避けるために吸気ガスの加湿をする酸素療法である。

❖ネブライザ機能付きベンチュリ装置

- 酸素の吹き出す勢いで蒸留水を粒子にし，エアロゾルを作成する装置であり，ボトルとネブライザ専用アダプタを組み合わせて使用する。使用者が混乱しないよう院内採用品の統一や勉強会を通して組み合わせや注意事項などの周知が必要である。
- 一般的なネブライザ機能付きベンチュリ装置の粒子径は1～40μmであり，細菌やウイルスまで運搬してしまう径である。
- レスピフロー™(▶図6)の粒子径は1.4～8μmであり，専用の滅菌水ボトルを使用した閉鎖式加温システムにて細菌などの物質の混入を防いでいる。コールド/ウォームの両方式に使用でき，温度・湿度は，気管分泌物の性状や蛇管の結露，マスクの孔から出るミストなどから評価しダイヤル調整する。
- そのほか，24時間ごとの蛇管交換が推奨されている。

▶図6　レスピフロー™呼吸治療器

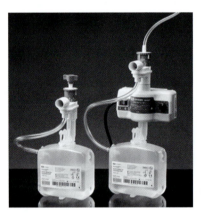

(ケンドール・レスピフロー呼吸治療器：コヴィディエンジャパン)
(許可を得て掲載)

❖ネーザルハイフロー

- ネーザルハイフロー（▶図7）は，鼻カニューレを使用し高流量の混合酸素を送与する呼吸療法である。酸素濃度は100％まで調整でき，最適加湿による粘膜繊毛クリアランスを維持する。

▶図7　専用のOptiflow™を使用したNHF™の実際

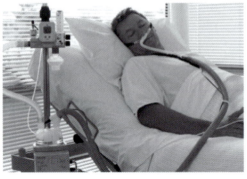

(NHF™：フィッシャー＆パイケルヘルスケア)
(許可を得て掲載)

【長 所】
- 他の酸素療法または非侵襲的換気と比較し，飲食・コミュニケーション・睡眠などに関して快適である。
- 装着やケアが簡単である。
- 呼吸補助となる（CO_2洗い流し，動的気道陽圧，正確な酸素供給など）。
- 加温加湿が可能である。

【短 所】
- 加温加湿器使用のため，電源設備が必要である。
- 酸素マスクなどと比較し，消耗品費用が高い。

【禁 忌】
- 自発呼吸がない症例
- 換気補助が必要な症例
- 鼻血
- 鼻づまり
- 上気道閉鎖

注意点
- 若干の気道内圧はかかるが，換気補助を目的とした圧ではない。
- 蒸留水を多く使用する。
- 加温加湿器の推奨設定は，挿管モードである。

補 足

プロングの種類（▶図8）
成人用　　　　：Sサイズ，Mサイズ，Lサイズそして気切用の4種類
新生児・小児用：4種類

▶図8　プロング（鼻カニューレ）

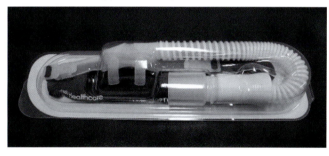

（フィッシャー & パイケル ヘルスケア）

Coffee Break

- 在宅で人工呼吸器を使用していた患児の母親たちと出会ったことがきっかけで，人工呼吸器に関して強く関心をもった。彼女たちは，熱心に日頃の疑問をぶつけてくる。とくに，加温加湿に対する質問が多かった。知っていることでも伝えることが難しかったり，知っていると思っていたけれど，自分自身がうわべしか知っていないことに気がついたりと多くを学ばせてもらった。

6 人工呼吸管理中の吸入治療

橋本佳苗

業務のポイント
- 医師の指示に従い，吸入デバイスの設定・変更を行う。

- 吸入治療とは，生理食塩水・気管支拡張薬・喀痰溶解剤を霧化し経気道的に呼吸器系へ投与することである。

【目　的】
- 気管支を拡張させる。
- 炎症を鎮静化する。
- 気道の加湿をする。
- 気道内分泌物・異物の排出促進をする。
- 咽頭浮腫や喘息による気道狭窄の改善をする。
- 気道感染の治療をする。
- 肺炎の治療をする。

【利　点】
- 経口薬に比べ，即効性が期待できる。

【欠　点】
- 薬剤によっては，呼気フィルタ閉塞のリスクが生じる。
- 操作によっては，感染のリスクが生じる。

補足
- 喀痰を柔らかくするだけの目的ならば，まず加温加湿器の設定や水分バランスを見直すべきで，感染のリスクを冒してまで**吸入治療を実施するかは慎重に検討**したい。吸入治療は，経口薬に比べると即効性が期待できるとされるが不明な点も多い。人工呼吸治療中に吸入用ネブライザを使用する際，その薬液が人工呼吸器内部に入り込むことを予防するために呼気フィルタを使用する必要がある。しかしながら，薬剤によっては（アレベール®など），呼気フィルタを閉塞させる可能性（フィルタ抵抗の増大）があり，添付文書にて「使用しないこと」と記載されている。そのほか，呼気フィルタの添付文書を確認し，超音波ネブライザ使用時の交換時間の目安を把握しておく必要がある。
- 人工鼻使用中は吸入薬が人工鼻に吸着し閉塞する場合があるため，吸入時に人工鼻を外して対応する。
- 人工呼吸管理中の吸入治療デバイス（▶表1）は，ジェット式ネブライザ・超音波式ネブライザ・マイクロポンプ式ネブライザ・定量噴霧式ネブライザ（MDI）があげられ，状況に応じた方法を選択する。感染源とならないよう，無菌的な操作にて吸入治療を実施する。そのほか，人工呼吸器下の吸入治療においては，薬液が呼吸回路や挿管チューブ・気管チューブに沈着することを考慮し，自発呼吸下の通常使用時より投与量を増量（追加）するケースがある。

▶表1　人工呼吸管理中の吸入治療デバイスの特徴

名称	ジェット式ネブライザ	超音波式ネブライザ	マイクロポンプ式ネブライザ	定量噴霧式ネブライザ
粒子径	1〜15 μm	1〜5 μm前後	2〜3 μm	3〜8 μm
利点	・比較的安価 ・簡便な手入れ ・薬剤変性の可能性なし	・細かく均一な粒子 ・静音 ・末梢気道・肺への沈着率が高い ・換気量に影響なし	・細かく均一な粒子 ・静音 ・末梢気道・肺への沈着率が高い ・換気量に影響なし ・薬剤変性の可能性なし	・安価 ・軽量
欠点	・不均一な粒子 ・動作音が大きい ・末梢気道・肺への沈着率が低い ・ジェット流だけ換気量が増えるものがある	・高価 ・薬剤変性の可能性 ・呼気フィルタ閉塞の可能性 ・気道内へ水分過剰投与の可能性	・高価 ・呼気フィルタ閉塞の可能性	・専用のスペーサが必要 ・加湿効果なし ・吸気に同調して噴霧する必要がある
備考		周波数1.3〜2.3 MHz	電気信号で100 kHz以上の振動	

I 呼吸治療領域

1　ジェット式ネブライザ

●ジェット式ネブライザは，ジェット流にて薬液槽に注入された薬液を引き上げ，小さな穴を通じ細かいミスト状で噴射する。ベンチュリ効果（ベルヌーイの定理）を利用したネブライザである（▶図1）。

▶図1　ジェット式ネブライザ

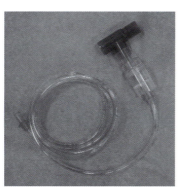
（コヴィディエンジャパン）

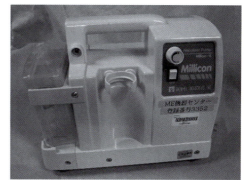
（新鋭工業）

●発生粒子径（1〜15 μm）が大きく人工呼吸管理中は十分な効果が得にくいうえ，感染のリスクも指摘されている。

【利　点】
- 比較的安価である。
- 使用後の手入れが簡便である。
- 薬剤変性の可能性がない。

【欠　点】
- 粒子の均一性に劣る。
- 動作音が大きい。
- 人工気道へ霧化した薬剤が沈着してしまう。
- 水溶液の吸入薬しか使用できない。
- 薬液槽を傾けて設置すると霧化されない場合がある。

注意点
ジェット流のガス量分だけ換気量が増える装置がある。

2　超音波式ネブライザ

- 超音波式ネブライザは，超音波振動子が周波数1.3〜2.3 MHzで振動し，細かい粒子を発生する。発生した粒子は吸気ガスにのって患者へ送られ，その微小で均一な発生粒子（粒子径1〜5 μm前後）は，ジェット式に比べ効率がよく多くの粒子が肺末梢部まで到達する（▶図2）。

▶図2　超音波式ネブライザ

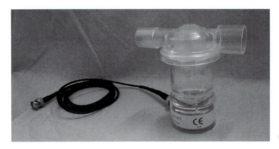

（MAQUET）

- ネブライザ使用時は気道内圧の上昇具合を確認し，呼気フィルタの早期交換も考慮する。

【利　点】
- 粒子径が小さい。
- 静音である。
- 末梢気道，肺胞への薬剤沈着率が高い。
- 人工呼吸器の流量・換気量に影響がない。

【欠　点】
- 薬液成分が変性してしまう吸入薬がある。

> 注意点
> - 吸入薬によっては，呼気フィルタを閉塞させる。
> - 微細径の薬剤粒子が大量に発生し過剰投与の可能性があるため，小児・新生児には観察の強化が重要。

3　マイクロポンプ式ネブライザ

- マイクロポンプ式ネブライザ（▶図3）は，電気で振動し，発熱しない吸入器である。
- 発生粒子径（2.1〜3.4 μm）は，安定かつ小径である。

▶図3　マイクロポンプ式ネブライザ

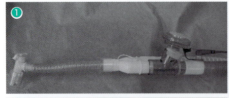
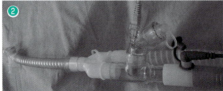
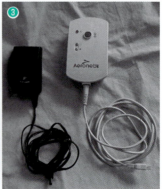

❶エアロネブPro®（コヴィディエンジャパン）
❷エアロネブSolo®（コヴィディエンジャパン）
❸コントローラーと電源コード

●ネブライザユニットには，複数患者用と単一患者用がある。前者の使用後は，ネブライザユニットの適切な保守を怠ると目詰まりが原因で噴霧されず，薬液が残ってしまうことがある。蒸留水で十分すすいでから乾燥・滅菌への手順が重要である。後者は，単一患者使用であってもネブライザユニットの寿命を超えてはならない。ネブライザ使用時は，気道内圧の上昇具合を確認し呼気フィルタの早期交換を考慮する。

【利 点】
- 粒子径が小さく均一である。
- 静音である。
- 軽量である。
- 末梢気道，肺胞への薬剤沈着率が高い。
- 人工呼吸器の流量・換気量に影響がない。
- 薬剤変性の可能性がない。

【欠 点】
- 高価である。

> **注意点**
> 吸入薬によっては，呼気フィルタを閉塞させる。

4 定量噴霧式（MDI：metered dose inhaler）

【目 的】
- MDI吸入器は，小さなボンベ式容器（高圧に充填されたガス：代替えフロン・非特定フロンHFA）のスイッチを指で押し，微粉末状の薬剤を噴霧して吸入する。

【利 点】
- 安価である。
- 軽量である。

【欠 点】
- 専用のスペーサ（吸入補助具）が必要である。
- 加湿効果がない。
- 吸気に同調して噴霧する必要がある。

> **補 足**
> - 1回押すごとに一定量（0.05～0.08 ml）の薬液がエアゾールとして噴出される。粒子径は3～8 μm程度である。フロンガスの使用ができなくなり，溶媒としてアルコールなどの代替フロンを使用したMDIに代わりつつある。
> - MDIタイプ吸入薬の吸入療法を行う場合，スペーサや専用アダプタを吸気側にセットしエアゾールの速度を落として使用する。
> - 自施設で採用しているMDIタイプ吸入薬を把握しておくとよい。

注意点

スペーサをセットする際は，設置位置やリークに注意する（▶図4）。展開可能なスペーサは，吸入治療時に展開する（▶図5）。MDIタイプの吸入薬は，薬品供給元の指示に従い容器を振ってから設置する。使用後はスペーサの取り外し，または折りたたみ忘れのないよう確認する。噴霧速度が速い一般的なMDIは，比較的大きいスペーサが推奨されている。溶液タイプは噴射スピードが遅く，小さいスペーサを使用する。

▶図4　MDIによる吸入方法

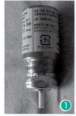
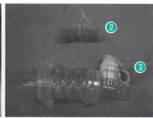
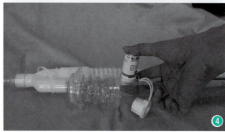

❶MDIボトル例
❷小さいスペーサ
　（MDIアダプタ608/5105：
　　コヴィディエンジャパン）
❸大きいスペーサ
　（ベントチャンバー：アムコ）
❹使用例

▶図5　スペーサの展開

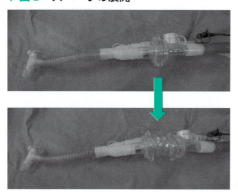

（ベントチャンバー：アムコ）

7 吸入治療の実際

橋本佳苗

業務のポイント
- 吸入治療中は，患者監視装置などを用いて患者状態の確認をする。
- 感染源とならないよう無菌的に操作する。

1 使用前

- 患者名・薬剤名・投与量・吸入時間の確認をする。
- 吸入薬の準備をする。
- 吸入器の電源コード・プラグ・専用ケーブルの状態を確認する。
- 装置によっては電源の確保をする。
- 吸入器とデバイスの外観確認をする。
  （人工鼻使用時は外す）
- 吸入デバイスを人工呼吸回路の吸気側へ設置する。
- バイタルサインの確認をする。

2 使用中

- 患者監視装置などでモニタリングを実施する。
- バイタルサインに変動がないか確認をする。
- 呼吸音・呼吸苦がないか確認をする。
- 気道分泌物が上がってきていないか(必要時，吸引)確認をする。
- 霧化されているか確認をする。
- 薬液の減り具合を確認する。
- 吸入薬による呼気フィルタの目詰まりがないか人工呼吸器のグラフィックモニタや表示値で確認をする。

3 使用後

- 人工呼吸器の設定変更をした場合は，元へ戻す。
- バイタルサインの確認をする。
- 人工呼吸器表示の気道内圧や波形に変化・異常がないか確認をする。
- 呼吸音・呼吸苦がないか確認をする。
- 気道分泌物が上がってきていないか(必要時，吸引)確認をする。
- 痰の量や色の観察をする。
- 使用後の吸入デバイスは，取扱説明書にそった洗浄・消毒・滅菌を実施する。

I 呼吸治療領域

4 注意事項・その他

- 吸入用薬液槽の汚染や破損に注意する。
- ジェット式ネブライザ使用時は，換気量が増える装置もあるため人工呼吸器の警報設定を確認する。
- 吸入デバイスの設置位置に誤りがないか確認をする。
  （誤って呼気側に吸入を実施すると，効果が得られないうえに呼気フィルタが閉塞し呼気抵抗となる可能性あり）
- 人工呼吸回路に対して垂直に吸入用薬液槽を設置する。
  （設置角度により噴霧されない可能性あり）
- 小児・新生児の吸入治療時は，観察を強化する。
- 金属腐食性がある吸入薬を使用する場合は，換気量モニタの部品(熱線)を腐食する可能性があるため交換部品を保有する。

【文 献】
1) (公社)臨床工学技士基本業務指針2010　公益社団法人日本臨床工学技士会.
2) (公社)日本臨床工学技士会　呼吸治療業務指針　公益社団法人日本臨床工学技士会.
3) 日本呼吸療法医学会　人工呼吸管理安全対策委員会：人工呼吸器安全使用のための指針　第2版．人工呼吸．第28巻 第2号, 210-225, 2011.
4) 平成13年3月27日医薬発第248号：人工呼吸器の医療事故防止対策．
5) 医療機器使用者のための警報装置(アラーム)ガイドラインⅡ　第1版. 人工呼吸器, 10～15, 2003.
6) 第18回3学会合同呼吸療法認定士　認定講習会テキスト　3学会合同呼吸療法認定士認定委員会.
7) 並木昭義, 氏家良人, 升田好樹 編：よくわかる人工呼吸管理テキスト 改訂第6版, 南江堂, 2014.
8) 廣瀬 稔, 生駒俊和 編：臨床工学講座　生体機能代行装置学　呼吸療法装置 第1版, 109-132, 医歯薬出版, 2011.
9) 岡本和文 編著：人工呼吸器と集中ケアQ＆A 増補版, 総合医学社, 2009.

8 在宅呼吸治療の適応

春田良雄

業務のポイント
- 在宅呼吸治療の適応基準や適応疾患について理解する。
- 在宅で使用される生命維持装置，医療機器の原理，構造を理解する。
- 在宅へ移行する前にキーパーソンへの機器の使用方法の指導方法を理解する。

- 在宅呼吸療法とは，慢性の肺疾患や神経筋疾患などの疾患で呼吸機能の低下をきたした場合に，低酸素や高炭酸ガス血症をきたした場合に，医師の指示により在宅にて医療機器を使用して療養することである。
- 在宅呼吸療法には，

  ①在宅酸素療法
  ②在宅NPPV（Noninvasive Positive Pressure Ventilation）[*1]療法
  ③在宅人工呼吸療法

がある。それらを実施するには多くの医療機器が必要となり，生命維持装置の準備，酸素飽和度測定装置，吸引器などの手配，**キーパーソン**[*2]がそれらの機器を使用できるようにするための教育などが臨床工学技士の業務である。

用語アラカルト

[*1] **NPPV**
非侵襲的陽圧換気法のことで，鼻または鼻口マスクを使用して専用のNPPV装置を使用して人工呼吸を行う方法。基本的には従圧式換気で換気されるので，コンプライアンスにより換気量が変化する。

[*2] **キーパーソン**
在宅医療を自宅で行うために，自宅で療養者の世話を行い，鍵を握る人物のこと。

1 在宅酸素療法（Home Oxygen Therapy：HOT）

- 在宅酸素療法は，慢性の呼吸不全患者に酸素濃縮装置や液体酸素供給装置，ボンベを使用して在宅時や外出時の酸素を吸入する治療法である。在宅酸素療法の適応疾患として，高度の慢性呼吸不全，肺高血圧症，慢性心不全，チアノーゼ型先天性心疾患に導入されている[1]。
- 導入基準は，動脈血酸素分圧（PaO_2）55 Torr（mmHg）以下，および，PaO_2 60 Torr（mmHg）以下で，睡眠時または運動負荷時に著しい低酸素をきたす者であって医師が必要と認められた場合である。日本での在宅酸素療法の導入疾患はCOPD（chronic obstructive pulmonary disease：慢性閉塞性肺疾患），肺線維症，肺結核後遺症，肺がん，慢性心不全によるチェーンストークス呼吸の順で導入されている。在宅酸素療法は患者自身で酸素流量を変化させるので，使用方法や流量調整の指導（▶図1）をしっかりと行う必要がある。在宅酸素療法は保険診療の適応になっているが，毎月外来診療を受けなければならない。

I 呼吸治療領域

47

▶図1　臨床工学技士による在宅酸素療法の指導

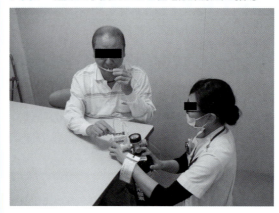

- 在宅酸素療法の診療報酬は，在宅酸素療法指導料と在宅酸素濃縮器加算，ボンベ加算，同調器加算などを算定できる（▶表1）。また，在宅酸素療法を行っている患者は毎月1回外来にかかる必要がある。

▶表1　在宅酸素療法診療報酬

酸素濃縮器		液体酸素供給装置	
酸素濃縮器加算	4000点	設置型液体酸素装置	3970点
酸素ボンベ加算	880点	携帯用液化酸素装置	880点
呼吸同調式デマンドバルブ加算	300点	呼吸同調式デマンドバルブ加算	300点
在宅酸素療法指導管理料	2500点（チアノーゼ型先天性心疾患の場合1300点）		

2　在宅人工呼吸療法

- 在宅人工呼吸療法（Home Mechanical Ventilation：HMV）は，欧米で1940年代後半に大流行した小児麻痺の後遺症の呼吸筋麻痺患者を社会的要請にて在宅人工呼吸を行ったのが始まりで，1980年代前半からは鼻・口鼻マスクを使用したNPPVが在宅人工呼吸療法として導入されてきた。実際にHMVの適応する疾患は▶表2に示す高炭酸ガス血症を伴うⅡ型呼吸不全が中心となり，TPPV（Transtracheal Positive Pressure Ventilation）と鼻・口鼻にマスクを装着して陽圧換気を行うNPPV（Noninvasive Positive Pressure Ventilation）が一般的に行われている。石原らの調査では2007年にはHMV患者の総数は16,200名で，そのうち14,000名がNPPV症例と増加傾向にある（▶図2）[2]。
- 在宅人工呼吸療法の診療報酬は，在宅人工呼吸指導管理料，在宅人工呼吸器加算，在宅人工呼吸器（マスクを使用する）加算を算定できる（▶表3）。

▶表2　HMV適応疾患

中枢神経疾患	中枢性肺胞低換気症候群，脳出血，頭部外傷
神経筋疾患	筋萎縮性側索硬化症，横隔神経麻痺，ギラン・バレー症候群，ポリオ，脊髄外傷 重症筋無力症 筋ジストロフィー，膠原病
呼吸器疾患	慢性閉塞性肺疾患，肺結核後遺症，後側彎症

▶図2 HMV患者

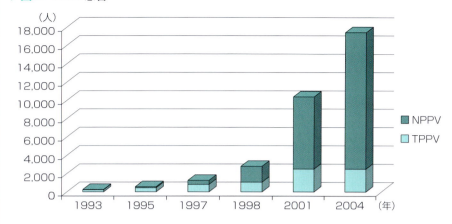

▶表3 在宅人工呼吸療法診療報酬

在宅人工呼吸に関わる診療報酬		備 考
在宅人工呼吸指導管理料	2800点	
在宅人工呼吸器加算(陽圧式)	7480点	気管切開口を介した場合
在宅人工呼吸器加算(陰圧式)	7480点	
在宅人工呼吸器加算(マスクを介して)	6480点	鼻マスクまたは顔マスクを介した場合

在宅人工呼吸指導管理料:在宅人工呼吸を行っている入院中の患者以外の患者に対して,在宅人工呼吸に関しての指導を行った場合に算定

❖在宅TPPV療法

- 在宅TPPV療法は,人工気道を使用して気道分泌物の管理に苦慮する症例で,人工呼吸器への依存度の高い患者に使用されている。TPPVの特徴は,人工呼吸器の依存度が高いため,人工呼吸器の作動停止,停電などの電源供給停止は致命的なトラブルになりかねない。また,在宅で使用する医療機器が多く必要となり,在宅移行の前にトラブルの対応や回路交換,用手蘇生器の使用方法をキーパーソンが理解する必要がある。
- 近年,在宅NPPV装置が著しく発達してTPPVの適応範囲が狭くなっているが,全国で約2,500人の患者が在宅で治療を行っている。TPPVの導入疾患は神経筋疾患71%,肺結核後遺症10%,COPD6%の順に導入されている[3]。

❖在宅NPPV療法

- 在宅NPPV療法は慢性呼吸不全患者や神経筋疾患などの患者に,マスクを自分で装着して在宅NPPV装置を使用して,呼吸筋疲労の軽減や換気量増加を目的に導入される。全国で約7,900人が導入されており,疾患別割合としてはCOPD 26%,肺結核後遺症23%,神経筋疾患18%が上位となっている[4]。
- 在宅NPPV療法の導入基準は,COPDや拘束性換気障害,神経筋疾患により異なっているが[2],血液ガスデータなどの明確な取り決めはとくになく,動脈血二酸化炭素分圧($PaCO_2$)の上昇傾向,自覚症状には呼吸困難感,起床時の頭痛,頭重感,日中の傾眠傾向があげられる。在宅NPPV療法では導入時の装着練習,装置内のデータを解析して適正な設定,装置の操作指導を行う

用語アラカルト

*3 **アドヒアランス**
医療スタッフと患者の信頼関係が成立して，患者自身がその治療に積極的に参加する姿勢のこと。

必要があり，継続した装着が重要となってくる。患者の継続を持続するためには，装置内のデータ（装着時間，日数，換気量，マスクリーク量など）を解析して外来診療に反映させることで，患者の**アドヒアランス**[*3]を向上させることが可能となる。

Coffee Break

- 急性期から慢性期へと経過をたどり在宅医療へ移行した場合，患者管理は急性期病院から往診医，訪問看護ステーションへとつながっていく。病院と地域医療の連携を強化することで，急性期から在宅まで切れ目のない医療提供ができる。これらをカバーする目的で多職種が連携をはかり，Home medical care Support Team(HST)が活動を行っている(▶図3)。
- 急激な高齢化に伴い在宅医療の整備は急務である。在宅医療には人工呼吸器のみならず輸液ポンプ，経腸栄養ポンプなどの医療機器を使用して在宅に帰られる方が多くみえる。そこで，機器の使用方法の教育に関わり在宅医療の安全性の向上に臨床工学技士は努める必要がある。

▶図3 HST構成図

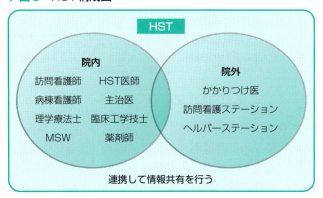

【文献】
1) 日本呼吸器学会肺生理専門委員会在宅呼吸ケア白書ワーキンググループ 編：在宅呼吸ケア白書2010, p.3, メディカルレビュー社, 2010.
2) 石原英樹, 坂谷光則 ほか：在宅呼吸ケアの現状と課題-平成19年度全国アンケート調査報告-労働科学研究費補助金難治性疾患克服事業 呼吸不全に関する研究調査班平成19年度研究報告書, p.60-62, 2007.
3) 日本呼吸器学会肺生理専門委員会在宅呼吸ケア白書ワーキンググループ 編：在宅呼吸ケア白書2010, p.39, メディカルレビュー社, 2010.
4) 日本呼吸器学会肺生理専門委員会在宅呼吸ケア白書ワーキンググループ 編：在宅呼吸ケア白書2010, p.26, メディカルレビュー社, 2010.

9 在宅呼吸療法と臨床工学技士の役割

春田良雄

業務のポイント
- 在宅医療機器の解析方法の理解，解析データを理解する。
- 医療ガス，高圧ガスについての知識を習得する。
- 在宅医療機器の指導方法について理解する。

I 呼吸治療領域

1 TPPV

- TPPVの患者が院内から在宅に移行する際，院内には当然のように設置されている人工呼吸器，吸引器や生体情報モニタなどは在宅には存在しない。また，看護師や臨床工学技士が行っている管理を家族（キーパーソン）が行わなければならない。しかし，在宅での人工呼吸器，医療機器の取り扱いを理解しない場合には人工呼吸器の作動停止や回路外れ，その他の医療機器のトラブルの対応に苦慮するだけでなく，重大な事故につながる可能性がある。そこで，臨床工学技士は積極的に在宅医療に加わり，医療機器の安全性の向上に努めなければならない。
- 実際には，患者の在宅への移行が決まると退院調整会議が開催される。医療機器に精通した臨床工学技士は，患者が使用する人工呼吸器や医療機器の把握・手配を行う。また，在宅で使用する人工呼吸器や医療機器が安全に使用できるか，自宅の環境調査も重要であり，退院の前には訪問看護師と同行して電源ブレーカ（▶図1）の容量やコンセントの位置，数の確認を行い，不足していないか検討する。不足しているようであれば，主治医に報告してキーパーソンに環境整備の依頼をする。在宅移行に向け準備が進むと，院内にて在宅で使用する人工呼吸器への変更を医師とともに行う。院内で使用している人工呼吸器と在宅人工呼吸器では性能が異なることから，乗せ変え後はしっかりと患者観察を行う。そして，在宅人工呼吸に変更後，退院に向けてキーパーソンへの教育が始まる。臨床工学技士は在宅で使用する人工呼吸器や医療機器の取り扱い方法，回路交換について指導を行う。

▶図1 家庭の電源ブレーカ

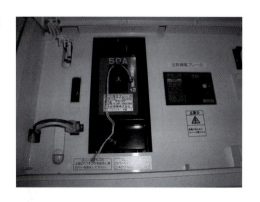

- 退院時の在宅での人工呼吸器の設置確認は，ほとんどの施設でメーカーが行っているが，できれば臨床工学技士に行ってほしい。さらに，その後の回路交換，定期メンテナンスの機器の交換など臨床工学技士の業務として行っていくことが望ましいと考える。

2 NPPV

- NPPV装置は人工呼吸器に含まれるので，臨床工学技士が導入，管理，退院後のフォローを行う。最近の在宅NPPV装置には装着時の換気データ（▶図2）を記録するシステムが搭載されているので，そのデータを解析して医師と密接に連携して設定を行う。また，在宅NPPVは患者自身がマスクを装着するため，顔の大きさに合わせたマスクの大きさや種類の選択が必要となる。さらに，マスクフィッティングはNPPVの成功の秘訣でもあるので，マスクの装着指導が重要な要素となり，臨床工学技士としてマスクの素材や構造を理解したうえで指導を行う。

▶図2　在宅NPPV装置解析データ

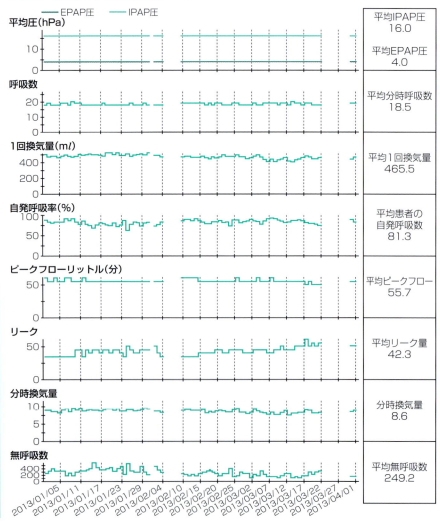

●指導が終わり在宅に移行した後には，在宅でのNPPV装置の使用状況を確認するために，毎月外来を受診する際に，NPPV装置内に記録されているデータ〔USBやSDカード（▶図3）〕を持参してもらい，データを解析してマスクの装着状態や装着時間，また，装着感などを聞いて安全で安楽に治療が行えるようにする。そして，睡眠呼吸障害データベース「ezSleep System」（マクロスジャパン社製）などのデータベースを使用して，解析したデータや血液ガスデータをデータベース化して管理する（▶図4）。これらを行うことで，患者のアドヒアランスを向上させる。

▶図3 在宅人工呼吸器データデバイス

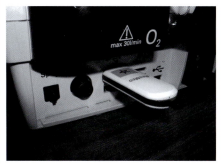
a　USBメモリ（ResMed社）

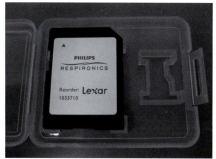
b　SDカード（フィリップスレスピロニクス社）

▶図4 外来受診時の経時的データ

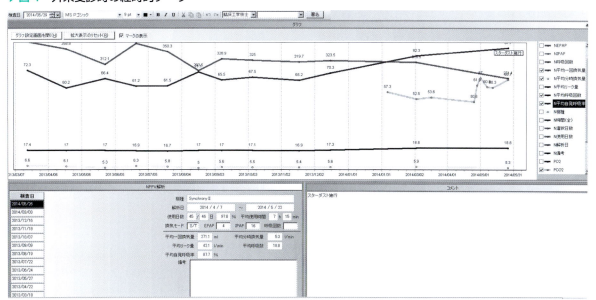

（ezSleep System：マクロス社）（許可を得て掲載）

●臨床工学技士として装着時の指導から在宅移行後のフォローを医師，看護師と連携をはかり継続的に行う必要がある。

ポイント

マスクフィッティング
- NPPVでは，マスクのフィッティングは成功の秘訣である。
- フィッティングのポイントはマスクの角度調整。顔の縦のラインとマスクが平行になるように角度を調整する。また，頬側のヘッドギアはエアークッション（▶図5）を潰さないように緩めに締める。

▶図5　マスクに付属するエアークッション

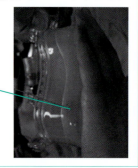

エアクッション

3 在宅酸素療法

- 在宅酸素療法に使用される医療機器には，酸素濃縮器，ボンベ，液体酸素供給装置など多くの機器が使用される。在宅酸素療法では自宅での酸素濃縮器の操作，外出用のボンベの取り扱い，液体酸素供給装置では親機から子機への充填操作などがある。また，近年，携帯型の酸素濃縮器が開発され導入されている。これらの機器を安全に使用していくために，患者自身が酸素の特性を理解しておく必要がある。使用中のトラブル対応，**酸素の特性**[*1]を患者が理解したうえで使用しなければいけない。
- 臨床工学技士として，機器の手配，操作方法の指導だけでなく，使用中のトラブル対応や酸素を取り扱ううえでの注意点を理解させることも必要になってきている。

用語アラカルト

*1　酸素の特性
酸素には支燃性の作用があり，酸素濃度が高くなると発火温度が低くなり，燃焼を増強させるなど多くの作用がある。

補足

酸素の特性
①発火温度が低くなる。
②燃焼速度が速くなる。
③燃焼範囲は広くなる。
④火炎温度が上昇する。
⑤発火に必要なエネルギーが小さくなる。

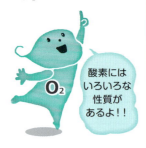

酸素にはいろいろな性質があるよ！！

4 教育

- 在宅医療における医療スタッフ，患者キーパーソンへの医療機器の教育は，在宅療養の成功において大きな鍵を握る。多くの施設ではメーカーが行っているが，平成18年に厚生労働省から出された「医療機関等における医療機器の立ち会い基準」[3)]により在宅医療機器の説明も規制されている。これらの医療機器の説明を医療機器に精通した臨床工学技士が行う必要がある。

❖**スタッフ**
- 院内の機器とは操作方法が異なるので，しっかりと教育する必要がある。患者教育を行ううえでは，医療従事者がしっかりと理解したうえで患者に教育を行う。
- 医療スタッフへの教育は座学で基礎的なことを理解させる。しかし，座学では理解度に限界があるので，機器の操作などは，実際の機器を用いて，触りながら教育することでスタッフの理解度は向上する。

❖**患者**
- 患者への教育のポイントは，必ず患者の目線より下から話をすることである。患者が在宅で使用する人工呼吸器や酸素濃縮器などは複雑であるため，

患者教育には専門用語は極力使用しないで説明を行う必要がある。患者への教育を難しくしてしまうと，患者の受け入れが悪くなることもあるので避ける（▶図6）。

▶図6　在宅酸素療法に使用される機器の指導

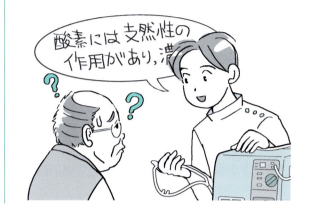

ポイント

在宅酸素療法
- 酸素濃縮器とボンベを使用する場合は，酸素濃縮器は部屋の空気を濃縮して投与するが，酸素濃度は90～95％程度しか濃縮されないこと，濃縮器の性能により投与できる酸素流量が異なることを理解させる。
- 液体酸素供給装置は液体酸素の性質を理解させる必要がある。液体酸素はほぼ100％の酸素を投与することができるが，－183℃と非常に低い温度の液体なので，操作後の低温火傷に注意が必要であることを理解させる。
- 在宅酸素療法を行うときにスタッフおよび患者やキーパーソンに強調して教育することは，
  ①火気厳禁で火の元から2m以内に近づかない（▶図7）
  ②電源はタコ足配線しない（▶図8）
  ③水がかからないようにする（▶図9）
  この3点である。

▶図7　火気厳禁　　　　　▶図8　タコ足配線禁止　　　　▶図9　水分厳禁

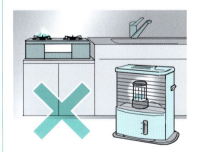 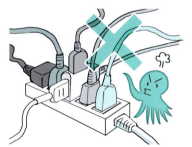 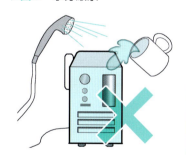

火気厳禁で火の元から2メートル以内に近づかない　　電源はタコ足配線しない　　水がかからないようにする

ポイント

在宅NPPV療法
- 在宅NPPV療法は，患者自身がマスクを装着して治療を行う。
- マスクの装着を確実にできるように指導する。とくにマスクの角度調整（▶図10）は重要で，角度調整を行わないと鼻根部の発赤や潰瘍の形成，リークの原因につながる。

▶図10　マスクの角度調整

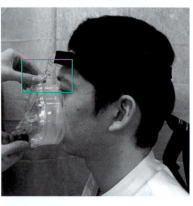

ポイント

在宅人工呼吸療法
- 在宅人工呼吸療法は，突発的な換気停止（人工呼吸器の故障，回路損傷など）により危険な状態に陥る。臨床工学技士は用手換気を理解したうえで指導を行う。緊急時の連絡方法をしっかりとキーパーソンに理解させる必要がある。

補足

用手蘇生器
BVM（Bag Valve Mask：▶図11）は，バッグを押して肺の中にガスを送って換気を維持する装置。換気ができているかの確認は，バッグを押したときに胸郭が上昇することで確認できる。

▶図11　用手蘇生器

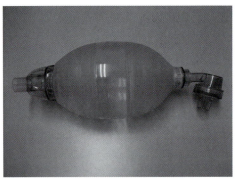

Coffee Break

- 在宅酸素療法は慢性の呼吸不全患者が自宅での酸素濃縮器などの機器を使用して酸素吸入をする。しかし，自宅での患者自身での管理が徹底されないと重大な火災事故の原因[1]につながる。したがって，しっかりと患者指導，外来指導を行い，火災事故の発生を防ぐ必要がある。
- 多職種が関わるチーム医療を行っている施設は，コミュニケーション能力が高いといわれている[2,3]。在宅医療には多くの医療職種が関わり指導を行っていくが，他職種との連携，情報共有を図ることが重要である。

【文　献】
1) 厚生労働省: 在宅酸素療法における火気の取扱いについて；医薬品・医療機器等安全情報 No.319, 2014. http://www1.mhlw.go.jp/kinkyu/iyaku_j/iyaku_j/anzenseijyouhou/265-1.pdf
2) 中西美貴: 呼吸療法の安全における現状と課題－看護師の立場から－. 人工呼吸 Vol.29 No.1, 26-30, 2012.
3) Stoller JK, Sasidhar M, Wheeler DM, et al.: Team-Building and Chenge Management in Respiratory Care: Description of Process and Outcomes. Respir Care, 55(6): 741-748, 2010.

10 在宅人工呼吸治療に使用される機器・器材

春田良雄

業務のポイント
- 在宅人工呼吸器の回路構成について理解する。
- 在宅NPPV装置の換気モード，マスクの装着方法，お手入れ方法について理解する。
- 在宅酸素濃縮器の構造，操作方法，お手入れ方法について理解する。

1 TPPV装置（▶図1）

1 機器の特徴
- 在宅人工呼吸療法に使用される人工呼吸器の特性としては，小型軽量，低電力，静音性に優れることが必要である。在宅には圧縮空気がないので，在宅人工呼吸器には圧縮空気をつくるシステムが搭載されている。その方法にはピストン方式とブロワー方式があり，装置内で送気するガスをつくって送気する。また，在宅では院内とは異なり非常用電源がない。災害などによる停電は人工呼吸器の作動停止にもつながり生命の維持を脅かす。そこで，在宅用の人工呼吸器にはバッテリーが搭載され突発的な停電にも対応ができるようになっている。
- 在宅人工呼吸療法では，キーパーソンが消音ボタンを押したりして人工呼吸器の設定が容易に変わらないような安全機構が搭載されている（▶図2）。

▶図1　在宅人工呼吸器

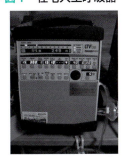
a　LTV-1200（フィリップス社）

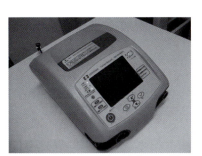
b　ベネットPB560（コビディエン社）

▶図2　安全機構

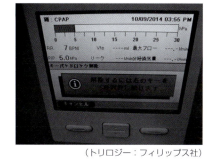
（トリロジー：フィリップス社）

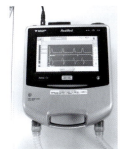
c　アストラル（フクダ電子社）

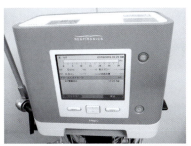
d　トリロジー（フィリップス社）
（許可を得て掲載）

2 在宅人工呼吸器の構造

- 在宅人工呼吸器の構造は在宅で使用するため，人工呼吸器外部から空気を取り込みブロアモータにて送気するガスをつくる。吸気時には本体の吸気弁を開放して送気すると同時に呼気弁を閉める。呼気時には吸気弁を閉じて呼気弁を開放して呼出する。呼気弁は回路に付属して本体側からチューブにより吸気，呼気時に圧力を調整して制御する機種（▶図3）と呼気弁が本体に付属している機種がある（▶図4）。
- 吸入気酸素濃度を上げたい場合には，酸素濃縮器，または，液体酸素供給装置から供給される酸素を酸素添加ポートと接続して吸入気酸素濃度を上昇させる。

▶図3 呼気弁が回路にあるタイプ

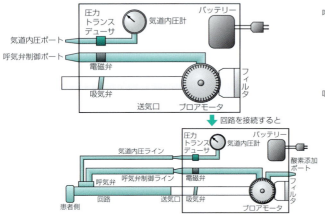

▶図4 呼気弁が人工呼吸器にあるタイプ

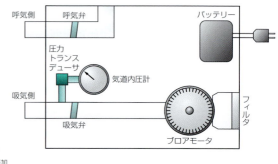

3 在宅人工呼吸器の回路

- 在宅人工呼吸器の回路は，できる限りシンプルなものを使用する。人工呼吸器の呼気弁の位置が本体にある場合はYタイプの回路（▶図5），呼気弁が回路に付属している場合は1本の回路が使用される（▶図6）。加温加湿器を使用する場合には，ウォータートラップが組み込まれているタイプを使用する。また，加温加湿器を使用して結露が多く発生するような場合は，人工呼吸器の回路に温度低下を防いだり，人工呼吸器の回路に送気ガスの低下を防ぐように，ビニールなどを巻くことで結露予防につながる（▶図7）。
- 在宅人工呼吸器の回路交換の間隔は，CDC（Centers for Disease Control and Prevention：米国疾病予防管理センター）のガイドラインに法り加温加湿器の場合，院内で使用する人工呼吸器と同様に2～4週間に1度行う。

▶図5 呼気弁が本体に付属している人工呼吸器

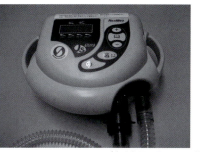

（ウルトラ：ResMed社）

▶図6 呼気弁が人工呼吸器回路にある場合

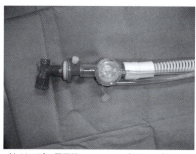

（トリロジー用回路：フィリップスレスピロニクス社）

▶図7 ウォータートラップ

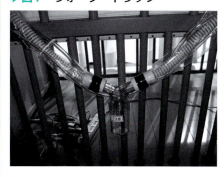

ウォータートラップは一番低い位置に。

> **補足**
> **結露はなぜ発生する**
> 空気中に溶け込む水分量は空気の温度により異なる。温度が高ければ溶け込む量が多くなり，温度が下がると少なくなる。加温加湿器で暖められ，水分を多く含んだガスが人工呼吸器の回路を流れていく途中で温度が下がり，空気中に溶け込めなくなった水分が結露として現れる。

4 加温加湿器

● 在宅人工呼吸療法での加温加湿の方法には，加温加湿器（▶図8）または人工鼻（▶図9）を使用する。加温加湿器を使用する場合は人工鼻で痰が固くなる症例，呼吸器疾患のある場合では呼気抵抗をできる限り少なくするためや，小児症例で人工気道（気管切開カニューレ）にカフなしを使用するのでリークが発生するため人工鼻が使用できないことから加温加湿器が選択される。加温加湿器に注入する水は管理している施設により異なるが，在宅指導管理料を請求する施設から注射用水を用意するか，患者に精製水を購入してもらう必要がある。

▶図8 加温加湿器

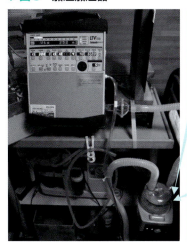

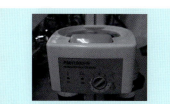

（PMH-1000：パシフィックメディコ社）

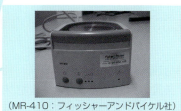

（MR-410：フィッシャーアンドパイケル社）

▶図9 人工鼻

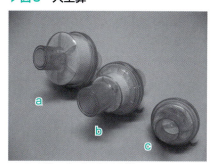

a ハイグロバックS（DAR社）
b ハイグロボーイ（DAR社）
c ハイグロベビー（DAR社）

- 人工鼻を使用する場合は，痰の状態が良好な(気道吸引で痰が引ける)神経筋疾患などの場合に使用する。人工鼻の寿命は各メーカーにより添付文書に記載されているが，1日または2日で交換をしなければいけない。また，人工鼻に痰が多量に付着した場合は，人工鼻が閉塞してしまい換気ができなくなる恐れがあるので，吸引時にキーパーソンに確認するよう指導するとともに，付着があるようであれば交換するようにする。

5 在宅人工呼吸器のお手入れ

- 在宅人工呼吸器は部屋の空気を取り入れて送気する。したがって，吸入口にはフィルタが装着されている(▶図10)ので1週間に1度はフィルタの確認をして，汚れているようであればフィルタを外して付着した埃を掃除機で吸い取るか，水で洗い流して乾燥させて再度装着する。
- 機器の保守点検は臨床工学技士が訪問して点検することが望ましいが，現在のところ診療報酬は認められていない。多くの施設ではメーカーと契約時に半年，または，決められた使用時間で点検を行う。臨床工学技士が点検にいくことができない施設では，メーカーの点検報告書の控えを提出してもらい保管する。

▶図10　在宅人工呼吸器吸気フィルタ

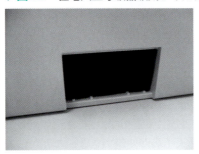

2 NPPV装置(▶図11)

▶図11　在宅NPPV装置

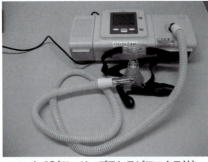

a　A-40(フィリップスレスピロニクス社)

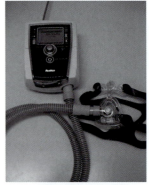

b　NIP-V(Res-Med社)

1 在宅NPPV装置の構造

- 在宅NPPV装置の構造は，室内の空気をブロアモータで機械内部にフィルタを通して引き込み，圧力制御弁を通して設定圧に必要な流量を吸気口から送

気する(▶図12)。NPPVは疑似呼気弁(ウィスパースイベル)からリーク(漏れ)が持続的にあるので，一定の流量が送気される。
● NPPVはマスクを介して人工呼吸を行う。マスクと皮膚のフィッティングが悪い場合や疑似呼気弁からリークが発生するので，NPPV装置はそのリークを監視して補正しながら流量を送気している。

▶図12 NPPV装置構造

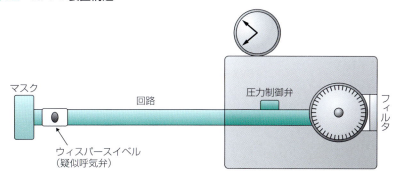

補足

NPPVに関する用語
NPPVの設定に関しての用語を解説する(▶図13)。
IPAP(inspiratory positive airway pressure)：吸気時に負荷する
EPAP(expiratory positive airway pressure)：呼気時に気道内に残しておく
IPAP－EPAP＝PS(pressure support)：吸気時にサポートしている圧力
ライズタイム[*1]：吸気時に送気するガスの送気速度

用語アラカルト

*1 **ライズタイム**
吸気流速の調節のこと。頻呼吸のときには吸気流速は速くなり，安静呼吸のときは遅くなり，NPPV装置から送気されるガスの流速が合わないときには患者の受け入れが悪くなる。患者の呼吸に合わせたライズタイムの調節が必要になる。

▶図13 NPPVの気道内圧変化

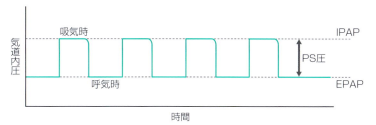

2 NPPVの換気モード

● NPPVの換気モードは，S／T，T，S，CPAP，PCVなどのモードが搭載されている。また，最近では自動的にPSを変化させて換気量を保証するAVAPS，iVAPSといわれる換気モードも搭載されている。それぞれのモードの気道内圧変化を▶図14に示す。

①Sモード

・Sモードは患者の自発呼吸をトリガーして吸気時にIPAPを負荷するモード。閉塞や中枢性の無呼吸，自発呼吸が消失するとサポートは行われない。

▶図14 NPPVの換気モードと気道内圧変化

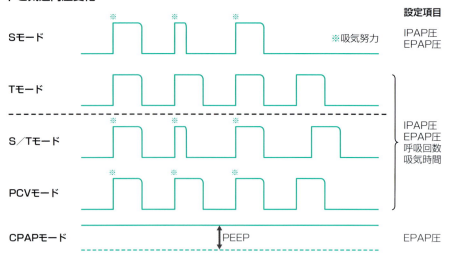

② Tモード
- Tモードは患者の吸気は無視して，1分間に設定した換気回数のIPAPと吸気時間で呼吸サポートを行うモード。

③ S／Tモード
- S／Tモードは自発呼吸をトリガーしたときはSモードで作動して患者の呼吸に同調してサポートするモード。自発呼吸がなくなるとTモードになり，設定したIPAPと吸気時間でサポートする。

④ PCVモード
- PCVモードは，必ず設定した吸気圧，吸気時間で換気するモードである。

⑤ CPAPモード
- 吸気・呼気時に気道内圧を設定した圧力に保つモード。この換気モードは圧力による呼吸サポートはない。

⑥ AVAPS（Average Volume Assured Pressure Support）
- 目標換気量を設定して換気量が不足した場合，IPAPを自動的に上昇させて目標換気量を得るように変化させる換気モード。目標換気量が維持できた場合はIPAPを下降させる（▶図15）。

▶図15 AVAPSの気道内圧と換気量変化

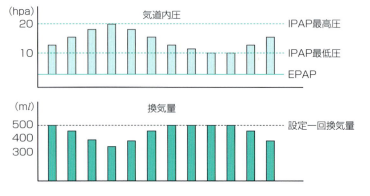

⑦iVAPS（intelligent Volume Assured Pressure Support）
- 身長と体重を入力することにより目標肺胞分時換気量をNPPV装置が計算して算出し，肺胞分時換気量とPSmaxとPSminを設定して，換気中に目標値に達しないときにはPSを上昇させ，目標値に達しているときにはPSを下降させる換気モード（▶図16）。

▶図16　iVAPSの気道内圧と肺胞換気量の変化

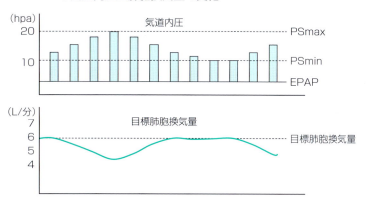

3 マスク

- 在宅NPPV療法に使用されるマスクは，基本的には鼻マスク（▶図17）を使用するが，開口によりリークが多量の場合は鼻口マスクを使用する。一般的に使用される鼻マスクの利点は，マスクによる圧迫感が少なく，会話が聞き取りやすいこと，痰などを喀出するときにマスクを外さなくてよいことがあげられる。逆に欠点は開口によるリークがあることである。
- 口鼻マスク（▶図18）はリークを防げない患者に使用する。口呼吸の患者には適しているが，会話が聞き取りにくい，嘔吐した際に吐物を誤嚥する可能性が高い，圧迫感が強いという欠点があげられる（▶表1）。

▶図17　鼻マスク

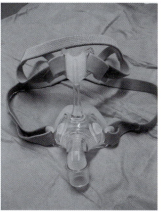

（ミラージュFX：ResMed 社）

▶図18　口鼻マスク

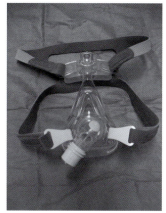

（アマラフルフェイスマスク：
フィリップスレスピロニクス社）

▶表1 マスク比較表

マスク名	利　点	欠　点
フルフェイスマスク	口を開けても換気可能	・会話が聞き取りにくい ・吐物を誤嚥する危険性大 ・頬が痩せている患者にはリークができる ・痰を出しにくい
鼻マスク	・顔への圧迫感が少ない ・会話が聞き取りやすい ・痰を出しやすい	・開口によりリークする ・口呼吸の患者には不向き
トータルフェイスマスク	・鼻根部への圧迫が少ない ・視野狭窄感が少ない	・目を開けていると乾燥しやすい ・顔の大きさによりフィッティングしにくい ・会話が聞き取りにくい ・吐物を誤嚥する危険性大

4 在宅NPPV装置のお手入れ

● 在宅NPPV装置も部屋の空気を吸い込み送気する。在宅NPPV装置にもフィルタがあるので，1週間に1度はフィルタを確認して，汚れがあるようであれば在宅人工呼吸器の手順と同じように清掃をする。点検も在宅人工呼吸器と同様に点検を行う。

● 在宅NPPV装置の回路やマスクは自宅で患者によって管理されるが，マスクは毎日使用するので皮脂などが接触部に付着する。そこで，アルコールを含まないウェットティッシュで装着部に付着した汚れを拭き取るとマスクを清潔に保つことができる（▶図19）。NPPVは人工気道を使用していないので，基本的には滅菌する必要はなく，1週間に1度中性洗剤に浸漬した後に水洗し，陰干しする。回路は曲げないで吊るして乾燥させる（▶図20）。

▶図19　ウェットティッシュで清拭（毎日）　　▶図20　中性洗剤で浸漬洗浄（1回/週）

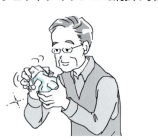 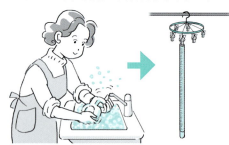

3　在宅酸素療法装置

● 在宅酸素療法に使用される装置は，自宅で使用する設置型酸素濃縮器または，液体酸素供給装置（親機）が使用される。外出時には，自宅で酸素濃縮器を使用する場合は酸素ボンベ，液体酸素供給装置（親機）を使用する場合は充填型液体酸素供給装置（子機），最近ではバッテリーで作動する携帯型酸素濃縮器が使用される。

❖自宅で使用する機器

1 酸素濃縮器

①原理

- 酸素濃縮器はコンプレッサにて空気を装置内に取り込み，加圧して吸着剤のゼオライトの中を通すことで窒素を吸着して酸素を濃縮する（▶図21）。しかし，ゼオライトは永久に窒素の吸着ができるのではなく，やがて飽和してしまう。そこで，窒素を吸着したゼオライトに減圧した空気を通すことでゼオライトは窒素を放出する（▶図22）。
- このように，酸素濃縮器は加圧と減圧した空気を交互に通すことで吸着，再生を繰り返して濃縮を行う。この行程で酸素濃度は90〜95％に濃縮することができる。したがって，院内では100％近い濃度の酸素を吸入しているので，在宅に移行する場合には酸素濃縮器でできる酸素の濃度と異なるので，酸素飽和度を測定して在宅での酸素流量を決める必要がある。

▶図21 酸素濃縮のしくみ（原理）

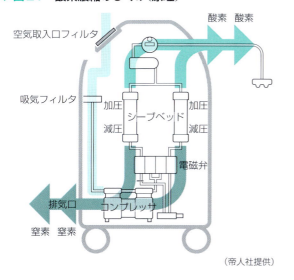

（帝人社提供）

▶図22 ゼオライトの吸着・放出のしくみ

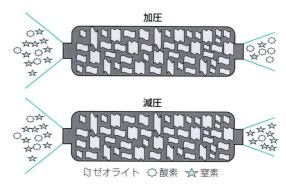

- 酸素濃縮器は投与できる酸素量が装置により異なる。現在，使用されている酸素濃縮器は0.5〜3 L／分，0.5〜5 L／分，1〜7 L／分 投与できる機器があり，投与量の違いにより機種の選択を行う（▶図23）。臨床工学技士として注意する点は，投与できる酸素量により機器が消費する消費電力が投与できる流量に比例して大きくなるので，患者の自宅に設置してあるブレーカと電気消費量の多い時期の電気消費量を確認する必要がある。

▶図23　酸素濃縮器

フクダ電子社製
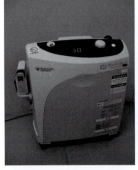
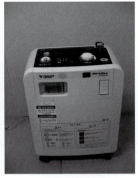
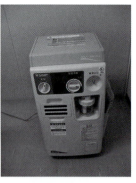

帝人社製
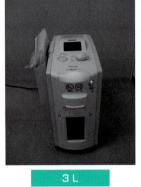
3L
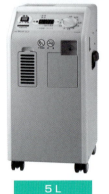
5L
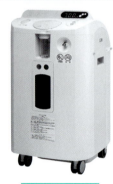
7L

(許可を得て掲載)

②使用方法
- 在宅酸素濃縮器は家庭のコンセントから電源を供給する。電源ボタンを押すと濃縮が開始されるが，供給が開始されると供給中のインジケータ(▶図24)が点灯するので，点灯していることを確認するように指導する。電源を切るときには，必ず外出用のボンベや携帯型濃縮器へ切り替えた後に電源ボタンを長押しして電源を切るように指導する。

【酸素濃縮器のお手入れ】
- 酸素濃縮器も部屋の空気を取り込むのでフィルタが付属している。必ず1週間に1度フィルタ(▶図25)を確認して清掃を行う。フィルタの汚れがひどくなると濃縮率が低下してアラームの原因になる。

▶図24　酸素濃縮器作動インジケータ

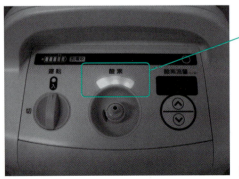

(小春：テルモ社)

▶図25　酸素濃縮器吸気フィルタ

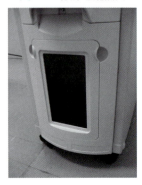

(3L器：帝人社)

2 液体酸素供給装置

- 在宅で使用する液体酸素供給装置（親機：▶図26）は液体酸素が気化すると容積が増加することを利用して，液体酸素を充填したタンクから液体酸素が気化装置で液体から酸素に気化して流量計を経て供給される。液体酸素は温度が上昇すると気化するので，充填されたタンクは断熱材で覆われて温度上昇を防いでいる。また，温度上昇にてタンク内の圧力が上昇すると安全弁より圧力を放出する（▶図27）。

▶図26　液体酸素供給装置（親機）

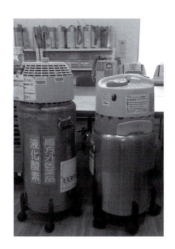

（コンパニオンヘリオス：チャート社）

▶図27　液体酸素供給装置構造

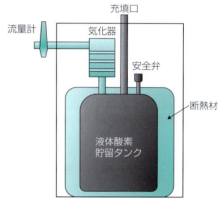

- 液体酸素供給装置の利点は，電源を使用しないため停電時にも供給ができることである。外出するときには子機といわれる小型の液体酸素供給装置へ親機から充填して使用する。子機に充填した液体酸素は時間とともに安全弁より気化していくので，充填後時間が経過したときには再度親機からの充填が必要となる。

・液体酸素
- 液体酸素は淡い青色を呈しており，沸点が－183℃と非常に冷たい液体である。液体から気体になることにより約800倍になる。

❖外出に使用する機器
1 酸素ボンベ（▶図28）

- 酸素ボンベは酸素をボンベに充填して使用する。充填はボンベの構造により異なるが，15 kPaまたは20 kPaの圧力で充填されている。

▶図28　携帯型酸素ボンベ（FRP製）

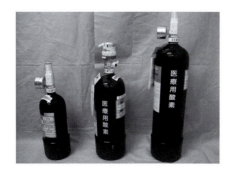

- 外出時に使用する酸素ボンベは軽量でなければいけない。院内で使用するボンベの材質は鉄であるが，在宅酸素療法で使用するボンベの材質は繊維強化プラスチック（FRP：Fiber Reinforced Plastics）でできている。
- ボンベの内容量は大きさによって違い使用流量によって使い分ける。また，指示されている酸素投与量が少ない場合は，ボンベの使用できる時間を延ばす目的で呼吸同調器（▶図29）を使用する。

▶図29　呼吸同調器

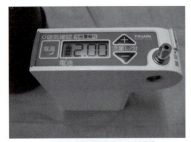 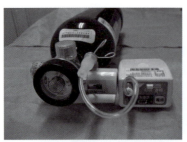 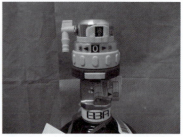

a　接続式同調器（帝人社製）　　b　接続式同調器（フクダ電子社製）　　c　ボンベ直接式同調器（太陽日産社製）

【酸素ボンベの使用方法】
- 酸素ボンベを使用するときは，元バルブを開き圧力計でボンベの残量を確認する。そして，同調器の電源スイッチを入れ酸素流量を設定する。酸素が供給されているかの確認はカニューラを装着後，吸気と同時にカニューラから「シュ」と音が出ることを確認する。

① 呼吸同調器
- 呼吸同調器は，患者の吸気を感知して吸気時のみにボンベから酸素供給して，呼気時には供給を止めることでボンベの使用期間を延ばす。一般的にI：E比が1：3くらいなので，定常流で流し続けるボンベと比べると約3倍使用時間が延びる。
- 患者の自発呼吸を感知しないとアラームを鳴らして知らせる。また，乾電池で作動するので，電池が消耗してバッテリーランプが残量低下の警報をだしたときには乾電池の交換が必要となる。

② 携帯型酸素濃縮器
- 近年，医療機器の製造技術が進化してバッテリーで稼働する酸素濃縮器が開発され使用されている（▶図30）。この装置はバッテリーを搭載して家庭でのコンセントや車のシガーライターから充電ができる。外出用に使用されるため吸着するゼオライトの量も多くできないため，投与できる酸素流量は機種によって異なるが，最高で3L／分である。

▶図30　携帯型酸素濃縮器

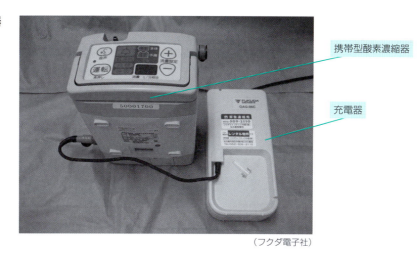

携帯型酸素濃縮器
充電器

（フクダ電子社）

3 携帯型液体酸素供給装置（子機）

●携帯型液体酸素供給装置は親機といわれる装置と対で使用する。親機の充填口と子機（▶図31）の充填口を接続して親機から子機に液体酸素を充填する（▶図32）。充填時の注意点は，接続部は充填中や終了後は非常に低温になっているため素手で触ってはいけない。充填時は子機のタンクが満タンになると接続部から霧状に酸素が放出される。充填量の確認は子機に付属している紐で子機を吊るして残量計を確認する（▶図33）。

▶図31　液体酸素供給装置（子機）

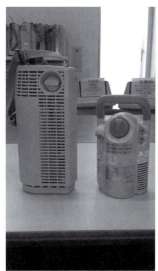

（コンパニオンヘリオス：チャート社）

▶図32　液体酸素供給装置子機構造

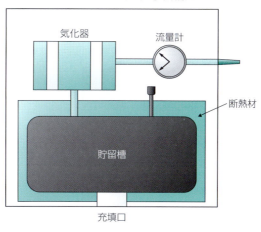

気化器
流量計
断熱材
貯留槽
充填口

▶図33　液体酸素子機残量確認方法

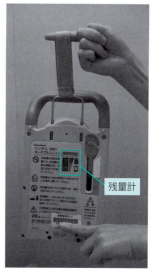

残量計

（チャート社）

> **ポイント**
>
> ゼオライト
> ●ゼオライトは別名「沸石」と呼ばれ，アルミノケイ酸塩のなかで結晶構造の中に比較的大きな空隙を有するものの総称でもある。空隙に吸着作用があり多くの物質を吸着することができる。

> **ポイント**
>
> **大気中の微量原子の割合**
> - 空気中の微量元素の組成は，窒素約78％，酸素約21％がほとんどを占め，アルゴン0.9％，二酸化炭素0.04％である（▶図34）。
>
> ▶図34　空気組成
>
> 0.934　0.03768
> 20.946
> 78.084
>
> ■ N_2
> ■ O_2
> ■ Ar
> ■ その他　CO_2　0.04%
> 　　　　　Ne　0.001818%
> 　　　　　He　0.000524%
> 　　　　　CH_4　0.00018%
> 　　　　　Kr　0.000114%
> 　　　　　H_2　0.000055%

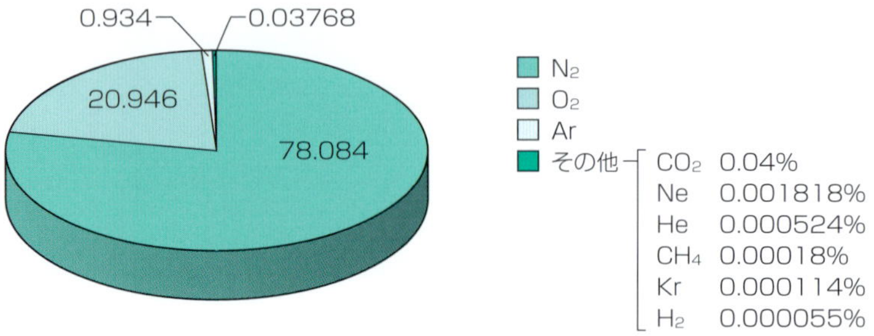

❶パルスオキシメータ（Pulse oximeter）

- 人工呼吸器を使用する場合，医療事故防止対策としてパルスオキシメータなどの生体情報モニタの装着が通達されている[4]。
- 在宅人工呼吸療法でも使用中に換気の状態をモニタリングする必要がある。そこで使用するのが，簡便に動脈血酸素分圧を測定できるパルスオキシメータである。パルスオキシメータには連続測定ができる設置型タイプ（▶図35）と小型でスポット的に測定できる簡易タイプ（▶図36）がある。設置型は重症度の高いTPPVに使用され，簡易タイプはNPPVや在宅酸素療法に使用される。

▶図35　設置型パルスオキシメータ

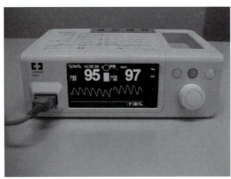

（コビディエン社）

▶図36　簡易型パルスオキシメータ

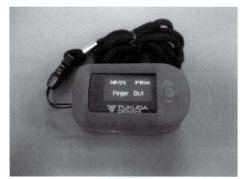

（フクダ電子社）（許可を得て掲載）

- 設置型のパルスオキシメータのセンサには多くの種類（▶図37）があり，成人の場合は指の太さ，小児であれば指，足の大きさにあったセンサを選択する必要がある。

▶図37 パルスオキシメータセンサの種類

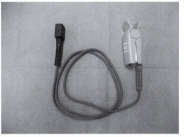
a　リユースタイプ

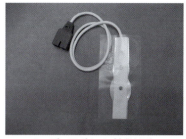
b　ディスポタイプ（成人用）

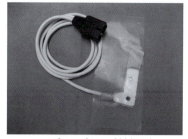
c　ディスポタイプ（小児用）

【パルスオキシメータの原理】
- パルスオキシメータの原理は，ヘモグロビンに吸着している酸素の割合を酸化ヘモグロビンと還元ヘモグロビンの吸光特性から測定して，数値として表示するもの。

【ヘモグロビンの吸光特性】
- 酸化ヘモグロビン（酸素と結合したヘモグロビン）は910 nm（赤外光）付近が最もよく吸収され，還元ヘモグロビン（酸素と結合していないヘモグロビン）は600 nm（赤色光）付近によく吸収される。しかし，静脈と動脈の区別ができないので波動成分（パルス波形）のみを分離して測定することで動脈血の数値として表示している（▶図38）。

▶図38　パルスオキシメータ原理

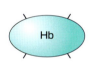

還元ヘモグロビン（Hb）

ヘムグループと蛋白，グロビンで構成されている複合蛋白分子で，4つの鉄分子を含む

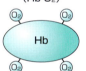

酸化ヘモグロビン（Hb-O₂）

酸化ヘモグロビン（HbO₂）

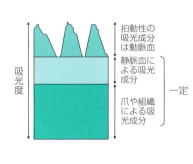

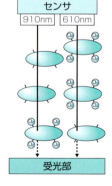

取扱い注意点
① 同じメーカーの本体とプローブが接続しているか確認する。
② プローブのセンサ面にゴミや血液など赤外線を遮断するものがないか確認する。
③ 健常者の指に付けSpO_2が96〜98 %を示すか確認する。
④ パルスオキシメータと心電図モニタの脈拍数が同じか確認する。
⑤ 同じ装着場所で8時間以上測定しない（低温火傷の恐れ）。

> 補足
>
> **排痰介助の必要な患者**
> ①神経筋疾患などの慢性肺胞低換気, 閉塞性肺障害で咳がうまく出せない患者。
> ②頭部, 胸腹部の術後で麻痺的な呼吸障害, 上気道感染時で咳が弱くなっている患者。

❷排痰補助装置(▶図39)

●神経筋疾患や閉塞性肺疾患などでは呼吸筋の衰弱により喀痰の排出が困難になることがある。そこで, 排痰補助装置は, 気道内に陽圧を加えた後, 急速に陰圧にすることで速い呼気流量を発生させて排痰させる機械である。治療方法はマスクを介して, もしくは, 人工気道に接続して装置を作動させる。

▶図39 排痰補助装置

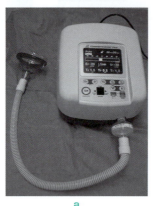
a
(パシフィックメディコ社)

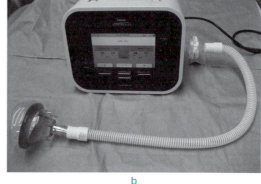
b
(フィリップス社)

> **注意点**
> 治療中はSpO$_2$などのバイタルを確認しながら行う必要がある。

> 補足
>
> **一般的な設定**
> 排痰補助装置の一般的な設定は陽圧(吸気圧 ＋40 hPa)から陰圧(呼気圧 －40 hPa)で設定して圧格差により痰を外に出す。気道内圧の変化は▶図40に記したとおりである。

▶図40 気道内圧変化

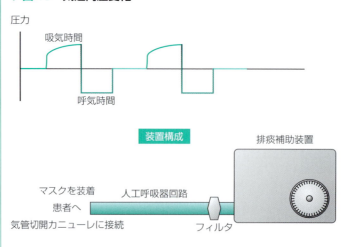

❸その他（吸引器，手動式吸引器，持続吸引器，カフ圧計）
①携帯型吸引器（▶図41）

▶図41　携帯型吸引器（電気式）

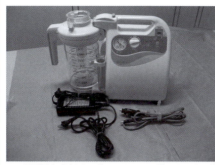
a　3電源方式（AC/バッテリー/シガーライター）

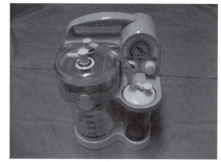
b　2電源方式（AC/バッテリー）

- 人工気道（気管切開カニューレ）を使用して人工呼吸器を装着した場合，喀出される痰を吸引しなければならない。在宅では携帯型の吸引器を使用して吸痰を行う。携帯型の吸引器には，①電源のみ，②バッテリー搭載，③3電源（電源，バッテリー，シガーライター）で作動する吸引器が発売されている。
- 災害などを想定すると在宅人工呼吸療法を行う場合は最低バッテリー搭載の吸引器を用意するようにする。また，外出する患者には車のシガーライターで使用できる吸引器を購入してもらうと便利である。吸引器の購入には病態により地方自治体からの補助金の支給があるので確認が必要である。

補足

吸引圧

人工気道を吸引する場合の吸引圧は，適切な設定圧で行わないと気道損傷を起こしてしまう。吸引圧の設定は吸引チューブを折り曲げて吸引圧を設定する（▶図42）。一般的な吸引圧は以下のとおり。
　①成人　　20 kPa　（200 kgf/cm^2）
　②小児　　15 kPa　（150 kgf/cm^2）
　③乳幼児　10 kPa　（100 kgf/cm^2）

▶図42　吸引圧設定方法

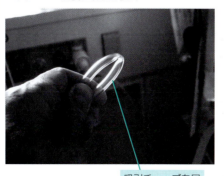
吸引チューブを屈曲して圧力を調整

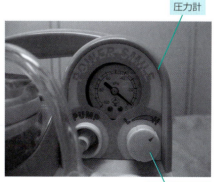
圧力計
圧力調整ノブ

I　呼吸治療領域

②手動式吸引器

- 在宅人工呼吸療法では，気道内の異物の吸引が必要不可欠である。しかし，携帯型吸引器の故障や停電によってバッテリー残量の低下などで吸引ができなくなった場合，患者の生命の維持に関わる。そこで，携帯型吸引器が使用できないときに手動式吸引器を充備して緊急時に対応する。手動式吸引器には足踏み式吸引器（▶図43），ゴム球式吸引器（▶図44）などがある。

▶図43　足踏み式吸引器　　　　　▶図44　ゴム球式吸引器

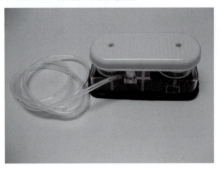
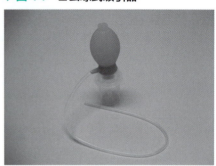

③カフ圧計

- 在宅人工呼吸には人工気道（気管切開カニューレ）が使用される。5 mm以上の太さの人工気道にはカフといわれる人工気道と気管の隙間からのリーク（漏れ）を防ぐための風船が付いている。この風船を膨らませるが，多く入れすぎても少なすぎてもいけない。そこで，使用するのがカフ圧計（▶図45）を使用して気管を圧迫する圧を調節する。

▶図45　カフ圧計

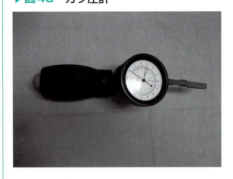

補足

適正カフ圧
気管を圧迫するカフの圧力を適正に管理しないと気管粘膜に潰瘍を形成する可能性がある。カフ圧は30 mmHg以下に管理することで気管上皮を流れる動脈の血流を止めてしまう可能性が少なくなる。

使用方法
カフ圧系計と気管切開カニューレのカフ圧調整チューブを接続する。ゴム球を押して圧力計を50〜60 mmHg程度まで上昇させカフを過剰に膨らませる。その後，減圧ボタンを押して圧力を抜いて30 mmHg以下の圧力に調整する。

【文　献】
1）日本呼吸器学会肺生理専門委員会在宅呼吸ケア白書ワーキンググループ 編：在宅呼吸ケア白書 2010, p.3, 26, 39, メディカルレビュー社, 2010.
2）石原英樹, 坂谷光則 ほか：在宅呼吸ケアの現状と課題－平成19年度全国アンケート調査報告－労働科学研究費補助金難治性疾患克服事業　呼吸不全に関する研究調査班平成19年度研究報告書, 60-62, 2007.
3）厚生労働省医政局経済課長「医療機関等における医療機器の立会いに関する基準」, 2007.
4）厚生労働省医薬局長「生命維持装置である人工呼吸器に関する事故防止対策について」, 2001.

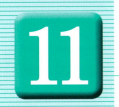

11 在宅呼吸療法の実際

藤江建朗

業務のポイント

- 在宅呼吸療法患者および家族などのキーパーソンとは長期間にわたり関わりをもつこととなり，入院時より信頼関係構築のため十分なコミュニケーションをとるよう心がける。
- 在宅呼吸療法業務は患者の自宅にも訪問するため，服装・靴下などの身だしなみには十分配慮し清潔に保つよう心がける。
- 緊急時の対応について，患者やキーパーソン，医療関係者，人工呼吸装置供給業者との間で対応を取り決めておく必要がある[1,2]。
- 在宅訪問時の観察ポイントとして，機器アセスメントやフィジカルアセスメントだけではなく，患者の生活環境や使用している機器の治療環境に危険因子が潜んでいないかも観察し，事故防止につなげるのも臨床工学技士の在宅訪問時の役割だと考える。

1 在宅訪問時の持参物品

❖在宅訪問物品（▶図1）

- 在宅訪問時は，機器の点検作業のほかに患者の全身状態の観察も行うためバイタルサインが計測できる機器も持参する。
- 医師と同行する場合は，採血物品，動脈血ガスキットや気管切開チューブの交換物品なども持参する。

▶図1　当院臨床工学技士の在宅訪問時の持参物品

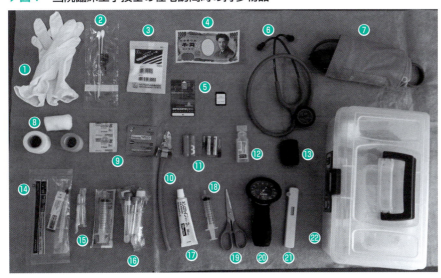

❶グローブ
❷滅菌綿棒
❸滅菌Yガーゼ
❹駐車料金
❺機器データDL用デバイス
❻聴診器
❼血圧計
❽各種テープ
❾アルコール綿
❿駆血帯
⓫予備乾電池
⓬蒸留水
⓭SpO_2センサ
⓮ABGキット
⓯針と注射器
⓰各種スピッツ
⓱キシロカインゼリー
⓲10 ml注射器
⓳はさみ
⓴カフ圧計
㉑体温計
㉒収納ケース

2 在宅人工呼吸療法（Home Mechanical Ventilation：HMV）の種類

▶図2　NPPVとTPPV

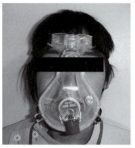

a　NPPV

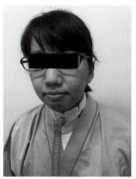

b　TPPV

● HMVの種類は，インターフェースにより大きく2つに大別される（▶図2）。

①非侵襲的換気療法
　鼻または口鼻マスクを使用した人工呼吸療法
　（noninvasive positive pressure ventilation：NPPV）
②侵襲的換気療法
　気管切開チューブを使用した人工呼吸療法
　（tracheostomy intermittent positive pressure ventilation：TPPV）

▶図3　在宅NPPV用機器と回路の一例

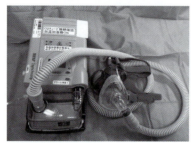

（BiPAP Synchrony2：フィリップス・レスピロニクス合同会社）

▶図4　在宅TPPV用機器と回路の一例

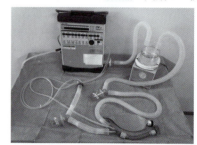

在宅設置時は，しっかりとした台に固定して設置する。回路や加温加湿器は，患者の状態も考慮しつつキーパーソンの負担も考え，なるべくシンプルなものを選択するようにしている。酸素投与が必要な患者は，酸素濃縮器を使用するため酸素用耐圧ホースからHOT用酸素チューブへ付け替えている。
（LTV1200：フィリップス・レスピロニクス合同会社）

3 非侵襲的換気療法管理の実際

● NPPV療法は非侵襲的であり，患者の抵抗感も少なく比較的導入しやすい治療と位置づけられている。しかし，在宅NPPV療法はNPPV専用機を使用しており，intentional leak[*1]とunintentional leak[*2 3)]との混在が前提とした装置である（▶図5）。そのことを理解したうえで使用する必要があり，低圧アラーム，低換気アラームや無呼吸時の容量換気バックアップが不十分なことを認識し，使用状況の確認，全身状態の観察，気道確保の状態，患者やキーパーソンの訴えなどの情報を積極的に活用する必要がある[4)]。

用語アラカルト

*1　Intentional leak[3)]
NPPV専用機は汎用人工呼吸器のように呼気回路と呼気弁がないため，意図的に設けた呼気ポートが必要であり，そこからのリークのこと。CO_2排出と安定した動作を目的にどこか1箇所設置する必要がある。

*2　unintentional leak
intentional leak以外のリークのこと。回路破れによるリークやマスクフィッティング部分からのリークのことをさす。

▶図5　intentional leakとunintentional leak

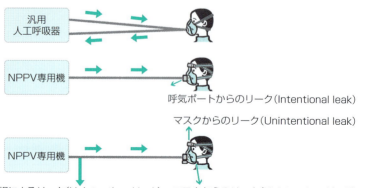

❖導入から在宅移行後の管理の実際

● ▶図6に臨床工学技士が関わるNPPV導入から在宅移行後までの流れを示す。スタッフ，患者やキーパーソンへの機器の教育は前項で述べているので，本項では，在宅NPPV決定後から在宅移行後の管理の実際について述べる。

▶図6 臨床工学技士が関わるNPPV導入から在宅移行後までのフローチャート

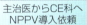 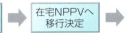

```
主治医からCE科へ  →  在宅NPPVへ  →  在宅用NPPV器の選定，病床への設置   →  指導完了後，退院
NPPV導入依頼         移行決定        マスク装着・機器の操作指導              在宅NPPV療法へ移行・維持
                                  マスク・機器の清掃管理指導
                                       圧設定の再評価
```

- 機器選定後は，病室へ速やかに設置し院内で使用する時間を多くつくる
- 問題点の抽出，解決策をキーパーソンを含めた他職種カンファレンスで検討する
- 可能なら衛生材料などその患者にあったパンフレットを作成し指導を行う

1 在宅NPPV移行決定後の実際

❶ NPPVの受け入れ状況の確認

● 最初に在宅NPPV療法に対する受け入れ状況を確認する。在宅NPPVを受け入れている場合は，機器の選定や導入指導などに移る。

● 在宅NPPV療法の受け入れが悪い場合，頻回の訪室と患者やキーパーソンの訴えや話しをよく聞くことが重要である。主治医，看護師などと受け入れに対する問題点の共有化と解決策について検討を行う。また，設定圧，raise time，insp time，施行時間の短縮，インターフェース[*3]の変更も考慮し受け入れに理解を示してもらうよう努める。

用語アラカルト

*3 インターフェース
接点，接触面という意味。NPPVでは，マスクやマウスピースなど器械と患者の接点となる器具のことをさす。

❷ 機種の選定

● 罹患している疾患，ADLの程度やNPPV使用時間によって機種選定やバッテリー選定を行う。機器選定が終われば速やかに取り寄せ，入院時よりベッドサイドに設置し使用することが大切である[5]。

● 機種の選定の実際

多種多様な在宅用のNPPV専用機がでており，小型化，静音性，バッテリー内蔵と性能は向上してきている。機器選定のポイントを▶表1に示す[4]。

- 在宅NPPVを導入する場合，NPPV専用機は自費購入か病院と業者との間でレンタル契約を結ぶ。
- 退院後，在宅管理を診療所などのかかりつけ医で希望する場合，そのかかりつけ医で使用するNPPV専用機の機種を確認し，入院中からその専用機を使用する。

● 電源の種類[4]

電源にはAC電源，内部バッテリー，外部バッテリーの3種類がある。

- 昼間NPPVのみ，あるいは夜間NPPVのみの場合は，AC電源のみか内部バッテリー付きの機種を選定する。
- ADLの拡大があり頻繁に外出される患者，神経筋疾患患者やCOPD末期患者で終日NPPVが必要な場合は外部バッテリーも用意し，可能なら予備としてマスク1個とNPPV専用機1台を自宅へ設置する。

▶表1　在宅NPPV機種選択のポイント

項　目	内　容
電源の種類	昼夜の部分的使用で補助的な目的で使用する場合と，ALSやCOPD末期のように終日施行する場合でバッテリー作動時間や種類を変えることが必要
モニタ	機種のなかにはオプションでSpO_2を連続して測定できる装置もあるため，NPPVに換気を依存している患者には有用である
サポート体制	使用機器のレンタル業者の営業所が近くにあるか，サポート体制はどうなっているか確認することは，臨床工学技士にとって重要な役割である
マスクの選定	使用する機器メーカーは，マスクもメーカー指定のものを推奨しているが，フィッティング上，他社メーカーのマスクを使用する場合があるが，メーカーとしては，マスク内腔の容積差により換気モニタを保証できないとしている。そのため入院中に使用マスクと表示換気量，$PaCO_2$などを確認しておく必要がある

❸設定の再評価

● NPPVの設定はNPPV導入期と維持期で変わってくるが，在宅へ移行する場合も身体の状態や血液ガスデータなどにより再評価を行い設定する必要がある[5]。ここでは，終夜SpO_2モニタ，専用機データ解析，PSG検査について述べる。

● 簡易モニタ
・メモリ機能付きのSpO_2モニタ（PULSOX-3Si：コニカミノルタ社）で長時間計測に適している。おもに呼吸器疾患患者の酸素飽和度・脈拍数の動態把握，睡眠時無呼吸症候群のスクリーニング検査に使用される。NPPV装着時（睡眠時も含む）のSpO_2を連続的にモニタし，SpO_2低下の程度やPulseの増減で肺胞低換気の評価，設定条件の再評価を行う。

▶図7　メモリ機能付きSpO_2センサ

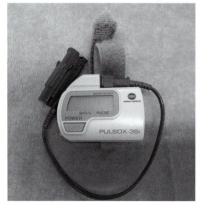

（PULSOX-3Si：コニカミノルタ社）

▶図8　SpO_2センサ結果

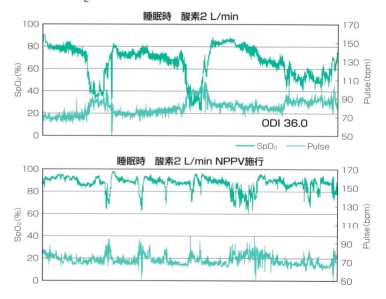

▶図9 在宅用人工呼吸器データ解析用専用メディア

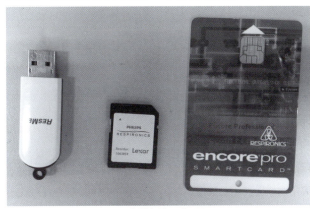

a 各種専用メディア

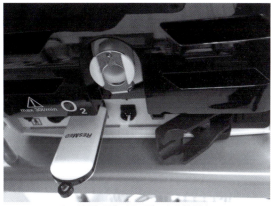

b 専用メディアへデータを抽出中

(clean Air VELIA：レスメド社)

- 専用機データ解析（▶図9）
  - 在宅用人工呼吸器には，データ解析のためのデータ抽出用ポートがあり，専用メディア（SDカード，USBフラッシュメモリなど）でデータをダウンロードし解析ソフトで解析を行う。使用圧力，リーク量，使用時間，使用日数，AHI[*4]などが解析でき，**アドヒアランス**[*5]の評価を行うこともできる。
- PSG検査
  - Polysomnography（PSG）は，脳波，眼球運動，頤筋筋電図，呼吸フロー，心電図，動脈血酸素飽和度，いびき，前脛骨筋筋電図，体位，などを同時に測定することができ，睡眠深度や睡眠中の呼吸および循環の生理現象を評価でき，睡眠時無呼吸症候群検査のゴールドスタンダードだといわれている。
  - PSG検査に，経皮二酸化炭素分圧測定器とNPPV専用機を組み合わせることで，リアルタイムにNPPVやASV（adaptive servo ventilation）の**タイトレイション**（titration）[*6]を行い，圧設定などの再評価を行うことが可能である。

2 退院日と在宅NPPV移行後の管理の実際[6,7]
❶退院日と自宅設置
- 退院日にNPPV専用機を自宅へ設置する場合，可能であれば同行することが望ましい。同行できず業者に設置依頼する場合でも，1週間以内には在宅訪問を行い，機器設置状況や使用環境などの確認を行う。また退院日までに，レンタル業者担当者と患者，キーパーソンとの顔合わせをすませておくと退院日の自宅設置がスムーズとなる。

❷在宅NPPV移行後の管理について
- 臨床工学技士が行う在宅NPPV患者宅への訪問時の業務について▶表2に示す。
- 機器の日常点検表を参考例として▶表3に示す。日常点検以外に，バイタルサインのチェックやフィッティングの状態，皮膚トラブル，喀痰排出状況など，医療機器と患者の全身状態の両方を観察する必要がある。また，**治療環境の確認も行い，事故に繋がる危険因子が存在しないかも確認する。**

用語アラカルト

*4 AHI（Apnea Hypopnea Index）
無呼吸低呼吸指数。睡眠1時間当たりの無呼吸と低呼吸の合計の回数。

*5 アドヒアランス（adherence）
患者が積極的に治療方針の決定に参加し，その決定に従って治療を受けること。

*6 タイトレイション
計測して量を調節するという意味。この場合，PSGで睡眠・呼吸状態を計測して，CPAPやNPPVの至適圧力を設定することをさす。

▶表2　当院臨床工学技士のNPPV患者宅訪問時の業務内容

- 患者，家族への問診，連絡ノートの確認
- バイタルサインのチェック
- マスクフィッティングの状況と顔面皮膚トラブルの有無
- 呼吸訓練，排痰療法，吸引の実施
- 患者の自発呼吸と機器の同調性の確認
- 医療機器の日常点検業務
- 機器の使用環境・電気的安全の確認
- 医療機器，マスクの清掃状態の確認
- 加温加湿器，ホース，フィルタの交換
- NPPV使用時間の確認（機器のworking timeの確認）
- NPPV専用機のデータダウンロード用カードの入れ替え（月1回程度）
- HOTを併用していれば酸素供給装置の点検

▶表3　在宅でのNPPV専用器点検表（CE科用）

BiPAP Synchrony 2　点検表　（参考例）

Pt. Name			S/N			
/	/	/	/	/	/	/
SpO_2						
HR						
NPPV MODE						
O_2						
f						
IPAP						
EPAP						
PS						
Tv						
MV						
Ti						
Leak						
Rise Time						
Apnea Alarm						
Disconnect Alarm						
MV Alarm						
インターフェイスフィッティング						
AC						
Filter						
Humid　Level						
Circuit water						
濃縮機　流量						
Filter						
AC						
接続						
カヌラ確認						
ボンベ残量						
電源 異音・異臭 備考						
Sign						

社会福祉法人大阪暁明館　大阪暁明館病院　臨床工学科

（許可を得て掲載）

4 侵襲的換気療法管理の実際

- 木村は，HMVの前提条件として▶表4の5項目がそろっていることが必要だと述べている[7]。
- 前提条件を満たすために，医師・看護師・理学療法士・臨床工学技士・医療ソーシャルワーカー・訪問看護師・介護福祉士・ヘルパーなどの多くの関連職種がTPPV患者のHMV成功に向け力を合わせなければならない。▶図10に臨床工学技士が関わるTPPV導入から在宅移行後までのフローチャートを示す。

▶表4　在宅人工呼吸療法の前提条件

前提条件
・患者本人と家族に，本療法の意義と方法に関する十分な理解と自発的意欲が確認できること
・用手人工呼吸，気道内分泌除去などの技術を習得した複数の在宅介護者が確保されていること
・適切な電動式ベンチレータが，メンテナンス体制を含めて確保されていること
・往診，近医との連携など通常の医療体制が維持でき，緊急時の応需体制が万全であること
・在宅療養者に関わる地域の福祉資源が最大限活用されること

（木村謙太郎：日医雑誌，117：5，1997．より引用）

▶図10　臨床工学技士が関わるTPPV導入から在宅移行後までのフローチャート

主治医からCE科へTPPVによるHMV導入依頼 → 在宅TPPVへ移行決定 →
- 医師，看護師，訪問看護師，臨床工学技士，MSW，そしてキーパーソンによるカンファレンス（複数回）
- 在宅用TPPV器の選定，病床への設置
- 機器の操作指導，気管内吸引指導
- アラームやトラブル時の対処方法指導，緊急時の連絡網の決定と確認
- 業者担当者との顔合わせ
- 在宅環境の調査

→ 指導完了後，退院　在宅NPPV療法へ移行・維持

- 機器選定後は，病室へ速やかに設置し院内で使用する時間を多くつくる
- 問題点の抽出，解決策をキーパーソンを含めた各職種間カンファレンスで検討する
- 可能なら衛生材料などその患者にあったパンフレットを作成し指導を行う

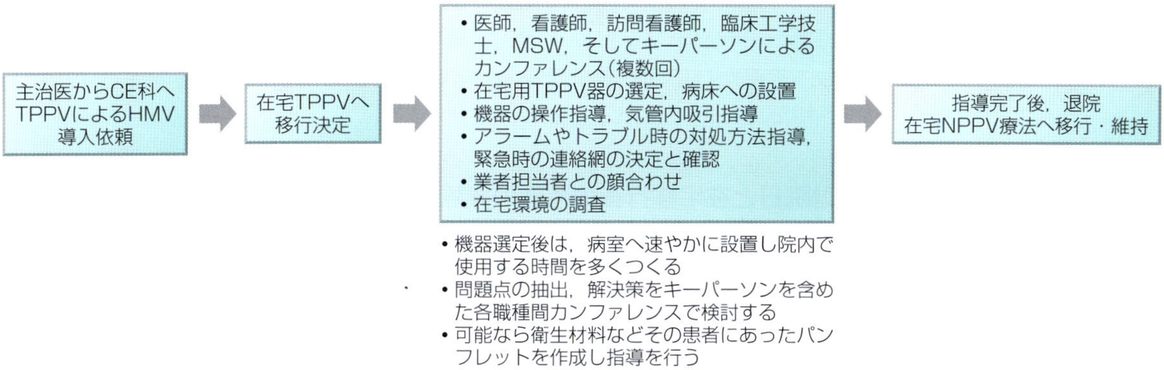

❖ 導入決定から退院まで

- TPPVでのHMV導入決定後，病院スタッフ（病院主治医，担当看護師，臨床工学技士，MSWなど）と在宅スタッフ（在宅主治医，訪問看護師，ケアマネージャーなど）と患者とキーパーソンを交えた多職種カンファレンスが必要であり，患者とキーパーソンを中心に，病院スタッフと在宅スタッフが繰り返し議論を交わすことが，HMVを成功へと導くポイントの1つと考えられる[8]。病院スタッフ，在宅スタッフが1つの在宅医療チームだという認識が大切である。
- CE科が行うTPPVのHMV導入から退院までの役割について▶表5を示す[2]。

▶表5　TPPV患者のHMV導入から退院までの臨床工学技士の役割

- 在宅用人工呼吸器の選定と入院ベッドサイドへの設置
- 人工呼吸器の使用方法の説明と技術確認
- 人工呼吸器のアラームの種類の説明と対処方法と技術確認
- 人工呼吸器の日常点検表の作成とキーパーソンへの説明と技術確認
- バッグバルブマスク，非電気式吸引器の使用方法の説明と技術確認
- 看護師との気管内吸引の指導と技術確認
- 在宅環境の調査（電源確保，電気容量，ブレーカ位置，各機器の設置，コンセント位置，3Pコンセントなど）と整備
- 機器の設置場所の確認と配置，療養ベッドの有無と配置場所
- 室内での生活動線の確認，トイレ，お風呂の確認，玄関や部屋の入り口の大きさやドア開閉方法
- レンタル業者担当者と患者，キーパーソンとの仲介
- 患者，キーパーソンと多職種カンファレンスへの参加
- 緊急時の連絡手順と連絡網の作成
- 酸素供給装置，吸引器，回路予備，聴診器，カフ圧計，SpO_2センサ，外部バッテリー，シガーライターケーブルなどの確保
- 患者宅の療養部屋で使用する冷暖房の確認
- 在宅訪問看護師などへの人工呼吸器の教育

● 人工呼吸器に関する一連の操作方法やアラーム対処方法，バッグバルブマスクの操作方法などをキーパーソンへ教育し，理解し技術を習得されているか必ず技術確認を行う。また，日本臨床工学技士会発行の「臨床工学技士のための人工呼吸器ハンドブック」に在宅人工呼吸療法の技術指導のチェックリストが掲載されているので参考にされたい。

● 患者，キーパーソンと話す機会が数度となく訪れるが，どんな言葉にも傾聴し，そのたびに問題を解決することが重要である。この一連の流れが信頼関係構築の一助に繋がると筆者は考える。

❖退院日と在宅移行後の管理の実際について

● 退院日は，臨床工学技士も必ず同伴し人工呼吸器の搬送と在宅への設置を行う。臨床工学技士が行う設置確認項目を▶表6に示す。人工呼吸器を設置する台は，地震やキーパーソンの接触で簡単に転倒しないよう安定した台の上に設置する（▶図11）。

▶表6　臨床工学技士が行う設置確認項目

- 人工呼吸器，酸素供給装置，吸引器の設置場所，作動点検
- 機器の電源取りの確認
- 人工呼吸器設置台は，安定した台の上に設置されているか
- 機器の使用方法と点検方法の確認
- 人工呼吸器の設定条件と作動状態の点検，点検表の設置
- 外部バッテリーとバックバルブマスクの設置場所の確認
- 緊急連絡手順表と連絡網の貼付場所
- 緊急時避難物品の保管場所
- 緊急連絡用の電話の場所
- コンセントがタコ足配線，2P-3Pコンセント使用の有無

▶図11 人工呼吸器設置台と点検簿の設置

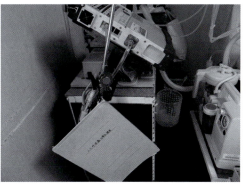

人工呼吸器架台と設置台はネジで固定さている。
キーパーソンや医療従事者の接触で安易に転倒しないようしっかりとした台に固定する。
点検簿は，日常点検がしやすいようにわかりやすい位置に置いておく。

- 在宅移行後は，1週間に1度は在宅訪問を行う（▶表7）。在宅訪問時の臨床工学技士が行う業務内容について▶表7に示す。患者やキーパーソンに使用状況の問診を行い，機器の困った点や不明な点がないか確認する。人工呼吸器の日常点検表を参考例として▶表8に示す。回路交換後（1回/週），日常点検の実施，パラメータやアラームの設定状況の点検を行う。また，在宅移行後に新たな問題点や危険因子がないか確認を行い，解決策についてチームで検討を行う。
- 在宅での回路交換は病院でリークテストを実施して持参するが，交換前に目視で回路点検を行う。リークテスト後でも回路破損などが見つかることもあり（▶図12），在宅では資源は限られているため，必ず予備回路を持参することが大切である。
- HMV患者宅には，キーパーソンや各職種が記入する連絡ノートが設置されている。臨床工学技士も機器の状態や同調性などの記入や，患者の状態について記入を行う。また，各職種の連絡を密にするためにも重要なツールとなる[8]。

▶表7 当院臨床工学技士のTPPV患者宅訪問時の業務内容

- 患者，家族への問診，連絡ノートの確認
- バイタルサインのチェック
- 気管切開口の状態確認，気管切開チューブの交換介助
- 排痰療法，吸引の実施
- 患者の自発呼吸と機器の同調性の確認
- 医療機器の日常点検業務
- 機器の使用環境・電気的安全（タコ足配線など）の確認
- 医療機器の清掃状態の確認
- 呼吸回路交換の実施
- バッグバルブマスクの点検，外部バッテリーの充電状態の確認

▶図12 回路交換風景と回路交換前に見つかった回路破損

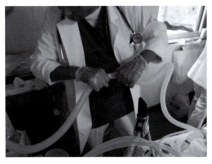
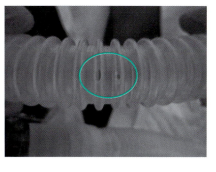

回路交換後はすぐに帰宅せず，動作チェックや患者の全身状態の観察を行う。そのため著者の勤務している病院では，TPPVの回路交換は訪問後，早めに行っている。
回路の破損やコネクタの緩みなどは，滅菌後も起きる可能性があるため予備回路や予備コネクタも一緒に持参する必要がある。

▶表8 在宅用人工呼吸器点件表（CE科用）

LTV1200日常点検表（参考例）　　Y：はい　　N：いいえ

点検項目・点検日	/	/	/	/	/	/	/	/
機器本体の点検								
本体は熱くなっていませんか？（機器表面温度　℃）								
異常な音・臭いはないですか？	Y・N	Y・N	Y・N	Y・N	Y・N	Y・N	Y・N	Y・N
本体やダイヤル等に亀裂・破損はありませんか？	Y・N	Y・N	Y・N	Y・N	Y・N	Y・N	Y・N	Y・N
エアーインレットフィルタはきれいですか？	Y・N	Y・N	Y・N	Y・N	Y・N	Y・N	Y・N	Y・N
電源プラグの抜け・電源コード異常はありませんか？	Y・N	Y・N	Y・N	Y・N	Y・N	Y・N	Y・N	Y・N
呼吸器回路の点検								
各接続部にゆるみ・はずれはありませんか？	Y・N	Y・N	Y・N	Y・N	Y・N	Y・N	Y・N	Y・N
回路・フィルタは汚れていませんか？	Y・N	Y・N	Y・N	Y・N	Y・N	Y・N	Y・N	Y・N
気道内圧測定・呼気弁チューブに結露はありませんか？	Y・N	Y・N	Y・N	Y・N	Y・N	Y・N	Y・N	Y・N
加温加湿器の点検								
ダイヤル設定（設定値）	Y・N	Y・N	Y・N	Y・N	Y・N	Y・N	Y・N	Y・N
回路とチャンバのはずれはありませんか？	Y・N	Y・N	Y・N	Y・N	Y・N	Y・N	Y・N	Y・N
亀裂・破損はありませんか？	Y・N	Y・N	Y・N	Y・N	Y・N	Y・N	Y・N	Y・N
水位は範囲内にありますか？	Y・N	Y・N	Y・N	Y・N	Y・N	Y・N	Y・N	Y・N
温度は適温ですか？	Y・N	Y・N	Y・N	Y・N	Y・N	Y・N	Y・N	Y・N
設定確認								
モード								
呼吸回数（　　回/min）	/	/	/	/	/	/	/	/
換気量（　　ml）	/	/	/	/	/	/	/	/
分時換気量(L/min)								
気道内圧(cmH$_2$O)								
PEEP（　　cmH$_2$O）								
流速（　　LPM）								
感度設定（　　）								
High Pressure Alarm（　　cmH"O）								
Low Pressure Alarm（　　cmH"O）								
Low minite Alarm（　　L/min）								
その他								
SpO$_2$								
HR								
呼吸音								
電源ランプの確認								
酸素流量の確認								
酸素濃縮器の電源確認								
酸素濃縮器のフィルタ確認								
気切のカフ圧確認								
点検者サイン								

社会福祉法人大阪暁明館　大阪暁明館病院　臨床工学科

（許可を得て掲載）

5 全身の観察と評価

- 臨床工学技士の在宅訪問時には，機器の作動点検や機器アセスメントだけではなく全身の観察と評価，いわゆるフィジカルアセスメントも重要な在宅呼吸療法業務となる。

❖在宅往診時のフィジカルアセスメントの実際[6,9)]

- HMVを安定して継続できるよう，異常の早期発見と早期対処を行う必要がある。そのためにもフィジカルアセスメントの実施は重要である。
- フィジカルアセスメントは5感を駆使し，5診（❶問診，❷視診，❸触診，❹打診，❺聴診）を行う。以下に呼吸フィジカルアセスメントについて述べる。

❶問診

- 在宅訪問を行ったら，連絡ノートをチェックし変化の有無を確認する。患者またはキーパーソンから状態について問診を行う。とくに感冒症状の有無，体重や浮腫などの心不全徴候の有無，COPD患者であれば起床時の頭痛や顔面紅潮にも注意する。患者と視線を同じにして対話するよう心がける。また，患者の心理状態にも十分に配慮する。

❷視診

- 呼吸数，リズム，深さ，胸郭の形や動き，患者がとっている体位（起座位，側臥位など），呼吸筋の使用の程度，努力呼吸の有無，異常な呼吸パターンの有無，NPPV患者は皮膚トラブルの有無，TPPV患者では，気管切開口の皮膚状態なども観察する。

❸触診

- 暖かい手で行い，発汗の程度，胸郭の動きや硬さ，患者の訴えや症状に合わせて触診を行い反応をみる。

❹打診

- 打診の部位は，腹部と胸部，前部と背部を行う。叩いた音の反応で考える。

❺聴診

- 呼吸音の大きさ，左右差，聴取部位の異常の有無，複雑音の有無，聴取できる部位，種類（断続性ラ音または連続性ラ音）。

- 上記以外に，療養部屋内の室温にも気を配り，発汗による脱水症状の有無も確認する。これらの観察と評価は普段から行わなければ身につかない技術であり，日頃から院内の病棟ラウンドを行い患者の情報収集や評価をすることが必要である。

❖キーパーソンに対する観察と評価

- HMV継続には，キーパーソンの存在は欠かすことができない。キーパーソ

ンの疲労度，心理状態，経済的理由などにも気を配り傾聴や観察を行う。必要であれば，レスパイトケアも考慮する必要があり気になる兆候がみられたら主治医や訪問看護師に相談する。

6 緊急時の対応[6, 9-11]

- 兵庫県が出している「在宅人工呼吸器装着難病患者災害時支援指針」では，災害時のHMV患者の特徴的な問題として以下の2点をあげている[11]。
  ①停電が命に関わる大きなハザード（危険・災害）となる。
  ②移動が非常に困難であり，通常の避難行動は不可能である。
- これらの問題点を踏まえ，停電時・災害時に備えて日頃から準備と訓練を行うことが大切である。
- HMV患者の災害対策の備えについて▶表9に示す。

▶表9 HMV患者の災害対策の備え

- 事前に電力会社，消防署および保健所へHMV施行中であることを連絡しておく
- AC電源，内部バッテリー，外部バッテリーのあるものを用意しておく。また，シガーソケットケーブルの準備
- バッグバルブマスク，衛生材料（約7日分），連絡先名簿，懐中電灯などの緊急時必要物品を用意しておく
    - 緊急避難物品の一例
        バッグバルブマスク，外部バッテリー，予備呼吸回路，予備吸引チューブ，グローブ，アルコール綿，蒸留水，経腸栄養剤，薬，懐中電灯，乾電池，延長コンセント，ラジオ
- 手動式，足ふみ型など非電源式吸引器を備えておく
- 内部バッテリー，外部バッテリーの駆動時間を知っておく
- 緊急時の連絡網を整備しておく
- 水害，土砂災害，停電時，地震時など個別災害対応マニュアルを作成しておく
- 情報の入手方法（テレビ・ラジオ・防災無線・インターネットなど）を複数準備する

❖停電時

- 停電時の対応について一例を示す（▶表10）。停電が長時間復旧しない場合は，主治医と相談し入院を考慮する[11]。

▶表10 停電時の対応方法の一例

日頃から確認しておくこと
- 人工呼吸器内部バッテリーと外部バッテリーの持続時間の確認
- 吸引器のバッテリー持続時間の確認
- 停電が発生した場合
    - ブレーカの確認
    - ブレーカが落ちてない場合は各地域の電力会社営業所に連絡する
        以下のことを伝える
        - 停電していること
        - 人工呼吸器をつけた患者がいること
        - 電力会社のお客さま番号（14ケタ）
        酸素濃縮器を使用している場合，酸素ボンベに切り替える

長時間復旧のめどが立たない場合
- かかりつけ医，かかりつけ病院など第一連絡先を決めておき連絡する
- 移動方法，避難（入院）先を確認する
- もしものために，発電機・自家発電機の場所を把握しておく
- シガーライターケーブルによる発電の切替

❖災害時

- 災害にも，水害・土砂災害，火災，地震などがあり，<u>災害の種類によって対応を変える必要がある</u>。そのため，患者ごとの災害個別対応マニュアルの作成が有用である[10,11]。
- 以下に地震などの突然の災害が起こった場合の対応について一例を示す（▶表11）[11]。

▶表11 地震など突然の災害が起こった場合の対応についての一例[11]

まず行うこと
- 患者の安全確認（転倒物，落下物，患者のバイタルサイン）
- 人工呼吸器の作動点検
  ・本体の破損，異音，異臭の有無
  ・呼吸器回路接続部のゆるみ，回路破損の有無
  ・設定値が変更していないか，AC電源ランプ確認

異常を認めた場合
- バッグバルブマスクに変更し，用手人工呼吸換気に切り替える
- 医療機関，レンタル業者に連絡する

補足
- 自治体によっては，災害が発生した場合，保健所などがHMV患者の安否確認を電話か訪問で行う。
- 保健所などが被災した場合，県・市本庁，隣接の保健所などが安否確認を代行する。

- 自宅の倒壊や二次災害の危険性がない場合，療養物品が揃っている自宅の方がよい場合があるので，自宅で安否確認者を待つ[9-11]。
- 自宅の倒壊，あるいは近隣火災，余震による損壊の恐れがある場合は，緊急避難用物品を持参し避難場所へ移動する。学校や公民館などの一次避難場所の避難で介護など難しいようであれば，行政に福祉施設などの二次避難場所への搬送を依頼する[9]。
- 停電時・災害時でも，事前の準備と一連の避難行動をあらかじめ決めておき，スムーズに行動できるよう訓練することが重要である。

Coffee Break

TPPV患者宅の隣家で火事
- 夫婦二人で暮らす自発呼吸のないTPPV患者の隣家で火事が発生した。療養部屋まで煙が入り避難しなければならなかったが，その日が1月2日で親戚も集まっており，慌てて皆で外に運び出したという事例があった。
バッグバルブマスクを持ち出しておらず，換気はご主人が気管切開チューブ口へのmouth to tubeをしながら救急車を待たれ，無事に入院した。

【文 献】
1) 日本臨床工学技士会 呼吸治療業務指針検討委員会：呼吸治療業務指針，2010.
2) 日本臨床工学技士会 呼吸療法マニュアル改定委員会：臨床工学技士のための人工呼吸器ハンドブック，p.45-58, 2008.
3) 日本呼吸療法医学会 人工呼吸管理安全対策委員会：NPPVにおける注意喚起警告文．人工呼吸 28-2号，p.207-209, 2011.
4) 日本在宅医学会 テキスト編集委員会：在宅医学，106-108，メディカルビュー社，2011.
5) 春田良雄：在宅人工呼吸療法における臨床工学技士の役割．Clinical Engineering, Vol.22 No.10, 2011.
6) 角田直枝 ほか：実践できる 在宅看護技術ガイド，学研メディカル秀潤社，2013.
7) 木村謙太郎：在宅人工呼吸療法の現状と課題．日本医師会雑誌 117, 5: 719-722, 1997.
8) 公益財団法人在宅医療助成勇美記念財団 在宅医療テキスト編集委員会：在宅医療テキスト，2014. http://www.zaitakuiryo-yuumizaidan.com/docs/text/text.pdf（平成26年10月閲覧）
9) 川口有美子 ほか：在宅人工呼吸ポケットマニュアル－暮らしと支援の実際，医歯薬出版，2009.
10) 東京都福祉保健局：東京都在宅人工呼吸器使用者災害時支援指針，201. http://www.fukushihoken.metro.tokyo.jp/iryo/koho/books.files/shishin.pdf（平成26年10月閲覧）
11) 兵庫県健康生活部健康局疾病対策課：在宅人工呼吸器装着難病患者災害時支援指針，2006. http://web.pref.hyogo.jp/hw12/documents/000060788.pdf（平成26年10月閲覧）

12 在宅呼吸治療管理の注意事項

藤江建朗

業務のポイント

- HMVへ移行する前に，事前に自宅へ伺い部屋の状況など環境調査やアンペアブレーカやコンセントの位置など電気調査を行う。
- HMV患者の住環境整備として，キーパーソンの介護のしやすさも考慮に入れて人工呼吸器や吸引器などの設置を行う。
- 在宅における感染対策の基本も病院と同様で，スタンダードプリコーション[*1]が基本となるため，知識・手技は必ず身につけておく。
- HMVの停電対策は，臨床工学技士として重要な業務の1つとなる。事前の準備だけではなく，外部バッテリーの充電状態，作動時間なども在宅訪問時に把握しておく。

用語アラカルト

[*1] スタンダードプリコーション（標準予防策）
すべての患者に対して標準的に行う感染予防策のこと。対象は，患者の血液，汗を除く体液，分泌物，排泄物，損傷した皮膚，粘膜。

1 住環境の整備

❖在宅人工呼吸療法

● HMV導入前に自宅へ訪問し部屋の状況を確認しておく。必要であれば住環境の整備を行う。整備内容も，大規模増改築が必要な場合から手すりの設置のみですむ場合とさまざまであるが，それらは患者の病態の進行度やADLと大きく関係しているといわれている[1]。▶表1にHMVの住環境の整備について示す[1,2]。

▶表1 HMV患者の住環境の整備につて

- ベッド周囲で介護できるスペースを確保できるように機器を設置する
- 照明は，患者の眼に直接入らないように設置する
- 電気調査として，アンペアブレーカの確認，コンセントの位置，ブレーカの位置を確認する。必要であれば，アンペア容量工事やコンセントの造設などを考慮する
- 緊急時に備え，バッグバルブマスク，懐中電灯，緊急時避難物品はベッドサイドの近くに置いておく
- 衛生材料は1箇所にまとめて配置しておくと点検や補充がスムーズになる（▶図1）
- 部屋にはキーパーソン用の就寝用ソファも設置しておく

▶図1 衛生材料の配置図例

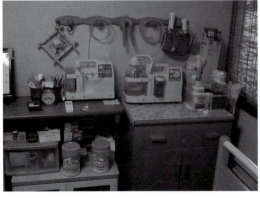

衛生材料などを1箇所にまとめておくと，点検や補充がスムーズに行える。

❖在宅酸素療法（Home Oxygen Therapy：HOT）

- 医療施設であれば，酸素供給のため配管設備があり，どこでも酸素を投与することが可能である。HOTの場合は，酸素供給装置が1箇所であるため，トイレ，洗面所やお風呂に延長チューブを伸ばして酸素投与することとなる。そのため，HOT患者の生活動線を考慮する[3-4]。▶表2にHOTの住環境整備について示す。

▶表2　HOT患者の住環境の整備

- 酸素供給装置やチューブを火気から2 m以上話す
- HOT患者が喫煙していれば禁煙指導を行う。また，喫煙者のそばにいかないよう指導する
- HOT患者が調理を行う場合，可能ならガスコンロから電気コンロへ変更する
- 酸素供給装置は日当りのよい所には設置しないよう設置場所は考慮する
- 延長チューブが途中で折り曲がらないよう生活動線に注意する
- 患者の自宅内の生活行動範囲を把握し，妨げとならないように延長チューブを配置する
- 仏壇のロウソクや線香から酸素チューブへ引火する可能性もあるため仏壇周囲の環境にも注意する

2　感染対策[2, 5-7]

- 在宅呼吸療法の感染対策の基本は医療施設と同様でスタンダードプリコーションと感染経路別予防策が基本となる。
- 在宅訪問先到着時や帰宅時には手洗いか速乾性手指消毒剤を使い手指消毒に努める。在宅訪問は1日に複数件回るため，われわれが病原体の仲介者とならぬように努める。

❖TPPVの注意点

①呼吸回路を再利用する場合，医療施設で消毒・滅菌を行う。
②加温加湿器の水は，蒸留水や滅菌精製水を使用し，水道水の使用は避けるよう指導する。
③人工鼻を使用している場合，指定された間隔で定期的な交換を行うよう指導する。
④回路内およびウォータートラップ内に溜まった水は定期的に排水するよう指導する。
⑤定期的な回路，バクテリアフィルタの交換を行う。

❖NPPVの注意点

①鼻マスクは毎日拭き，定期的に中性洗剤で洗浄し日陰で乾燥させる。
②加温加湿器の水は病院またはメーカーが推奨する精製水などを使用する。
③回路内およびウォータートラップ内に溜まった水は定期的に排水するよう指導する。
④加温加湿器，回路バクテリアフィルタの定期的な交換を行う。

- 在宅でのNPPV（BiPAP Synchrony 2）回路交換時の必要物品を▶図2に示す。

▶図2　NPPV回路交換時の必要物品

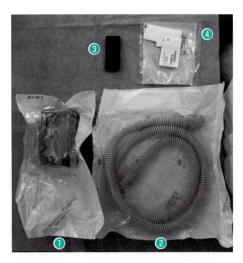

❶加温加湿器チャンバ
❷回路
❸フィルタ
❹花粉フィルタ

❖気管カニューレの注意点

●気管カニューレは大きく分けて4種類ある（▶図3）。また，「カフあり，一重管」の各部名称について示す（▶図4）。一重管と二重管とがあり，喀痰が多く頻回なカニューレ交換が必要な患者には二重管を使用することが多い（▶表3）。

①気管カニューレの定期的な交換を行う。
②カニューレ交換前は必ず手指消毒を行う。
③気管切開口の周囲は，1日1回は観察を行う。
④分泌物で汚染された場合は，そのつどケアを行う。

▶図3　気管カニューレの種類

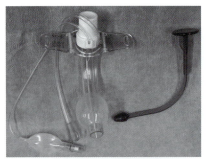

a　カフあり，一重管（単管）
（クリアC-S：MERA泉工医科工業）

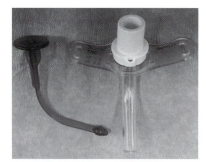

b　カフなし，一重管（単管）
（クリアNC：MERA泉工医科工業）

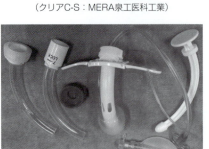

c　カフあり，二重管（複管）
（メラソフィットCF-S：MERA泉工医科工業）

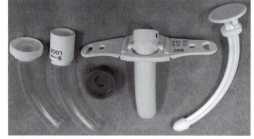

d　カフなし，二重管（複管）
（メラソフィットNC：MERA泉工医科工業）

▶図4 気管切開チューブの名称

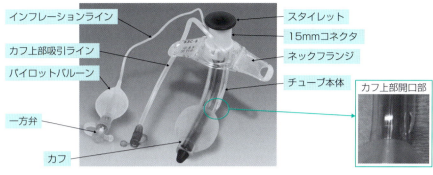

泉工医科工業メラソフィットクリアは，カフ上部吸引ラインからコンスタントフローを流し発声のサポートが行え，カフ上部に貯留した分泌物を吸引することができる。

(メラソフィットクリアC-S：MERA泉工医科工業)（許可を得て掲載）

▶表3　一重管と二重管の比較

一重管（単管）
- 安価
- 構造が単純
- 発声用サイドラインから発声が可能
- カニューレ内が閉塞／狭窄すれば本体を交換する必要がある

二重管（複管）
- 一重管に比べ高価，構造が複雑
- カニューレ内が閉塞／狭窄したら内筒のみ交換
- 喀痰の多い患者には有用
- 外筒に側孔がついているものもあり，内筒を抜けば発声バルブを着けることで発声可能

●気管切開チューブ交換物品（▶図5）と準備風景（▶図6）を示す。

▶図5　気管切開チューブ交換物品

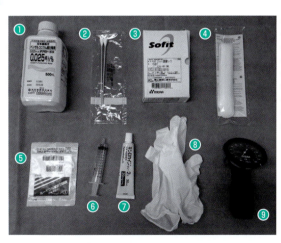

❶消毒剤
❷滅菌綿棒
❸気管切開チューブ
❹気管切開チューブホルダ
❺滅菌Yガーゼ
❻10 ml注射器
❼キシロカインゼリー
❽グローブ
❾カフ圧計

▶図6　気管切開準備風景

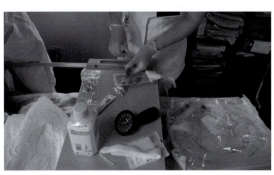

気管切開チューブ交換前には，必ずカフに破損がないか膨らませて調べる。

❖吸引カテーテルの注意点

- 吸引時は病院同様に，手洗い，手袋，マスク，ゴーグル，ビニールエプロンを装着する。
  ① 気管内吸引前後には必ず手指消毒を行う。
  ② 吸引カテーテルは可能であれば単回使用とする。
  ③ 経済的な理由により単回使用が不可能な場合は，できるだけ短時間で交換する。
  ④ 吸引後の吸引カテーテル洗浄水は，気管内吸引の場合は滅菌精製水を使用し，口腔内は水道水を使用する。
  ⑤ 吸引カテーテルの浸漬用薬液は，0.1％塩化ベンザルコニウム液，0.1％クロルヘキシジン液を使用する。痰などが混入すると効果が期待できないので，毎日の交換を行う。
  ⑥ 吸引した分泌物の量・性状を観察する。

3 停電対策[8, 9)]

- 停電対策として重要なことは，停電時の対応方法を決めておき（▶図1），停電時に落ち着いて行動できるように日頃から訓練しておくことである。

❖HMVの場合

① 停電の原因が容量不足であれば，ブレーカーアンペアのアンペア容量を増やしておく。
② コンセントの位置を目視で確認しやすい場所に設置する。
③ 2P-3P変換プラグを使用すると重みで自然に外れる場合があるため注意するよう指導する。3Pコンセントが必要な場合は，可能であれば壁面コンセントを3Pに変更するよう勧める。
④ 3電源であるAC電源，内部バッテリー，外部バッテリーが作動することを確認しておく。また，外部バッテリーの充電状態（▶図7）や駆動時間についても把握しておく。
⑤ シガーライターケーブルや可能なら発電機を準備しておく。
⑥ ベッドサイドのわかりやすい所に，バッグバルブマスクと懐中電灯を置いておく。また日頃より，バッグバルブマスクの点検や懐中電灯が点灯するか確認する。

▶図7 外部バッテリーと充電状態の点検とバッグバルブマスクの点検風景

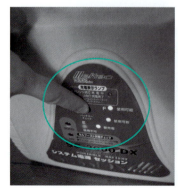
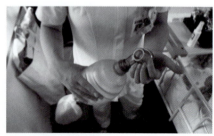

バッグバルブマスクの点検風景

外部バッテリーの充電状態は，在宅訪問時に確認する。

❖HOTの場合

- 酸素濃縮器の場合，バッテリーが搭載されていないため，停電したらただちに酸素ボンベに切り替える。長時間停電の場合，医療機関または酸素供給業者に連絡し携帯用ボンベの補充や避難（入院）を依頼する。また，酸素ボンベはわかりやすい場所に設置し，適切に使用できるようにしておく。
- 液体酸素の場合，駆動源は電気ではないため停電でも親機内の酸素を供給できる。そのため，日頃より残量をチェックしておく（▶図8）。

▶図8 液体酸素親機の残量チェック

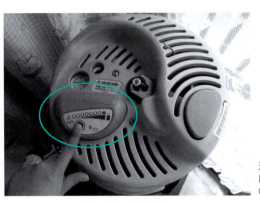

液体酸素の親機の残量チェックは，ボタンを押すだけでできるので在宅訪問時には必ず行う。

4 その他

❖人工呼吸器，酸素供給装置のレンタル契約について

- 人工呼吸器，酸素供給装置のレンタルは，病院とレンタル業者間でレンタル契約を結ぶ必要がある。参考例として▶表4に当院の主なレンタル契約の内容を示す。
  - レンタル契約時の注意点
    - 業者とのレンタル契約は，治療機器付属品（ホース，マスクなど）を含んだレンタル契約が望まれる。
    - レンタル業者営業所の場所やサポート体制の確認を行う。在宅呼吸ケア白書の患者アンケートの結果では，24時間サポート体制をとっているレンタル業者は70％であった[10]という結果からもサポート体制の確認は大切である。

▶表4　当院の主なレンタル契約の内容

- 定期保守点検業務の委託
- 故障時，災害時における代替器の速やかな手配業務の委託
- 機器に対する24時間365日サポート体制の委託
- 機器の設置，回収時の運搬業務の委託
- 業者従業員の業務上の知り得た情報の守秘義務契約
- 治療機器付属品の含んだ保守契約委託（マスク，ホース，フィルタなど）

❖チーム医療について

- ▶図9は著者が撮影したTPPVを受けているHMV患者の花見の移動風景である。患者を中心に，訪問看護師，臨床工学技士，事務職員，キーパーソンなど各職種が協力しHMVを継続している。在宅医療は，病院スタッフ，在

宅スタッフ，自治体スタッフ，保健所スタッフ，企業スタッフと，患者1人に関わるチーム医療形成の規模はかなり大きい．在宅呼吸ケア白書の患者アンケートではHMV患者135人中56％の方は療養の場を自宅へと希望されており[10]，厚生労働省は，「病院から在宅へ」と在宅医療を推進している．**臨床工学技士が病院内だけで業務を行う時代は終わり，病院外へ出て在宅医療チームにも積極的に参加する時代がきたと考える．**

▶図9　HMV患者の花見移動風景

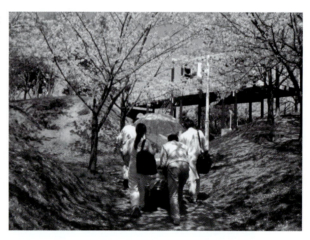

Coffee Break

療養部屋内の室温管理

●一定の室温で管理された病室と違い，自宅の室温管理は患者あるいはキーパーソンが管理する．
　HOT＋NPPV施行中の独居老人宅に訪問したとき，汗が噴き出るほど室温が高く，患者も汗だくであった．患者は大丈夫といわれていたが，熱中症の入院既往もあり室温管理と脱水症状について再指導を行った．在宅訪問したときは，室温にも気を配る必要がある．

【文　献】
1）石川朗 ほか：在宅人工呼吸療法施行者の住環境整備に関する基礎研究-筋委縮性側索硬化症（ALS）の住環境-. 北海道ノーマライゼーション研究報告書, 12: 21-36, 2000.
2）川口有美子 ほか：在宅人工呼吸ポケットマニュアル−暮らしと支援の実際, 医歯薬出版, 2009.
3）日本呼吸器学会　肺生理専門委員会／日本呼吸管理学会　酸素療法ガイドライン作成委員会：酸素療法ガイドライン, メディカルレビュー社, 2006.
4）石原英樹 ほか：在宅酸素療法ケアマニュアル−病棟・外来・訪問HOTスタッフ必携, メディカ出版, 2012.
5）吉田製薬：Y's HOMECRE 在宅療養者，家族，在宅ケアスタッフのための感染対策情報サイト. http://www.yoshida-homecare.com/index.html（平成26年10月閲覧）
6）小林寛伊 ほか：新版　消毒と滅菌のガイドライン, へるす出版, 2011.
7）角田直枝 ほか：実践できる 在宅看護技術ガイド, 学研メディカル秀潤社, 2013.
8）東京都福祉保健局：東京都在宅人工呼吸器使用者災害時支援指針, 2012. http://www.fukushihoken.metro.tokyo.jp/iryo/koho/books.files/shishin.pdf（平成26年10月閲覧）
9）兵庫県健康生活部健康局疾病対策課：在宅人工呼吸器装着難病患者災害時支援指針, 2006. http://web.pref.hyogo.jp/hw12/documents/000060788.pdf（平成26年10月閲覧）
10）日本呼吸器学会肺生理専門委員会在宅呼吸ケア白書ワーキンググループ：在宅呼吸ケア白書2010, 日本呼吸器学会, 2010.

Chapter II

血液浄化治療領域

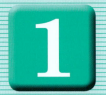

維持透析治療の適応と選択

川崎忠行，江村宗郎

業務のポイント

- 透析療法に使用する装置の安全性確保と有効性維持のため日常点検，定期点検などの保守管理は臨床工学技士の責務である。
- 透析装置の使用方法や操作方法は当該機器の添付文書に則り行うことが原則である。
- 医師の指示のもと，透析療法に必要な機材を準備し，穿刺，透析装置の操作，返血などの業務を行う。
- 管理基準に則った透析用水，透析液の清浄化管理を行う。

【川崎忠行】

- 維持透析療法とは，慢性腎不全患者に対して，**血液体外循環法**[*1]や**腹膜灌流法**[*2]を行い，血液中の病因物質を除去，または不足物質を供給する血液浄化治療を定期的に継続するものである。
- わが国の慢性透析療法患者数は，2013年12月31日現在において，

> 透析施設数　　4,268施設
> 総数　　　　　314,438名
> ベッドサイドコンソール総数（透析装置）　128,150台

となっている。
- 透析導入患者の原疾患は，

> 糖尿病性腎症　　　　　　43.8 %
> 慢性糸球体腎炎　　　　　18.8 %
> 腎硬化症　　　　　　　　13.1 %
> 多発性嚢胞腎　　　　　　 2.5 %
> 急速進行性糸球体腎炎　　 1.4 %
> SLE腎炎　　　　　　　　 0.7 %
> 慢性腎盂腎炎　　　　　　 0.8 %
> 不明　　　　　　　　　　11.3 %

と，糖尿病性腎症が最も多い。
〔日本透析医学会統計調査委員会：我が国の慢性透析療法の現況（2013年12月31日現在）．日本透析医学会，2013．より引用〕

- 維持透析導入基準（▶表1）は，以下の透析導入適応基準が一般的であるが，2013年に日本透析医学会「維持血液透析ガイドライン-血液透析導入」も公開されている。

用語アラカルト

*1　血液体外循環法
1分間に200〜300 mLの血液を体外に取り出すバスキュラーアクセスから血液を透析器に導き，透析膜（半透膜）を介して血液と透析液との間で起こる拡散，限外ろ過など物理的原理を用いて老廃物の除去や体液の調整を行う方法である。

*2　腹膜灌流法
腹腔にカテーテルを設置し，透析液を腹腔に1〜2L注入，一定時間貯留することで腹膜（半透膜）を介して血液と透析液との間で起こる拡散，限外ろ過など物理的原理を用いて老廃物の除去や体液の調整を行う方法である。

▶表1　慢性維持透析療法の導入基準（厚生科研基準）

以下の点数の合計が60点以上が透析導入が必要な状態

症状・所見
1. 水の貯留（むくみ・胸に水が溜まる）
2. 酸塩基電解質異常（高カリウム血症，酸の貯留）
3. 消化管の症状（吐き気・嘔吐・食欲不振）
4. 心臓の症状（呼吸困難・息切れ・心不全・著明な高血圧）
5. 神経の症状（意識混濁・痙攣・しびれ）
6. 血液の異常（貧血・出血が止まりにくい）
7. 目の症状（目がかすむ）

このうち3つ以上の症状 = 30点，2つの症状 = 20点，1つの症状 = 10点

（日本透析医学会　http://www.jsdt.or.jp/jsdt/1637.html）

- 維持透析導入基準は，▶表1の慢性腎不全透析導入基準が広く用いられている。

▶表2　各社の多人数用透析液供給装置の仕様（各社カタログより）

メーカー	型式	透析液希釈方式	供給能力(L/min)	消毒洗浄方式	外形 W×D×H(mm)	重量 空/運転(kg)	消費電力 本体	消費電力 ヒータ搭載
東レ・メディカル	TC-HI 10	連続比率混合方式	5	薬液	600×700×1760 / 600×820×1760（ヒータ搭載時）	120／150 / 170～180／200～210（ヒータ脱気搭載時）	単相AC100V 1kAV	3相AC200V 16～32kAV
	TC-HI 20		10					
	TC-HI 30		15					
	TC-HI 40		20					
	TC-HI 50		25					
ニプロ	NCS-V	バッチ式連続比例混合方式	5	薬液 熱水 クエン酸	570×595×1675 / 570×760×1675（ヒータなど搭載時）	255／355 / 305／415（ヒータ脱気搭載時）	単相AC100V 0.5～1kAV	3相AC200V 13～43kAV
			10					
			15					
			20					
			25					
日機装	DAB-10NX	連続比例希釈方式	5	薬液 熱水 クエン酸	550×650×1710 / 550×780×1710（ヒータなど搭載時）	190／- / 230／-※ / 190／- / 240／-※ / 190／- / 250／-※ ※（ヒータ脱気搭載時）	単相AC100V 1.5kAV	3相AC200V 10～30kAV
	DAB-20NX		10					
	DAB-30NX		15					
	DAB-40NX		20					
	DAB-50NX		25					
ジェイ・エム・エス	BC-ピュアラー02	重力落下方式	2.5～25	薬液	600×640×1850 / 600×940×1850（ヒータなど搭載時）	250／300 / 400／500（ヒータ脱気搭載時）	単相AC100V 2.5kAV	3相AC200V 2.7～30kAV

多人数用透析液中央供給システム

用語アラカルト

＊3　透析液原粉末製剤
透析原液を軽量化，省スペース化するために粉末化したもので，各組成は透析原液と同じである。しかしながら，原液作製のための溶解装置と清浄化された希釈用水が必要となる。

1　維持透析治療に使用される装置の構造と原理

多人数用透析液中央供給システム

- ▶図1に示すように，水処理装置により化学的物質や生物学的物質を除去した透析用水の供給を受けて，複数患者の透析に供される透析液を，**透析液原液**または**透析液原粉末製剤**[*3]と混合して，ベッドサイド端末の透析用監視装置に供給するシステムのことである。

▶図1 透析装置のシステム概要

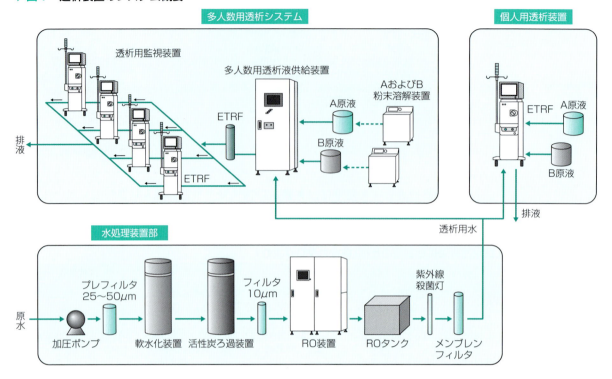

2 透析用監視装置（ベッドサイドコンソール）

● 透析用監視装置は前述の ▶図1 に示すように，多人数用透析液供給装置と組み合わせて使用し，透析治療中の体外循環の監視や制御を行う装置である．

▶表3 各社の透析用監視装置の概要（各社カタログより）

メーカー	型式	除水制御方式	除水速度（L/hr）	血液流量（mL/min）	透析液流量（mL/min）	自動プライミング	自動返血	オンラインHDF
東レ・メディカル	TR-3300M	ダブルチャンバ方式	0.00～5.00	0.2～400	0.3～700	・逆ろ過透析液 OP生理食塩液	・逆ろ過透析液 OP生理食塩液	OP
	TR-3000MA		0.00～5.00	0.2～400	400～700	・逆ろ過透析液 OP生理食塩液	・逆ろ過透析液 OP生理食塩液	OP
	TR-3000M		0.00～5.00	0.2～400	400～700	OP生理食塩液	OP生理食塩液	OP
	TR-3001M		0.00～5.00	0.2～400	300～600	OP生理食塩液	OP生理食塩液	－
ニプロ	NCV-1	ビスカス方式	0.00～5.00	0.3～500	300～600	補助	補助	－
	NCV-1i		0.00～5.00	0.3～500	300～600	・オンライン補充液	・オンライン補充液	－
	NCV-2		0.00～3.00	0～500	300～800	補助	補助	OP
	NCV-2i		0.00～3.00	0～500	300～800	・オンライン補充液	・オンライン補充液	OP
	SPM-1		0.00～5.00	0～500	300～800	補助	補助	OP
	SPM-2		0.00～3.00	0～500	300～800	補助	補助	OP
日機装	DCS-100NX	複式ポンプ	0.00～4.00	40～600	300～700	・オンライン補充液 生理食塩液	・オンライン補充液 生理食塩液	OP
	DCS-27		0.00～400	40～600	300～700	OP生理食塩液	OP生理食塩液	－
ジェイ・エム・エス	GC-110N	ダブルチャンバ方式	0.00～5.99	30～500	300～600	・逆ろ過透析液	・逆ろ過透析液	OP
	GC-300		0.00～5.99	30～500	300～600	・生理食塩液	・生理食塩液	－

❖透析用監視装置の概要

- ▶図2に示すように，血液体外流路と透析液流路に大別できる。そして，各種警報装置が連動して安全を確保する機構になっている。

▶図2 透析用監視装置の概要

補足

透析用監視装置
透析器（ダイアライザ）を使用して血液透析（HD）を行う場合に用いる装置であり，基本的に，透析液をダイアライザに供給し，透析液流量，温度および静脈圧などをモニタする装置である。最近では，「多用途透析用監視装置」の名称で血液透析，血液透析ろ過，血液ろ過などを行うことができる装置が主流である。

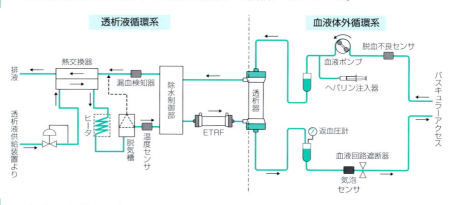

❖血液ろ過装置の概要

- ▶図3に示すように，血液循環系の基本部分は透析と変わらないが，透析液系がろ過制御および補充液制御信号で補充液ポンプを制御するシステムである。

▶図3 血液ろ過装置の概要

補足

血液ろ過装置
血液ろ過器（ケモフィルタ）を使用して血液ろ過（HF）を行う装置であり，補液量と限外ろ過量のバランスを制御する装置である。

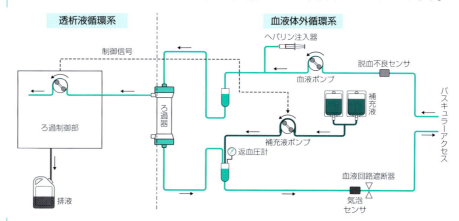

❖血液透析ろ過装置の概要

- ▶図4に示すように，▶図2の透析と変わらないが，除水制御部および補充液制御信号で補充液ポンプを制御するシステムである。

▶図4 血液透析ろ過装置（HDF）の概要

補足

血液透析ろ過装置
血液透析ろ過器（ヘモダイアフィルタ）を使用して血液透析ろ過（HDF）を行う装置であり，通常の透析用監視装置に補液量と限外ろ過量のバランスを制御する装置を組み込んだ装置である。

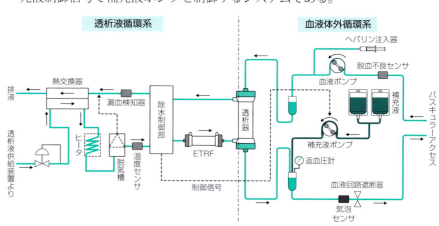

用語アラカルト

＊4 ETRF
エンドトキシン捕捉フィルタ（Endotoxin Retentive Filter：ETRF）は，細菌，エンドトキシンを捕捉するための微粒子ろ過フィルタであり，透析用水および透析液の清浄化を確実に行うために不可欠である。

▶図5 血液透析ろ過装置（On-Line HDF）の概要

補足

On-Line HDF装置
透析液を補液として使用するHDFを行うための装置であり，供給される透析液を補液として送るポンプを装備し，補液量と限外ろ過量のバランスを制御する装置をもつ装置である。

❖On-Line HDF装置の概要

● ▶図5に示すように，透析液を補充液とするため，理論的に無菌状態にしなければならず，ETRF＊4を直列に2本入れ，さらに使用ごとに自動リークテスト機構が付加され安全性を担保している。

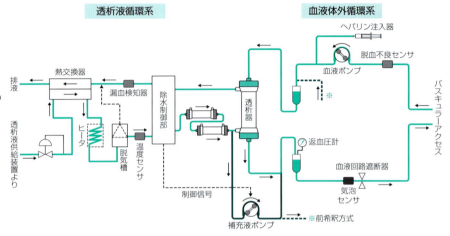

3 個人用透析装置

❖個人用透析装置

● ▶図6に示すように，水処理装置により清浄化された透析用水の供給を受けて，透析液作製部と前述の「透析用監視装置」が一体となった装置である。

▶表4 各社の透析用監視装置の概要（各社カタログより）

メーカー	型式	透析液希釈方式	除水制御方式	除水速度(L/hr)	血液流量(mL/min)	透析液流量(mL/min)	自動プライミング	自動返血	オンラインHDF
東レ・メディカル	TR-3000S	定容量混合方式	ダブルチャンバ方式	0.00～5.00	0.2～400	400～600	OP	OP	OP
ニプロ	NCV-10	定容量混合方式	ビスカス方式	0.00～3.00	0～500	200～600	OP	OP	OP
日機装	DBB-100NX	定量ポンプ方式	複式ポンプ方式	0.00～4.00	40～600	300～700	OP	OP	OP
日機装	DBG-03	定量ポンプ方式	複式ポンプ方式	0.00～4.00	40～600	300～700	OP	OP	OP

OP：オプション

● この透析液作成部は以下のようである。
① **定容量混合方式**：前述のダブルチャンバ方式において，常に1ストロークの流入量は一定であるため，その流入ラインに原液注入ポンプによりAおよびB原液を注入・混合する方式。
② **ビスカス方式**：ベロコラムポンプの動作と同期し，電磁弁の開閉にて規定量の原液をチャンバ内に吸引して混合する方式。
③ **定量ポンプ混合方式**：定圧で供給される透析用水に定容量注入ポンプにてB原液，そしてA原液を注入・混合する方式。
④ **フィードバック方式**：定流量の透析用水に対して，伝導度電極にて計測しながら注入ポンプを帰還制御する方式。

▶図6 個人用透析装置の概要

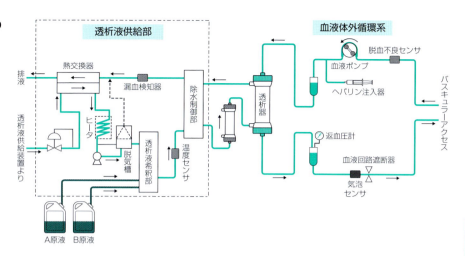

4 除水制御機構

❖除水制御部の機構

●密閉容量制御方式が一般的であり，透析器（ダイアライザ）に送り込む量と排出する量を制御する仕組みである。▶図7に除水制御の概要を示す。

①ダブルチャンバ方式：1枚のダイアフラムでチャンバを2室に仕切り，このチャンバを対で用いて，電磁弁にて流入量と排出量を等量として，除水は別途の除水ポンプで行う機構（東レ・メディカル：TR-3000M/-3001M/-3000MA/-3300M，ジェイ・エム・エス：GC-300/-110N）。

②ビスカス方式：密封したチャンバ内にシリコンが封入されたダイアフラムで仕切られた3室の構造であり，ダイアフラム内のシリコンの量で，流入量と排出量に差（除水）を設ける仕組み（ニプロ：NCV-1/-2）。

③複式ポンプ方式：流入側と排出側のシリンダを等量として，プランジャをモータにて動作させ，除水は別途の除水ポンプにて行う仕組み（日機装：DCS-27/-100NX）。

▶図7 除水制御部のシェーマ

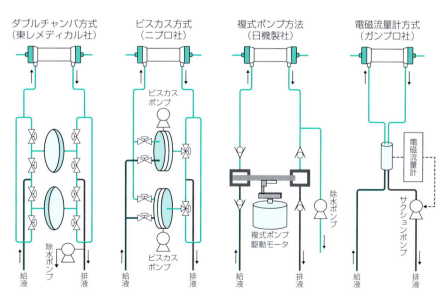

5 透析用水処理装置

- 透析用水の水質基準は，国際標準化機構（ISO）によりISO13959とISO23500で示されており，わが国では「(社)日本透析医学会基準」や「(社)日本臨床工学技士会ガイドライン」が公開されている。
http://www.ja-ces.or.jp/03publish/pdf/touseki_guideline2.00.pdf

❖ 水処理装置管理の概要
- 透析用水の水質基準は，国際標準化機構（ISO）によりISO13959とISO23500で示されており，わが国では(社)日本透析医学会基準や(公社)日本臨床工学技士会ガイドラインが公開されている。
http://www.ja-ces.or.jp/ce/wp-content/uploads/2013/03/72ca45279a884fa1f4faa647058754f5.pdf

❖ 水処理装置管理の概要
- 維持透析治療では，透析液への化学的汚染物質や生物学的汚染物質の混入を防御しなければならない。そのためには，原水である水道水や地下水からこれらの有害物質を排除して可能な限り純粋に近い水を透析用水として供給することが重要となる。
- 透析用水処理装置は，▶図1に示したように逆浸透（以下，RO：Reverse Osmosis）装置を中心とした装置であり，RO装置の前段処理として，原水中に含有する数十μ程度の微粒子をろ過するプレフィルタ，硬度成分であるカルシウムやマグネシウムなどをイオン交換樹脂でナトリウムイオンに置換する軟水化装置，遊離塩素やクロラミンなどを吸着ろ過する活性炭ろ過装置，活性炭から溶出する物質からRO膜を保護する目的で使用する5～10μm程度のフィルタがある。RO装置は，膜両側の溶液間で浸透圧差以上の圧力を高濃度溶液側（溶質）に加え，溶媒を浸透現象とは逆に希薄溶液側に移行させることによって溶媒（または水）と溶質とを分離する方法であり，原水中に含まれる物質はほとんど除去される。RO装置後段にはRO装置で処理された水を一時的に貯留しておく紫外線殺菌灯を備えたROタンクおよび最終的に生物学的汚染物質の通過を阻止するためのUFフィルタがある。

❖ 水処理装置管理のポイント
- **フィルタ類**：入出口の差圧を毎日確認，1～3カ月ごとに定期交換。
- **軟水化装置**：高濃度塩化ナトリウム溶液での逆洗を定期的に行う。硬度確認試験の実施（毎日）。
- **活性炭ろ過装置**：定期的な逆洗を行う。遊離塩素，結合塩素の残留確認試験の実施（毎日）。
- **RO装置**：透過水量，回収率，温度，電導度の経時的な確認（毎日）。RO膜の定期的な交換。
- **紫外線殺菌灯**：点灯の有無確認（毎日）。約1年ごとの交換。

【江村宗郎】

6 透析業務の実際

- 透析室の業務は多岐に渡るため，本項では日々の透析治療業務について示すが，機器・装置の洗浄消毒や定期的な保守管理業務，そして各種検査データや患者状態などの透析治療評価に関しては別項を参照してほしい。

❖ 透析準備業務

- 透析の準備は，各装置の動作確認などを行う始業時点検から始まり，透析液作製，ダイアライザ・血液回路のセッティング・プライミング，抗凝固薬セッティングなどを行い，透析が開始できる状態にすることである。

1 始業時点検

- 透析液作製に関わる装置は，逆洗・再生および洗浄消毒などをタイマ使用して自動的に行うため，正常に動作したかを確認する必要がある（▶表5）。

▶表5 始業時の点検ポイント

装置名	点検ポイント
軟水化装置	・入出口の差圧を確認，記録 ・逆洗・再生タイマの現在時間と設定の確認 ・濃厚食塩水タンク内の確認，塩の補給と記録
活性炭ろ過装置	・入出口の差圧を確認，記録 　注意点：差圧がない場合は，リークの可能性が高い ・タンク式では逆洗タイマの現在時間と設定の確認
RO装置	・透過水伝導度(水質)の確認，記録 ・ROポンプ入出口およびROモジュール排水の圧力を確認，記録 ・原水温度の確認，記録 ・透過水量および排水量の確認，記録 　注意点：RO膜は温度が1℃増減すると2〜4％ほど透過水量が増減し圧力に比例して増減する ・警報履歴の確認，記録
A・B粉末溶解装置 多人数用透析液供給装置	・事前水洗が終了し待機状態であることを確認 ・警報履歴の確認 ・残留薬剤の有無を試験紙・試験薬を用いて確認 ・A・B粉末を各装置に入れ，溶解を開始 ・A・B原液の濃度・温度確認 ・透析原液の準備を確認し，透析液の作製を開始 ・末端透析用監視装置の配管が透析液に置換された時点で透析液の各組成濃度確認
個人用透析装置 透析用監視装置	・事前水洗が終了し待機状態であることを確認 ・警報が出ていないことを確認 ・表示灯のランプが正常状態であることを確認 ・残留薬剤の有無を試験紙・試験薬を用いて確認 ・各配管が透析液に置換された後，濃度・温度の確認

補足
最近の装置は，コンピュータ化され，装置のディスプレイに確認項目が表示されているが，始業時点検では，各配管系の接続部分からの液漏れや各種ポンプの異常音などを実際に視て，聴いて，確認することが重要である。

Coffee Break

- 最近のパソコン関連機器や携帯電話は，操作マニュアルが付いておらず，ネット上で見るようになっているものが多く，詳しい人に聞いて使用することが多い。ところが透析装置のような医療機器には，簡単には読破できない分厚い操作マニュアルが添付されている。私たち臨床工学技士は，治療の安全性を確保するために分厚い書物の内容を理解して，装置の使い方を説明しなければならない。

> **補足**
> - 添付文書には,「使用前に透析液の電解質濃度を測定し,それらが適正であることを確認すること」とあるが,日常ではNa・K濃度測定でよいと考える。
> - pH測定に関しては,「酢酸含有の重炭酸透析液では7.2〜7.4,無酢酸重炭酸透析液では7.5〜8.0の範囲であることを確認する」とあり,必ず測定すべきである。

2 透析液濃度測定

- 透析液を供給できる状態になった時点で,透析液供給装置の濃度および温度表示が適正であることを確認・記録し,透析液供給装置(多人数用の場合は数箇所の透析用監視装置も含む)からサンプリングを行い,電解質(Na・K)およびpHなどを測定し,適正であることを確認・記録する。
- 浸透圧に関しては一部の製品で浸透圧の測定も行うことを明記したものもあり,可能であれば測定することを推奨する。
- 毎回,全項目について測定を行うことは困難であり,一定の期間(週1回を推奨)ごとに測定・記録すべきである。

3 ダイアライザ・血液回路のセッティング

- 準備する物品は,透析用血液回路,ダイアライザ,生理食塩液(生食)1,000〜1,500 mL,鉗子2〜3本および抗凝固薬である。
- 透析用血液回路の各部の名称を▶図8に示す。

▶図8 透析用血液回路の各部の名称

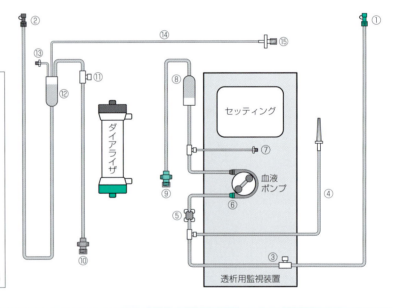

各種の名称
①動脈側アクセス部(ロック式)
②静脈側アクセス部(ロック式)
③動脈側ニードルレスアクセスポート
④補液ライン
⑤血液流量感知用ピロー
⑥ポンプセグメント部
⑦抗凝固薬注入ライン(先端はロック式)
⑧動脈側エアートラップチャンバ
⑨動脈側ダイアライザ接合部(ロック式)
⑩静脈側ダイアライザ接合部(ロック式)
⑪静脈側ニードルレスアクセスポート
⑫静脈側エアートラップチャンバ
⑬液面調整ライン(先端はロック式)
⑭圧力モニタライン(⑮は組込式)
⑮トランスジューサ保護フィルタ(ロック式)

> **血液回路セッティング時の注意点**
> ①患者と使用する物品が正しいことを確認する。
> ②滅菌物は包装の不備,滅菌期限,異物混入,液漏れなどがないことを確認する。
> ③ダイアライザ・血液回路は,各接続部分がキャップされていることを確認する。
> ④回路のねじれや折れがないようにセットする。

> **補足**
> プライミングの目的は,ダイアライザ・血液回路内を生理食塩液で充填するだけではなく,ダイアライザ・血液回路内の物質を洗浄することも含まれる。

4 プライミング

- 現在,自動プライミング機構を装備した装置があるが,本項では,基本的なプライミング方法を▶図9〜15に示す。
① 血液ポンプ上流の動脈(A)側ラインを生食50〜100 mLにて洗浄・充填する(▶図9)。
② 血液ポンプを作動し,液流量100〜200 mL/minにて血液ポンプ下流のA側ラインからダイアライザ・静脈(V)側ラインまでを洗浄・充填する。生食の使用量はおよそ800〜1,300 mLである(▶図10)。

❸洗浄・充填後は，A側エアートラップチャンバの向きを正常位置に戻し，A・V側ラインをクランプする。また，補液ライン，液面調整ラインはダブルクランプする（▶図11）。

▶図9　A側の洗浄・充填

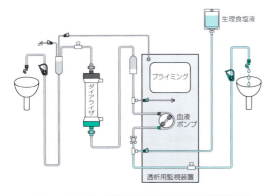

注意点
エアートラップチャンバの液面レベルは，A側はフル充填，V側は2/3〜3/4とする[1]。

▶図10　血液ポンプ下流のA側ラインからダイアライザ・V側ラインまでの洗浄・充填

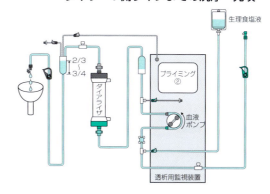

▶図11　洗浄・充填後のクランプ

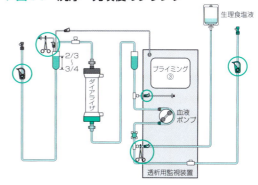

注意点
鉗子でのクランプは，▶図12のように鉗子をラインに対して直角にあてがい，先端から1cm程度のところでクランプする。鉗子の奥の部分や先端，斜めにしたクランプは回路を傷つける場合や確実なクランプができない場合がある。また，ラインクランパのクランプ▶図13では，ラインがよれていてクランプ部分からはみ出る場合があり，クランプ後の確認が重要である。

▶図12　鉗子のクランプ

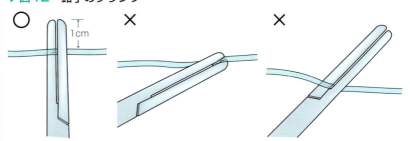

▶図13　ラインクランパのクランプ

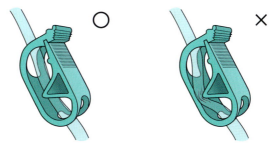

❹ダイアライザA側を上向に直し，V側に透析液流入ラインを接続，A側に透析液流出ラインを接続し，透析液流路の洗浄・充填を行う（▶図14）。

❺ダイアライザV側を上向に変更する。10または20 mLシリンジに用意された抗凝固薬を抗凝固薬注入ラインに接続し，ライン内を抗凝固薬で充填後，透析装置にセットする（▶図15）。

▶図14　透析液側の洗浄・充填

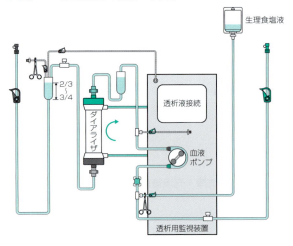

▶図15　抗凝固薬接続

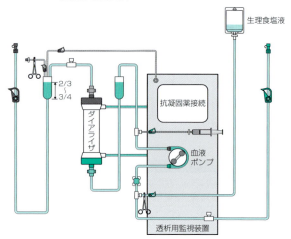

> **注意点**
> プライミング終了時は，各部のクランプ状態，接続部からの液漏れ，ダイアライザ・血液回路内が確実に充填され，特にV側エアートラップチャンバ下流に空気の残存がないことを確認する。

❖穿刺関連業務

● 穿刺を行う前に，患者の状態確認，バスキュラーアクセスの状態確認を行い，異常のないことを確認する。その後，穿刺部位の消毒，穿刺，回路接続，穿刺針・回路固定を行い，透析開始となる。

❶バスキュラーアクセス確認

「視て」　：穿刺肢の内出血，感染（発赤・熱感など），発疹，皮膚のかぶれ，びらん，かき傷，擦過傷，疼痛および前回穿刺部位からの出血などを確認。

「聴いて」：内シャントでは，吻合部から中枢側までの流音をステートで確認（▶図16）。

「触って」：穿刺肢の皮膚上から血管を触って，張り，スリル，太さ，硬化，深さ，走向，血流方向を確認し，穿刺する血管を選択（▶図17）。

▶図16 流音を確認

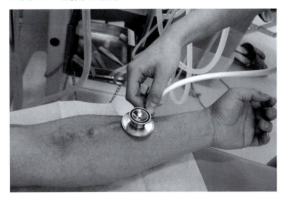
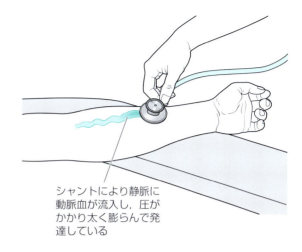

シャントにより静脈に動脈血が流入し,圧がかかり太く膨らんで発達している

▶図17 血管の確認

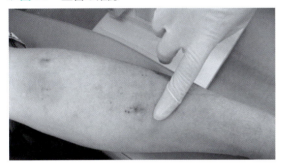
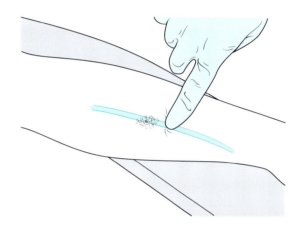

Ⅱ 血液浄化治療領域

2 穿刺部の消毒方法

❶**消毒薬の種類**:穿刺前の皮膚消毒には,▶表6に示す薬剤が多く使用されている。消毒薬の選択は,皮膚の状態やバスキュラーアクセスの種類によって変更される。

▶表6 バスキュラーアクセスでおもに使用される消毒薬

消毒薬	特　徴	取　扱
ポビドンヨード	・すべてのタイプの細菌に対して同程度の濃度で殺菌できるため，安定した効果が得られる ・皮膚刺激性の少ない緩和な局所消毒剤として評価される ・皮膚面の殺菌率効果が大きい ・殺菌速度が速い	・貯法は遮光 ・石鹸など陰イオン界面活性剤の残存，混用は殺菌力を減退させる ・揮発性がないため，つけ過ぎに注意し，乾燥させること ・原液の使用期限は3年
0.5％グルコン酸クロルヘキシジン	・一般微生物に対し低濃度で殺菌作用がある ・皮膚に対する刺激性少ない ・毒性は比較的低い	・貯法は遮光 ・石鹸など陰イオン界面活性剤の残存，混用は殺菌力を減退させる ・原液の使用期限は3年
5％グルコン酸クロルヘキシジン＋70％イソプロピルアルコール	・一般微生物に対し低濃度で殺菌作用がある ・皮膚に対する刺激性が少ない ・毒性は比較的低い	・貯法は遮光 ・石鹸など陰イオン界面活性剤の残存，混用は殺菌力を減退させる ・原液の使用期限は3年（アルコールとの混合薬液では，作成後3カ月）
エタノール76.9〜81.4 vol％	・数秒で強力な殺菌作用がある ・殺菌作用は微生物のタンパクを変性，凝固させることによる ・皮膚，手指の迅速消毒剤として普遍的で定評がある ・毒性は低い ・蒸発しやすいので薬剤の残留がない	・貯法は遮光 ・火気厳禁 ・合成ゴム製品，合成樹脂製品，光学器具，鏡器具，塗装カテーテルなどには変質するものがあるので，このような器具は長時間浸漬しないこと ・原液の使用期限は3年
イソプロパノール70 vol％	・作用・特性はエタノールとあまり変わりはない ・親水性ウイルスに対して効果がほとんどなく，エタノールより劣る ・エタノールより沸点が高く実用濃度もエタノールより低いので気化が遅い	・貯法は遮光 ・火気厳禁 ・合成ゴム製品，合成樹脂製品，光学器具，鏡器具，塗装カテーテルなどには変質するものがあるので，このような器具は長時間浸漬しないこと ・原液の使用期限は3年

❷**消毒方法**：穿刺予定部位を中心に円を描きながら，外側に消毒液を塗布する（▶図18）。

▶図18　消毒方法の実際

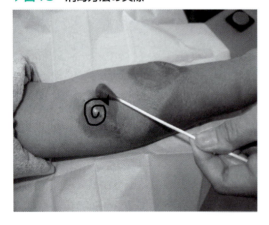
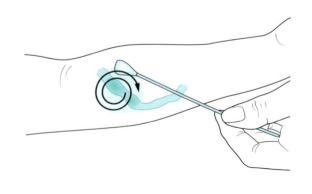

補　足

穿刺部位の消毒には，ポビドンヨードが推奨され，特にグラフト消毒には最も有効とされる。また，ポビドンヨードは塗布後2〜3分で消毒効果が発揮されるため，塗布したポビドンヨードをガーゼで拭き取ったり，塗布後すぐに穿刺を行うべきではない。

3 穿刺方法

❶穿刺針の刺入角度：内シャントの刺入角度は，一般的に15°～30°程度で刺入し，血管に入った時点で穿刺針の角度を緩め，外套を刺入するが，▶図19のように，平坦な血管走行では，血管内腔が狭い場合は，角度を抑えて穿刺を行うべきであるが，血管の深さ，内腔のサイズ，バスキュラーアクセスの種類などによって角度を可変する。

▶図19 穿刺針の刺入角度

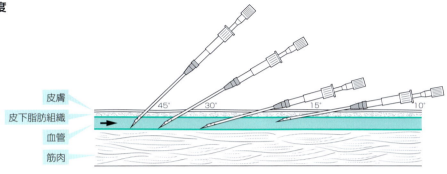

❷穿刺の流れ：穿刺の手順を▶図20～24に示す。
　①駆血帯を用いて適度に血管を怒張させ，手を軽く握るように促す（▶図20）。
　②穿刺血管が皮下で動かないように穿刺する血管の穿刺箇所より手前の皮膚を穿刺方向と反対に向かって軽く引っ張る（▶図21）。

▶図20 駆血をする

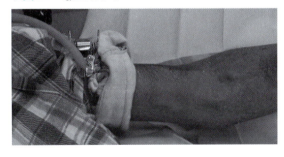 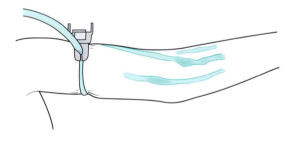

▶図21 血管の固定

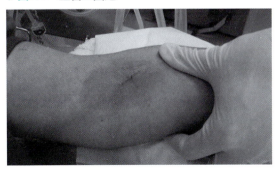 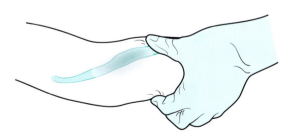

③刺入を開始し，針の先端が血管内に入った時点で血液の逆流を確認し，外筒を 1.5〜2.0 cm 程度押し入れる（▶図22）。
④外套を保持し，内筒をまっすぐ引き抜く（▶図23）。
⑤滅菌テープで外筒と皮膚に隙間ができないように固定し，駆血帯を外す（▶図24）。

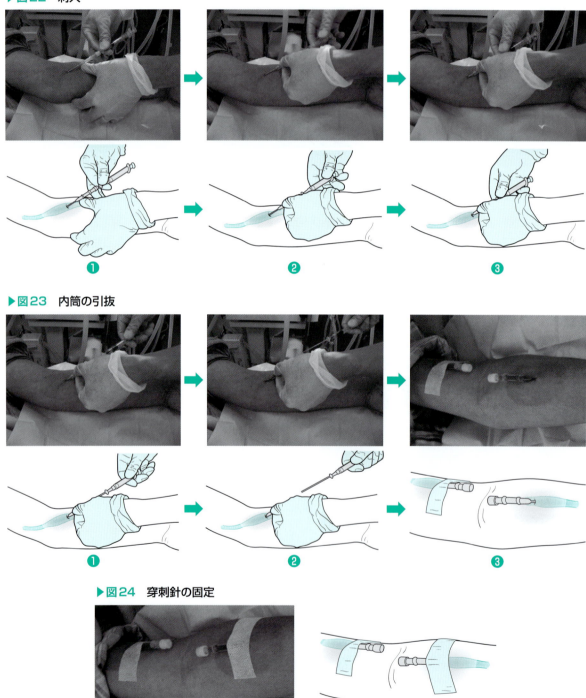

▶図22　刺入

▶図23　内筒の引抜

▶図24　穿刺針の固定

4 回路接続

❶**接続方法**：血液回路先端のキャップおよび穿刺針のクランプ部をプラスチック鉗子でクランプ後，穿刺針のキャップを外し，接続を行う。

▶図25　回路接続手順

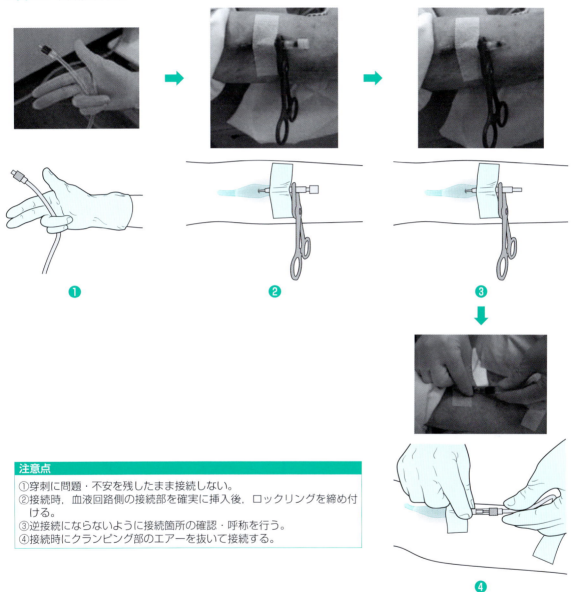

注意点
①穿刺に問題・不安を残したまま接続しない。
②接続時，血液回路側の接続部を確実に挿入後，ロックリングを締め付ける。
③逆接続にならないように接続箇所の確認・呼称を行う。
④接続時にクランピング部のエアーを抜いて接続する。

❷**穿刺針と回路の固定**（▶図26）：穿刺針と血液回路の固定は，穿刺針の種類，テープの材質，穿刺部位などによって異なり，また，各施設によっても違いがある。基本的な回路固定法であるα固定，Ω固定，回路全体の固定法としてU字固定，S字固定などがある（詳細は，平成17-19年度厚生労働科学研究「透析施設におけるブラッドアクセス関連事故防止に関する研究」報告書[2]を参照されたい）。

▶図26 穿刺針・回路固定の１例

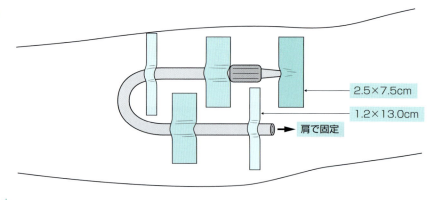

2.5×7.5cm
1.2×13.0cm
肩で固定

5 透析開始時の業務

- 穿刺針と血液回路の接続後，透析を開始する（▶表7）。この時点で透析装置は透析状態であるが除水は行っていない。
- 血液がダイアライザ・回路内を一循環するまで，患者の状態，脱血状態，V側圧力，各接続部のエアーの吸い込みおよび血液漏れ，抗凝固薬注入ポンプの作動状況などを確認する（▶図27）。

▶表7 透析開始手順と確認事項

① 透析用監視装置を運転モードに入れ，動・静脈回路のクランプを開放する。
② 血液ポンプを作動させ，血液流量100 mL/minで開始する。
③ 徐々に流量を上げ，指示血流量へ設定する。
④ 脱血状態はピロー部での確認，静脈圧は目視による確認を行う。
⑤ 静脈側エアートラップチャンバ液面位，圧力モニタラインへの血液逆流の有無を確認する。
⑥ 穿刺部の疼痛，腫脹の確認を行う。

▶図27 透析開始

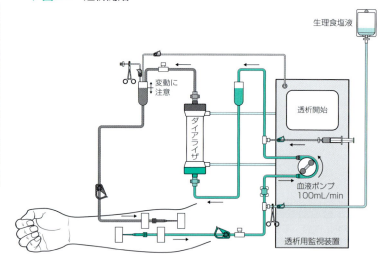

❖透析条件設定

1 血液流量・透析液流量の設定

- 血液がダイアライザ・血液回路内を一循環した後，ダイアライザA側を上向きにして透析液側のエアーを取り除き専用ホルダへ垂直にセットする。
- 血液流量を徐々にあげ，指示値に設定する（▶図28）。

2 予定除水量と除水速度の計算と設定

予定除水量[L]＝目標体重までの除水量[L]＋除水補正量[L]

除水速度[L/時間]＝予定除水量[L]÷予定透析時間[時間]＋0.03～0.04[L]*

＊透析開始より除水開始までのロスタイムを補うための係数

補足
除水補正量は，返血時に使用する生理食塩液の量（開始時にダイアライザ・血液回路内を排液する場合を除く）や透析中の飲食量など透析開始から終了までに体内に入るものの総量である。

▶図28 血液流量・透析液流量の設定

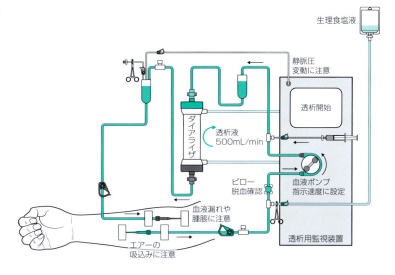

> **注意点**
> ①除水設定は，血液流量を指示値に設定してから行う。低流量時，過度の除水速度は凝固の原因となる。
> ②治療開始後，装置の動作確認および除水設定忘れ防止のため除水積算が正しく表示されることを確認する(除水速度が遅い場合は，タイマ設定し，確認する)。

❖透析中業務

- 通常，透析治療は4〜5時間を要し，病因物質や余剰水分の除去を行う。
- 治療中は血液組成や体液量の不均衡を生じるため，血圧低下や下肢痙攣などの諸症状が出現しやすい。
- また，ダイアライザ，血液回路，透析装置に異常が生じると，空気誤入，大量出血，溶血などの致命的な事故が起きる可能性がある。したがって，透析中はこれらを排除し，安全な透析を施行する種々の監視を行わなければならない。

1 定時チェック

- 透析中は，基本的に30分〜1時間ごとに以下のチェックを行う。
- ▶表8にチェック項目に対し予想される事故と前兆について示す。
  ①患者の状態(測定した血圧・顔色・訴え)
  ②穿刺部(血液漏れ，腫脹，エアー混入，固定状態)
  ③脱血状態
  ④監視装置の動作確認
    - 抗凝固薬注入量
    - 血液流量
    - 除水速度
    - 除水積算量
    - 透析液流量
    - 静脈圧およびTMP
    - 持続注入薬の注入量

> **補足**
> - 定時チェックは確認項目が数多くあるため，見落とす場合がある。自分なりのチェックの順番を決めて行うとよい。また，指差し，声出し確認は有用である。
> - 臨床工学技士は，装置の確認を重点的に行いがちであるが，患者の治療を行っているのであるから，患者の状態確認を怠ってはならない。

▶表8　チェック項目と予想される事故

チェック項目		予想される事故	前兆
穿刺部 　穿刺針の向き，深さ 　固定テープの状態		・血液漏れ　・空気誤入 ・静脈圧上昇　・脱血不良 ・抜針・接続はずれ	・静脈血上昇　・脱血不良
脱血不良		・凝固・溶血 ・抗凝固薬注入ラインへ逆流	・動脈側エアートラップチャンバのバックフロー
補液，抗凝固薬注入ライン		・生食吸い込み ・エアー混入 ・抗凝固薬吸い込み ・出血	・動脈側ラインの色
血液流量	上昇	・血管痛　・血圧低下	・静脈圧上昇　・脱血不良
	下降	・透析効率の低下　・凝固	
抗凝固薬注入量	多い	・出血助長	
	少ない	・凝固 ・残血	・静脈圧上昇 ・ダイアライザ・エアートラップチャンバの色
エアートラップチャンバ液面	高い	圧力モニタラインへの血液逆流	圧力モニタライン接続部の緩み
	低い	エアー混入	・A側充填忘れ ・ポンプセグメント部エアー残存 ・HDF点滴・薬液注入ラインよりエアー混入
ダイアライザ	気泡	残血	・脱血不良 ・ダイアライザヘッダー部の気泡
	接続 はずれ	・出血 ・水漏れ	
圧力モニタライン接続部		接続部より出血	静脈圧上昇を伴わないエアートラップチャンバ液面の上昇
透析液流量 　500 mL/min 　±20 mL/min	多い	不均衡症候群の助長	
	少ない	透析効率の低下	
液温		42℃以上で溶血の危険あり	・冷感　・熱感　・患者訴え
薬剤接合部		・接続部より液，血液漏れ ・薬品吸い込み ・スイッチ入れ忘れ ・注入速度の違い	・接続部マッチング不良
TMP変動		装置故障（密閉系，除水ポンプ）	・圧指示不安定　・警報頻回発生
静脈圧変動		・患者体動　・回路折れ ・穿刺部トラブル（V側）	・脱血不良　・固定不良

補　足

透析中に異常があった場合の処置として，速やかに①～③の操作を行い，異常の原因を究明し，対処すべきである。
①血液ポンプを停止する。
②Ｖ側エアートラップチャンバ下流の回路を鉗子やラインクランパで閉める。
③装置を停止状態にする。

2　水処理および透析液供給装置の動作確認と透析液濃度測定

●基本的に１時間ごとに各装置の動作を確認し，透析液の電解質濃度・浸透圧・電導度などを測定する。

❖返血業務

●ダイアライザおよび血液回路内の血液を体内に戻す返血操作は，基本的に生食充填返血法を用いる。
●過去にエアーによる返血法が存在していたが，空気誤入の事故があり，禁止されている。
●生食充填返血法は，生食を300〜400 mL使用し，ダイアライザおよび血液回路内の血液と置換する方法である。▶図29〜32に返血の手順を示す。

❶補液ラインの鉗子を外し,ラインクランプを開放しながら,補液ラインより上流のA側ラインを鉗子でクランプする。生食を血液ポンプ手前まで流し,血液ポンプを止める(▶図29)。

❷A側ラインを生食バッグの落差圧で充填する(▶図30)。

❸A側ラインクランパを閉め,血液ポンプ流量100 mL/min程度で作動させ,A側回路の血液ポンプ下流からダイアライザを通過し,V側穿刺針までを生食250〜350 mLを使用し,充填置換する(▶図31)。

❹抜針前に,患者のバイタルや一般状態を確認する。基本的にA側から抜針する(止血法は次項で説明)。抜針後の血液回路は,A・V側ともに穿刺針を外し,圧力モニタラインと液面調整ライン先端に接続し,ロックする(▶図32)。

▶図29 補液ラインから血液ポンプ間の洗浄

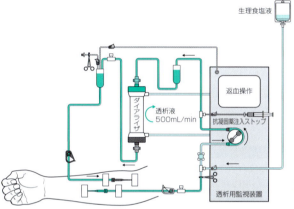

注意点
透析装置は,通常,各警報装置が作動する状態で返血を可能にするため,ダイアライザに透析液を流しながら返血を行うが,返血(または回収)ボタンのある装置では,取扱説明書に従って行う。

▶図30 A側ライン先端までの洗浄・充填

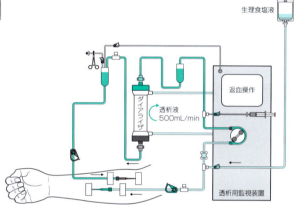

注意点
動脈表在化やグラフト,圧力の高い内シャントの場合,落差圧では充填置換ができない場合がある。この場合は,生食バッグに手で圧力をかけるが,極度に速い流量で行うと血管痛を訴える患者もいる(とくに動脈表在化の場合は注意が必要)。

▶図31 補液ラインからV側ライン先端までの洗浄・充填

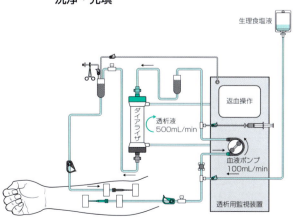

▶図32 返血終了・抜針後の操作

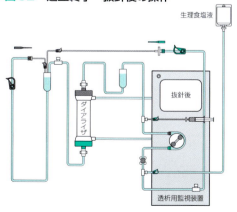

注意点
充填置換が終了した時点で,V側ラインのラインクランパを閉じ,透析装置を「停止」にする。

1 止血方法と止血後確認
- 穿刺部の止血方法は，基本的に圧迫止血である。
- 止血を誤ると皮下に出血した血液が血腫をつくり，周囲の組織を圧迫しシャント閉塞や動脈表在化の患者では手術創の離開を起こす危険性がある。

❶抜去前の確認事項
- バスキュラーアクセスの種類
- 血管状態(血流，太さ)
- 止血しやすい姿勢(患者，止血者)
- 患者の状態(血圧，凝固能)
- 穿刺部(穿刺孔と血管孔)
- 穿刺の方向と血流の方向
- 抗凝固法(抗凝固薬投与量，凝固時間)

❷止血法
- 止血は，第2，3，4指を用い，滅菌ガーゼ1枚を4つ折りにして止血部位に置き，その上から圧迫する方法が基本であるが，通常は，第1指を用いて止血を行うことが多い。
- バスキュラーアクセスの種類や状態により止血方法は異なってくるが，一般的な内シャントでは，抜去から5分間はやや強めに，その後5分間はスリルが感じられる程度に指の力を弱めて圧迫する。

> **補足**
> 内シャントの止血では，圧迫が強すぎると血流を止めてしまうことになる。とくに止血補助具を用いる場合，止血補助具を装着した血管の下流でスリル・シャント音の確認をすべきである。

> **注意点**
> 皮膚表面の穿刺部位と血管刺入部位は針穴の位置がずれてくる(▶図33)。このため，両部位を同時に止血できる位置を圧迫しなければならない(▶図34)。

▶図33　穿刺部位の針穴の位置

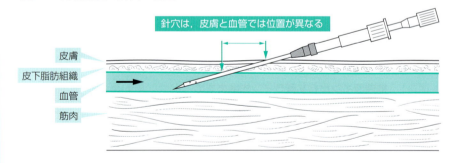

▶図34　止血部位

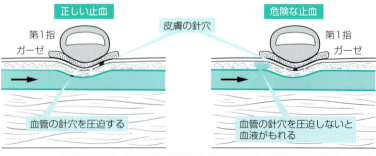

(島辺恵子 ほか: 図解で学ぶ透析看護技術のコツ77. 透析ケア 夏季増刊, 26-59, メディカ出版, 2002.より改変引用)

Coffee Break

- 1970年代にはドレイクウイロック社やバイオシステム社などの多人数透析液供給装置が米国から輸入されていたが，現在，多人数用透析液供給装置は世界で日本特有のシステムとなっている。このシステムは日本の透析の普及に大きく貢献した。
いま，透析大国になりつつある中国（すでに透析患者は30万人以上）において多人数用透析液供給装置が販売されるとのことである。
- 日本の透析技術は世界トップであるが，新しい装置や技術の多くは相変わらず欧米から発信されている。世界で唯一の資格の臨床工学技士が臨床現場からの発案で新たな治療技術開発が期待されている。

❖ 終了後業務

- 透析治療が終了し，患者が退室した後，以下の業務を行う。
  - 使用したダイアライザ・血液回路の廃棄
  - 使用した装置の清拭
  - 透析装置および配管の洗浄消毒
  - 水処理装置の確認：とくに軟水化装置前後の硬度測定および活性炭ろ過装置前後での残留塩素測定を行い，各装置が正常に動作していることを確認する。
  - ベッドメイキング
  - 床清掃
  - 透析施行患者についての検討会
  - 次回透析の準備
  - 機器の最終点検

> **補足**
> 現在の透析装置の洗浄消毒操作は，スイッチを押すだけで動作する仕組みであるが，洗浄消毒開始後に必ずすべての装置を目視で確認し，液漏れなどの有無を確認すべきである。とくにダイアライザ接続用カプラの接続部分からの液漏れには注意が必要である。

【文 献】
1）透析用血液回路標準化基準（Ver.1.00）：公益社団法人日本臨床工学技士会透析装置安全委員会　2012年9月発行．
　http://www.ja-ces.or.jp/03publish/pdf/touseki_hyoujunka_kijun1.00.pdf
2）平成17-19年度厚生労働科学研究「透析施設におけるブラッドアクセス関連事故防止に関する研究」報告書．日本透析医会雑誌別冊，Vol.2-No.2，2008．
3）島辺恵子 ほか：図解で学ぶ透析看護技術のコツ77．透析ケア 夏季増刊，26-59，メディカ出版，2002．

2 在宅血液透析の適応と選択

渋谷泰史

- 医療機器の適切な使用方法を，患者および家族に指導し安全の確保に努める。
- 事故防止対策と事故発生時の迅速な対応システムを構築する。

- 在宅血液透析（Home Hemodialysis：HHD）とは，**患者と介助者が，医療施設において十分な教育を受けたうえで，自宅に透析装置を設置して治療を実施する方法である**。治療は自分のライフスタイルに合わせて行うことが可能になり，頻回透析や長時間透析をすることで透析効率がよい十分な透析を行える治療である[1]。
- わが国の慢性透析治療の形態は，2013年12月31日現在において，以下のとおりである[2]。

    施設血液透析患者数　304,474名
    腹膜透析患者数　　　　9,245名
    在宅血液透析患者数　　　461名

- HHD患者数は461名（0.14 %）で，前年より67人（17.0 %）増加しており（▶図1），慢性透析患者数に比べその増加率は高い。

▶図1　在宅血液透析患者数の推移

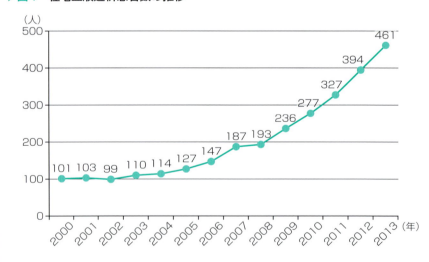

〔日本透析医学会統計調査委員会：我が国の慢性透析療法の現況，日本透析医学会，2001〜2014. より改変引用〕

1 HHDに使用される装置の構造と原理

❖装置

- 現在わが国では，HHD専用装置が存在しないため，▶表1，2に示すような現在販売されている個人用水処理（RO：Reverse Osmosis）装置と個人用透析装置が使用される。装置は患者にとって操作が簡便かつ安全であること，医療者側も緊急時の対応やメンテナンスが容易な装置選択が重要である。また，装置の寸法や安全性，耐久性，静粛性についても十分考慮する必要がある[3]。

▶表1　個人用RO装置の概要

メーカー	形式	寸法[W×D×H(mm)]	重量(kg)	電源・消費電力
ダイセン・メンブレン・システムズ	VCR-20P	350×400×990	70	交流(単相)100 V，1.5 kW
三菱レイヨン・クリンスイ	MRC-RO-NFX-Ao	450×685×950	76	交流(単相)100 V，1.5 kW
日本ウォーターシステム	MZ-Ⅰ/Ⅱ	400×470×1,015	77/80	交流(単相)100 V，1 kW
ニプロ	NCR×eco Ao	350×500×1,110	149	交流(単相)100 V，1.3 kW
東レ・メディカル	TORAYPURE TW-P	420×430×1,000	70	交流(単相)100 V，0.7 kW
ジェイ・エム・エス	ピュアフローS	250×450×1,400	110	交流(単相)100 V，1.5 kW
フレゼニウス メディカル ケア ジャパン	Aqua UNO	515×200×470	30	交流(単相)100 V，0.4 kW
ミクニキカイ	MP-μ	450×550×1,065	45	交流(単相)100 V，0.24 kW
小松電子	KEO187	300×412×1,281	70	交流(単相)100 V，60 W
バクスター	WRO300H	205×520×563	33	交流(単相)100 V，1.5 kW

▶表2　個人用透析装置の概要

メーカー	形式	寸法[W×D×H(mm)]	重量(kg)	透析液希釈方式	除水制御方式	消毒方法	電源・消費電力
日機装	DBB-27	300×370×1,220	60	定量ポンプ混合方式	複式ポンプによる容量制御方式	薬液/熱水	交流(単相)100 V，1.5 kVA
日機装	DBG-03	300×680×1,330	85	定量ポンプ混合方式	複式ポンプによる容量制御方式	薬液/熱水	交流(単相)100 V，1.5 kVA
日機装	DBB-100NX	300×470×1,300	55	定量ポンプ混合方式	複式ポンプによる容量制御方式	薬液/熱水	交流(単相)100 V，1.5 kVA
ニプロ	NCV-10	280×535×1,410	90	定量混合方式	ビスカスによる容量差制御方式	薬液/熱水	交流(単相)100 V，1.5 kVA
東レ・メディカル	TR-3000S	270×375×1,290	63	定容量混合方式	ダブルチャンバによる容量制御方式	薬液/熱水	交流(単相)100 V，1.5 kVA
ジェイ・エム・エス	SD-300	250×480×1,290	75	定容量混合方式	ダブルチャンバによる容量制御方式	薬液	交流(単相)100 V，1.5 kVA

補足

個人用水処理（RO）装置
ICUや病棟透析で使用する1〜2名用の透析用水生成装置。

個人用透析装置
処方透析やICU・病棟透析で使用する個人用の透析監視装置。RO水の供給で透析液の希釈・供給も併せもつ。

❖設備

- ▶表3に示すように，HHDを開始するにあたり設備工事が必要になる。RO装置と透析装置の使用電力量から，▶図2のような単独の20 Aのブレーカを設置することが望ましい。もしくは，電力契約容量を20 A上げることが必要である。電源コンセントは3Pアース付きコンセントを設置するか，既存のアースターミナル付きコンセントを利用する[3]。

▶表3　必要な初期設備工事

必要な設備	内　容
電力容量	・20 Aの単独ブレーカの設置が望ましい ・電力契約容量を20 A上げることが必要
コンセントの変更	・3Pアース付きコンセントを2口設置 ・既存のアースターミナル付きコンセントを利用
給排水口	・装置近くに専用給排水口を新設する ・洗面所や台所の水場を利用する（図6） ・防水パンを設置して排水管に繋ぎこむ
保管場所	・装置の設置場所 ・透析液やダイアライザなどの医療材料 ・医療廃棄物

▶図2　単独ブレーカ増設

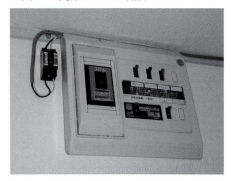

補　足
原水は上水道を使用し，浄水場から公表されている水質データやRO装置への供給水圧が0.2〜0.5（MPa）あることを確認する必要がある。

● ▶図3，4に示すように，RO装置に取り込む原水の供給口とRO装置から流出される濃縮水，透析装置からの透析液廃液の排出口の設置が必要である。
● ▶図5の装置設置例に示すように，装置の下に漏水対策として防水パンを設置し，排水管に繋ぎこむことが望ましい。▶表4はこれらの設備や定期的にかかる費用を示すが，このほかにも医療材料の配送費用などがかかるケースもある。

▶図3　電源コンセント・給排水口（新設）

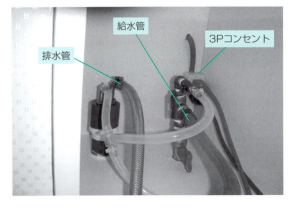

▶図4　給排水口（洗面所の水場利用）

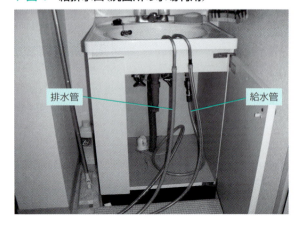

▶図5　装置設置例

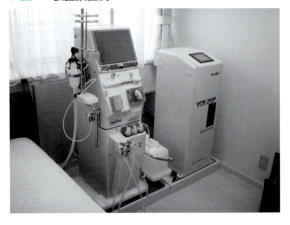

▶表4　HHDにかかる費用

内　容	費　用
装置	病院より貸し出し
ダイアライザ・血液回路などの医療材料と薬剤	病院より提供
初期設備工事費	10〜30万円程度（自己負担）
光熱費（電気，水道代）	1カ月2万円前後（自己負担）
イスやベッドなどその他の物品	必要時自己負担

❖ **環境**
- RO装置，透析装置とダイアライザ，血液回路，透析液など1カ月分の医療材料を置くスペース（畳2〜3畳分）の確保と床の耐荷量が十分であることが必要である。
- 装置の設置場所は，治療中に介助者の耳へ装置の警報音が届き，患者の監視ができる環境でなければならない。

▶図6　洗面所の水場を利用

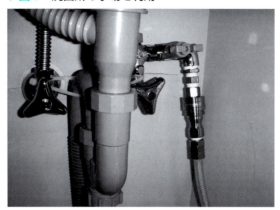

2　HHDの実際

- ▶図7に示すようにHHD希望患者は，介助者とともにHHDの概要や適応条件，経費などの説明を受け，ビデオや本などを見て実際の治療がどのように行われているか理解してもらう必要がある。HHD治療を理解したうえ家族と話し合い，HHD移行の意思が固まれば担当医師を受診し医師を含めたスタッフで移行の可否を決定する。その後はトレーニングと設備工事を並行して実施し，HHD導入となる。

▶図7　導入までの流れ

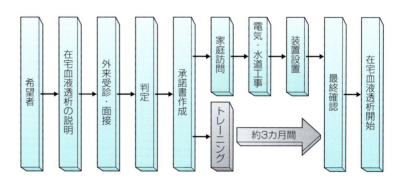

HHD患者の選択・適応

●HHDは希望者すべてができるわけではない。安全な治療をして戴くため，当院では以下の適応基準を設けている。

> ●患者本人がHHD治療の意思があり，介助者と同居家族の同意が得られること。
> ●介助者とともに，3カ月程度の教育訓練を受けられること。
> ●HHDに影響する合併症がないこと。
> ●自己穿刺ができること。
> ●自己管理ができること。
> ●社会復帰の意思があること。
> ●装置設置や医療材料の保管場所を確保できること。
> ●光熱費の支払いができること。
> ●医療廃棄物を病院に持参できること。
> ●1カ月に1回，本人が病院に通院できること。
> ●1カ月に1回，医療者の訪問を受け入れられること。
> ●自己責任であることを理解できること。

HHD導入教育カリキュラム

❖知識の指導

●腎不全や血液透析に関する内容，バスキュラーアクセスや食事，検査データ，日常生活上の注意点などの内容を習得する必要がある。

*指導ポイント

●全般的に指導するより，要点を絞った指導が効果的である。

*指導の内容

> ●HHDにおける自主管理と心構え
> ●腎臓の働き・腎不全
> ●透析の原理・働き
> ●透析中の合併症
> ●食生活，栄養指導
> ●バスキュラーアクセス
> ●薬剤
> ●検査データ
> ●日常生活上の注意点
> ●備品の説明
> ●病院への連絡の方法

❖技術の指導
- 装置の準備から後片づけ，トラブル対処法などについて指導する．
- 指導内容が混乱しないように指導者はできる限り固定する．▶表5は実技指導におけるチェック項目を示す．なかでも穿刺は患者にとって不安が多いため指導には時間を要し，模型やビデオなどを利用して患者と介助者の不安を払拭しながら指導する．

＊指導ポイント
- 段階的に反復練習することが効果的である

▶表5 実技のチェック項目

準備	・水処理装置の準備ができる（始業点検，残留塩素の確認含む） ・透析装置の事前洗浄ができる（残留塩素の確認含む） ・透析液の作成ができる ・清潔操作ができる ・手洗い・消毒 ・血液回路の組み立てができる ・プライミングができる ・透析液濃度測定ができる ・透析装置の始業点検ができる ・カプラとダイアライザの接続ができる ・抗凝固薬の接続ができる ・必要物品の準備ができる ・透析前のバイタル確認ができる ・バスキュラーアクセスの確認，消毒ができる
開始操作	・穿刺ができる ・穿刺介助ができる ・穿刺部のテープ固定ができる ・血液循環操作ができる ・透析条件の設定ができる
透析中の観察・記録	・身体状態の観察・記録ができる（バイタルチェック） ・装置記録ができる ・透析を安全にするための観察・簡単な操作ができる（除水調整，血液流量調整，透析時間調整）
終了操作・片づけ	・終了の準備ができる ・血液の返血ができる ・止血・消毒ができる ・透析後の観察・記録ができる ・使用済みの物品の後始末ができる ・透析装置の洗浄ができる
異常・事故時の対処方法	・警報解除ができる ・血圧下降時の対処ができる ・濃度異常の対処ができる ・温度異常の対処ができる ・脱血不良時の対処ができる ・静脈圧上昇時の対処ができる ・空気誤入時の対処ができる ・回路よりの出血・ダイアライザのリーク時の対処ができる ・動脈側からの返血ができる ・チャンバから空気を抜くことができる

❖評価
- 本人と介助者に筆記・実技試験を実施して評価する。知識の評価は教育終了後に全項目の筆記試験を実施して習得度を確認する。
- 実技試験はチェックリストの項目ごとに評価し，全項目終了後は全体を通しての試験を実施し数人のスタッフで評価する。知識・実技ともに合格後に医師を含めたスタッフがHHD移行への判断をする。

❖HHD開始
- 実際にHHDを開始するときは，スタッフが患者宅に出向き一連の手技を確認する。

透析医療材料の供給と廃棄物の処理

- 医療者側は常に患者宅の医療材料の在庫を把握して，必要数をメーカーに発注する。ダイアライザ，血液回路，透析液は直接メーカーから直送されるが，定期訪問を利用して医療者が運ぶケースもある。
- 血液が付着した医療廃棄物は，行政のゴミ処理業者が収集する地域もあるが，ほとんどは定期訪問のときにスタッフが持ち帰ったり，定期受診のときに患者が持参したりして廃棄している。血液の付着していない物は一般廃棄物として廃棄する。また，透析液の空容器は，透析液を配送したときに業者が回収している。

3 HHD患者の管理の実際

- HHDは医療スタッフが不在の状況で，患者自らが治療を行い介助者がサポートする治療法である。そのためHHD導入後は，医療者側は適正に透析を管理して，円滑に患者と医療者間の密な連絡・支援をとれる体制を確立する必要がある。▶表6は患者管理のために使用している当院の帳票類である。

▶表6　患者管理に使用している帳票類

帳票類	目的
同意書（治療）	HHD治療に関する同意を得る
同意書（装置借用）	装置借用に関する同意を得る
透析指示書	担当医からの透析条件の指示を得る
透析予定表	透析日，訪問日，受診日など患者と共有する
業務カレンダー	HHD担当スタッフの月間予定
透析変更届	患者が透析予定を変更する際に使用する
医療材料・薬剤出納表	医療者が患者宅の物品や薬剤数を管理する
定期訪問記録	月1回の定期訪問の記録
始業点検記録	始業点検の実施記録（患者記入）
定期点検記録	定期点検の実施記録
緊急連絡記録	患者からの緊急連絡の内容と対応を記録
緊急訪問記録	患者宅訪問の原因と対応を記録
在庫届出表	患者宅の物品や薬剤などの在庫数を届け出る
検査予定表	年間の検査予定
メンテナンス予定表	年間の装置メンテナンスの予定
物品発注書	メーカーへの物品注文

❖ 同意書
- HHDを実施する施設は，HHD治療と装置借用の同意書を取り交わす必要がある[1]。

> **治療の同意書の内容**
> - 医療者側の指示した条件や操作手順を遵守すること。
> - 体調変化やトラブル発生時に医療者側に速やかに連絡すること。
> - 医療材料を適正に保管・管理すること。
> - 受診や訪問を定期的に行うこと。
> - 医療費の支払いのこと。
> - HHD治療の中止条件のこと。

> **装置借用の同意書の内容**
> - 借用装置名
> - 装置を適正使用すること。
> - 点検・サンプリングに関すること。
> - 貸借は無償であること。
> - 期間中の点検・修繕は医療者側で実施すること。
> - 治療中止後の装置返還に関すること。

❖ 透析条件の設定
- 担当医はHHDに用いるダイアライザ，透析液，薬剤の種類・容量，穿刺針の種類，および透析間隔，透析時間，血液流量，透析液流量などの治療条件を指示し，この条件に従って治療を実施する。また，治療条件が変更になる場合は，その都度指示を受ける必要がある。
- 透析日や透析時間の変更があるときは，前もって医療者側に変更届を提出する。

❖ 治療状態の把握
- 患者はHHD治療終了後に，透析記録用紙を医療者側にFAXで送信する。それをもとに医療者が治療中の状態を把握しカルテに入力する。体調不良や治療中にトラブルが発生した場合は，速やかに病院へ電話連絡して指示を仰ぐ。穿刺トラブルや装置の異常状態のとき，電話ではよく把握できない場合はビデオ通話を使用して視覚的に状況を把握してアドバイスする。

＊ポイント
- 透析記録用紙から使用した医療材料も確認し，在庫管理を行う。
- 緊急連絡の対応や緊急訪問を実施したときは，必ず記録に残して医療者間で情報を共有する。

Ⅱ 血液浄化治療領域

❖ **定期受診**
- ▶図8に示すように，患者と介護者は1カ月に1回担当医の診察を受け，採血，胸部X線，心電図などの検査を実施し評価する。自宅での患者の状態やHHDでの問題点，疑問点を収集して必要であればアドバイスを行う。

❖ **定期訪問**
- ▶図8に示すように，1カ月に1回，臨床工学技士が患者宅を訪問して次の業務を行う。
  - 装置点検表の確認
  - 装置記録の確認
  - 透析液の濃度測定（簡易測定機器を使用）
  - 透析液のサンプリング（電解質・エンドトキシン・生菌測定用）
  - 手技の確認
  - 医療材料や医療廃棄物の運搬
  - 在庫数の確認

❖ **定期点検**
- ▶図8に示すように，6カ月に一度，臨床工学技士が非透析日に患者宅を訪問して，装置の点検，消耗品の交換などを実施する。点検翌日は異常発生のリスクが高いため立ち会いを行う。
- オーバーホールは3年目に臨床工学技士2名が訪問して実施する。

❖ **連絡体制の確保**
- ▶図9に示すように疑問やトラブルが発生した場合は，患者から透析室または当直の臨床工学技士に連絡して一次対応をする。対応が困難な場合や訪問が必要な場合は，一次対応した臨床工学技士が在宅透析担当の臨床工学技士に連絡して二次対応する。

▶図8 在宅血液透析開始後の支援管理体制

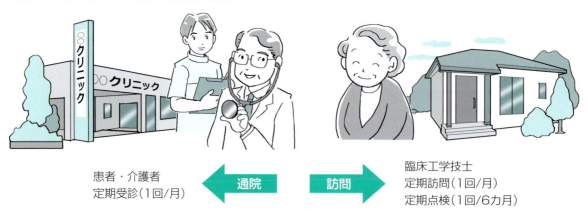

▶図9　トラブル発生時の対応方法

臨床工学技士・・・・・・24時間オンコール体制
・1次対応（電話対応）
　　日勤帯・・・・・・・透析室の臨床工学技士
　　夜間，日曜日・・・当直の臨床工学技士
・2次対応（訪問対応）
　　在宅血液透析担当の臨床工学技士

緊急時の連絡手段
・電話
・FAX
・E-mail
・ビデオ通話

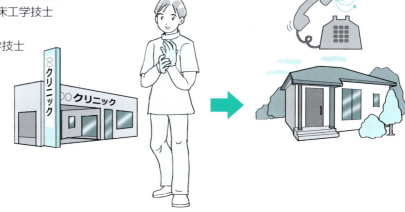

Coffee Break

● 関東の平野部でも，水道管の凍結でHHD治療が遅れる経験をした。
● 電気，水道の供給については，想定外のことも考慮する必要がある

【文　献】
1）日本透析医会在宅血液透析管理マニュアル作成委員会：在宅血液透析管理マニュアル，2010．
2）日本透析医学会統計調査委員会：図説わが国の慢性透析療法の現況（2013年12月31日現在），2014．
3）山下芳久：在宅血液透析．臨牀透析，24: 507-512, 2008．

3 急性血液浄化法の適応と選択

石井祐行

業務のポイント
- 血液浄化法に使用する装置の安全確保と有効性維持のため日常点検，定期点検などの保守管理は臨床工学技士の責務である。
- 血液浄化装置の使用方法や操作方法は，当該機器の添付文章に則り行うことが原則である。
- 医師の指示のもと，血液浄化療法に必要な機材を準備し，血液浄化装置の操作，返血などの業務を行う。

CRRT（Continuous Renal Replacement Therapy：持続的腎代替療法）
CHDF（Continuous Hemodiafiltration：持続血液ろ過透析）
CHD（Continous Hemodialysis：持続血液透析）
CHF（Continuous Hemofiltration：持続血液ろ過）
ECUM（Extracorporeal Ultrafiltration Method：体外限外ろ過）
HA（Hemoadsorption：血液吸着）
DFPP（Double Filtration Plasmapheresis：二重ろ過血漿交換）
DF-Thermo〔Double Filtration Plasmapheresis Thermo-mode：二重ろ過血漿交換（加温法）〕
PA（Plasma Adsorption：血漿吸着）
LCAP（leukocytapheresis：白血球除去療法）
CART（Cell-free and Concentrated Ascites Reinfusion Therapy：腹水ろ過濃縮再静注法）

❖はじめに

- 急性血液浄化法とは，現在，臨床で多く行われている血液透析やアフェレシスの原理を用い，血液の量的・質的異常を是正し，治療効果を上げようとする治療手段の総称である。
- 急性血液浄化法を施行する場合，対象患者の多くが重症患者であり，各種の血液浄化法を用いた集中治療が施行されるため，持続的な血液浄化法（continuous renal replacement therapy：CRRT）を第一選択として施行されることが多い。本項では，急性血液浄化法の適応と選択について述べる。

❖まとめ

- 現在，急性血液浄化法は，救急・集中治療領域でベンチレータと同程度に普及しているため，臨床工学技士は急性血液浄化法の知識および適応，血液浄化装置の操作，管理に習熟しておく必要がある。
- 血液浄化法とは，血液の量的・質的異常を浸透，拡散，限外ろ過，吸着などの原理により是正し，治療効果をあげようとする治療手段の総称である。わが国における集中治療の発展に伴い，血液浄化法が急性疾患や急性の重症病態に対しても，さまざまな有効性を期待して積極的に用いられるようになり，これらは急性血液浄化法と呼ばれるようになった。
- 集中治療領域で臨床工学技士が扱う機器は，さまざまな分野と機種にわたり，臨床工学の集大成ともいえる。よって，集中治療に従事する臨床工学技士には幅広い知識が必要となる。
- 臨床工学技士は集中治療室医療チームの一員として，他職種と協働して業務を進めていくことが求められる。
- ICUなどで使用される血液浄化装置は，常時使用するものではなく，必要に応じて使用するが，使用中は24時間以上連続して使用することもあるため，常に使用できるように管理する必要がある。

1 急性血液浄化療法に使用される装置の構造と原理

❖持続腎補助療法に使用されるおもな装置

- 持続腎補助療法に使用されるおもな装置を▶表1および▶図1に示す。

▶表1　急性血液浄化に使用されるおもな血液浄化装置(各社カタログより)

項目			ACH-Σ® (旭化成メディカル)	プラソートiQ21 (旭化成メディカル)	KM-8700EX (川澄化学工業)	KM-9000 (川澄化学工業)	AcuFil® Multi55X-Ⅱ (東レ・メディカル)
治療モード	アフェレシス	PE	○	○	○	○	○
		DFPP	○	○	×	○	○(個別運転)
		DF Thermo	×	×	×	○	×
		PA	○	○	○	○	○
		HA(DHP)	○	○	○	○	○
		LCAP	○	○	○(別途ポンプ必要)	○(別途ポンプ必要)	○(個別運転)
	CRRT	CHF	○	○	○	○	○
		CHD	○	○	○	○	○
		CHDF	○	○	○	○	○
		SCUF(ECUM)	○	×	○	○	○
	CART		○	○(マニュアルモードで実施)	×	○	○(個別運転)
ポンプ系	血液ポンプ	流量制御範囲	1〜250 mL/min	5〜250 mL/min 1〜100 mL/min(小児用)	10〜220 mL/min	1〜250 mL/min	1〜250 mL/min
	液系ポンプ	ろ過流量制御範囲	0.01〜6 L/h	0.01〜12 L/h	10〜220 mL/min	0.06〜15 L/h	0.01〜6.0 L/h
		補液流量制御範囲	0.01〜6 L/h	0.01〜12 L/h(CHF, CHDF時は最大10 L/h)	4〜60 mL/min	0.01〜5 L/h	0.01〜3.0 L/h
		透析液流量制御範囲	0.01〜6 L/h	0.01〜12 L/h(CHF, CHDF時は最大10 L/h)	5〜95 mL/min	0.01〜10 L/h	0.01〜4.0 L/h
	シリンジポンプ	流量制御範囲	0.1〜15.0 mL/h	0.1〜15.0 mL/h	0.1〜9.9 mL/h	0.5〜15.0 mL/h	0.1〜15.0 mL/h
		適用シリンジ	20, 30, 50 mL	20, 30, 50 mL	20, 50 mL	20, 50 mL	20, 30, 50 mL
		ボーラス機能	○	○	×	×	×
		早送り機能	○	○	○	○	○
		押し子外れ検知機能	○	×	×	×	×
		サイズ検知機能	○	×	○	○	○
	除水制御方式		重量制御	重量制御	重量制御	重量制御	容量制御
	バッテリ		標準	オプション	×	オプション	オプション
	外部出力		LAN	RS232C	×	RS232C	RS232C / USB

▶図1　急性血液浄化に使用されるおもな血液浄化装置

AcuFil® Multi55X-Ⅱ(型式名:TR55X-Ⅱ®)
※TR55X-Ⅱは東レ・メディカルとJUNKEN MEDICALの併売品。

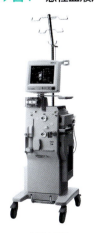

ACH-Σ®
(旭化成メディカル)

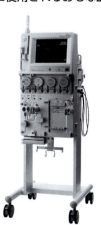

プラソートiQ21
(旭化成メディカル)

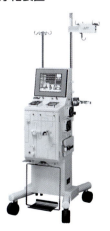

KM-8700EX
(川澄化学工業)

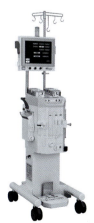

KM-9000
(川澄化学工業)

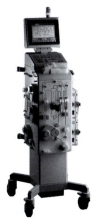

AcuFil® Multi55X-Ⅱ
(東レ・メディカル)
(許可を得て掲載)

❖各種血液浄化法のフロー図と施行方法

- ICUで施行される血液浄化法はCHF，CHD，CHDFなどの**CRRT療法**とPE，HAなどの**アフェレシス療法**があり，治療モードの違いにより使用するポンプや監視する項目が異なる。

■CHDF(Continuous Hemodiafiltration)施行時の装置の概要

- ▶図2に示すように，CHDF施行モードでは，抗凝固剤を注入するシリンジポンプ，血液を循環させる血液ポンプと補充液を供給する透析液ポンプ・補液ポンプ，持続緩徐式血液ろ過器からろ液を排出するろ液ポンプからなり，治療施行時は各種警報装置が連動して安全を確保する機構になっている。

▶図2 CHDFフロー図

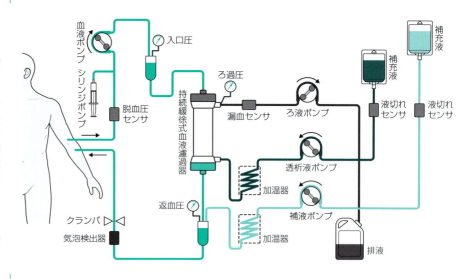

補足

持続緩徐式血液ろ過器
急性腎不全の発症に伴い，水分・電解質異常によって体液の恒常性が保てなくなった状態に対して持続的にCRRTを行い，血液中の尿毒物質，その他の有害物質の除去，および血液中の水分，電解質を緩徐に除去・調整する機器である。

脱血圧センサ
ピロー型と圧力測定型とがある。

■血漿交換(Plasma Exchange：PE)施行時の装置の概要

- ▶図3に示すように，PE施行モードでは，抗凝固剤を注入するシリンジポンプ，血液を循環させる血液ポンプとアルブミン製剤または新鮮凍結血漿(FFP：fresh frozen plasma)を供給する補液ポンプ，血漿分離器からろ液(血漿)を分離排出する血漿分離ポンプからなり，治療施行時は各種警報装置が連動して安全を確保する機構になっている。

▶図3 PEフロー図

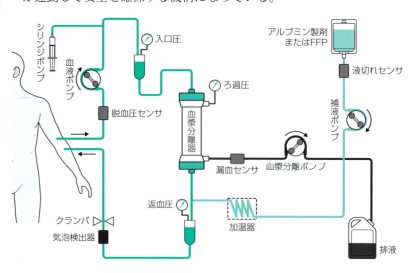

補足

膜型血漿分離器
血漿交換療法において，全血から血漿を分離する機器である。血漿交換療法(PE)，二重ろ過血漿交換療法(DFPP，DF-Thermo)，血漿吸着療法(PA)施工時において膜型血漿分離器を使用する。

■血液吸着(Hemo Adsorption：HA)施行時の装置の概要

● ▶図4に示すように，HA施行モードでは，抗凝固剤を注入するシリンジポンプ，血液を循環させる血液ポンプからなり，治療施行時は各種警報装置が連動して安全を確保する機構になっている。

▶図4　HAフロー図

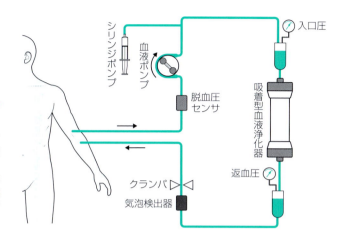

補足

吸着型血液浄化器
現在，吸着型血液浄化器を使用して施行されている吸着療法には，活性炭吸着，エンドトキシン吸着，β2ミクログロブリン吸着，顆粒球吸着，白血球吸着などがある。

❖流量制御機構

■流量制御部の機構

● CRRT療法およびPE療法において流量のバランス異常は，患者の状態に大きな影響を与えるため厳密に管理されなければならない。
● 流量制御方式は大別して，チャンバ容量制御方式と重量バランス制御方式がある。
● 流量誤差がでる原因は下記に示すとおりである。
　● チュービングポンプは，ポンプ前の圧力に大きな影響を受ける。治療中のポンプ前圧力は常に変動する。
　● ポンプチューブは，径・肉厚・円形状・弾性などの製品間で差がある。
　● ポンプチューブは，肉厚・円形状・弾性などが経時的に劣化する。
　● 気温，湿度などの環境の影響を受ける。
● このような影響により，ポンプチューブの容量の変化が誤差を大きくする要因になる。そのような誤差を最小にするために流量バランス制御の機構がある。
● 下記に流量制御方式の概要を示す。

❶チャンバ容量制御方式

【AcuFil® Multi55X-Ⅱ】

● 流量計量は流量制度を向上させるため，ろ液，透析液および補液については専用の計量容器を用いて容量式で流量計量を行っている。流量のフィードバック制御は，ろ液，補液，透析液については，それぞれ個別に流量を測定し，設定した流量を確保するようにフィードバック制御を行う。

【ろ液側流量計測（▶図5）】

❶ クランプが開いた状態でろ液は排出され，チャンバは空の状態を保つ（通常状態）。

❷計量開始時にクランプが閉じられ，電磁弁が開くことによりチャンバに液が充填され，液面センサS1が液を検知してから計量が開始される（計測中）。
❸チャンバ内に液が充填され，液面センサS2が液を検知した時点で計量が完了する（計量完了）。
❹充填された液は電磁弁とクランプを開けることにより液抜きされる（液抜き）。

▶図5　ろ液側流量計測

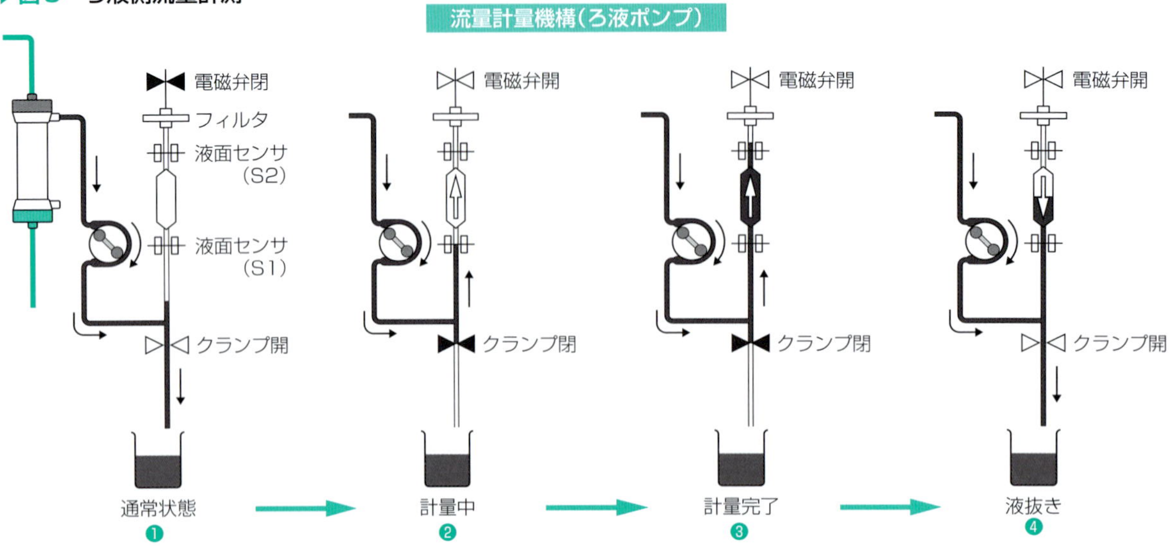

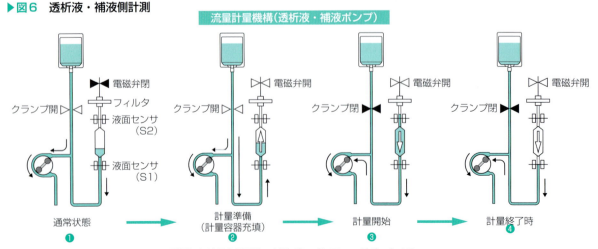

計測した結果をろ過ポンプにフィードバックする。

【透析液・補液側計測（▶図6）】
❶クランプは開いて電磁弁は閉じた状態で補充液は供給される（通常状態）。
❷電磁弁が開き，落差圧によってチャンバ内に液が供給される（計量準備）。
❸チャンバ内に液が充填され，液面センサS2が液を検知した時点でクランプが閉じ流量計量が開始される（計量開始）。
❹チャンバ内の液面が下がり，液面センサS1が液を検知した時点で流量計量が完了する（計量終了）。

▶図6　透析液・補液側計測

計測した結果を透析液・補液ポンプにフィードバックする。

2 重量バランス制御方式（KM-8700EX，KM-9000：▶図7）

● 置換液（透析液，補液）と廃液との重量差が常に「0」になるように補充液重量計と廃液重量計で重量を計測して制御を行う。流量制御はろ液ポンプにより行われ，廃液が多い場合はろ液ポンプの流量を減少させ，少ない場合は増加させてろ液ポンプの流量を調整することで重量補正を行う。

▶図7　KM重量バランス制御方式

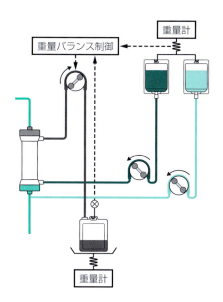

3 重量バランス制御方式（プラソートiQ21，ACH-Σ®：▶図8〜11）

● プラソートiQ21，ACH-Σ®では，除水量と補充液（透析液，補液）の重量を直接測定しポンプを制御することで，高い除水精度を実現している。

❶ **除水計測準備**：透析液，補液チャンバに液を充填し，一方でろ過チャンバは空の状態を維持する。計測開始時の重量計にかかる重量は「透析液＋補液」の合計となる（V1，V2，V3は開放）〔▶図8（除水計量準備）〕。

❷ **除水計測**：透析液，補液チャンバは透析液・補液ポンプ設定速度で減少，ろ過チャンバはろ過ポンプ設定速度で増加する。計測終了時の重量計にかかる重量は「透析液＋補液＋ろ液」の合計となる（V1，V2，V3は閉塞）。このときの除水速度は「重量変化量」/「計量時間」で計算される〔▶図9（除水計測）〕。

❸ **透析液・補液計測準備**：透析液，補液チャンバに液を充填し，一方でろ過チャンバは空の状態を維持する。計測開始時の重量計にかかる重量は「透析液＋補液」の合計となる（V1，V2，V3は開放）〔▶図10（透析液・補液計量準備）〕。

❹ **透析液・補液計測**：透析液，補液チャンバは透析液・補液ポンプ設定速度で減少，ろ過チャンバは空の状態を維持する。計測終了時の重量計にかかる重量は「透析液＋補液」の残量となる（V2，V3は閉塞V1を開放）。透析液・補液側計測は「重量変化量」/「計測時間」で計算される〔▶図11（透析液・補液計量）〕。

❺ **除水計測フィードバック**：除水計測した結果をろ過ポンプに対しフィードバックする。

重量バランス制御方式（旭バランス計量方式）

▶図8　除水計量準備

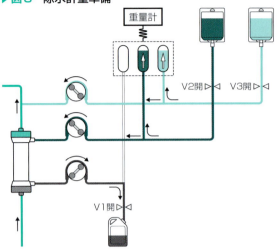

▶図9　除水計測

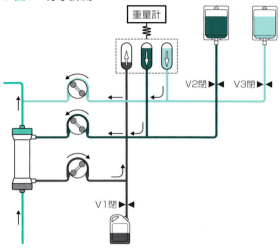

▶図10　透析液・補液計量準備（IN側計測）

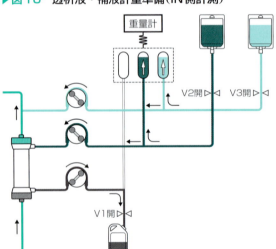

▶図11　透析液・補液計量（IN側計測）

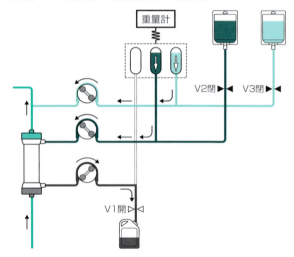

2　急性血液浄化業務の実際

● 本項では急性血液浄化業務について示す。

❖急性血液浄化準備業務

● 急性血液浄化の準備は，装置の動作確認を行う始業点検から始まり，施行される治療法に応じた材料（持続緩徐式血液ろ過器，血漿分離器，血液吸着器）のセッティング・プライミング，抗凝固剤セッティングなどを行い，治療が開始できる状態にすることである。

❶始業時点検

● 急性血液浄化に用いる装置は機種ごとに点検方法が異なるため，取扱説明書に従って機器の始業点検を行う。▶表2におもな始業時点検の項目と点検ポイントを示す。

▶表2 始業点検項目と点検ポイント

点検項目	点検のポイント
装置の電源	装置の電源プラグが医療用3Pコンセントに接続してあることの確認
装置起動時動作	装置の自己診断機能や各工程で運転しているとき，警報や報知を発していないことを確認し，警報や報知が発せられた場合には装置に異常がないかを確認する 停電用バッテリーが内蔵されている場合は，バッテリーが十分に充電された状態であるか確認する
圧力モニタライン	装置と血液回路の接点である圧力モニタラインには，トランスデューサ保護フィルタを接続し，装置と血液が直接接触しないようにする。トランスデューサ保護フィルタが濡れた場合は交換する
装置の状態観察	液漏れ，異音，異臭の発生などの異常が見つかった場合には，速やかな復旧が可能か，使用を中止するか判断を下す

(臨床工学技士業務別業務指針2012より参照)

2 血液浄化器・血液回路のセッティング，基本的な設定項目および血液回収

● ▶表3に各種治療法の準備物品を示す。

▶表3 各種治療法の準備物品

	治療法	CRRT	PE	HA(活性炭吸着)	HA(PMX)
準備物品	血液浄化器	持続緩徐式血液ろ過器	血漿分離器	吸着型血液浄化器 (活性炭)	吸着型血液浄化器 (エンドトキシン除去)
	血液回路	一式	一式	一式	一式
	洗浄・プライミング 生理食塩液	1000 mL	1000 mL	1200 mL	4000 mL(PMX-20R) 2000 mL(PMX-05R)
	抗凝固剤加生理食塩液	1000 mL	1000 mL	500 mL	500 mL
	抗凝固剤	必要量	必要量	必要量	必要量
	補充液	血液ろ過用補充液	FFPまたは アルブミン製剤		
	返血用生理食塩液	250～300 mL	200～300 mL	200～300 mL	200～300 mL
	鉗子	4～5本	4～5本	4～5本	4～5本

■ CHDF療法のセッティング・プライミング，基本的な設定項目および血液回収

● ▶図12にCHDF療法のフロー図とプライミング方法を示す(現在，自動プライミング機能を有した装置があるが，本項では基本的なプライミング方法を示す)。

CHDF	治療モード(CHDF)
使用装置	血液浄化装置

＊洗浄・プライミング

- 持続緩徐式血液ろ過器に生理食塩液を1000 mL以上流す。ヘパリン加生理食塩液1000 mL以上を用いて，中空糸内側および外側を置換・充填する。
- 透析液側・補液側回路を補充液で置換・充填する。

＊治療設定項目

① 血流量　　　　　100〜200 mL/min
② 持続抗凝固剤量　　ナファモスタットメシル酸塩使用時 20〜30 mg/dL
③ 透析液流量　　　　1000 mL/h
④ 補液流量　　　　　500 mL/h
⑤ ろ過流量　　　　　透析液流量＋補液流量＋除水流量

▶図12　CHDFフロー図

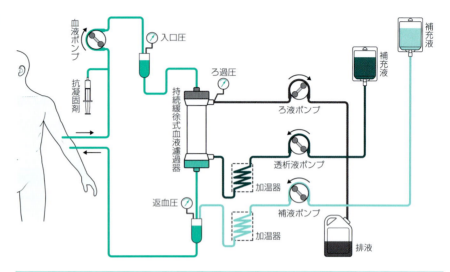

洗浄・プライミング
生理食塩液を1000 mL以上流す ↓ ヘパリン加生理食塩液1000 mL以上を用いて，中空糸内側および外側を置換・充填する。

治療
CHDFは重症患者に対して1日24時間，何日にもわたって持続的に施行される。

返血
血液流量　　　50 mL/min 生理食塩液　　250〜300 mL使用

＊治療中の業務
- 治療は集中治療管理のもと行われ，病因物質や余剰水分の除去を行う。
- 治療中は，心拍数，呼吸数，血圧，体温などのバイタルサインや尿量など患者の全身状態のチェックを行う。
- 持続緩徐式血液ろ過器，血液回路，血液浄化装置に異常が生じると，空気誤入，大量出血，溶血などの致命的な事故が起きる可能性がある。したがって，治療中はこれらを排除し，安全な治療をすべく種々の監視を行わなければならない。

＊血液回収
- 返血の際には，患者の体内に空気が入らないようにすること。
  ① 血液ポンプで生理食塩液250〜300 mLを血液流量50 mL/minの速度で流して，持続緩徐式血液ろ過器および血液ライン内の血液を患者に返す。

②血液ポンプを停止し，脱血側回路および返血側回路をクランプして血液ラインを患者から外す。

＊PE療法のセッティング・プライミング，基本的な設定項目および血液回収

● ▶図13にPE療法のフロー図とプライミング方法を示す。

PE	治療モード（PE）
使用装置	血液浄化装置

＊洗浄・プライミング

- 生理食塩液を1000 mL以上流す。ヘパリン加生理食塩液1000 mL以上を用いて，置換・充填する。

＊治療設定項目

①血流量	30〜70 mL/min
②抗凝固剤ワンショット量	ヘパリン使用時 1000〜2000 単位/h
③持続抗凝固剤量	ヘパリン使用時 1000〜2000 単位/h
	ナファモスタットメシル酸塩使用時 20〜30 mg/dL
④血漿ポンプ流量	血液流量の30％以下
⑤補充流量	廃棄血漿と等量（基本的に血漿ポンプと等量）
⑥目標処理量	

▶図13　PEフロー図

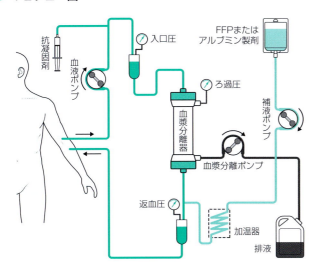

洗浄・プライミング
生理食塩液を1000 mL以上流す
↓
ヘパリン加生理食塩液1000 mL以上を用いて，置換・充填する。

治療
血漿処理量　患者循環血漿量の1〜1.5倍
血液流量　　30〜70 mL/min
血漿流量　　血液量の30％以下
補充液量　　廃棄血漿と等量のFFPまたはアルブミン製剤を補充

返血
血液流量　　50 mL/min
生理食塩液　200〜300 mL使用

* **治療中の業務**
- 通常，血漿処理量は患者循環血漿量の1～1.5倍程度で病因物質の除去を行う。
- ▶図14にPE補充液設定早見表(体重 → 循環血漿量)を，▶図15にPE補充液設定早見図(循環血漿量 → 補液液量)を示す。

▶図14　PE補充液設定早見図(体重 → 循環血漿量)

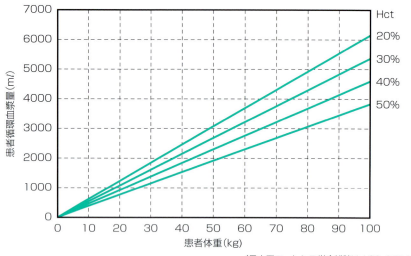

(日本アフェレシス学会雑誌Vol.30, 2011.)

▶図15　PE補充液設定早見図(循環血漿量 → 補液液量)

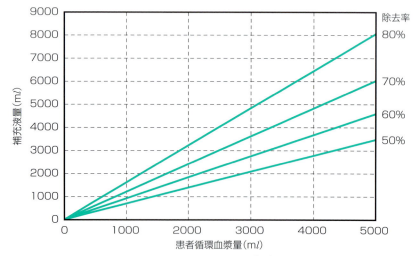

(日本アフェレシス学会雑誌Vol.30, 2011.)

* **血液回収**
- 返血の際には，患者の体内に空気が入らないようにすること。
  ①血液ポンプで生理食塩液200～300 mLを血液流量50 mL/minの速度で流して，膜型血漿分離器および血液ライン内の血液を患者に返す。
  ②血液ポンプを停止し，脱血側回路および返血側回路をクランプして血液ラインを患者から外す。

■ HA療法（活性炭吸着）のセッティング・プライミング，基本的な設定項目および血液回収

● ▶図16にHA療法（活性炭吸着）のフロー図とプライミング方法を示す。

HA（活性炭吸着）	治療モード（HA，DHP）
使用装置	血液浄化装置
使用装置	入口圧，出口圧がモニタできる血液浄化装置

＊洗浄・プライミング
- 生理食塩液を1200 mL以上流す。
- ヘパリン加生理食塩液500 mL以上を用いて，置換・充填する。

＊洗浄・プライミングの注意点
- 吸着能低下や血液凝固の原因となるため気泡の除去を十分に行う。
- カラム内の血流方向は，指定の方向に従う。
- 低血糖予防を目的として，予めブドウ糖液でのプライミングはしてはならない。溶血が起こる可能性がある。

▶図16　HAフロー図

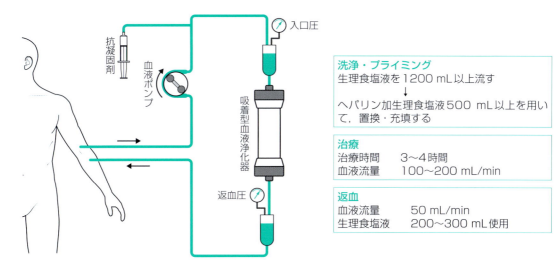

＊とくに気をつけること
- ナファモスタットメシル酸塩は吸着されるため抗凝固剤としては使用できない。

＊治療設定項目

①血流量　　　　　　　　　100〜200 mL/min
②抗凝固剤ワンショット量　　ヘパリン1000〜3000単位/h
③持続抗凝固剤量　　　　　ヘパリン1000〜2000単位/h

＊治療中の業務
- 通常，活性炭吸着治療は3〜4時間を要し，病因物質の吸着除去を行う。
- 活性炭吸着療法は，血液凝固が起こりやすいので浄化器入口圧の上昇をよく観察する。

＊血液回収
- 返血の際には，患者の体内に空気が入らないようにすること。
  ①血液ポンプで生理食塩液200〜300 mLを血液流量50 mL/minの速度で流して，吸着型血液吸着器および血液ライン内の血液を患者に返す。
  ②血液ポンプを停止し，脱血側回路および返血側回路をクランプして血液ラインを患者から外す。

■HA療法（PMX療法）のセッティング・プライミング，基本的な設定項目および血液回収
- ▶図17にPMX療法のフロー図とプライミング方法ならびに治療方法を示す。

PMX	治療モード（HA，DHP）
使用装置	入口圧，出口圧がモニタできる血液浄化装置

＊洗浄・プライミング
- PMX-20Rの洗浄は生理食塩液を4 L以上流す。PMX-05Rでは生理食塩液を2 L以上流す。
- 抗凝固剤加生理食塩液500mLを流す。

＊洗浄・プライミングの注意点
- 充填液は酸性（pH約2）のため，使用前に必ずPMX-20Rは4 L，PMX-05Rは2 L以上の生理食塩液などの電解質液で十分に洗浄する。

▶図17　PMXフロー図

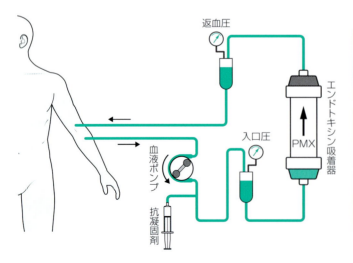

＊治療設定項目

①血流量	PMX-05R 20〜40 mL/min,
	PMX-20R 80〜120 mL/min
②抗凝固剤ワンショット量	ヘパリン使用時40〜60単位/kg
③持続抗凝固剤量	ヘパリン使用時40〜60単位/kg
	ナファモスタットメシル酸塩使用時
	30〜40 mg/dL

＊治療中の業務
- 通常，治療は2時間程度で，病因物質の吸着除去を行う。
- 吸着器，血液回路に異常が生じると，空気誤入，大量出血，溶血などの致命的な事故が起きる可能性がある。したがって，治療中はこれらを排除し，安全な治療をする種々の監視を行わなければならない。

＊血液回収
- 返血の際には，患者の体内に空気が入らないようにすること。
  ①治療が終了したら血液ポンプを止め，エンドトキシン吸着器を反転させ血液の流れを上から下へ重力方向になるようにする。
  ②血液ポンプで生理食塩液200〜300 mLを血液流量50 mL/minの速度で流して，エンドトキシン吸着器および血液ライン内の血液を患者に返す。
  ③血液ポンプを停止し，脱血側回路および返血側回路をクランプして血液ラインを患者から外す。

■急性血液浄化中の業務
- 急性血液浄化法は治療法によっては，重症患者に対して1日24時間，何日にもわたって持続的に施行されるため，患者の全身状態，各種検査成績，血液浄化装置についての厳密なモニタリングが必要である。
- その他の血液浄化においても同様である。

1 全身状態のチェック
- 急性血液浄化施行中のモニタリングとしてチェックする項目を▶表4に示す。これらの指標はICUに入室中の患者に対して通常チェックされる項目である。

▶表4 全身状態のチェック

1	意識状態	7	CVP
2	血圧	8	尿量
3	心拍数	9	水分出納
4	心電図	10	出血傾向の有無（創出血，消化管出血，肺胞出血，出血斑）
5	呼吸数		
6	体温	11	その他全身状態

2 各種検査成績のチェック

- CHDF施行中にチェックしなければならない採血検査としては▶表5に示すように，
  - ①抗凝固能の測定
  - ②血液ガス分析によるpH，PaO_2, base excess
  - ③Na，K，Cl，Ca，Mgなどの電解質
  - ④血糖
  - ⑤血漿膠質浸透圧（COP）
  - ⑥WBC，Hct，Hb，Pltなどの血液一般検査

  があげられる。

▶表5　各種検査成績のチェック

1	抗凝固能（ACTなど）
2	血液／ガス
3	血清電解質濃度
4	血糖
5	血漿膠質浸透圧（COP）
6	血液一般検査（WBC, Hct, Hb, Plt）
7	その他

3 血液浄化中の装置のチェック

- 血液浄化中の装置のチェックは，血液浄化法によって項目が異なる。▶表6に血液浄化装置のモニタチェック項目を示す。

▶表6　血液浄化装置モニタチェック項目

治療法	CHDF	HA(DHP)	PE
チェック項目	血液流量	血液流量	血液流量
	抗凝固剤速度	抗凝固剤速度	抗凝固剤速度
	抗凝固剤注入量	抗凝固剤注入量	抗凝固剤注入量
	補液流量	血液循環量	血漿分離流量
	透析液流量	脱血圧	血漿処理量
	脱血圧	浄化器入口圧	脱血圧
	浄化器入口圧	返血圧（静脈圧）	浄化器入口圧
	返血圧（静脈圧）		返血圧（静脈圧）
	TMP		TMP
	加温器温度		加温器温度

4 持続緩徐式血液ろ過器と回路の交換

- CHDFは重症患者に対して1日24時間，何日にもわたって持続的に施行されるため，通常1日1回持続緩徐式血液ろ過器と回路の交換を行う。

■急性血液浄化終了後業務
●急性血液浄化治療が終了した後は，以下の業務を行う。
- 使用した血液浄化器・血液回路の廃棄
- 使用した装置の清拭
- 次回血液浄化準備
- 血液浄化装置の使用後点検。

3 急性血液浄化業務の注意事項

●急性血液浄化は体外循環を利用した治療であり，トラブルが発生すると極めて重篤な合併症を引き起こす危険性を有しており，24時間連続して行うため，その施行には細心の注意が必要であり，確実なモニタリングと機器の適正な使用が必要である。下記に注意事項の例を示す。

■脱血圧センサ部の薬液などの固着による検知不良
●ピロー式の脱血圧センサは押し切った状態で正常となるが，薬液などでセンサが固着すると脱血不良状態が検知できないので，薬液などをこぼしてしまったら直ちに清拭する。

補足
最近の装置は，警報発生時に警報の内容と対処方法が装置画面上にガイダンスとして表示されるが，警報内容を理解していないと適切な対処を行うことができない。取扱説明書を熟読して警報内容ならびに対処方法を理解するとともに，治療施行法の流れや装置の構造を理解していなければならない。

▶図18　ピロー式脱血圧センサ正常状態

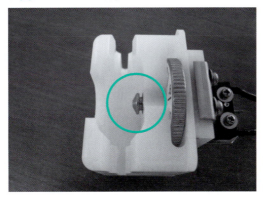

ピロー式脱血検知器部は血液回路がセットされていない状態では，センサ部の頭が出ている。

▶図19　ピロー式脱血圧センサ故障状態

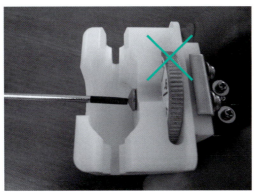

注意点
ピロー式脱血検知器部が薬液などで固着すると，検知部が押し切った状態になり脱血良好とセンサが検知してしまう。臨床中に起こると溶血などの事故に繋がる。

補足
補充液ラインの鉗子などのクランプ外し忘れに注意する。

■補充液の適正なセッティング

- 液切れ検知器は気泡を検知して警報を発報するが，補充液ラインのクレンメを閉めてしまうと，ラインに空気が入らずに液切れを検知できず，空気の混入や流量異常が起こり事故に繋がる。また，補充液内の空気を抜いてはならない。

▶図20 クレンメ開（正常状態）

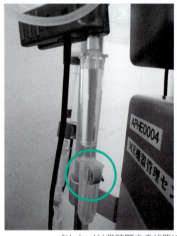

▶図21 クレンメ閉（異常運用）

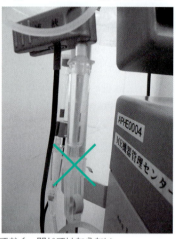

クレンメは常時開きの状態にしておく，閉じてはならない。

▶図22 気泡の混入状態

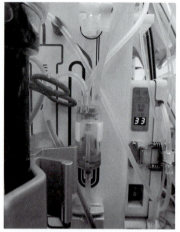

液切れ検知機能が働かずに空気混入した例。最終的に気泡検知器で気泡を検知した。

■抗凝固ラインの抗凝固剤の吸入や血液の逆流

- 抗凝固ラインは血液ポンプ前にある場合では陰圧に，ポンプ後では陽圧の圧力がかかっているため，陰圧では抗凝固剤の急速な吸引に気をつけ，陽圧においてはシリンジ内への血液の逆流に注意する。
- 脱血不良からの血流復帰による過度の陰圧から陽圧への変化においてもラインへの血液の逆流が起こるので注意する。

▶図23 シリンジへの血液の逆流

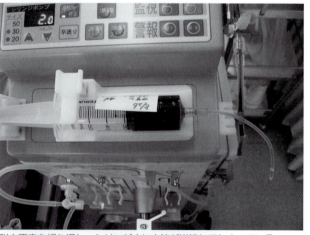

脱血不良を繰り返し，シリンジ内に血液が逆流してしまっている。

■持続緩徐式血液ろ過器と血漿分離機の取り間違い

●重大な事故につながる。

▶図24　持続緩徐式血液ろ過器(上)と膜型血漿分離器(下)

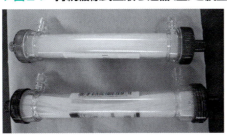

持続緩徐行式血液ろ過器と膜型血漿分離器とは見た目の形状もハウジングも同じであるため、取り間違いをしないように院内でルール付けをすること。

■加温バックの破裂

●補充液ラインの加温バックが破裂すると、補充液が漏れるだけでなくバランス異常につながるため、ウォーマ機能を切ってはいけない。

▶図25　加温バッグに液が充満して加温器のドアが開いてしまった状態

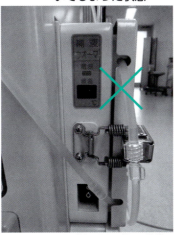

補液ウォーマ破裂前、電源が切の状態でドアオープン警報が働かない。

注意点

一部の機種で加温器がオプション対応になっており、加温器の電源を切ると加温器側の警報機能が作動しないため、加温器の電源は切ってはならない。加温をしない場合は、加温バッグを回路から外すなどの対応をすること。

▶図26　加温バッグの破裂写真

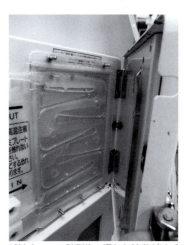

補液ウォーマ破裂後、漏れた液分だけバランス異常に繋がる。

注意点

加温バッグが破裂する原因の1つとして、加温バッグ出口での閉塞があげられる。治療上、加温バック出口に三方活栓を用いて薬剤を注入する場合に三方活栓での補充液ラインの閉塞に十分注意すること。

■業務指針の遵守(「臨床工学技士業務指針」)

●急性血液浄化法(CRRT、PE、HAなど)を施行するにあたり治療の指示受け、治療、緊急時、災害時の対応、対策は「臨床工学技士業務指針」を遵守すること。▶表7にCRRT、PE、HA指示簿の例を示す。

▶表7　CRRT，PE，HA指示簿の例

年月日　　時間	年　　月　　日　　　　：		患者名	
指示医			指示受け技士	
治療の種別	☐ CHDF	☐ CHF	☐ CHD	☐ ECUM
	☐ PE	☐ DFPP		
	☐ PMX-DHP	☐ HA(DHP)		
治療材料	☐ PMMA	☐ PS	☐ CTA	膜面積_____m²
	☐ 血漿分離器	☐ 2次分離膜		膜面積_____m²
	☐ PMX-DHP	☐ DHP		
予定治療時間	_____時間			
プライミング薬剤	☐ 生理食塩液	_____ml		_____本
	☐ ヘパリン添加生理食塩液	_____ml		_____本
	☐ 血液製剤	_____ml		_____本
治療中使用薬剤/血液製剤	☐ 透析液	_____ml/h		
	☐ 補充液	_____ml/h		
	☐ アルブミン製剤			_____本
	☐ FFP	_____単位/h	総交換量_____単位	
抗凝固薬	薬品の種別と混合方法			
	ワンショット注入量	_____ml		
	持続注入速度	_____ml/h		
治療条件	血液ポンプ	_____ml/min		
	透析液ポンプ	_____ml/h		
	補充液ポンプ/血漿投与速度	_____ml/h		
	ろ過ポンプ/血漿分離速度	_____ml/h		
ウォーマ使用の有無	要　・　不要			
警報設定		下限		上限
	浄化器入口圧	_____mmHg		_____mmHg
	静脈圧	_____mmHg		_____mmHg
	ろ過圧	_____mmHg		_____mmHg
	TMP	_____mmHg		_____mmHg
ACT	時間毎チェック			

(臨床工学技士業務別業務指針　集中治療業務指針　2010)

■各種血液浄化器の注意点

①CHDF
- アンジオテンシン変換酵素(ACE)阻害薬を使用している患者で，膜素材がAN69膜を使用する場合は特別な注意を払うこと．

②PE
- 治療中は，溶血を防止するため，血漿分離器の最高使用TMPを8 kPa(60 mmHg)以下の状態で使用すること．
- 補充液にFFPを用いる場合は多量のクエン酸を含有するため，低カルシウム血症の予防的処置を講じること(カルシウム製剤投与，CHDFまたはHD併用)．
- FFPを補充液として使用した際，アレルギー反応・未知のウイルスによる感染が起きる場合がある．

③HA（活性炭吸着）
- 活性炭吸着器はナファモスタットメシル酸塩を吸着するため抗凝固剤としては使用できない。
- 低血糖予防を目的として（活性炭はブドウ糖を吸着するため），予めブドウ糖液でのプライミングはしてはならない。溶血が起こる可能性がある。プライミングは生理食塩液で行う。
- 活性炭吸着器は，血液凝固が起こりやすいので浄化器入口圧の上昇をよく観察する。
- 血小板減少に注意する。

④HA（PMX）
- 充填液は酸性（pH約2）のため，使用前に必ずPMX-20Rは4L，PMX-05Rは2L以上の生理食塩などの電解質液で十分に洗浄する。
- 洗浄時および治療中のPMXの向きに注意する（吸着器はラベルが読める方向にセットする）。
- 返血時には血液浄化器の向きを反転させ，血液を回収する。

4 保守管理にあたって

- 該当装置の操作，保守点検に関する技術を十分に習得した者，またはその者の指導で実施する。

■定期点検時の注意事項
❶純正部品が指定されている場合にはこれに従う。
❷分解・調整を行う際に，専用工具，治具が指定されている場合にはこれに従う。
❸電装部品（プリント基板およびコネクタ類）の脱着を行う際には，必ず主電源を切る。
❹定期点検終了後には，必ず動作確認を実施し不適合の場合には使用しない。また，適合した場合でも，始業時点検を必ず実施する（「臨床工学技士 業務別業務指針 血液浄化業務指針」）。

■定期点検計画表と点検に必要な治具の準備
- 血液浄化装置は特定保守管理機器に当たり，定期点検が法律で義務づけられている。定期点検をするに当たり年間計画表を立て，点検を実施しなければならない。
- 装置を点検するには適正な工具と治具が必要であり，それがなければ点検を行うことができない。自施設で行えない場合は，業者に委託することもできる。▶表8に年間計画表の例を，▶表9におもな血液浄化装置の定期点検必要工具および治具を示す。

▶表8 血液浄化装置定期点検計画書例

○○○○年○○月○○日作成
作成者：○○ ○○
医療機器安全管理責任者：○○ ○○

○○○○年度
特殊血液浄化装置　点検計画表

管理番号/管理名称	4月	5月	6月	7月	8月	9月	10月	11月	12月	1月	2月	3月	備考
10181 アフェレシス装置 実施サイン		1年点検 ※5年目						6カ月点検					
10350 CHDF装置 実施サイン			受入点検 (新規購入)					6カ月点検					

※5年目：5年目定期交換部品交換＋1年点検

（臨床工学技士 業務別業務指針 血液浄化業務指針）

▶表9 定期点検必要工具および治具

品名（工具および治具）	装置名			備　考
	ACH-Σ®	KM-9000	AcuFil® Multi55X-Ⅱ	
デジタルマルチメータ	○	○		抵抗レンジは小数点以下1桁（例：1.2Ω）が測定可能で，ゼロ点補正機能がついているもの，交流電圧レンジは小数点以下2桁まで（例：1.23V），直流電圧レンジは小数点以下3桁まで（例：1.234V）測定可能なもの
漏れ電流測定器	○	○	○	JIS T0601-1適合品
保護設置抵抗試験機	○	○	○	±（2％rdg＋0.003Ω）
デジタル圧力計（mmHg）	○	○	○	±400 mmHgが測定可能なもの
デジタル圧力計（kPa）	○	○		200 kPaが測定可能なもの
グリス	○		○	高真空グリス（信越シリコーンHIVAC-G），ポンプ摺動部潤滑用（ダイゾーCRS-84（ACH-Σ））
ストップウォッチ	○	○	○	
基準錘	○ (500 g)	○ (5 kg×2個)		ACH-Σ用の錘は専用治具を使用する
オシロスコープ		○		20 MHz以上
メスシリンダ（100 mL，200 mL）		○	○	
ノギス		○		
デジタル温度計		○		±1℃　0〜100℃
プラスドライバ	○	○	○	サイズはNo.2
小型マイナスドライバ	○	○		セラミック製（トリマ調節用）
コインドライバ	○	○	○	
点検用回路セット	○	○	○	装置ごとに専用の点検回路セットを使用
シリンジ	○	○		施設で使用しているもの，新品に限る
専用バルブ隙間ゲージ	○			0.7 mmと1.0 mmが両端に付いたもの
黒い紙片またはアルミホイル	○	○	○	漏血検知器点検用
六角レンチ		○		
各種年次交換部品	○	○	○	

● 平成19年より施行された改正医療法とそれを受けた厚生労働省通知により，特定機能病院においては血液浄化装置の安全使用のための研修・保守点検の適切な実施が義務化されており，その機器を取り扱うすべての医療従事者に対し，年2回程度の定期的な研修を行うこと，およびその記録の保管が求められる。

Coffee Break

● 膜型血漿分離器を用いた血漿交換療法やPMXを使用したエンドトキシン吸着療法は日本発の治療法で，持続血液透析ろ過療法とともに日本の急性血液浄化の普及に大きく貢献している。
● 活性炭を用いた血液吸着療法は，現在では当院において20年以上行われていない。除草剤であるパラコート(毒性が強く，自殺や他殺事件を数多く引き起こして問題になったことがある農薬)を活性炭が吸着除去するため，活性炭吸着法が行われていたが，1970〜1980年代よりパラコートを含む製品の生産および販売が中止されて，活性炭による吸着療法の件数が激減した。

【文　献】
1) 臨床工学技士業務指針2010 集中治療業務指針
2) 臨床工学技士業務指針2010 血液浄化業務指針
3) 平澤博之: 急性血液浄化法　序
3) 平澤博之: CHDFの理論と実際-原理・施行法編-　試行中のmonitoring, 69-76, 1998.
4) 日本アフェレシス学会: 日本アフェレシス学会雑誌Vol.30 No.3, 持続緩徐式血液浄化法, 264-289, 2011.
5) 日本アフェレシス学会: 日本アフェレシス学会雑誌Vol.30 No.3, アフェレス使用マニュアル, 369-387, 2011.

4 アフェレシスの適応と選択

石井祐行

> **業務のポイント**
> - アフェレシス療法に使用する血液浄化装置の安全確保と有効性維持のため日常点検，定期点検などの保守管理は臨床工学技士の責務である。
> - 血液浄化装置の使用方法や操作方法は，当該機器の添付文章に則り行うことが原則である。
> - 医師の指示のもと，血液浄化療法に必要な機材を準備し，血液浄化装置の操作，返血などの業務を行う。

❖ **はじめに**
- アフェレシス療法の各治療法で使用される医療機器の管理方法や施行手技は異なり，その業務は多岐にわたる（『臨床工学技士 業務別業務指針 血液浄化業務指針』）。
- 対象疾病の違いや緊急性の有無により透析室，手術室，ICU，病室など施行される環境によっても業務の違いが生じる（『臨床工学技士 業務別業務指針 血液浄化業務指針』）。
- 血液浄化業務には種々の専門知識を要求されるが，その種類や施行環境の違いに係わらず他の医療職種と連携して業務を適切かつ円滑に実施する姿勢が求められる（『臨床工学技士 業務別業務指針 血液浄化業務指針』）。
- アフェレスとはギリシャ語で「分離・除去する」という意味である。アフェレシス療法は健康なdonor（ドナー）から血漿や血球などの血液成分を採取する目的で行うdonor apheresis（ドナーアフェレシス）と臨床的に治療を目的としたtherapeutic apheresis（セラピューティック）とがある（クリニカルエンジニア アフェレシスマニュアル）。本項ではtherapeutic apheresisにおける種々のアフェレシス療法について述べる。

❖ **アフェレシス療法の適応疾患**
- 現在，
  - 血漿交換療法 ・・・・・・・・・・ 25疾患
  - 吸着式血液浄化法 ・・・・・・・ 3疾患
  - 血球成分除去療法 ・・・・・・・ 4疾患
  - 胸水・腹水ろ過再静注法 ・・・・ 1疾患〔難治性腹水症（胸水症含む）〕

  が保険適応となっている。以下 ▶表1に血漿交換療法の保険適応疾患と治療方法および実施回数，▶表2に吸着式血液浄化法の保険適応疾患，▶表3に血球成分除去療法の保険適応疾患を示す。

▶表1　血漿交換療法の保険適応疾患

保険適応疾患	PE	DFPP	血漿吸着 PH	血漿吸着 TR	血漿吸着 その他	実施回数（算定の縛り）
1. 劇症肝炎	○				○*1	一連につき概ね10回
2. 術後肝不全（急性肝不全）	○	○			○*1	一連につき概ね7回，総ビリルビン値5 mg以上
3. 急性肝不全	○	○				一連につき月7回
4. 全身性エリテマトーデス（SLE）	○	○	○		○*3	月4回（特定疾患医療受給者など）
5. 悪性関節リウマチ（RA）	○	○	○			週1回，血管炎による関節外症状（特定疾患医療受給者など）
6. 重症筋無力症（MG）	○	○		○		月7回，3カ月（発症5年以内）
7. ギランバレー症候群（GBS）	○	○	○	○		月7回，3カ月（Hughes重症度4度以上）
8. 家族性高コレステロール血症		○			○*2	週1回/維持療法
9. 閉塞性動脈硬化症		○			○*2	一連につき10回，3カ月
10. 巣状糸球体硬化症（FGS）		○			○*2	一連につき12回，3カ月
11. （原発性）マクログロブリン血症	○	○				一連につき週1回，3カ月
12. 多発性骨髄腫	○	○				一連につき週1回，3カ月
13. 血栓性血小板減少性紫斑病（TTP）	○					一連につき週1回，3カ月
14. 溶血性尿毒症症候群（HUS）	○					一連につき21回
15. 重度血液型不適合妊娠	○					RH式血液不適合妊娠による胎内胎児死亡または新生児黄疸の既往＋間接クームス試験高値
16. 天疱瘡，類天疱瘡	○	○				一連につき週2回，3カ月（重症例はさらに3カ月）
17. 同種腎移植，同種肝移植	○	○				一連につき術前4回，術後2回
18. 多発性硬化症（MS）	○	○		○		一連につき月7回，3カ月
19. 慢性炎症性脱髄性多発根神経炎（CIDP）	○	○	○	○		一連につき月7回，3カ月
20. インヒビターを有する血友病	○					インヒビター力価5ベセスダ単位以上
21. 薬物中毒	○					一連につき概ね10回
22. 中毒性皮膚壊死症（TEN）	○	○				一連につき8回
23. スティーブン・ジョンソン症候群（SJS）	○					一連につき8回
24. 慢性C型ウイルス肝炎		○				直近のインターフェロン（INF）療法より5回を限度（INF療法に先行して施行）
25. 川崎病	○	○				一連につき6回

*1：プラソーバ™（旭化成メディカル）
*2：リポソーバ®（カネカメディックス），PH：イムソーバ®PH（旭化成メディカル），TR：イムソーバ®TR（旭化成メディカル）
*3：セレソーブ®（カネカメディックス）

（2014年4月現在の診療点数表参照）

▶表2　吸着式血液浄化法の保険適応疾患

保険適応疾患	PMX	HA（DHP）	実施回数（算定の縛り）
1. エンドトキシン血症であるものまたはグラム陰性菌感染症が疑われるもの	○		・体温38℃以上または36℃未満 ・心拍数が90回/分以上 ・呼吸数が20回/分以上またはPaCO$_2$が32 mmHg未満 ・白血球数が12000/mm^{3}以上もしくは4000/mm^{3}未満または桿状核好中球が10％以上 ・PMXは2個を限度
2. 肝性昏睡		○	肝性昏睡または薬物中毒の患者に限り算定できる
3. 薬物中毒		○	

（2014年4月現在の診療点数表参照）

▶表3　血球成分除去療法の保険適応疾患

保険適応疾患	LCAP	GMA	実施回数（算定の縛り）
1. 潰瘍性大腸炎	○	○	一連につき10回（劇症疾患は11回）
2. クローン病		○	一連につき2クール（週1回，5週）
3. 間接リウマチ	○		一連につき1クール（1クール週1回，5週）
4. 膿疱性乾癬		○	一連につき1クール（週1回，5週）

GMA：granulocyte monocyte adsorption

（2014年4月現在の診療点数表参照）

1　アフェレシス機器の構造と原理

❖アフェレシス治療を施行する装置

●さまざまな治療モードに対応した機種と，治療目的を絞った機種に分かれる。治療するモードの違いにより使用するポンプや監視する項目が異なり，各治療法で警報装置が連動して安全を確保する機構になっている。アフェレシスに使用される装置を▶表4，5および▶図1に示す。

▶表4　アフェレシスに使用されるおもな血液浄化装置（多用途血液浄化装置）（各社カタログより）

項　目			AcuFil® Multi55X-Ⅱ※（東レ・メディカル）	KM-8700EX（川澄化学工業）	KPS-8800Ce（川澄化学工業）	KM-9000（川澄化学工業）	ACH-Σ®（旭化成メディカル）	プラソートiQ21（旭化成メディカル）
治療モード	アフェレシス	PE	○	○	○	○	○	○
		DFPP	○（個別運転）	×	○	○	○	○
		DF Thermo	×	×	○	○	×	×
		PA	○	○	○	○	○	○
		HA(DHP)	○	○	○	○	○	○
		LCAP	○（別途ポンプ必要）	○（別途ポンプ必要）	○（別途ポンプ必要）	○（別途ポンプ必要）	○	○
	CRRT	CHF	○	○	○	×	○	○
		CHD	○	○	○	×	○	○
		CHDF	○	○	○	×	○	○
		SCUF(ECUM)	○	○	○	○	○	×
	CART		○（個別運転）	×	○	○	○	○（マニュアルモードで実施）
バッテリー			オプション	×	×	オプション	標準	オプション
外部出力			RS232C / USB	×	×	RS232C	LAN	RS232C

※AcuFil® Multi55X-Ⅱは東レ・メディカルとJUNKEN MEDICALの併売品。

▶表5　アフェレシスに使用されるおもな血液浄化装置（目的別血液浄化装置）（各社カタログより）

項　目		プラソートLC（旭化成メディカル）	アダモニタMN6-N（大塚電子）	MA-03（カネカメディックス）
治療モード	アフェレシス			
	HA(DHP)	○	×	×
	LCAP	○	×	×
	GMA	○	○	×
	PA2	×	×	○
	CART	○（マニュアルモードで実施）	×	×
バッテリー		×	×	×
外部出力		×	×	×

PA2：2カラム賦活吸着法

▶図1　アフェレシスに使用されるおもな血液浄化装置

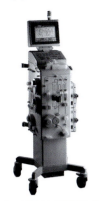
AcuFil® Multi55X-Ⅱ
（東レ・メディカル）

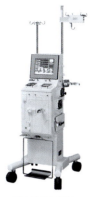
KM-8700EX
（川澄化学工業）

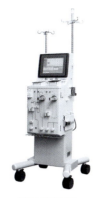
KPS-8800Ce
（川澄化学工業）

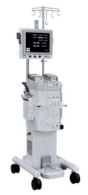
KM-9000
（川澄化学工業）

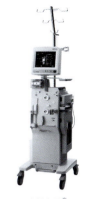
ACH-Σ®
（旭化成メディカル）

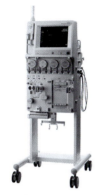
プラソプラソートiQ21 tiQ
（旭化成メディカル）

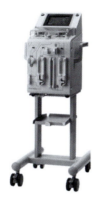
プラソートLC
（旭化成メディカル）

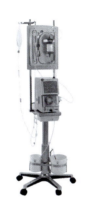
アダモニタMN-6N
（大塚電子）

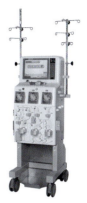
MA-03
（セネカメディックス）

（許可を得て掲載）

各種アフェレシス療法のフロー図と施行方法

● 血液浄化装置における各治療モードの装置の概要とフロー図を下記に示す〔CRRT, HA, PEの治療モードにおいては「急性血液浄化法の適応と選択」の項（128ページ）を参照〕。

■血漿吸着（Plasma Adsorption：PA）施行時の装置の概要

● ▶図2に示すように，PA施行モードでは，装置は抗凝固剤を注入するシリンジポンプ，血液を循環させる血液ポンプ，血漿分離器から血漿を分離する血漿分離ポンプからなり，治療施行時は各種ポンプと各種警報装置が連動して安全を確保する機構になっている。

Ⅱ　血液浄化治療領域

▶図2　PAフロー図

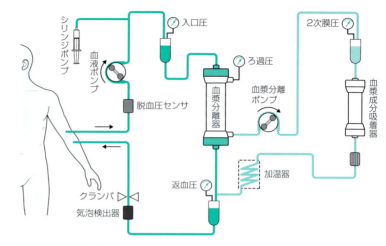

> **補足**
> **血漿成分吸着器**
> 膜型血漿分離器で分離した血漿から，病因物質を含むグロブリン分画や高分子量タンパクなどを除去する機器である．血漿成分吸着器を使い分けることで，除去する血漿タンパクの種類を変えることができる．

■二重ろ過血漿交換（Double Filtration Plasmapheresis：DFPP）施行時の装置の概要

● ▶図3に示すように，DFPP施行モードでは，抗凝固剤を注入するシリンジポンプ，血液を循環させる血液ポンプと血漿分離器から血漿を分離する血漿分離ポンプ，補充液を供給する補液ポンプ，血漿成分分離器から病因物質を含んだ血漿を排出するドレーンポンプからなり，治療施行時は各種ポンプと各種警報装置が連動して安全を確保する機構になっている．

▶図3　DFPPフロー図

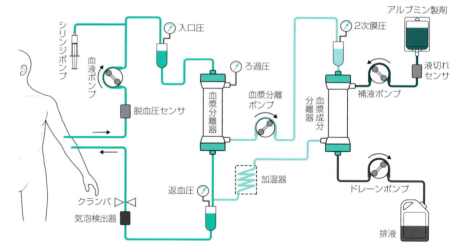

> **補足**
> **膜型血漿成分分離器**
> 膜型血漿分離器で分離した血漿から，病因物質を含むグロブリン分画や高分子量タンパクなどを除去する機器である．膜孔径が異なる膜型血漿成分分離器を使い分けることで，除去する血漿タンパクの範囲を変えることができる．

■二重ろ過血漿交換【加温】（Double-Filtration Plasmapheresis with Thermo-Mode：DF-Thermo）施行時の装置の概要

● ▶図4に示すように，DF-Thermo施行モードでは，抗凝固剤を注入するシリンジポンプ，血液を循環させる血液ポンプと血漿分離器から血漿を分離する血漿分離ポンプ，血漿成分分離器から血漿を再循環させるドレーンポンプ，返血時に血漿成分分離器の血漿を返漿する補液ポンプ，再循環する血漿を加温する加温器からなり，治療施行時は各種ポンプと各種警報装置が連動して安全を確保する機構になっている．

▶図4　DF-Thermoフロー図

> **補足**
>
> **DF-Thermo法**
> DF-Thermo法で使用する膜型血漿成分分離器は，Evaflax5AまたはCascadeflo EC50Wで，膜型血漿分離器で分離した血漿を加温しながら膜型血漿成分分離器で循環させて病因物質を含むグロブリン分画や高分子量タンパクなどを除去する治療法である。加温循環することにより血漿タンパクの粘度を低下させ，血漿処理量を増加することができ，アルブミンの膜透過性も向上する。

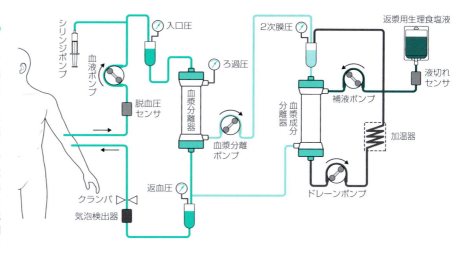

■血漿吸着2カラム賦活吸着法（Plasma Adsorption 2 Column：PA2）施行時の装置の概要

● ▶図5に示すように，PA2施行モードでは，抗凝固剤を注入するシリンジポンプ，血液を循環させる血液ポンプと血漿分離器から血漿を分離する血漿分離ポンプ，洗浄液および賦活液を供給する置換液ポンプ，2つの血漿成分吸着器へ流入する液の流れを切替える切替バルブからなり，治療施行時は各種ポンプと各種警報装置が連動して安全を確保する機構になっている。

▶図5　PA2フロー図

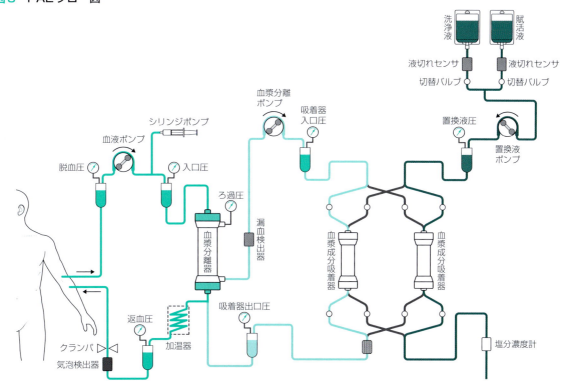

■白血球除去療法(Leukocytapheresis:LCAP)施行時の装置の概要
● ▶図6に示すように，LCAP施行モードでは，抗凝固剤を注入する補液ポンプ，血液を循環させる血液ポンプからなり，治療施行時は各種ポンプと各種警報装置が連動して安全を確保する機構になっている。

▶図6 LCAPフロー図

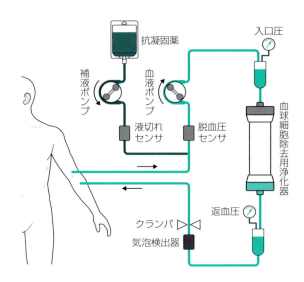

■顆粒球単球除去療法(Granulocyte Monocyte Adsorption:GMA)施行時の装置の概要
● ▶図7に示すように，GMA施行モードでは，抗凝固剤を注入する別途輸液ポンプ，血液を循環させる血液ポンプからなり，治療施行時は各種ポンプと各種警報装置が連動して安全を確保する機構になっている。

▶図7 GMAフロー図

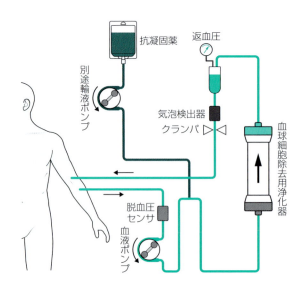

補足
CART療法 CARTとは，難治性腹水症（胸水を含む）の患者腹水（まは胸水）を採取し，それをろ過濃縮してアルブミンなどの有用なタンパク成分を回収し，患者に再静注する治療法である。

Coffee Break

● CART療法は，1981年に保険収載され，おもに肝性腹水患者の治療に用いられていた。近年，消化器系や産婦人科系の領域で，がんの進行によるがん性腹水に対してもCART療法が多く行われるようになってきている。

■腹水ろ過濃縮再静注法（Cell-free and Concentrated Ascites Reinfusion Therapy：CART）施行の概要

● ▶図8, 9にCART治療のフロー図を示す。CART療法はローラポンプを使用する方法と装置を使用しない落差式がある。

▶図8　CARTフロー図（ポンプ式）

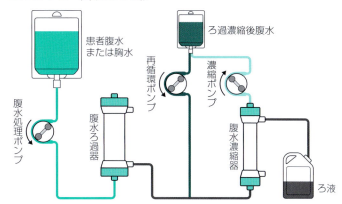

▶図9　CARTフロー図（落差式）

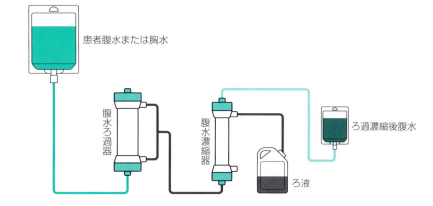

2 アフェレシス業務の実際

● 本項ではアフェレシス業務について示す。

❖アフェレシス業務

● アフェレシスの準備は，装置の動作確認を行う始業点検から始まり，施行される治療法に応じた材料のセッティング・プライミング，抗凝固剤セッティングなどを行い，治療が開始できる状態にすることである。

① 始業時点検

● アフェレシス療法に用いる装置は機種ごとに点検方法が異なるため，取扱説明書に従って機器の始業点検を行う（おもな始業時点検の項目と点検ポイントについては「急性血液浄化法の適応と選択」の項（128ページ）を参照。

2 血液浄化器・血液回路のセッティング

- 以下に各治療法に用いる準備物品を示す。

● ▶表6にPA治療法の準備物品を示す。

▶表6 PA各治療法に使用する準備物品

	治療法	PA（ビリルビン吸着）	PA（TR-350）	PA（PH-350）	PA（LDL）	PA2（LDL）	PA2（セレソーブ）
準備物品	血漿分離器	膜型血漿分離器	膜型血漿分離器	膜型血漿分離器	膜型血漿分離器	膜型血漿分離器	膜型血漿分離器
	血漿成分吸着器	プラソーバBRS-350またはメディソーバ®BL-300	イムソーバ®TR-350	イムソーバ®PH-350	リポソーバ®LA-40	リポソーバ®LA-15	セレソーブ®
	血液回路	一式	一式	一式	一式	一式	一式
	洗浄・プライミング生理食塩液	2000 mL	2000 mL	2000 mL	2000 mL	2000 mL	2000 mL
	抗凝固剤加生理食塩液	1000 mL	1000 mL	1000 mL			
	Ca添加抗凝固剤加生理食塩液				1000 mL	1000 mL	1000 mL
	Ca加生理食塩液					血漿処理量相当量	血漿処理量相当量
	賦活液					1000 mL程度	1000 mL程度
	抗凝固剤	必要量	必要量	必要量	必要量	必要量	必要量
	返血用生理食塩液	200～300 mL	200～300 mL	200～300 mL	350～400 mL	400～500 mL	400～500 mL
	鉗子	4～5本	4～5本	4～5本	4～5本	4～5本	4～5本

● ▶表7にDFPP治療法の準備物品を示す。

▶表7 DFPP各治療法に使用する準備物品

	治療法	DFPP（置換法）	DFPP（One-way法）	DF-Thermo
準備物品	血漿分離器	膜型血漿分離器	膜型血漿分離器	膜型血漿分離器
	血漿成分分離器	Cascadeflo EC（20w, 30w, 40w）、Evaflux（2A, 3A, 4A）のいずれか	Cascadeflo EC50WまたはEvaflux5A	Cascadefo EC50WまたはEvaflux5A
	血液回路	一式	一式	一式
	洗浄・プライミング生理食塩液	2000 mL	2000 mL	2000 mL
	抗凝固剤加生理食塩液	1000 mL	1000 mL	1000 mL
	補充液	廃棄血漿と等量のアルブミン製剤		
	抗凝固剤	必要量	必要量	必要量
	返血用生理食塩液	400～500 mL	400～500 mL	400～500 mL
	鉗子	4～5本	4～5本	4～5本

● ▶表8に血球成分除去療法の準備物品を示す。

▶表8 血球成分除去療法に使用する準備物品

	治療法	LCAP（セルソーバEX）	LCAP（セルソーバEI）	LCAP（セルソーバCS）	GMA
準備物品	血球細胞除去用浄化器	セルソーバEX	セルソーバEI	セルソーバCS	アダカラム
	血液回路	一式	一式	一式	一式
	洗浄・プライミング生理食塩液	1000 mL	1000 mL	1000 mL	1,000 mL
	抗凝固剤加生理食塩液	500 mL	500 mL	500 mL	500 mL
	抗凝固剤	必要量	必要量	必要量	必要量
	返血用生理食塩液	300 mL	200 mL	300 mL	300 mL
	鉗子	4～5本	4～5本	4～5本	4～6本

■ 各種アフェレシス療法のセッティング・プライミング，基本的な設定項目および血液回収

● 現在，発売されている血液浄化装置は，一部機種を除いてオートプライミングおよび自動血液回収機能を有した装置であり，セッティングなどは各種装置の取扱説明書に従う。しかし，自動プライミングおよび自動血液回収において機種によっては血液浄化器のプライミング・血液回収方法が異なる場合があるので注意を要する。下記に各種アフェレシス療法時のセッティング・プライミング，基本的な設定項目および血液回収方法を示す。

■ ビリルビン吸着療法（PA）

● ▶図10にビリルビン吸着療法のフロー図とプライミング方法を示す。

PA	治療モード（PAまたはPP）
使用装置	血液浄化装置

＊洗浄・プライミング
● 膜型血漿分離器中空糸内を生理食塩液1000 mL以上で洗浄する。
● 血漿成分吸着器を生理食塩液1000 mLで洗浄する。

▶図10 ビリルビン吸着療法フロー図

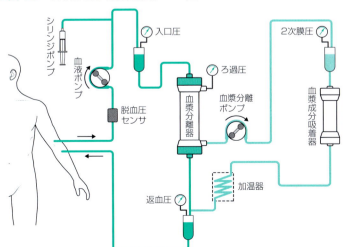

洗浄・プライミング
生理食塩液を2000 mL以上流す
↓
ヘパリン加生理食塩液1000 mL以上を用いて，置換・充填する。

治療
血漿処理量　　3～5 L
血液流量　　　30～70 mL/min
血漿流量　　　血流量の30 %以下かつ
　　　　　　　30 mL/min以下

返血
血液流量　　　50 mL/min
生理食塩液　　200～300 mL使用

- ヘパリン加生理食塩液1000 mL以上を用いて膜型血漿分離器および血漿成分吸着器内を置換・充填する。

＊治療設定項目

①血流量　　　　　　　30〜70 mL/min
②持続抗凝固剤量　　　ヘパリン使用時　初回投与ヘパリン1000〜3000単位
　ヘパリン持続注入　1000〜2000単位/h
　ナファモスタットメシル酸塩使用時　持続投与　20〜30 mg/h
③血漿流量　　　　　　血流量の30％以下かつ30 mL/min以下
④目標処理量　　　　　3〜5 L

＊治療中の業務
- 通常，血漿処理量は3〜5 L程度で病因物質の除去を行う。

＊血液回収
- 返血の際には，患者の体内に空気が入らないようにすること。
- 血漿分離ポンプを止め血液ポンプで生理食塩液200〜300 mLを流して，膜型血漿分離器内および血液ライン内の血液を患者に返す。
- 血液ポンプを停止し，膜型血漿分離器の出口側の直ぐ下の血液ラインをクランプし，ろ過圧ラインを装置から外して開放した後，血漿分離ポンプを始動し，空気で血漿を回収する。
- 空気が血漿成分吸着器から出てきたら直ちに血漿分離ポンプを止め，血漿の回収を終了する。
- 脱血側回路および返血側回路をクランプして血液ラインを患者から外す。

■血漿吸着療法（PA）（イムソーバTR，PH）
- ▶図11にPA療法（イムソーバTR，PH）のフロー図とプライミング方法を示す。

PA	治療モード（PAまたはPP）
使用装置	血液浄化装置

＊洗浄・プライミング
- 膜型血漿分離器中空糸内を生理食塩液1000 mL以上で洗浄する。
- 微粒子除去フィルタを出口側より充填を行う（逆方向では気泡の除去が困難）。
- 血漿成分吸着器を生理食塩液1000 mLで洗浄する。
- ヘパリン加生理食塩液1000 mL以上を用いて膜型血漿分離器および血漿成分吸着器内を置換・充填する。

＊治療設定項目

①血流量　　　　　　30〜70 mL/min
②持続抗凝固剤量
　　ヘパリン使用時　初回投与ヘパリン　1000〜2000 単位
　　　　　　　　　　ヘパリン持続注入　1000〜2000 単位/h
　　ナファモスタットメシル酸塩使用時　持続投与　20〜30 mg/h
③血漿流量　　　　　血流量の30 %以下かつ20 mL/min 以下
④血漿処理量　　　　TR-350においては1.5〜2 L，PH-350においては2〜3 L

▶図11　PA療法（イムソーバTR，PH）フロー図

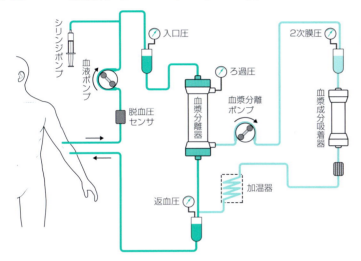

洗浄・プライミング
生理食塩液を2000 mL以上流す
↓
ヘパリン加生理食塩液1000 mL以上を用いて，置換・充填する。

治療
血漿処理量　　3〜5 L
血液流量　　　30〜70 mL/min
血漿流量　　　血流量の30 %以下かつ
　　　　　　　20 mL/min 以下

返血
血液流量　　　50 mL/min
生理食塩液　　200〜300 mL使用

＊治療中の業務
- イムソーバTR-350において通常，血漿処理量は1.5〜2 L程度で病因物質の除去を行う。
- イムソーバPH-350において通常，血漿処理量は2〜3 L程度で病因物質の除去を行う。

＊治療上の注意点
- 併用禁忌薬剤：アンジオテンシン変換酵素阻害薬（治療に当たり服薬を休薬すること）
- TR-350においてフィブリノーゲンを吸着するため，出血傾向のある患者に連日使用する場合は注意が必要。
- TR-350においては血漿処理量が2 Lをこえると自己抗体の脱離が生じる。
- TR-350において血漿処理が1.2〜1.5 Lをこえると，C5aやブラジキニンが産生され，血圧低下などの症状発現の原因となるので症状発現時には血漿ポンプ流量を下げるなどの処置を行う。
- 抗MuSK抗体が原因である重症筋無力症に対しては，TR-350を使用せず，他の血液浄化法（DFPPまたはPE）を選択する。

* **血液回収**
- 返血の際には，患者の体内に空気が入らないようにすること．
  ①血漿分離ポンプを止め血液ポンプで生理食塩液200〜300 mLを流して，膜型血漿分離器内および血液ライン内の血液を患者に返す．
  ②血液ポンプを停止し，膜型血漿分離器の出口側の直ぐ下の血液ラインをクランプし，ろ過圧ラインを装置から外して開放した後，血漿分離ポンプを始動し，空気で血漿を回収する．
  ③空気が微粒子除去フィルタに入ったら血漿ポンプを直ちに止め，血漿の回収を終了する．
  ④脱血側回路および返血側回路をクランプして血液ラインを患者から外す．

* **血液回収時の注意点**
- 血漿回収の際は，生理食塩液を使用せず空気で回収すること．生理食塩液で回収を行うと吸着された血漿中の有害物質が再び脱着する可能性がある．

■ **血漿吸着2カラム賦活吸着法（PA2）（リポソーバLA-15，セレソーブ）**
- ▶図12にPA2（リポソーバLA-15，セレソーブ）のフロー図とプライミング方法を示す．

PA	治療モード（PA2）
使用装置	血液浄化装置MA-03

* **洗浄・プライミング**
- PA2療法は専用装置（MA-03）を用いて施行するもので，洗浄・プライミング・治療・返血はオートプライミングで行われる．

▶図12　PA2療法（リポソーバLA-15，セレソーブ）フロー図

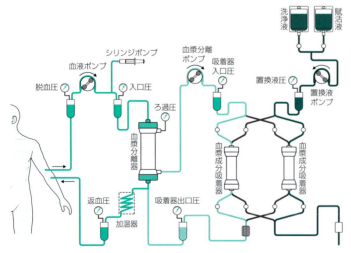

＊治療設定項目

①血流量　　　　　　30〜100 mL/min
②持続抗凝固剤量　　　初回投与ヘパリン　1000〜2000単位
　　　　　　　　　　　ヘパリン持続注入　1000〜2000単位/h
③血漿流量　　　　　　血流量の30％以下かつ15〜35 mL/min以下
④目標処理量　　　　　循環血漿量の1〜1.5倍の量を設定する

＊治療中の業務
- 通常，血漿処理量は患者循環血漿量の1〜1.5倍程度で病因物質の除去を行う。

＊治療上の注意点
- 併用禁忌薬剤：アンジオテンシン変換酵素阻害薬（治療に当たり服薬を休薬すること）
- Caイオンが吸着されるために洗浄時には，Caを含む溶液が必要。
- マルトース加乳酸リンゲル液は使用しないこと（使用した場合，賦活処理が十分に行われず性能に影響を与えることがある）。

＊血液回収
- 返血の際には，患者の体内に空気が入らないようにすること。
  ①目標処理量に達したら装置の回収モードに移行する。
  ②装置ガイダンスに従い，血液および血漿を回収する。
  ③装置血液回収終了後，脱血側回路および返血側回路をクランプして血液ラインを患者から外す。

■二重ろ過血漿交換療法（DFPP）
- ▶図13にDFPPのフロー図とプライミング方法を示す。

DFPP	治療モード（DFPPまたはDF）
使用装置	血液浄化装置

▶図13　DFPP療法フロー図

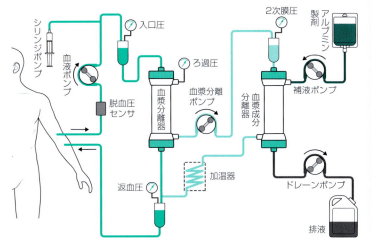

洗浄・プライミング
生理食塩液を2000 mL以上流す
↓
ヘパリン加生理食塩液1000 mL以上を用いて，置換・充填する。

治療
血漿処理量　　患者循環血漿量の1〜1.5倍
血液流量　　　30〜70 mL/min
血漿流量　　　血流量の30％以下
補充液流量　　血漿成分分離器により廃棄される濃縮血漿量に応じた血漿成分を補充（血漿流量の18〜20％程度）

返血
血液流量　　　50 mL/min
生理食塩液　　400〜500 mL使用

＊洗浄・プライミング
- 膜型血漿分離器中空糸内を生理食塩液 1000 mL 以上で洗浄する。
- 血漿成分分離器を生理食塩液 1000 mL 以上で洗浄する。
- ヘパリン加生理食塩液 1000 mL 以上を用いて膜型血漿分離器および血漿成分分離器内を置換・充填する。

＊治療設定項目

①血流量	30～70 mL/min	
②持続抗凝固剤量	初回投与ヘパリン	1000～2000 単位
	ヘパリン持続注入	1000～2000 単位/h
③血漿流量	血流量の 30 % 以下	
④補充液流量	血漿成分分離器により廃棄される濃縮血漿量に応じた血漿成分を補充（血漿流量の 18～20 % 程度）	
⑤ドレーン流量	血漿流量の 18～20 % 程度（原則補充液流量とドレーン流量を同じにすること）	
⑥目標処理量	患者循環血漿量の 1～1.5 倍程度	

＊治療中の業務
- 通常，血漿処理量は患者循環血漿量の 1～1.5 倍程度で病因物質の除去を行う。

＊治療上の注意点
- 補充液はおもにアルブミン製剤を使用する。
- 患者のアルブミン濃度にもよるが，当院では Cascadeflo EC-20W または Evaflux 2A 使用時で補充液アルブミン濃度は約 9～11 %，Cascadeflo EC-30W または Evaflux 3A 使用時では補充液アルブミン濃度は約 7～8 % で行っている。Cascadeflo EC-50W または Evaflux 5A 使用時においては補充液の必要はない。
- ▶図14 に DFPP 補充液設定早見図（体重 → 補充液量）を，▶図15 に DFPP 補充液設定早見図（患者アルブミン濃度 → 補充液アルブミン濃度）を示す。この早見表は一定条件下で作成されたものである（Cascadeflo EC-20W or Evaflux 2A 使用，血漿分離ポンプ 25 mL/min，血漿廃棄/補充流量 5 mL/min，患者循環血液減少率 10 % 許容）
- DFPP 療法はフィブリノーゲンも除去してしまうため，出血傾向のある患者に連日使用する場合は注意が必要。

▶図14 DFPP補充液設定早見図
（体重 → 補充液量）2A/20W

▶図15 DFPP補充液設定早見図
（患者アルブミン濃度 → 補充液アルブミン濃度）2A/20W

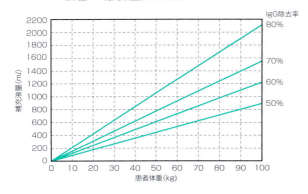
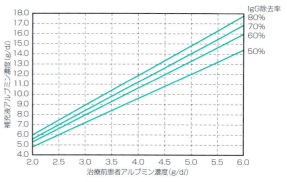

（日本アフェレシス学会雑誌Vol.30, 2011.）

＊血液回収
- 返血の際には，患者の体内に空気が入らないようにすること。
  ①血漿分離ポンプを止め血液ポンプで生理食塩液200〜300 mLを流して，膜型血漿分離器内および血液ライン内の血液を患者に返す。
  ②血液ポンプを停止し，膜型血漿分離器の出口側の直ぐ下の血液ラインをクランプし，ろ過圧ラインを装置から外して開放した後，血漿分離ポンプを始動し，空気で血漿を回収する。
  ③空気が血漿成分分離器から出てきたらフィルタ血漿ポンプを止める。
  ④血漿成分分離器中空糸外側および血漿ラインの血漿を補液ポンプで生理食塩液200 mL以上流して血漿の回収を終了する。
  ⑤脱血側回路および返血側回路をクランプして血液ラインを患者から外す。

■二重ろ過血漿交換【加温】（DF-Thermo）
- ▶図16にDF-Thermoのフロー図とプライミング方法を示す。

DFPP	治療モード（DFT）
使用装置	血液浄化装置

▶図16 DF-Thermo療法フロー図

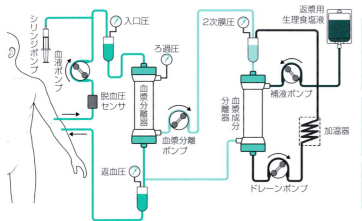

洗浄・プライミング
生理食塩液を2000 mL以上流す
↓
ヘパリン加生理食塩液1000 mL以上を用いて，置換・充填する。

治療
血漿処理量　　患者循環血漿量の1〜1.5倍
血液流量　　　30〜70 mL/min
血漿流量　　　血流量の30％以下

返血
血液流量　　　50 mL/min
生理食塩液　　400〜500 mL使用

*洗浄・プライミング
- DF-Thermo療法は専用装置（KPS-8800Ce，KM-9000）を用いて施行するもので，洗浄・プライミング・治療・返血はオートプライミングで行われる。

*治療設定項目

①血流量　　　　　　30～70 mL/min
②持続抗凝固剤量　　初回投与ヘパリン1000～2000単位
　　　　　　　　　　ヘパリン持続注入1000～2000単位/h
③血漿流量　　　　　血流量の30 %以下
④目標処理量　　　　患者循環血漿量の1～1.5倍程度

*治療中の業務
- 通常，血漿処理量は患者循環血漿量の1～1.5倍程度で病因物質の除去を行う。

*治療上の注意点
- 多いプライミングボリューム（約400 mL）による血液希釈に伴う血圧低下に注意しなければならない。
- 加温器での加温がないと血漿成分分離器が目詰まりしやすくなる。
- 加温器の上限温度は42℃までとする。

*血液回収
- 返血の際には，患者の体内に空気が入らないようにすること。
  ①目標処理量に達したら装置の回収モードに移行する。
  ②装置ガイダンスに従い，血液および血漿を回収する。
  ③装置血液回収終了後，脱血側回路および返血側回路をクランプして血液ラインを患者から外す。

■白血球除去療法（LCAP）（セルソーバEX，EI，CS）

- ▶図17にLCAP（セルソーバEX，EI，CS）のフロー図とプライミング方法を示す。

LCAP	治療モード（LCAP，HA，DHP）
使用装置	浄化器入口圧が測定可能な血液浄化装置，治療モードにLCAPがない場合は別途輸液ポンプ。

*洗浄・プライミング
- 血球細胞除去用浄化器を生理食塩液1000 mL以上で静脈回路側より洗浄する。
- ナファモスタットメシル酸塩20 mg添加生理食塩液500 mLを用いて，血球細胞除去用浄化器を置換・充填する。

▶図17　LCAPフロー図

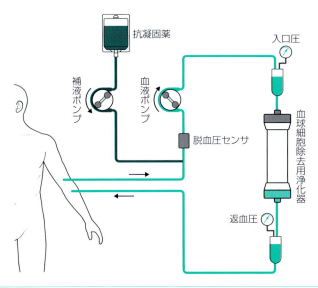

洗浄・プライミング
生理食塩液を1000 mL以上流す ↓ ナファモスタットメシル酸塩20 mg添加生理食塩液500 mLを用いて，置換・充填する。

治療	EX	EI	CS
血液流量	30〜50 mL/min	15〜25 mL/min	30〜50 mL/min
血液処理量	3000 mL	1500 mL	100 mL/Kg

返血	EX	EI	CS
血液流量	30 mL/min	15 mL/min	30/min
生理食塩液	300 mL	200 mL	300 mL/Kg

*治療設定項目

①血流量　　　　セルソーバEX, CS　30〜50 mL/min
　　　　　　　　セルソーバEI　15〜25mL/min
②持続抗凝固剤量　ナファモスタットメシル酸塩50 mg添加生理食塩
　　　　　　　　液500 mLを血液流量の12 %の速度で注入
③目標処理量

*治療中の業務
- 通常，血液処理量はセルソーバEXで3L程度，セルソーバEIで1.5 L程度，セルソーバCSで体重当たり100 mL/kg程度の処理で病因物質の除去を行う。

*治療上の注意点
- 併用禁忌薬剤：アンジオテンシン変換酵素阻害薬（治療に当たり服薬を休薬すること）
- 入口圧と静脈圧をモニタリングする。

- 入口圧と静脈圧の差が100 mmHg（13 kPa）をこえると吸着器の凝固が疑われるため血流速度の減速，生理食塩液の注入や吸着器の交換，血液回収などの処置を行う．
- 血小板の低下に注意する．

＊**血液回収**
- 返血の際には，患者の体内に空気が入らないようにすること．
  ① 血液ポンプでセルソーバEXおよびCSでは血液流量50 mL/min，生理食塩液300 mLを流してセルソーバ内および血液ライン内の血液を患者に返す．セルソーバEIにおいては血液流量15 mL/minで生理食塩液200 mLを流して，セルソーバ内および血液ライン内の血液を患者に返す．
  ② 血液ポンプを停止し，脱血側回路および返血側回路をクランプして血液ラインを患者から外す．
  ＊血液回収中に血管の発赤，疼痛などが出現した場合は生理食塩液の注入を200 mL程度とする．

■顆粒球単球除去療法（GMA）

- ▶図18にGMAのフロー図とプライミング方法を示す．

GMA	治療モード（HA，DHP）
使用装置	静脈圧，脱血圧がモニタできる血液浄化装置および抗凝固薬注入用輸液ポンプ

＊**洗浄・プライミング**
- 吸着器をラベルが読める方向にセットし，洗浄液が下から上へ流れるように血液回路を接続する．
- 血球細胞除去用浄化器を生理食塩液1000 mL以上で洗浄する．この際，吸着能低下や血液凝固の原因となるため気泡の除去を十分に行う．
- ヘパリン2000 u加生理食塩液500 mLを用いて，置換・充填する．

▶図18　GMAフロー図

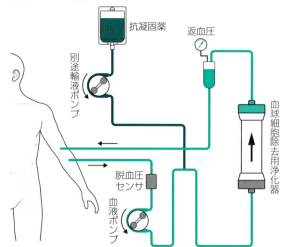

洗浄・プライミング
生理食塩液を1000 mL以上流す
↓
ヘパリン2000 u加生理食塩液500 mLを用いて，置換・充填する．

治療
血液流量　　　20～30 mL/min
血液処理量　　1800 mL程度

返血
血液流量　　　30 mL/min
生理食塩液　　300 mL

＊治療設定項目

①血流量　　　　　20〜30 mL/min
②持続抗凝固剤量　ヘパリン持続注入1000〜2000単位/h
　　　　　　　　　（生理食塩液100 mLにヘパリンを2000 u添加）

＊治療中の業務
- 通常，血液処理量は1.8 L程度で病因物質の除去を行う。

＊血液回収
- 返血の際には，患者の体内に空気が入らないようにすること。
  ①目標処理量に達したら，血液ポンプを止め血球細胞除去用浄化器をゆっくりと反転させる。
  ②ポンプで生理食塩液300 mLを血液流量30 mL/minの速度で流して，血球細胞除去用浄化器および血液ライン内の血液を患者に返す。
  ③脱血側回路および返血側回路をクランプして血液ラインを患者から外す。

■アフェレシス装置のモニタリング
- アフェレシス治療中の装置のチェックは血液浄化法によってチェックする項目が異なる。▶表9に各治療法における装置のモニタリング項目を示す。

▶表9　各治療法の装置モニタリング項目

治療法	GMA	LCAP	PE	PA・PA2・DF-Thermo	DFPP
チェック項目	血液流量	血液流量	血液流量	血液流量	血液流量
	抗凝固剤速度	抗凝固剤速度	抗凝固剤速度	抗凝固剤速度	抗凝固剤速度
	抗凝固剤注入量	抗凝固剤注入量	抗凝固剤注入量	抗凝固剤注入量	抗凝固剤注入量
	血液循環量	血液循環量	血漿分離流量	血漿分離流量	血漿分離流量
	脱血圧	脱血圧	血漿処理量	血漿処理量	補充液流量
	返血圧	返血圧	脱血圧	脱血圧	排液流量
		差圧	入口圧	入口圧	血漿処理量
			返血圧	返血圧	脱血圧
			TMP	浄化器入口圧	入口圧
			加温器温度	TMP	返血圧
				加温器温度	浄化器入口圧
					TMP
					加温器温度

■各種血液浄化器の注意点

●アフェレシス療法に使用する血液浄化器は，デバイス特有の注意点があるので使用する際には必ず添付文書を熟読すること．▶表10に各種血液浄化器の使用上の注意点を示す．

▶表10 各種血液浄化器の使用上の注意点

分類	販売元	品名	使用上の注意点
血漿分離器	旭化成メディカル	プラズマフローOP	使用TMP 60 mmHg以下
	川澄化学工業	プラズマキュアーPE	使用TMP 250 mmHg以下
血漿成分吸着器	旭化成メディカル	プラソーバ™BRS-350	血漿流量 30 mL/min以下
	川澄化学工業	メディソーバ®BL-300	
	カネカメディックス	リポソーバ®LA-15	・アンジオテンシン変換酵素（ACE）阻害剤の服用中止 ・血漿流量35 mL/min以下 ・マルトース加乳酸リンゲル液を充填・置換に使用しないこと
		リポソーバ®LA-40	
		セレソーブ®	
	旭化成メディカル	イムソーバ®TR-350	・アンジオテンシン変換酵素（ACE）阻害剤の服用中止 ・血漿流量20 mL/min以下 ・生理食塩液返血不可 ・短期間の繰り返し使用時にはフィブリノーゲンの低下に注意する
		イムソーバ®PH-350	・アンジオテンシン変換酵素（ACE）阻害剤の服用中止 ・血漿流量20 mL/min以下 ・生理食塩液返血不可 ・短期間の繰り返し使用時にはフィブリノーゲンの低下に注意する
血漿成分分離器	旭化成メディカル	Cascadeflo EC	短期間の繰り返し使用時にはフィブリノーゲンの低下に注意する
	川澄化学工業	Evaflux	
血球細胞用除去器	旭化成メディカル	セルソーバE，CS	アンジオテンシン変換酵素（ACE）阻害剤の服用中止
	JIMRO	アダカラム	顆粒球数2000/mm³以下の患者は禁忌

Coffee Break

●わが国から膜型血漿分離器や血漿成分分離器，各種デバイスが開発され，アフェレシス技術の多くは日本発となり，発展している．近年では，アジア諸国でもアフェレシス療法が施行され，全世界的な治療法となってきている．

【文献】
1) 臨床工学技士業務指針2010 集中治療業務指針．
2) 臨床工学技士業務指針2010 血液浄化業務指針．
3) 日本アフェレシス学会：日本アフェレス学会雑誌Vol.30 No.3, アフェレス使用マニュアル，369-387，2011．
4) 日本アフェレシス学会：クリニカルエンジニアリング別冊アフェレシスマニュアル アフェレシス治療の現状の大要，19-28, 2001．
5) 日本アフェレシス学会：クリニカルエンジニアリング別冊アフェレシスマニュアル アフェレシス治療の新しい展開と今後の方向性，29-32, 2001．
6) 診療点数早見表2014年4月版：血漿交換療法の適応と使用材料，吸着式血液浄化法の適応と使用材料，血球成分除去療法の適応と使用材料，552, 2014．

Chapter III

手術室領域

1 手術室における臨床工学技士の役割と実際

加藤伸彦

業務のポイント
- 手術室は院内で最も医療機器が集中する場所であり，それらの医療機器が常に正しく動作し，かつ院内感染の媒体とならないような管理に努めなければならない。

- 手術室では，医療従事者が適正かつ安全に使用し，医療機器による障害，事故を防がなければならない。そのためには臨床工学技士が中心となり，医療機器に応じた保守管理が不可欠である（▶表1）。

▶表1 手術領域の管理対象となるおもな医療機器

生命維持管理装置	麻酔器，人工呼吸器，人工心肺装置，補助循環装置，除細動器，心臓ペースメーカ，ICD
手術支援機器	内視鏡装置，顕微鏡，超音波装置，自己血回収装置
手術治療用機器	手術用焼灼，止血，切開，凝固装置
その他	生体監視装置，手術設備，検査機器，神経系モニタ

1 手術室の特殊性

❖医療機器の多様性
- あらゆるクラスの医療機器が多くの種類，規格，数量で新旧混在している。
- 使用される頻度が一定でない。
- 多種多様な医療機器が同時並行で使用される。

❖使用者の多様性
- 各科の医師，研修医，看護師，臨床工学技士など，医療機器を使用する職種が多様である。

❖緊急性
- 時間外や緊急手術が頻繁に行われ，予定手術においても緊急に必要となる医療機器が多い。そのため，手術室の医療機器は常に安全に使用できる状態に整備されている必要がある。

補足
- 医療機器の安全管理については，2006年の第5次改正医療法における「良質な医療を提供する体制の確立を図るための医療法の一部を改正する法律」（平成18年法律第84号）および「医療機器に係わる安全管理のための体制確保に係わる運用上の留意点について」（平成19年3月30日，医政指発第0330001号，医政研発第0330018号）のなかで医療施設における医療機器の安全管理責任者の配置，安全使用のための研修，保守点検，安全に係わる情報収集・改善方策の実施が定められている。手術関連機器の管理を担当する臨床工学技士はこれを遵守し管理計画を立てる必要がある。

補足

- 「臨床工学技士基本業務指針2010」では，手術室とICUが分割され，手術領域業務が区別されている（▶表2）。

▶表2 「臨床工学技士基本業務指針2010」における手術領域の業務

A. 治療開始前
 1. 使用する生命維持管理装置および手術関連機器の保守点検およびその記録
 2. 使用する生命維持管理装置および手術関連機器（回路などを含む）などおよび操作に必要な薬剤および操作条件（監視条件を含む）の指示書などの確認
 3. 使用する生命維持管理装置および手術関連機器（回路などを含む）の準備
 4. 使用する生命維持管理装置および手術関連機器の組立および回路の洗浄・充填
 5. 使用する生命維持管理装置および手術関連機器の操作に必要な薬剤・治療材料の準備
 6. 使用する生命維持管理装置および手術関連機器の始業点検

B. 治療開始から終了まで
 1. 生命維持管理装置の先端部への接続または抜去
 2. 生命維持管理装置および手術関連機器の操作条件および監視条件の設定および変更
 3. 生命維持管理装置および手術関連機器の操作ならびに患者および監視に関する記録
 4. 留置カテーテルからの採血

C. 治療終了後
 1. 生命維持管理装置および手術関連機器の操作ならびに患者および監視に関する医師への報告
 2. 生命維持管理装置および手術関連機器の消毒・滅菌および洗浄など

D. その他
 1. 手術に関する症例検討会への参加

E. 特記事項
 1. 医師の決めた生命維持管理装置の操作条件および薬剤の投与量などに従い，臨床工学技士はこれらの条件などの設定および変更を行う。こうした指示については，操作前に医師から受ける書面による指示のほか，操作中の指示についても，できる限り具体的に受けなければならない。
 2. 治療開始前に，生命維持管理装置の操作に必要な薬剤・治療材料および使用する機器などの操作条件（監視条件を含む）の指示を医師から受けている場合であっても，業務を遂行するに当たり機器などの操作に関して疑義のある点については治療に先立ち，改めて医師の最終確認を受けなければならない。
 3. 身体に直接針を穿刺して行う血管からの採血および血管内への輸血などを，臨床工学技士は行ってはならない。
 4. 留置カテーテル採血は医師の具体的な指示を受けなければならない（動脈ラインなどを含む）。
 5. 麻酔の導入，維持管理，覚醒は医師が行い，臨床工学技士は麻酔器および各種監視装置による監視と患者状態の把握を行う。
 6. 周産期の各種生命維持管理装置の使用においては，術中の業務に準じるものとする。
 7. 手術領域の対象となる生命維持管理装置は，麻酔器および麻酔の際に使用する人工呼吸器，人工心肺装置，補助循環装置，除細動器，各種監視装置などの業務の必要性に応じて使用する機器である。
 8. 手術関連機器とは，電気メス，レーザー・高エネルギー超音波装置，内視鏡手術機器，手術ナビゲーション装置などの必要性に応じて使用する機器である。
 9. 生命維持管理装置および手術関連機器や再使用する器具・備品の消毒・滅菌および洗浄は，他の医療職との十分な連携で適切に行うものとする。

2 手術関連機器の安全管理の実際

- 手術関連機器の安全管理は，医療機器本体の保守・運用管理のみならず，医療機器使用環境の整備，スタッフ教育，情報管理を考慮した総合的な医療機器管理が必要となる。

❖医療機器の保守・運用管理
- 保守点検は安全確保と精度管理が要求され，日常点検と定期点検に分けられる。対象機器により点検内容は異なるが，日常点検は，チェックリストを用い，点検実施記録を保管しておくことが基本となる。定期点検は実施計画を立て，それにそって実施する必要がある。定期点検の実施記録は病院監査などのときに随時提示できるように保管する。
- トラブル・故障時の対応は迅速かつ適切でなければならない。予備機，代替え機の確保も重要であり，使用者がトラブル対応できる範囲を増やす工夫も必要であり，簡易トラブルシューティングを作成し周知することも重要となる。

> ①精度管理：日常点検(使用前，使用中，使用後点検)，定期点検依頼，故障点検・修理
> ②安全性向上への対策：誤操作・故障防止対策，簡易マニュアル作成，清拭・消毒
> ③資産管理：購入選定，更新・廃棄判断，管理台数，備品情報
> ④運用：稼働率調査，中央貸し出し

❖医療機器使用環境の整備
- 医療機器の点検整備が適切に行われているのみならず，使用環境も含めた安全対策が必要である。

> ①電気的安全：電源容量，電源ケーブル，テーブルタップ
> ②作業動線：電源コンセントプラグの脱落防止，誤作動防止，警報・安全装置の作動
> ③複数機器使用時の影響：周波数混信，電磁波の影響
> ④医療ガス：中央配管バルブの開閉管理，医療用ガスボンベの管理

❖医療機器を使用するスタッフ教育
- 医療スタッフへの安全教育は，おもに臨床工学技士，医療機器メーカーが行い，習得内容が同様になるように，資料，教材，研修方法は標準化することが必要となる。
- 安全研修は，年1回以上の定期的なものと医療機器新規導入時に開催しなければならない。勉強会形式で繰り返し行う方法は一般的であるが，できる限り実践的な方法で習得内容を確認する工夫が必要となる。

> ①操作研修，安全研修(機器導入時・定期)
> ②トラブルおよび緊急事態の対応整備(シミュレーション)

❖医療機器に関する情報管理

- 臨床工学技士は，医療の不具合情報や安全管理情報などの医療機器安全使用のために必要な情報を製造販売業者から一元的に収集するとともに，得られた情報をその医療機器の使用者に対して適切に提供することが重要である。
- 医療機関外からの情報収集には，製造販売業者からのほか，(独)医薬品医療機器総合機構の医薬品医療機器情報提供ホームページによる医療機器の安全情報の提供などのインターネットを利用した情報収集も有用である。
- 臨床工学技士が管理している医療機器の不具合や健康被害などに関する内外の情報収集に努めるとともに，病院管理者への報告などが必要となる。

> ①添付文書，取扱説明書の管理
> ②不具合情報の収集および提供
> ③安全使用に関する情報の周知
> ④医療機器稼動データ(動作ログ，アラーム履歴)の管理

3 麻酔関連機器の構造と原理

❖麻酔器と麻酔システム

- 麻酔器は，手術中における患者の生命維持および麻酔レベルの維持にある。酸素投与を基本に，亜酸化窒素，治療用空気が流量計を通し，さらに気化器を組み込むことで揮発性麻酔薬であるセボフルラン，イソフルランなどが，患者呼吸回路を介して，正確な濃度で患者の肺に供給することを目的とした医療機器である(▶図1)。
- ヒューマンエラーが直接患者に障害を及ぼさないような安全装置が組み込まれ，安全性の高い医療機器になっている(▶表3)。
- 麻酔器の基本構造は，麻酔回路と患者呼吸回路である(▶図2)。さらに，これらを支える躯体構造がある。

▶図1 麻酔システムと主要各部

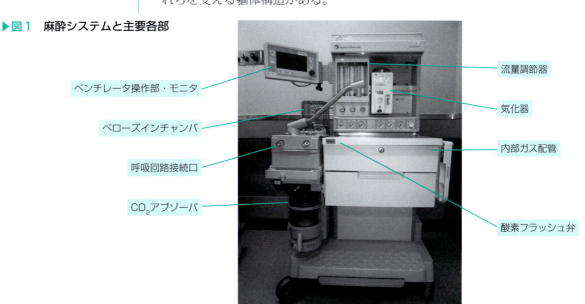

(Aestiva 7900s Pro：GEヘルスケアジャパン)

▶表3 麻酔器の安全機構

①フールプルーフ	ピン方式迅速継手，ピンインデックスセーフティシステム，気化器選択装置，シュレーダ方式迅速継手
②フェイルセーフ	ガス遮断装置，低濃度酸素防止装置
③警報装置	供給圧警報装置，気道内圧警報装置，酸素濃度低下警報装置
④モニタ	酸素濃度計，各種圧力計
⑤人間工学的設計	カラーコード，流量計ノブの形状および位置，他のノブとの関連，流量計ノブと流量計との関係

▶図2 麻酔器の基本構造

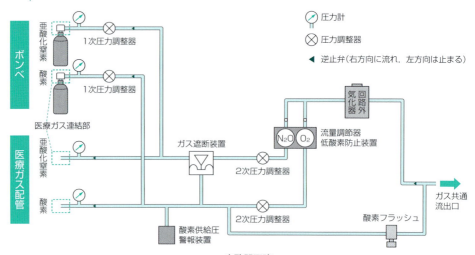

a 麻酔器回路

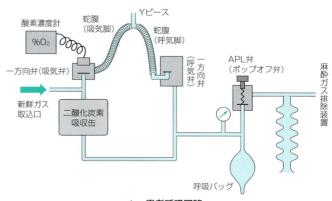

b 患者呼吸回路

麻酔器回路のガス共通流出口は新鮮ガス取込口を介して患者呼吸回路へ連結する。
（岩崎 寛 編：麻酔科診療プラクティス19 麻酔器・麻酔回路，文光堂，2006.より引用）

補足

- 全身麻酔は大別して，「吸入麻酔」と「静脈麻酔」がある。今日の「麻酔器」は吸入による全身麻酔器をさす。麻酔ガスは通常「酸素＋亜酸化窒素（笑気）＋揮発性麻酔薬」の混合ガスである。最近では亜酸化窒素を使用せず空気を使用する場合も増えている。

❖麻酔器回路

1 医療ガス連結部分

- 麻酔器に用いられるガスは医療ガス配管設備もしくは高圧ガスボンベから供給される。

①医療ガス配管設備との連結

- 医療ガスアセンブリの一方の端についているピン方式迅速継手，あるいはシュレーダ方式迅速継手により，誤接続を防止している。

②高圧ガス容器との連結
- 「(社)日本麻酔学会のガイドライン」では酸素ボンベの取り付けが要求されており，このため麻酔器には非常用の高圧ガス小型容器連結部がある。間違ったボンベが連結部に付けられないようにピンインデックスセーフティシステムが組み込まれている。

2 圧力計
- 医療ガス配管設備およびボンベからの医療供給圧を持続的に測定する。

3 圧力調整器
- 流量計に安定した圧力のガスをもたらすもので，ボンベから出たガスの圧力を医療ガス配管設備のガス圧程度に調整する「1次圧力調整器」，および1次圧力調整器を通った後のガス圧をさらに低下させて流量計部分にくるガスを安定した圧にする「2次圧力調整器」で構成される。

4 逆止弁
- 医療ガス配管設備およびボンベからのガス供給が互いに逆流しないようにするために，すべての麻酔器に組み込まれている。

5 ガス遮断装置
- 酸素の供給失調が発生した場合に亜酸化窒素の供給をそのまま続けることは，低酸素混合ガスを患者の肺に送り込むことになり，危険である。そのため，両ガスをガス遮断装置で結ぶことにより，酸素供給圧が一定以下になると亜酸化窒素の供給が遮断される安全装置がガス遮断装置である。

6 酸素供給圧警報装置
- ガス遮断装置が作動したときに警報を発する装置である。

7 流量調節器
- 流量調節部分と流量計からなる。

8 低酸素防止装置
- 流量計部分で酸素と亜酸化窒素を連動させて，亜酸化窒素のみを流すことができないようにする安全装置のことである。

①酸素フラッシュ
- 2次圧力調整器を通さない酸素を大量に患者呼吸回路に送り込む装置であり，JISでは毎分35〜75 l と規定されている。

②ガス共通流出口
- 流量計と気化器を通過した麻酔ガスと酸素の混合ガスおよび酸素フラッシュ弁を作動した場合の酸素が，患者呼吸回路に向けて出ていく口である。

❖ 気化器
- 現在，一般的に使用されている気化器は回路外気化器で，流量計の下流で麻酔回路に組み込まれる。新鮮ガスの一部が気化器内の揮発性麻酔薬と接触し，設定された濃度の揮発性麻酔薬を正確に患者吸気内に送り込む。
- 気化器内では流量計からのガスが2つの流れに分けられ，一方は気化室に入り揮発性麻酔薬と接し飽和され，他方はバイパス路を通り，両者は気化器から出てくる。このとき，揮発性麻酔薬は設定された濃度になる（▶図3）。
- 気化器の安全装置としては，気化器転倒時スピル防止機構と誤薬剤注入防止機構がある。

▶図3 単純化した気化器の構造

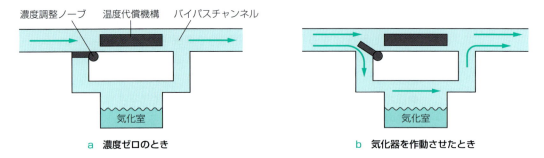

a 濃度ゼロのとき　　　　b 気化器を作動させたとき

①麻酔ガスは気化器を通らず，バイパスチャンネルを通過し，そのまま麻酔回路に流れる。
②麻酔ガスはバイパスチャンネルと気化室チャンネルに分流し，後者は揮発性麻酔薬で飽和され，その後，前者と合流し麻酔回路に流れる。分流量の割合は設定濃度と気化器の温度により適切に調整される。

〔(財)医療機器センター 編: 全訂版医療ガス保安管理ハンドブック，ぎょうせい，2007．より引用〕

❖ 麻酔用人工呼吸器
- 一般の人工呼吸器は非再呼吸式であるが，麻酔用人工呼吸器は患者回路の特性上，部分再呼吸式になっている。近年のものは吸気中に新鮮ガスを遮断する機構が組み込まれており，正確な換気量が得られるようになっている。
- 各メーカーによって構造が異なることから，使用機種の十分な理解が必要である。

❖ 患者呼吸回路
- 循環式回路（▶図4）を用いると，閉鎖式回路と半閉鎖式回路のどちらでも麻酔が可能となる。前者では患者の呼気が完全に再呼吸され，後者では患者の呼気に新鮮ガスが混合される。両者とも二酸化炭素の再吸収が起こるので，二酸化炭素吸収装置が必要となる。また，ガスの流れを一方向にするために吸気弁，呼気弁が必要である。

▶図4　典型的な循環式呼吸回路

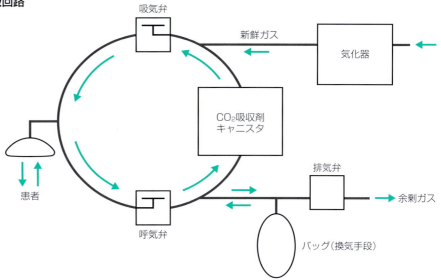

❖二酸化炭素吸収装置
- 炭酸ガス吸着剤を麻酔器呼吸回路内の炭酸ガス吸収装置内に充填するもので、患者の呼気中に含まれる炭酸ガスを吸着し、再呼吸する場合の吸気中の炭酸ガス濃度を低く保つためのものである。
- 炭酸ガス吸着剤にはエチルバイオレットというpH指示薬が加えられており、消耗すると紫色に変色する。

❖余剰ガス排除装置
- 麻酔ガスを野外に導き排気するか、分解装置に導き有害性のないものにする装置である。
- 揮発性麻酔薬は吸着剤で、亜酸化窒素は分解装置による処理が可能であるが、経済的理由で実施している施設はほとんどなく、大気に放出する方法が一般的である。

4 麻酔関連業務の実際

- 麻酔器は、特定保守管理医療機器の高度管理医療機器クラスⅢとして、厳密な管理が要求されている医療機器である。

❖始業点検
- 始業点検は、患者入室前に回路リークテストなどを行う。
- 点検項目は、(社)日本麻酔学会による「麻酔器の始業点検」をもとに実施することが望ましい(▶表4)。

補足
- 臨床工学技士が始業点検をしていても、実際に使用する段階において麻酔科医が再度最終確認を行うことをルールとすべきである。

▶表4 麻酔器点検表の例

1. 始業点検		良	否
外観点検	①麻酔器本体の確認		
	②流量計の確認		
	③気化器の確認		
	④炭酸ガス吸着剤の確認		
	⑤ホースアセンブリ，高圧ボンベの確認		
呼吸回路	①呼吸回路（蛇管，バック，マスクなど）の確認		
	②呼吸回路におけるリークの確認		
動作点検	①酸素流量計の確認		
	②麻酔ガス排除装置の確認		
	③各ダイアルの動作確認		
	④麻酔用人工呼吸器のアラーム確認		
	⑤酸素フラッシュによる酸素流量の確認		
	⑥吸気・呼気弁の動作確認		
2. 使用中点検		**良**	**否**
外観点検	①麻酔器本体の確認		
	②流量計の確認		
	③気化器の確認		
	④炭酸ガス吸着剤の確認		
	⑤ホースアセンブリ，高圧ボンベの確認		
	⑥呼吸回路の接続および破損の確認		
動作点検	①酸素流量計の確認		
	②麻酔ガス排除装置の確認		
	③各ダイアルの動作確認		
	④ガス供給圧の確認		
	⑤ガス流量の確認		
	⑥吸気・呼気弁の動作確認		
3. 終業点検		**良**	**否**
清掃	①麻酔器本体の清掃		
	②呼吸回路の水洗および消毒		
外観点検	①麻酔器本体の確認		
	②流量計の確認		
	③気化器の確認		
	④炭酸ガス吸着剤の確認		
	⑤ホースアセンブリ，高圧ボンベの確認		

〔（社）日本麻酔学会による「麻酔器の始業点検」〕

●各点検項目の要点は以下のとおりである。

①補助ボンベ容量
●補助ボンベの残量を確認し必要に応じて交換する。

②流量計
●流量計の動作，安定性確認（ノブおよびフロート）。プロポーショニングシステムの動作確認（酸素：亜酸化窒素＝1：3）。

③補助ボンベによる酸素供給圧低下時の亜酸化窒素遮断機構およびアラーム
- 流量計のノブを開いたままホースアセンブリを接続すると流量計が壊れる可能性があるため、点検終了後は、ボンベの元栓を閉じ、圧がゼロになっていることを確認する。

④医療ガス配管設備による供給
- 中央配管からの供給圧を確認し、酸素供給圧が他のものより高くなっていることを確認。さらに、ガス供給の安定性をフロートの動きで確認する。
- 供給ガス圧は、酸素 4 ± 0.5 kgf/cm^2、亜酸化窒素、圧縮空気は酸素より 0.3 kgf/cm^2 低い値である。

⑤気化器
- 内容量の確認、注入栓が閉まっていること、酸素OFFの状態で匂いのないことを確認、インターロック機構の確認、最後に気化器ダイアル0を確認する。

⑥酸素濃度計
- 21％校正後、酸素フラッシュして濃度が上昇することを確認する。

⑦二酸化炭素吸収装置
- 吸収剤の色・量を確認する。水抜き装置(ドレイン排出口)が閉まっていることを確認する。

⑧麻酔器内配管のリークテストおよび酸素フラッシュ機能
- リークテストは、陰圧リークチェックデバイス、蛇管を準備し機種に応じた手順で確認をする。

⑨患者回路のガス流
- テスト肺をつけて換気状態を点検する。

⑩人工呼吸器アラーム
- 人工呼吸器モードにし、低圧および高圧アラームが作動するか確認する。

⑪余剰麻酔ガス排除装置
- 回路の接続および吸引量を確認する。

⑫フローセンサ
- 校正後動作を確認する。

❖ラウンド点検
●以下を中心に点検する。

> ①電源確保
> ②医療ガス配管の確実な接続
> ③緊急セットの常備
> ④余剰麻酔ガス配出装置

❖定期点検
●麻酔器は生命維持装置であり，装置のトラブルがそのまま生命に重篤な影響をもたらす（▶表5）。したがって，麻酔器の性能と安全性を維持するためにメーカーが定めた時期に定期点検を行う必要がある。

●この点検は専門的な点検や消耗部品の交換が必要なため，メーカーに依頼する場合が多い。この場合，装置の特殊性もあり点検費用は高額になることが多い。そのため費用を考慮した保守計画を立て，必要な予算を計上することも保守管理業務の1つであると考える。

▶表5　麻酔器のトラブル例とその対策

	トラブル内容	現象	対策
医療ガス	・医療ガス供給圧低下 ・医療ガス供給停止	・低酸素血症，高二酸化炭素血症 ・適切な麻酔実施不能	・医療ガスの予備供給設備の設置 ・患者呼吸状態の監視
	・酸素または亜酸化窒素の誤投与	・低酸素血症	・酸素濃度計の設置 ・麻酔器保守点検の励行 ・患者の呼吸状態の監視
流量計	・流量計の誤読 ・ノブの誤操作	・低酸素血症 ・適切な麻酔実施不能	・正しい操作法の実施 ・酸素濃度計の設置 ・麻酔器保守点検の励行 ・患者の呼吸状態の監視
気化器	・間違った薬液の注入 ・ダイアルの誤操作	・適切な麻酔実施不能	・麻酔ガス濃度計の設置 ・麻酔器保守点検の励行 ・患者呼吸状態の監視
酸素フラッシュ	・過剰供給 ・供給不能	・圧損傷 ・低酸素血症	・麻酔器保守点検の励行 ・患者呼吸状態の監視
APL弁	・排気不能	・圧損傷	・麻酔器保守点検の励行 ・患者呼吸状態の監視
吸気弁・呼気弁	・弁の破損 ・弁の吸着	・低酸素血症，高二酸化炭素血症 ・圧損傷	・回路内警報装置の設置 ・麻酔器保守点検の励行 ・患者呼吸状態の監視
呼吸回路	・接続部の脱落 ・不完全な接続 ・回路の亀裂または破損	・低酸素血症，高二酸化炭素血症 ・適切な麻酔実施不能	・回路内警報装置の設置 ・麻酔器保守点検の励行 ・患者の呼吸状態の監視
二酸化炭素吸着装置	・二酸化炭素吸収低下または停止	・高二酸化炭素血症	・呼気二酸化炭素濃度計の設置 ・麻酔器保守点検の励行 ・患者の呼吸状態の監視
麻酔ガス排除装置	・排除能力の異常	・手術室内の麻酔ガスによる汚染 ・適切な麻酔実施不能	・吸引量の調節 ・麻酔器保守点検の励行

Coffee Break

- 手術領域の臨床工学技士に要求されることは，時代の変化に応じたあらゆることに対応できる，より柔軟な姿勢を身につけることである。先輩の指示に従って日常の定型業務をこなすだけではなく，今まで誰もやっていないことを業務として開拓していくことで臨床工学技士の未知なる可能性が果たされる。
- 現在の医療は他職種の協力のもと行われるチーム医療である。臨床工学技士は患者中心の視点で医療サービス全体を理解しつつその役割を果たすことが重要である。今後は医療機器の操作および管理のみならず，情報管理などの新たに派生する業務を担い，手術全般に関わることができる人材が求められる。

【文　献】
1) 黒澤美緒：臨床工学技士に期待される麻酔器保守管理．クリニカルエンジニアリング，19(3)：277-284，2008．
2) (財)医療機器センター 編：全改版医療ガス保安管理ハンドブック，ぎょうせい，2007．
3) 岩崎　寛 編：麻酔科診療プラクティス19麻酔器・麻酔回路，文光堂，2006．
4) 釘宮豊城：麻酔器の構造．クリニカルエンジニアリング，19(3)：255-261，2008．
5) (社)日本医療機器学会 編：MDIC標準テキスト臨床工学 第5版，86-91，2014．
6) 吉中平次：手術部における医療機器保守管理の特殊性と関連法規．クリニカルエンジニアリング，20(2)：91-95，2009．

2 人工心肺装置の構造と原理

柏 公一, 久保 仁

業務のポイント
- 人工心肺を安全に操作するためには, 構成品を理解したり, 操作法を熟知したりするとともに, 継続的に安全対策を施すこと, 人工心肺装置の保守管理を行うことが重要である。

【柏 公一】

1 人工心肺業務の実際

- 人工心肺(▶図1)は, 心臓血管外科手術において体外循環を行う際に使用される。
- 人工心肺は, 血液ポンプや静脈血貯血槽, 人工肺, 安全装置, 各種モニタなどさまざまな機器や材料から構成されている。
- 人工心肺の操作ミスがひとたび発生すると, 患者に大きな障害を与えることになるため, 安全にはとくに注意を払う必要がある。

▶図1 人工心肺

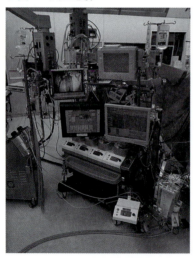

❖人工心肺装置の構成
- 人工心肺装置は, 血液ポンプ, 安全装置, 各種モニタなどから構成されている。

1 血液ポンプ
- 人工心肺で使用される送血用ポンプとしては, ローラポンプと遠心ポンプがある。ローラポンプは送血ポンプのほかに, 吸引やベントポンプとしても使用される。ローラポンプと遠心ポンプの特徴を▶表1にまとめた。

補足

人工心肺装置には送血用ポンプのほかに吸引ポンプやベントポンプ，限外ろ過用ポンプなど複数のポンプが搭載されている。送血用ポンプとしてはローラポンプと遠心ポンプが使用できる。その他のポンプはすべてローラポンプである。

▶表1　ローラポンプと遠心ポンプの特徴

ローラポンプ	・回転数と流量が比例する ・圧力に影響されずに設定した流量を送ることができる ・流量計が必要ない ・回転を止めても逆流はしない ・液体でも気体でも送ることが可能 ・構造が簡単，信頼性が高い ・低コスト ・回路が閉塞すると限りなく回路内の圧力が上昇する
遠心ポンプ	・回転数と流量が比例しない ・ポンプの前後の圧力差によって同じ回転数でも流量が変化する ・流量計が必要である ・回転が止まるもしくは回転数が低い場合は逆流する ・ポンプ内に大量の空気が流入すると液体を送り出すことはできない ・高コスト ・回路が閉塞しても一定以上に回路内の圧力が上昇することはない

- ローラポンプで送血した場合の流量は，回転数とチューブの内径によって決まるため，回転数に比例して流量が上がる（▶図2）。
- 遠心ポンプ（▶図3）はポンプ前後の圧力差の変化に応じて，同じ回転数であっても流量が変化する。よって，体外循環中の送血圧の変化や陰圧吸引補助脱血（後述）施行時における静脈血貯血槽の圧力変化によって流量は変化する（▶図4）。使用する遠心ポンプの圧-流量特性を確認したうえで使用することが重要である。

▶図2　ローラポンプの回転数と流量の関係

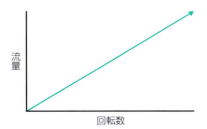

▶図3　遠心ポンプ

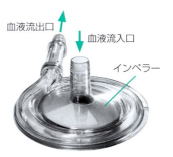

インペラーが高速で回転することによって血液に遠心力が作用し，外周部の血液の圧力が上昇する。この作用によって，外周部に設けられた出口から血液が流出し，流出した分だけ遠心ポンプの中心部から血液が流入する。

（Rotaflow遠心ポンプ：マッケ・ジャパン）
（許可を得て掲載）

▶図4　遠心ポンプの特性

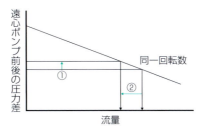

陰圧吸引補助脱血において吸引圧を上げた場合，遠心ポンプの前後の圧力差は大きくなる（①）ので，同じ回転数を維持していても流量は低下する（②）。遠心ポンプの前後の圧力差が小さくなる場合は，逆に流量は上昇する。

> **補足**
> - 必須：安全を確保するうえで遵守しなければならない。
> - 強く推奨：安全上，可能な限り遵守すべきである。
> - 推奨：理想的には遵守したほうがよい。

2 安全装置

- 安全装置は「人工心肺における安全装置設置基準」に従って設置する。これは，「日本体外循環技術医学会」から2007年に出された勧告であり（現在は第四版），安全装置の設置基準が「必須」「強く推奨」「推奨」に分類されている[1]。

❶ 静脈血酸素飽和度計

- 連続的に静脈血酸素飽和度を測定することは，酸素の需給バランスを確認したり輸血を行うかどうかを決定したりするうえで重要である[2,3]。静脈血酸素飽和度をモニタすることは「必須」に分類されている。

❷ レベルセンサ

- 静脈血貯血槽の貯血レベルが低下した場合にアラームを発する装置（▶図5）であり，このセンサの設置は「必須」に分類されている。貯血量が危険なレベルまで低下した場合は，送血ポンプの回転を制御することが「強く推奨」されている。

❸ 気泡検知器

- 送血回路内，心筋保護液回路内に気泡が混入した場合にアラームを発する装置（▶図6）であり，送血回路，心筋保護液回路ともに取り付けが「強く推奨」されている。送血回路の気泡検出器が作動した場合には，送血ポンプの回転を制御することが「強く推奨」されている。

❹ 回路内圧計

- 送血圧，心筋保護液の注入圧力，陰圧吸引補助脱血時の静脈血貯血槽の内圧をモニタし，危険な圧力に達した場合にアラームを発する装置である。送血圧は送血ポンプの出口と人工肺の入口の間で常時測定すること，送血フィルタ入口圧が切り替え，もしくは追加的にモニタできること，心筋保護液の注入圧力をモニタすることが「必須」とされている。また，送血圧，心筋保護液の注入圧力が危険な圧力に達した場合にポンプの回転を制御することがそれぞれ「強く推奨（ローラポンプ送血の場合）もしくは推奨（遠心ポンプ送血の場合）」，「推奨」とされている。陰圧吸引補助脱血時は静脈血貯血槽の内圧をモニタすることは必要不可欠である。

▶図5　レベルセンサ

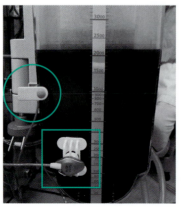

○：可動式のレベルセンサ
□：人工心肺装置に付随している固定式のレベルセンサ
この可動式のレベルセンサはアラームを発するのみ，人工心肺に付随している固定式のレベルセンサはアラームを発するとともにポンプの回転数を制御させることができる。

▶図6　気泡検知器

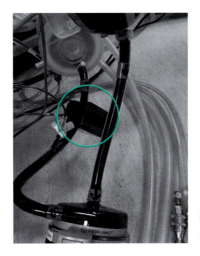

送血回路内に設置された気泡検知器(○)。アラームを発するとともにポンプの回転数を制御させることが強く推奨されている。

補足

陰圧吸引補助脱血とは，静脈血貯血槽に陰圧をかけて脱血を行う補助脱血法である。
2003年，3学会合同陰圧吸引補助脱血体外循環検討委員会は，陰圧吸引補助脱血を行うに当たり，次の4点を遵守するように勧告した[4]。
①陰圧吸引補助ラインにはガスフィルタを使用せず，ウォータートラップを装着する。
②陰圧吸引補助ラインは毎回滅菌された新しい回路を使用する。
③静脈血貯血槽には陰圧アラーム付きの圧モニタならびに陽圧防止弁を装着する。
④陰圧吸引補助を施行する際には，微調整の効く専用の陰圧コントローラを使用する。

❺流量計
- 前述したとおり，遠心ポンプは回転数が一定でもポンプの前後の圧力差によって流量が変化するため，遠心ポンプを送血ポンプとして使用する場合は，流量計を回路内に設けることは「必須」である。

❻バッテリー
- 停電に備えて人工心肺装置にバッテリーが搭載されていることは必要不可欠である(少なくとも送血ポンプにはバッテリーからの電力が供給されることは「必須」である)。また，実際にバッテリー駆動へ切り替わるか確認したり，定期的にバッテリーを交換したりすることは人工心肺装置の保守管理において重要な項目である。さらには，電源コードの予備，電源プラグの予備を備えておくことも必要である。

3 ハンドクランク
- 電源が完全に喪失した場合に備えて，血液ポンプを手動で回すためのハンドクランク(▶図7)を準備しておくことは「必須」である。

4 モニタ
- 心電図や血圧，体温などを表示する生体監視モニタや連続ガスモニタ，術野モニタなどが設置される。

5 自動記録
- 体外循環中のデータを集約して管理するために，自動記録システムを使用する施設が多くなっている。

▶図7　ハンドクランク

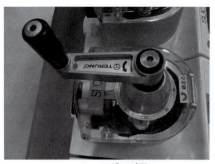
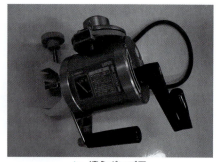

a　ローラポンプ用　　　　　　　　　b　遠心ポンプ用

❖人工心肺回路の構成

- 人工心肺回路は，静脈血貯血槽，人工肺(熱交換器内蔵)，回路，送血フィルタ，連続ガスモニタ用センサなどから構成されている。
- 送血フィルタが一体となった人工肺も販売されている(▶図8)。
- ベント回路や気泡抜き回路には逆止弁を設けることが求められる。
- 人工心肺回路には，ヘパリンコーティングや高分子コーティングが施されている製品が多く市販されている。
- 材料表面にコーティングを施すことは，生体適合性の向上に効果があるという報告がある[5-11]。

▶図8　送血フィルタ一体型人工肺

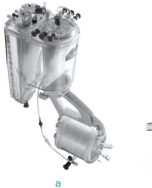
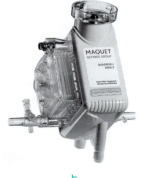
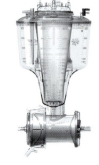

a　　　　　　　　　　b　　　　　　　　　　c

a　Capiox FX® 25(テルモ)
b　QUADROX-i Adult(マッケ・ジャパン)
c　INSPIRE™ 6F(ソーリン・グループ)

(許可を得て掲載)

❖体外循環操作の実際

- 弁置換手術や弁形成手術など一般的な開心術の場合は，患者の体温を軽度低体温〜中程度低体温とすることが多い。一般的な開心術における大まかな体外循環操作の流れは以下のとおりである。

> **補足**
> 部分体外循環とは血流の一部が人工心肺により循環されている状態のことをいい,完全体外循環とはすべての血液循環を人工心肺が担っている状態のことをいう。

> **補足**
> どこまで体温を下げるかによって,軽度(32℃まで),中等度(26～32℃),高度(20～26℃),超低体温(20℃以下)に分類される。

①体外循環開始
②冷却
③完全体外循環
④大動脈遮断(心筋保護液の注入,心停止)
⑤体外循環の維持
⑥復温
⑦大動脈遮断解除
⑧除細動
⑨部分体外循環
⑩体外循環離脱

● 大血管手術では,循環停止法や逆行性脳灌流法,逆行性脳循環法,選択的脳分離体外循環法が用いられる(▶図9)。循環停止法や逆行性脳灌流法,逆行性脳循環法を行う場合は患者の体温を超低体温にする。選択的脳分離体外循環法は中程度低体温～高度低体温で行うことが多い。

▶図9 逆行性脳灌流法,逆行性脳循環法,選択的脳分離体外循環法施行時の人工心肺

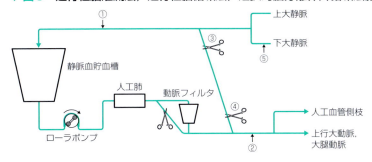

a 逆行性脳灌流
「循環停止」の指示で①を鉗子でクランプし,送血を止める。逆行性脳灌流を開始するときは,②を鉗子でクランプし,③④の鉗子を外す。術者は⑤をクランプする。

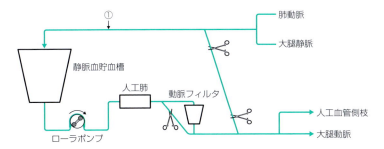

b 逆行性脳循環
「循環停止」の指示で①を鉗子でクランプし,送血を止める。下行大動脈が遮断された後,下半身の循環を再開する。逆行性脳循環を行うには脱血量を調整して静脈貯血槽内のVolumeを体にシフトさせる。CVPを20 mmHg程度まで上昇させることで静脈血が逆行性に脳を循環する。

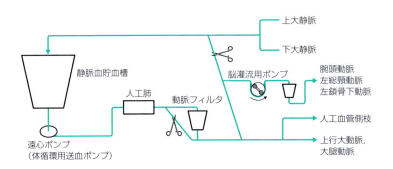

c 選択的脳分離体外循環
選択的脳分離体外循環施行時の人工心肺回路の一例を示した。体循環用の送血ポンプにローラポンプを使用している施設,脳灌流用ポンプを複数設置している施設とその回路構成はさまざまである。

> **補足**
> 逆行性脳灌流法と逆行性脳循環法は施行時間に制約がある。逆行性脳循環法は左開胸下遠位弓部大動脈人工血管置換術の際におもに用いられる。

❖安全対策

- 「日本体外循環技術医学会」が行った「人工心肺ならびに補助循環に関するインシデント・アクシデントおよび安全に関するアンケート 2013」によると，人工心肺に関するインシデント・アクシデントの発生率は全症例に対して 1.84 ％と報告されている[12]。
- エラープルーフ化[13]，マニュアルやチェックリストの整備，トラブルシミュレーションの実施，学会や体外循環セミナーへの参加などをとおして，各施設が継続的に安全対策を施していく必要がある。
- 人工心肺装置は保守点検計画を策定し，定期的に実施していくことが必要である[14]。また，使用前点検や終業点検を確実に行うことも安全管理上，重要なことであり，各施設でチェックリストを作成し，運用していくことが求められる。操作中に行うべき点検項目に関してもリストにしておき，毎回チェックを行うことが望ましい。

【久保 仁】

2 補助循環療法業務の実際〔補助人工心臓の適応と植込みの実際〕

- 補助循環業務は，おもに大動脈バルーンパンピング（IABP：Intra Aortic Balloon Pumping）や経皮心肺補助（PCPS：Percutaneous Cardio Pulmonary Support）などを用い，機械的な手段で心臓のポンプ機能の補助を行う業務であり，救急領域で使用されることが多い。ゆえにこの手術室領域の項では，装着に開胸手術が必要である補助人工心臓（VAD：Ventricular Assist Device）の適応と装着の実際について述べる。

❖はじめに

- 補助循環領域における補助人工心臓の導入は，重症心不全領域への適応拡大や臓器移植法の施行などの社会的な背景を基に急速に進んでいる。開発初期のコンセプトとして，世界的には心臓を取り出して人工心臓に置き換える完全置換型人工心臓（TAH：Total Artificial Heart）が考案されたが，生体心臓を模倣したため機械的耐久性や感染，血栓ができやすいなどの問題があった。これに対し，心臓を温存したまま心室の機能を代行するという考えにより考案されたのが補助人工心臓（VAD）である。装置が単純化されたことにより小型化が進み，耐久性，抗血栓性が向上し安定して使用できるようになった。さらに，心臓を残したまま装着するデバイス（device）であるため，自己心の機能が回復する場合もあり，VADから離脱することも可能となった。現在VADは，重症心不全治療にはなくてはならないdeviceとなっている。

補足

- 日本のVADは，急性心不全への使用を目的として1980年にゼオン型（東大）VAD，1982年に東洋紡型（国循）VAD（現在のニプロ型VAD）の臨床使用が始まり，いずれも1990年に製造販売承認を受けた後，1994年に保険適応となっている。2006年，ニプロ型VADは心臓移植までのブリッジとしての使用（BTT：Bridge To Transplant）が保険で承認された。現在に至り，ニプロ型VADは急性期の重症心不全症例に対し広く使用されている。
- 現在日本では，体外設置型VADとしてニプロ型VAD，BVS5000の2機種が，植込み型VADとして2011年にEVAHEART，DuraHEART，2013年にHeartMate II，2014年にJarvik2000と，これら4機種が保険償還され，重症心不全治療機器の選択肢が広がった。

> **補足**
>
> ●DTは，日本では保険上承認されていないが，欧米ではDTが増加しており長期成績も向上している。ほかにも，体外設置型VADから植込み型VADに植替えるBTBや，多臓器不全の回復を当面の目的として実施するBTC，心源性ショックの救命手段のために行われるBTDなどがある。
> ・BTB：
>   Bridge to Bridge
> ・BTL：
>   Bridge to Candidacy
> ・BTD：
>   Bridge to Decision

VADの適応としては以下のとおりとなる。

> BTT：Bridge To Transplant（移植までの橋渡し）
> BTR：Bridge To Recovery （心臓の機能が回復するまでの橋渡し）
> DT ：Destination Therapy 〔永久使用（Long time use）〕

❖補助人工心臓の役割

●補助人工心臓を装着する理由は以下のとおりである。

> ①内科的治療の限界をこえた末期重症心不全患者
> ②心不全が進み，IABPやPCPSなどでは補助しきれない患者
> ③心臓移植まで待てない患者

●これらの患者の自己の心臓を温存したうえで，心室の前負荷を軽減し血液ポンプとしての機能を代行するわけだが，効果として流量補助，前負荷軽減，Diastolic Augmentation，冠血流増加が期待でき，IABPに比べ心拍出が得られる点で優位であり，また，PCPSに比べ心室の前負荷を確実に軽減できる点で優位となる。

●欠点としては，呼吸補助が困難であることと開胸操作が必要であり，生体に対しての侵襲が大きいことがあげられる。

❖補助人工心臓の種類

●現在，日本では大きく分けて2つのタイプのVADが使用されている。血液ポンプを体の外に置く**体外設置型VAD**と，血液ポンプを体の中に配する**体内植込み型VAD**である。前者は空気駆動で作動する拍動型であり，ポンプが体外にあるためハウジングの中が観察できるため，血栓形成の状況に応じてポンプの交換を行うことができる。過去からさまざまな症例に使用されてきたが，現状では急性期重症心不全症であったり，移植登録が行えず植込み型VADを使用することのできない症例で使用されることが多い。後者は電動により作動する連続流型であり，ポンプを体の中に植え込むことから感染に強く，本人と介護者に対し装着deviceに関する機器の取り扱いや消毒法，日常生活での注意点などのトレーニングを実施することで在宅療養が可能となる。

❖適応基準

●VADの適応基準は，日本ではJ-MACSレベルにて規定されている（▶表2）。基本的には，元となったINTERMACS：Interagency Registry for Mechanically Assisted Circulatory Support（米国の補助人工心臓市販後レジストリ）Profile1～7と同等である。

●原則，Profile 1は体外設置型VAD，Profile 2～3が植込み型VADの適応となる。

▶表2 J-MACSレベル

Profile	J-MACS	INTERMACS	INTERMACS（ニックネーム）	VAD決定までの期間
1	重度の心源性ショック	Critical cardiogenic shock	Crash burn	hours（時間単位）
2	進行性の衰弱	Progressive decline	Sliding fast	days（日単位）
3	安定した強心薬依存	Stable but inotrope dependent	Dependent stability	few weeks（週単位）
4	安静時症状	Resting symptoms	Frequent flyer	months（月単位）
5	運動不耐容	Exertion intolerant	House-bound	
6	軽労作可能状態	Exertion limited	Walking wounded	
7	安定状態	Advanced NYHA Ⅲ		

❖ **実施基準**
- 植込み型VADの疾患・病態に対する適応は"植込み型補助人工心臓"実施基準2010年に集約されている。以下の▶表3〜6に症例の実施基準（適応基準，除外基準），実施施設認定基準，実施医基準を示す。
- 適応基準の中に記載されているNYHA心機能分類とAHA/ACCのステージ分類を参考までに▶表7，8に示す。

▶表3 実施基準［適応基準］

対象	疾患・病態	心臓移植適応基準に準じた末期的重症心不全で，対象となる基礎疾患は拡張型および拡張相肥大型心筋症，虚血性心筋疾患，弁膜症，先天性心疾患，心筋炎後心筋症などが含まれる
選択基準	心機能	NYHA：クラスⅢ - Ⅳ（Ⅳの既往あり）
	ステージ	D（重症の構造的疾患があり，最大限の内科治療にも係わらず安静でも明らかな心不全症状がある患者）
	薬物治療	ジキタリス・利尿薬・ACE阻害薬・ARB・硝酸塩・β遮断剤などの最大限の治療が試みられている
	強心薬・補助循環	ドブタミン・ドーパミン・エピネフリン・ノルエピネフリン・PDEⅢ阻害薬などに依存，またはIABP体外設置型補助人工心臓に依存
	年齢	65歳以下が望ましい（身体能力によっては65歳以上も考慮する）
	BSA	システムにより個別に規定
	血行動態	Stage D，NYHAクラスⅣの既往
	条件	他の治療では延命が望めず，また著しくQOLが障害された患者で，治療に参加することで高いQOLが得られ，長期在宅治療が行え，社会復帰が期待できる患者
	治療の理解	補助人工心臓の限界や併発症を理解し，家族の理解と支援が得られる

▶表4 実施基準[除外基準]

除外基準	感染症	重症感染症
	呼吸器疾患	重度のCOPD
		高度の肺高血圧症
		30日以内に発症した肺動脈塞栓症
	循環器疾患	開心術後早期(2週間程度)
		治療不可能な腹部動脈瘤や重度の末梢血管疾患
		胸部大動脈瘤,心室瘤,心室中隔破裂
		中等度以上の大動脈弁閉鎖不全症
		胸部大動脈に重篤な石灰化
	神経障害	重度の中枢神経障害
		薬物中毒またはアルコール依存症の既往
		プロトコールに従えない,あるいは理解不能と判断されるほどの精神神経障害
	その他の臓器不全	重度の肝臓疾患
		重度の出血傾向,高度慢性腎不全,慢性腎不全による透析症例,がんなどの生命予後不良などの悪性疾患,膠原病などの全身性疾患,インスリン依存性重症糖尿病
	妊娠	妊娠中
	その他	著しい肥満,輸血拒否など施設内適応委員会が不適当と判断した症例

▶表5 実施施設認定基準

- 心臓血管外科を標榜している心臓血管外科専門医認定修練基幹施設で,開心術の症例が年間100例以上ある
- 補助人工心臓の装着手術が過去5年間に3例以上あり,内1例ではその後連続して90日以上の管理を行い,その間にベッド外でのリハビリを行った経験がある
- 心臓移植実施認定施設あるいは実施認定施設と密接に連携をとれる施設である。なお,連携とは,適応判定,植込み型補助人工心臓装着手術ならびに装着後管理の指導ならびに支援が受けられる条件にあることを意味する
- 補助人工心臓(体外設置型)に関する施設基準を満たし,体外設置型補助人工心臓による緊急時の装着がいつでも施行可能である
- 植込み型補助人工心臓装着手術実施医基準を満たす常勤医が1名以上いる
- 所定の研修を修了している医療チーム〔医師(循環器専門医(内科医)を含む),看護師,臨床工学技士を含む〕があり,人工心臓管理技術認定士が1名以上いる
- 補助人工心臓装着の適応を検討する循環器専門医(内科医)を含む施設内委員会があり,補助人工心臓装着患者を統合的に治療・看護する体制が組まれている
- 補助人工心臓装着患者の在宅治療管理体制が組め,緊急対応がとれる
- 施設認定を申請する段階でJapanese registry for Mechanically Assisted Circulatory Support(J-MACS)への参加に同意を示すこと
- 補助人工心臓治療関連学会協議会植込み型補助人工心臓実施基準管理委員会における認定・評価を受けること。なお,評価を受けることの同意,ならびに,評価にて重大な問題点を指摘された場合には,管理中の患者に不利益が生じないよう然るべき措置を速やかにとることに同意を示すこと

▶表6 実施医基準

- 心臓血管外科専門医,または日本胸部外科学会指導医,または日本心臓血管外科学会国際委員である
- 日本胸部外科学会,日本心臓血管外科学会,日本人工臓器学会に所属している
- 使用する植込み型補助人工心臓システムについての研修プログラムを受講している
- 術者または指導的助手として3例以上の補助人工心臓装着手術経験をもつ
- 上記基準に基づき,補助人工心臓治療関連学会協議会植込み型補助人工心臓実施基準管理委員会による認定を受けている

▶表7　NYHA心機能分類

Ⅰ度	心疾患はあるが身体活動に制限はない 日常的な身体活動では著しい疲労，動悸，呼吸困難あるいは狭心痛を生じない
Ⅱ度	軽度の身体活動の制限がある。安静時には無症状 日常的な身体活動で疲労，動悸，呼吸困難あるいは狭心痛を生じる
Ⅲ度	高度な身体活動の制限がある。安静時には無症状 日常的な身体活動以下の労作で疲労，動悸，呼吸困難あるいは狭心痛を生じる
Ⅳ度	心疾患のためいかなる身体活動も制限される 心不全症状や狭心痛が安静時にも存在する。わずかな労作でこれらの症状は増悪する

※ニューヨーク心臓協会（NYHA：New York Heart Association）が定めた心不全の症状の程度の分類。

▶表8　AHA/ACCステージ分類

ステージA	危険因子を有するが，心機能障害がない
ステージB	無症状の左室収縮機能不全
ステージC	症候性心不全
ステージD	治療抵抗性心不全

※AHA/ACC：American Heart Association / American College of Cardiology

❖植込み手術

- VADの装着は，体外設置型と植込み型で手技や手順が若干異なるものの，基本的には概ね同じような手順で実施される。基本的な手技としては，左室心尖部より脱血し上行大動脈へ送血するようにカニューレとポンプが装着される。
- 人工心肺装置にて体外循環を確立させた後，心臓を止めずに装着が行われる。ベントは，空気を引き込む可能性があるため使用せず，左室心尖部に開けた脱血用の穴からドボンサッカーなどで血液を引きながら心尖カフを逢着していく。脱血カニューレが装着された後，上行大動脈にパーシャルクランプをかけ切開し，送血用の人工血管を吻合する。血液ポンプと脱血カニューレを接続，確実に空気を抜きつつ送血カニューレを接続していく。再度，空気が残っていないことを確認しつつVADの血液ポンプを駆動，体外循環から離脱する。
- 実際の装着の手順はそれぞれ次のようになる。

■体外設置型VAD

①血液ポンプの洗浄と充填，アウトフローグラフトのプレクロッティングを実施
②人工心肺装置にて体外循環を確立
③心尖部カフ装着，脱血カニューレの装着・固定
④送血カニューレの装着〔上行大動脈〕
⑤カニューレ用の皮下トンネル作成
⑥血液ポンプとカニューレを接続
⑦カテーテルチップシリンジを用い手押し駆動
⑧駆動チューブを駆動装置に接続し駆動開始
⑨VADにボリュームを送り循環を移行させつつ人工心肺離脱

2 植込み型VAD

① 血液ポンプの洗浄と充填，コンソールおよびカニューレ類の準備
② 人工心肺装置にて体外循環を確立
③ 心尖部切除およびパンチャーにてカニューレ挿入部拡大，脱血カニューレの逢着
④ 送血カニューレの装着〔上行大動脈〕
⑤ 人工心臓固定用ポケットの作成
⑥ 体内ケーブル用の皮下トンネル作成
⑦ 血液ポンプとカニューレを接続
⑧ 人工心臓に脱血カニューレから接続し，空気を抜きつつ送血カニューレを接続
⑨ 人工心臓をコントローラと接続し駆動開始準備
⑩ 人工心肺から離脱させ人工心臓の駆動を開始
⑪ バイタルを注意深く観察しつつ設定条件を合わせていく

● 心臓に装着されたVAD（HMⅡ）の様子を▶図10に示す。

▶図10　実際に植込まれたVAD

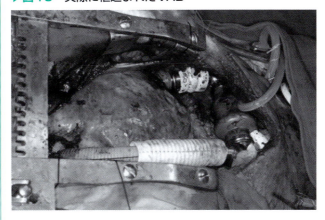

【文　献】
1) 一般社団法人 日本体外循環技術医学会：人工心肺における安全装置設置基準(第四版). 体外循環技術, 40: 457, 2013.
2) Ranucci M, Isgro G, Cariucci C, et al.: Surgical and Clinical Outcome Research Group: Central venous oxygen saturation and blood lactate levels during cardiopulmonary bypass are associated with outcome after pediatric cardiac surgery. Crit Care, 14: R149, 2010.
3) Ranucci M, Castelvecchio S, Ditta A, et al.: Surgical and Clinical Outcome Research (SCORE) Group: Transfusions during cardiopulmonary bypass: better when triggered by venous oxygen saturation and oxygen extraction rate. Perfusion, 26: 327-33, 2011.
4) 日本胸部外科学会, 日本心臓血管外科学会, 日本人工臓器学会：3学会合同陰圧吸引補助脱血体外循環検討委員会報告書, 平成15年5月.
5) Von Segesser LK, Weiss BM, Hanseler E, et al.: Improved biocompatibility of heparin surface-coated ventricular assist devices. Int J Artif Organs, 15: 301-306, 1992.
6) Tanaka M, Motomura T, Kawada M, et al.: Blood compatible aspects of poly (2-methoxyethylacrylate) (PMEA)-relationship between protein adsorption and platelet adhesion on PMEA surface. Biomaterials, 21: 1471-1481, 2000.
7) 安斎崇王：人工肺, 血液回路への血液適合性の付加. 医工学治療, 14: 25-29, 2002.
8) Saito N, Motoyama S, Sawamoto J: Effects of new polymer-coated extracorporeal circuits on biocompatibility during cardiopulmonary bypass. Artif Organs, 24: 547-554, 2000.

9) Yu J, Lamba NM, Courtney JM, et al.: Polymeric biomaterials: influence of phosphorylcholine polar groups on protein adsorption and complement activation. Int J Artif Organs, 17: 499-504, 1994.
10) De SF, Van BY, Caes F, et al.: Phosphorylcholine coating offers natural platelet preservation during cardiopulmonary bypass. Perfusion, 17: 39-44, 2002.
11) Boning A, Scheewe J, Ivers T, et al.: Phosphorylcholine or heparin coating for pediatric extracorporeal circulation causes similar biologic effects in neonates and infants. J Thorac Cardiovasc Surg, 127: 1458-1465, 2004.
12) 一般社団法人 日本体外循環技術医学会 安全対策委員会：人工心肺ならびに補助循環に関するインシデント・アクシデントおよび安全に関するアンケート 2013（http://jasect.umin.ac.jp/safety/pdf/2013CPBanke-tokekka.pdf）．
13) 中條武志：人間信頼性工学：エラー防止への工学的アプローチ．（http://www.indsys.chuo-u.ac.jp/~nakajo/open-data/Healthcare_Errorproofing2.pdf）．
14) 医政指発第0330001号，医政研発第0330018号 平成19年3月30日：医療機器に係る安全管理のための体制確保に係る運用上の留意点について．
15) 重症心不全に対する植込み型補助人工心臓治療のガイドライン　日本循環器学会/日本心臓血管外科学会合同ガイドライン　2011-2012年度合同研究班．

3 手術治療機器

久保 仁

業務のポイント
- 手術治療機器の保守管理の重要性を学ぶ。
- 患者や医療スタッフの安全を担保するための指導と教育について考える。
- 手術（手術室業務）が円滑に進むように配慮することの意義や臨床工学技士の役割について考える。

1 はじめに

- 手術室では，病院内で最も多種多様なME機器が配置され，実施される手術症例により使い分けられている。これらのME機器を安全かつ効率的に使用するためには"ME機器が正常に作動すること"が大前提となるため，使用前点検や定期点検など，保守点検の計画と実施は欠かせない。また，保守管理を実施していくなかで，使用頻度や故障の割合，購入履歴などの記録を基に，修理から購入廃棄に至るまでの総合的な機器管理に参画していくことも重要な業務の1つである。

- 一方で，手術室で実際に起きているME機器のトラブルについて考えると"故障ではない故障"という事例が大多数を占める。デバイスの組み立てや接続の間違い，配線ミスで使用できないことが多いほか，ME機器の単純な設定ミス，他の機器からの電磁干渉（ノイズ）などにより電子回路のエラーが発生する事例も増えている。いずれも使用するME機器の特性や使用法を熟知できていれば発生しない，もしくは回避できる可能性が高い。このようなME機器の使用法やトラブルシューティングを医療スタッフへ指導・教育していくことも臨床工学技士に課せられた使命である。

- 手術室における臨床工学技士の役割，配置される意義はなんであるのかを考えると，安全というキーワードに対して，ME機器の保守管理は勿論であるが，前述したような"故障でない故障"が発生したとき，またはME機器が本当に故障したときに問題を解決すべく対応し，速やかに手術が再開できるように務めることが必要であり，また求められている。手術の中断や遅延は，そのまま患者の麻酔管理下での時間の延長につながり不利益になるだけでなく，デバイスが使用できないことで予定の術式を変更しなければならなくなる危険性もはらんでいる。一方で，手術の遅延が重なると長期的には手術室稼働率の低下なども考えられるため，臨床工学技士によるME機器管理とスタッフ教育は手術室業務として重要な役割を担っている。

2 焼灼・止血・切開・凝固機器

①電気メス(血管シーラー，ソフト凝固*1)
②高周波メス
③超音波吸引装置，超音波メス
④マイクロ波メス

> **用語アラカルト**
>
> **＊1　ソフト凝固**
> 従来の凝固モードとは異なり，電圧を200 Vp未満に制御することで放電を抑え，メス先電極から出力されるジュール熱のみで組織を炭化することなく乾燥およびタンパク変性による熱凝固を行うことが可能である。

❖電気メス

● 人体に高周波電流を流したとき，負荷や接触抵抗によりジュール熱が生じる。このときに生じた熱が細胞に切開作用や凝固作用を生じさせる。一般的に300 kHz～5 MHzの高周波が用いられる。通常，電気メス本体(generator)から出力された高周波電流を，メス先電極を介して人体に流し，細胞レベルで作用させた後，対極板にて電気メス本体に回収する閉回路(電気メス本体，メス先電極，対極板の3点)で構成される。

①切開
● メス先電極から連続正弦波(高周波電流)を出力し，細胞を瞬時に加熱，細胞内の水分を水蒸気爆発・蒸散させ細胞を破壊することで切開作用を生じさせる。

②凝固
● 正弦波(高周波電流)を断続的(バースト波)に出力させることでメス先電極から細胞への作用温度を下げ，細胞内の水分を，細胞膜を壊さず乾燥させることで凝固作用を生じさせる。

③細胞への作用温度
● 切開出力は水の沸点である100 ℃，凝固はタンパク変性が生じる60 ℃である。

④混合(ブレンド)モード
● バースト波として出力させる高周波電流のうち，正弦波を出力する間隔が長ければ切開能力が高く，逆に短ければ凝固能力が高くなる。

⑤凝固モード
● 出力させる高周波電流(バースト波)のピークピーク値を(peak-to-peak value)変化させることで凝固作用を変化させている。ピークピーク値を大きくし，出力する時間を短くすることで放電しやすい状態となり，表面を広く凝固する。これに対し，ピークピーク値を小さくするとメス先電極部の周辺のみを集中的に凝固する。使用する部位によりモードを使い分けることが可能である。

1 対極板

- 高周波を回収し電気メス本体に戻すために使用される。基本的には、メス先電極と同じ強さの高周波電流が流れるため、この高周波電流が集中し細胞に熱作用を与えないように広い面積をとり、熱を拡散させる働きをする。熱を拡散させる働きを助長するため、使用部位から心臓をとおらず術野に近いなだらかな平面で、血流の多い部位に装着することが望ましい。人体との接触面積が小さくなると熱をもち熱傷の危険性が高くなるため、対極板の接触状態を監視し、一定以上の抵抗値の変化が生じたときには出力を停止する安全機構の付いたシステムが主流になっている。ほかにも、対極板の金属部が折り曲げられて鋭になってしまうと高周波の電荷が集中し熱傷が生じる危険性があるので十分注意する必要がある。
- 対極板は高周波を面で受け回収するため、貼り方にも気を付ける必要がある。

2 高周波分流の危険性

- 電気メスから出力される高周波電流は、一般的な電流の流れとは違い電波的な性質をもつ。そのため、メス先電極が作用点に接触していない状態で出力すると、高周波の流れている経路の中で一番抵抗値の低いところから対極板へ戻ろうとする。そのため、落下防止目的で電気メスのケーブルを鉗子にからめて患者上の不織布などに固定した場合や内視鏡手術において電気メスを装着した操作鉗子の絶縁されたシャフトの一部が臓器に接触していたりした場合、その接触部位で高周波分流が発生し熱傷を起こしてしまう可能性が生じる。
- ここで注意しなければならないのは、出力される高周波電流が電波的な性質であるため、間に絶縁体が介在していても分流が起こる点である。そのため、電気メスを使用する場合には、メス先電極を確実に作用点に接触させてから出力させるように注意しなければならない。

補足

- **高周波**とは、電流や電波などで波形を構成するスペクトラム（連続体）のうち、周波数の高いものをいい、無線工学では「radio frequency（RF）」といわれ、一般的には数百Hz以上の周波数をいう。人体では50～60 Hz（商用電流）付近が最も電撃反応を起こしやすく、高周波電流を使用することで電気ショックや心室細動の誘発が起こらないようにしている。
- 一般的な電気メスで使用する高周波は500 kHz～1 MHzであるが、2 MHzをこえた高周波電流を使用した電気メスは**ラジオ波メス**と呼ばれ、出力電流が電波的な性質をもつようになり、さらに組織細胞中の水分子に対し高密度に集中するため、一般的な電気メスに比べ過剰な発熱や熱変性を抑えた微細な処置が可能となる。

3 メンテナンス

- 電気メスは、その性能と安全性を維持するために出力チェックや電気的な安全確認などの定期的な点検は欠かせない。メーカー推奨の点検項目や点検の間隔などを参考に、施設の状況に合わせ、無理のないメンテナンス計画を立てることが大切である。
- 機器毎の点検記録を残すことも重要で、点検や修理の履歴から効率よく更新廃棄の計画を行っていくなど、経済性も加味した管理を行っていくべきである。使用頻度にもよるが、年に2回以上の定期点検が必要である。

4 教育

- 現代の手術室において，電気メスはもはや当たり前に使用できるME機器である。しかしながら，高周波電流を使用した治療機器であるため，機器自体が正常状態でも使用者がその特性を理解していなければ熱傷などの事故は起こりうる。そのため，医療スタッフへの"教育"もまた臨床工学技士の大切な業務の1つであることをしっかりと理解しておくことも重要である。

5 血管シーリングシステム

- 生体組織や脈管組織を一定の圧で挟み込み，電気メスのジュール熱（100 ℃以下）を加えることで，比較的簡便に凝固や癒合の効果を得ることができるため広く使用されるようになった。しかし，挟み込む組織の量や位置が悪いと十分な効果を得られないことがある。脈管組織を癒合させるなど，結紮（けっさつ）が不要であることから腹腔鏡下手術で重宝されている。

❖超音波メス

- 超音波振動により毎秒30,000～80,000回振動する（ハーモニック：55 kHz）ブレード（振動子）が，組織と接触する際に発生する摩擦熱を利用し，組織中のタンパク質を粘着性の凝塊に変性させ組織の切離や癒合（シール）を行う。超音波振動により発生する摩擦熱は比較的低温であるため，目的組織以外への影響が少ないという特性をもつ。
- 電気的な刺激でないこともあり，血管や神経，リンパ周辺などの手術に用いられることが多い。ただし，繊細な操作ができる反面，電気メスなどと比べると作業に時間がかかることも多いので，特性を十分理解したうえでの使用が望ましい。

❖超音波吸引装置

- 超音波振動により毎秒23,000～35,000回振動する（外科用：23 kHz，脳外科用：35 kHzなど）振動子からブレードに伝えられる振動を利用して乳化した組織を生理食塩水とともに吸引する。弾性のある組織を残し，また，生じる摩擦熱は目的組織以外への影響が少ないという特性から，過去から肝臓切除（血管），脳腫瘍摘出（神経），リンパ節廓清（リンパ管）などに広く使用されている。

> **補足**
> - 超音波メスは，その振動により水分の多い組織および血液や洗浄液があるところでは，ミストやしぶきが大量に出て視野を妨げることがあるので注意が必要である。

> **補足**
> - 超音波振動を利用したデバイスは，振動子に取り付けられるホーンやメス刃に振動が伝わることではじめて機能する。そのため，各デバイスの組み立て手順に従って，緩みのないように確実に取り付けることが重要である。

❖マイクロ波メス

●マイクロ波メスは，マイクロ波（2450 MHz）の周波数帯での誘電加熱を利用し細胞組織を凝固，止血する。マイクロ波を加えられた組織の分子が，電界の反転に追従して振動または回転することで水分子が摩擦・発熱し凝固する。マイクロ波を細胞組織で作用させるため，おもに針状の電極を用い凝固や止血を行う。

❖レーザメス

●レーザ（Laser：Light Amplification by Stimulated Emission of Radiation）は，誘導放出による光の増幅という意味の英語の頭文字をとって名づけられたが，ここでは光を増幅して放射するレーザ装置が対象となる。レーザ光は，指向性や収束性に優れており，さらに光の位相が時間的にそろっているため干渉性がよく，光の波を合成することにより出力の大きい光をつくることができる。レーザ光の特性（光熱効果，光化学効果，生物刺激効果，光圧効果など）をそれぞれの疾患にあわせ利用することで，レーザを用いた治療を行うことが可能となる。

> **補 足**
>
> レーザ種類は，個体・気体・液体の3つに分けられる。代表的なものを以下にあげる。
>
> ①固体
>
> **YAG（イットリウム・アルミニウム・ガーネット） → 1064 nm**
>
> 効率よく連続発振ができ，大きな出力が必要とされる部位に使用される。また，水に吸収されにくい性質をもち，皮膚の深い部分での凝固や膀胱内などでの治療に使用される。
>
> **KTP（クリプトン・チタン・リン） → 532 nm**
>
> ②気体
>
> **CO_2 → 10.6 μm**
>
> 水に吸収されやすい性質で，組織内の水分に吸収されて熱を生じ，ホクロやイボなどを瞬時に気化蒸散させる。過去から，レーザメスとしての認知度が高い。
>
> **エキシマ（不活性ガスとハロゲンガスを混合し生成） → 193 nm**
>
> 混合ガス内でのパルス放電によって生成される隆起状態希ガスとハロゲン原子によって形成されるエキシマからの放射光によりパルス発振する。波長が短く熱や衝撃波を発しないことから非熱的精密蒸散が可能で，おもに眼科，皮膚科領域などで用いられる。
>
> **アルゴン → 488〜514 nm**
>
> 可視光のレーザで，赤色に吸収されやすい性質をもち，赤アザや血管腫の治療に使用されている。
>
> ③液体
>
> **Dye → 330〜1300 nm**
>
> 液体に溶かす色素を変えることで発振するレーザを変えることができる。赤アザや赤ら顔などの毛細血管拡張症など，血管系に関する治療に用いられる。

3 内視鏡関連機器

カメラ，光源，気腹装置，モニタ，etc.

❖はじめに
- 内視鏡（Endoscope）は，文字どおり体の中を見るための医療機器であり，おもに硬性鏡と軟性鏡（ファイバスコープ）に大別される。平成初年度のころ，手術にはまだあまり使用されておらず，婦人科のセカンドルック（診査腹腔鏡）で使用されていた程度であり，画像も臓器の形がわかる程度の解像度のカメラが使用されていた。しかし，その後のカメラやファイバの技術革新の結果，現在では，各種消化管の検査から腹腔鏡，胸腔鏡手術に至るまで，ほとんどの診療科がなんらかの内視鏡デバイスを使用しているような状況になっている。

①**硬性鏡**
- 脳下垂体腫瘍経鼻的内視鏡，副鼻腔内視鏡，耳内視鏡，胸腔鏡，腹腔鏡，胆道鏡，関節鏡，子宮鏡，etc.

②**軟性鏡**
- 咽頭内視鏡，気管支鏡，上部消化管内視鏡，十二指腸内視鏡，小腸内視鏡，大腸内視鏡，膀胱鏡，脊椎内内視鏡，卵管鏡，etc.

❖内視鏡手術システム
- 手術を行う際のシステムの構成は，各診療科共通しており以下のようになる。

> ①**基本構成**：カメラシステム，液晶モニタ（1～3式），光源装置，気腹装置，映像記録装置
> ②**術野機器**：カメラ（CCD：Charge Coupled Device，HD：High Definition），スコープ（硬性鏡，軟性鏡），ファイバコード，気腹チューブ，
> ③**周辺機器**：電気メス，血管シーリング装置，超音波メス，etc.

①**カメラシステム（CCU：Camera Control Unit）**
- CCDまたはHDカメラにて捉えた映像をCCUにて電気信号に変換し，アナログまたはデジタル信号として出力し，モニタ上に映像として再現，または映し出すシステム。

②**モニタ**
- カメラシステムより出力された電気信号を映像として映し出すモニタ。カメラシステムの進歩に伴いデジタル信号，フルHDのモニタが一般的となってきている。

③**光源装置**
- 硬性鏡や軟性鏡の先端部まで光を導光し，光の届かない術野で視野を確保するための装置。光源ソースは，ハロゲンランプからより自然光に近いキ

補足

カプセル型
デジタルカメラ，光源，モータを内蔵した小型カプセル形状の内視鏡で，飲み込んだ後の画像を体外に送信して体外のモニタに映す。日本においても2007年4月に承認・実用化された。

セノンランプに変わってきているが，熱や使用電力の問題から最近ではLED（Light Emitting Diode）を使用する装置も多くなっている。

④気腹装置
- 腹腔鏡手術を行う際，術野スペース（空間）を確保するために医療用二酸化炭素ガス（医療用CO_2ガス）を送気，一定圧を保つようにガスを送り続ける装置。医療用CO_2ガスは不燃性で血液に溶けやすく呼吸で排出されるため簡便に使用できる。

⑤映像記録装置
- CCUが高精細な画像を映像信号として出せるようになったことで記録装置の記録形式も変化している。より高画質の記録をするためにブルーレイディスク（BD：Blu-ray Disc）や外付けハードディスク（HDD：Hard disk drive）のほか，SDメモリーカード（SD Memory Card）などのメディアが使用できるようになっている。

❖内視鏡手術システムの管理
①始業点検
- 手術開始前，内視鏡機器の準備の際に実施する。術式に合わせたレイアウトに従って配置・配線し，使用する予定のすべての機器の電源を立ち上げることで基本的な動作を確認する。ほとんどのME機器はセルフチェック機構が内蔵されているため，電気的な確認はこの時点でほぼ終了する。内視鏡機器を配置・配線する際には各機器の外観やケーブルの破損・変形などもあわせて確認しておくことが大切である。

②終業点検
- 手術終了時，内視鏡手術室システムを片づける際に実施する。始業点検と同じく，外観点検やケーブル類の破損・変形などが主になるが，機器の汚れの清拭やCO_2ボンベの残量などもあわせて確認しておくとよい。
- 点検時に，機器の不具合が見つかった場合には精査し原状復帰するように務め，現場での対処ができないと判断される場合には，次の手術に差し支えないように業者へ連絡・相談し，修理依頼などの対応をとる。

③定期点検
- 内視鏡手術システムに関する点検法は確立されておらず，施設毎の独自の点検または業者に依頼して点検を実施しているのが現状である。一般的には光源装置の電球交換（500時間毎）のほかには，システムの外観点検にあわせて各配線の状態や劣化を確認し，交換することが主になる。ほかには，内視鏡の特徴である映像を鮮明確実に映し出すためのモニタの色合い調整にズレがないかをカラーバー表示などで確認しておくことも必要である。
- 内視鏡手術システムの定期点検は，手術室内の汎用機器である生体情報モニタや電気メスと同じく，年間計画を立て電気的安全点検と機能点検を含めた点検表を作成し実施することが望ましい。

補足
- 「（公社）日本臨床工学技士会」より2012年に出された"手術室業務指針"を順守することが望ましい。しかし，いまだ施設毎に手術室への人員配置や各業務への対応がまちまちであり標準化されていないため，配置人数などによる業務の優先度を考えて業務を行うことが必要となる。

4　手術ナビゲーション装置

❖使用目的
● ナビゲーション装置は，位置計測器により計測，追跡した手術器具の位置情報をおもにCT（Computed Tomography：コンピュータ断層撮影法）やMRI（Magnetic Resonance Imaging：核磁気共鳴画像法），透視X線からの画像を基にした画像情報と，空間座標情報に重ね合せて画像表示することで，外科手術を支援する装置である。

❖基本操作

① 光学式ナビゲーション装置

> ①ソフトウェアの起動
> ②システム接続と認識の確認
> ③リファレンスアームの設置および光学カメラの設定
> 　a　患者または患者近傍にリファレンスフレームを設置する。
> 　b　カメラをリファレンスフレームから約1.8 mの位置で，フレームと術野を捉えるように配置する。
> ④手術器具の登録確認
> ⑤ナビゲーション用の画像の準備
> 　a　術前に撮影したCTまたはMRI画像をシステムに取り込む。
> 　b　モニタに表示された患者画像の解剖学的特徴点に対応する実際の患者の解剖学的特徴点を登録する。
> 　c　患者画像と実勢の患者の解剖学的位置が重なり合うまでbの作業を繰り返す。
> ⑥ナビゲーション手術開始

② 磁場式ナビゲーション装置

> ①ソフトウェアの起動
> ②システムの接続と認識の確認
> ③リファレンスフレームの設置および磁場発生装置の配置
> 　a　患者または患者の近傍にリファレンスアームを設置する。
> 　b　手術台の上面約20 cm，術野中心から約20 cmの場所に，磁場発生装置を術野に向けて設置する。
> ④手術器具の登録確認
> ⑤ナビゲーション用画像の準備
> 　a　術前に撮影したCTまたはMRI画像をシステムに取り込む。
> 　b　モニタに表示された患者画像の解剖学的特徴点に対応する，実際の患者の解剖学的位置が重なり合うまでbの作業を繰り返す。
> ⑥ナビゲーション手術開始

補足

光学式とは
赤外線カメラを使用し，光学的基準点となるリファレンスフレームと手術器具に付いているLED（発光ダイオード）または反射マーカーの反射光を計測，三角計測の原理で位置測定を行う方式。

磁場式とは
磁場発生装置を用いて手術領域に磁界（磁場フィールド）を作成し，その磁界の中に存在する磁場センサの位置を検出することによりナビゲーションを行う方式。

- ▶図1に光学式と磁場式の基本配置を，▶図2に光学式ナビゲーションを用いた下垂体手術の様子と光学式リファレンスフレームを示す。また，参考までに，磁場式ナビゲーション使用時のイメージを▶図3に示す。

▶図1　光学式と磁場式の基本配置

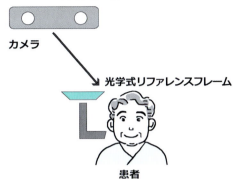

▶図2　光学式ナビゲーション

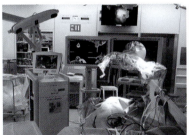
a　光学式ナビゲーション全景

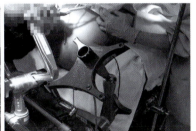
b　光学式ナビゲーションアンテナ

▶図3　磁場式ナビゲーション

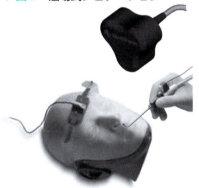

(STEALTHSTATION S7® Electromagnetic tracking：日本メドトロニック)
(許可を得て掲載)

補足

- 赤外線カメラを使用しているため，遮へい物がある場合にはLEDまたは反射マーカーを認識できないほか，手術室内に他の赤外線を出す機器が存在した場合，干渉により影響を受ける可能性がある。
- 反射ボール（赤外線反射マーカー）はほとんどの製品でディスポーザブルであるが，複数回使用している施設もある。反射の効率の問題など，再使用に起因する問題もあるため使用に際し十分な注意が必要である。

❖トラブルシューティング

- ナビゲーション装置を使用しているときに，最も一般的なトラブル対応は以下のとおりである。

①リファレンスフレームを認識しない
- 確認：ナビゲーションカメラ，または磁場発生装置からの距離は適正であるか，遮へい物はないかなどの確認を行う。
- 対処：ナンビゲーション装置，または磁場発生装置の調整を行う。

②プローベの認識・登録ができない
- 確認：反射ボールが適切に取り付けられているか，または血液などで汚れていないかなどの確認を行う。
- 対処：反射ボールの取り付け確認，汚れを濡れガーゼなどで拭き取り，また乾ガーゼなどで水分を拭き取り，再度，認識および登録の確認を行う。

❖医療用ナビゲーションシステムの診療報酬

- 画像等手術支援加算（ナビゲーション）の診療行為名称にて診療報酬（2,000点）が付けられた（2008年の診療報酬改定より）。

● ナビゲーションを併用した際に，2,000点の診療報酬が加算される手術手技を▶表1に示す。

▶表1　画像等手術支援加算

平成26年度診療報酬
診療報酬の算定方法の一部を改正する件（告示）
（平成26年厚生労働省告示第56号）　より抜粋

区分	平成26年度版　診療報酬内容	点数		備考
K939	画像等手術支援加算			
	1　ナビゲーションによるもの	2,000点		
下記手術に併用した場合にのみ加算		24年度	26年度	
K055-2	大腿骨頭回転骨切り術	44,070点	44,070点	
K055-3	大腿骨近位部（転子間を含む。）骨切り術	37,570点	37,570点	
K080	関節形成手術 　1　肩，股，膝	45,720点	45,720点	
K081	人工骨頭挿入術 　1　肩，股	19,500点	19,500点	
K082	人工関節置換術 　1　肩，股，膝	37,690点	37,690点	
K082-3	人工関節再置換術 　1　肩，股，膝	54,810点	54,810点	
K131-2	内視鏡下椎弓切除術 2椎弓以上について切除を行う場合は，1椎弓を増すごとに所定点数の100分の50に相当する点数を加算する。ただし，加算は4椎弓を超えないものとする。	15,730点	15,730点	
K134-2	内視鏡下椎間板摘出（切除）術 　1　前方摘出術 　2　後方摘出術	75,600点 33,540点	75,600点 30,390点	
K140	骨盤骨切り術	33,630点	33,630点	
K141	臼蓋形成手術	28,220点	28,220点	
K141-2	寛骨臼移動術	36,400点	36,400点	
K142	脊椎固定術，椎弓切除術，椎弓形成術（多椎間又は多椎弓の場合を含む） 　1　前方椎体固定 　2　後方又は後側方固定 　3　後方椎体固定 　4　前方後方同時固定 　5　椎弓切除 椎間又は椎弓が併せて2以上の場合は，1椎間又は1椎弓を増すごとに，その手術手技ごとにそれぞれ所定点数に所定点数の100分の50に相当する点数を加算する。ただし，加算は椎間又は椎弓を併せて4を超えないものとする。	37,240点 29,900点 37,420点 75,000点 12,100点	37,240点 29,900点 37,420点 66,590点 12,100点	
K142-3	内視鏡下脊椎固定術（胸椎又は腰椎前方固定） 椎間が2以上の場合は，1椎間を増すごとに所定点数に所定点数の100分の50に相当する点数を加算する。ただし，加算は4椎間を超えないものとする。	101,910点	101,910点	
K151-2	広範囲頭蓋底腫瘍切除・再建術	193,060点	193,060点	
K154-2	顕微鏡使用によるてんかん手術（焦点切除術，側頭葉切除術，脳梁離断術）	131,630点	131,630点	
K158	視神経管開放術	35,150点	35,150点	
K161	頭蓋骨腫瘍摘出術	23,490点	23,490点	
K167	頭蓋内腫瘤摘出術	61,720点	61,720点	
K169	頭蓋内腫瘍摘出術 　1　松果体部腫瘍 　2　その他のもの	158,100点 132,130点	158,100点 132,130点	

次ページに続く

▶表1の続き

K170	経耳的聴神経腫瘍摘出術	76,890点	76,890点	
K171	経鼻的下垂体腫瘍摘出術	83,700点	83,700点	
K171-2	内視鏡下経鼻的下垂体腫瘍摘出術	108,470点	108,470点	
K172	脳動静脈奇形摘出術	149,830点	149,830点	
K174	水頭症手術 1 脳室穿破術(神経内視鏡手術によるもの)	38,840点	38,840点	(2シャント手術は含まず)
K191	脊髄腫瘍摘出術 1 髄外のもの 2 髄内のもの	59,500点 118,230点	59,500点 118,230点	
K192	脊髄血管腫摘出術	106,460点	106,460点	
K193	神経腫切除術 1 指(手・足) 2 その他のもの	5,770点 10,770点	5,770点 10,770点	
K235	眼窩内腫瘍摘出術(深在性)	45,230点	45,230点	(表在性は含まず)
K236	眼窩悪性腫瘍手術	51,940点	51,940点	
K313	中耳,側頭骨腫瘍摘出術	33,970点	33,970点	
K314	中耳悪性腫瘍手術 1 切除 2 側頭骨摘出術	35,490点 68,640点	35,490点 68,640点	
K340-3	内視鏡下鼻・副鼻腔手術I型(副鼻腔自然口開窓術)	—	3,600点	平成26年度加算対象追加
K340-4	内視鏡下鼻・副鼻腔手術II型(副鼻腔単洞手術)	—	10,000点	
K340-5	内視鏡下鼻・副鼻腔手術III型(選択的(複数洞)副鼻腔手術)	—	24,500点	
K340-6	内視鏡下鼻・副鼻腔手術IV型(汎副鼻腔手術)	—	31,990点	
K340-7	内視鏡下鼻・副鼻腔手術V型(拡大副鼻腔手術)	—	40,000点	
K342	鼻副鼻腔腫瘍摘出術	14,110点	14,110点	
K343	鼻副鼻腔悪性腫瘍摘出術 1 切除 2 全摘	20,870点 42,470点	20,870点 42,470点	
K349	上顎洞開窓術	2,600点	1,300点	
K350	前頭洞充填術	11,000点	11,000点	
K351	上顎洞血瘤腫手術	13,520点	13,520点	
K352	上顎洞根治手術	6,660点	6,660点	
K352-2	鼻内上顎洞根治手術	6,660点	3,300点	
K352-3	副鼻腔炎術後後出血止血法	6,660点	6,660点	
K353	鼻内篩骨洞根治手術	8,330点	4,170点	
K354	篩骨洞根治手術	15,560点	7,780点	
K355	鼻内前頭洞根治手術	9,660点	4,830点	
K356	前頭洞根治手術	16,290点	—	項目の削除
	鼻外前頭洞手術	—	16,290点	平成26年度加算対象追加
K357	鼻内蝶形骨洞根治手術	6,380点	3,190点	
K358	上顎洞篩骨洞根治手術	18,850点	9,430点	
K359	前頭洞篩骨洞根治手術	18,810点	9,410点	
K360	篩骨洞蝶形洞根治手術	18,810点	9,410点	
K361	上顎洞篩骨洞蝶形洞根治手術	21,060点	10,530点	
K362	上顎洞篩骨洞前頭洞根治手術	23,520点	11,760点	
K362-2	経上顎洞的顎動脈結紮術	26,030点	26,030点	
K363	前頭洞篩骨洞蝶形洞根治手術	26,870点	13,440点	
K364	汎副鼻腔根治手術	28,990点	14,500点	
K365	経上顎洞的翼突管神経切除術	28,210点	28,210点	
K695 K695-2 K697-4	肝切除術関連			

いずれも算定申請は各医療施設が行うものであり,申請が通過するかどうかは各都道府県審査機関の判断にゆだねられる。

❖保守・管理

- 手術ナビゲーション装置は，位置計測器により計測した位置情報をCTやMRI画像と空間座標情報に重ねあわせて画像として表示させることで，目標点を示し手術を支援する装置であるため，位置情報の精度の維持と安全使用のための保守管理は欠かせない。

1 使用前点検

①本体や各種ケーブル類の外観点検(破損，損壊，汚染など)
②使用物品の確認(滅菌物，員数，LEDの状態や反射ボールの取り付けなど)
③カメラやリファレンスフレームなど，各可動部の動きと固定状態の確認
④本体および各種ケーブル類の接続確認
⑤電源投入し self-check が問題なく終了することの確認
⑥取り込む(取り込んだ)画像データの患者情報の確認

2 使用中点検

①装置やリファレンスフレーム，プローブなどの状態の観察
②位置情報の校正を行った後，布掛けや各種セッティングでカメラや各種フレームがずれないことを監視
③位置情報の精度管理を高めるために取扱説明書に準じて操作を確認

3 使用後点検

- 装置や関連物品を片づける際に，始業点検のときと同様に外観点検を実施する。本体やケーブル類の清拭をする際には，とくにコネクタ部に血液などの汚れが付着していないか，断線などが疑われる破損がないかもあわせて確認する。

4 定期点検

- 病院内で行う定期点検と業者が行う定期点検がある。電気安全に関する項目は必須で，次いで装置の外観を含めたアームなどの可動部の点検を実施する。装置の機能点検に関しては，術野で使用するリファレンスフレームやプローブなど，滅菌機械の状況も考慮し，取扱説明書の項目に順じた点検を行う。必要に応じて業者による定期点検の実施も考慮するが，点検間隔および点検内容は使用頻度や消耗品の劣化具合を見定めたうえで決定することが望ましい。

5 手術治療機器業務の実際

- ここでは，臨床工学技士の手術室業務の一端である手術が申し込まれてからの確認業務，術式にあわせて申し込まれたME機器の使用状況の確認から，

手術の準備，終了までの一連の業務を順を追って述べる。
- 手術治療機器は手術予定にあわせて準備されるが，エネルギーデバイスの一部は各科共用のME機器であり，使用状況にあわせ手術が行われる直前に準備されることがほとんどである。手術が申し込まれる際には，術式にあわせて手術器械とME機器が同時に申し込まれる。このときの確認事項として以下の項目があげられる。

> ①手術情報（疾患名，術式，手術部位，手術体位，手術時間など）
> ②患者情報（ID，年齢，性別，身長，体重，血液型，合併症など）
> ③ME機器情報（種類，デバイスの形状，配置など）
> ④担当スタッフ情報（執刀医，麻酔医，看護師，臨床工学技士，その他医療スタッフ）

- 臨床工学技士の業務範疇としてどこまでの情報が必要かは議論の分かれるところではあるが，手術スタッフの一員として業務を行う際には，上記4項目は抑えておくことが望ましい。

❖手術の申込み
- 手術が申し込まれると，「手術申込表（手術器械申込書）」，「麻酔申込書など（電子媒体，紙媒体含む）」により，手術情報，患者情報に加え，使用する手術器械やME機器の情報がコントロールを通じて麻酔医，担当看護師，臨床工学技士に伝えられる。術式や手術の内容，ME機器の申込みから該当するME機器を確認，そのときどきの使用状況を加味し，他の手術と競合しないように調整を行う。万一他の手術と競合した場合には，それぞれの担当科の医師，サプライ看護師と相談し，使用する時間をずらす，代替機器（エネルギーデバイスなど）があれば提案するなど手術が円滑に進むように配慮する。

❖手術室の準備
- 患者の入室時刻に合わせて手術室内の準備が行われる。患者入室前の設備点検や始業点検は，原則として使用者が行うことが望ましいが，施設毎に実施者が異なることも多い。本項では，手術治療機器の準備を含めた一般的な手術準備の流れをつかむため，全体的な準備について述べることとする。

①麻酔器，生体監視モニタ，麻酔自動記録装置，etc.
- 原則として使用者である麻酔医が実施する。

②手術台，無影灯，電気メス，患者加温装置，自動看護記録，etc.
- 手術室の準備にあわせ担当看護師が実施する。ただし，手術の開始前に，各機器の配置や作動状況，電源の差し込み位置（分電）などは臨床工学技士が再度確認し，不具合があれば手術開始前までに対応しておく。

③内視鏡，各種エネルギーデバイス，配線（電源，映像など），etc.
- 内視鏡の準備は，術式にあわせて内視鏡手術システム（カメラコントローラ，光源，気腹装置，モニタ，etc.）対面モニタなどの配置や配線を行う。この時点でカメラコントローラから出力される映像（カラーバー）が各モニタ，映像記録装置に映し出されることを確認する。あわせて，光源，気腹

補足
- 緊急の際や人員の関係などで看護師や臨床工学技士が代行する場合もあるが，麻酔器のリークテストなどの最終確認は麻酔医が実施する。

装置などの始業点検も実施しておく。電気メスや他のエネルギーデバイスも配置、配線し問題なく立ち上がることを確認しておくが、患者の入室の妨げにならないように配慮することも大切である。

④温度，湿度，etc.
- 手術室内の温度、湿度は、手術を受ける側、手術する側両者にとって最適となる環境が望ましいため、一般的に室温25℃前後、湿度50％程度になるように設定しておく。手術の準備に合わせて看護師が設定するが、ME機器の確認の際に余力があれば確認しておきたい項目である。

❖手術中の対応
- 手術中は、ME機器の挙動の変化を注視し正常状態にあることを確認しつつ業務に当たる。とくに、手術中のME機器の不具合は"故障でない故障"であることが多く、エネルギーデバイスのハンドピースの組み立て方や、電気メスの高周波分流により生じるエネルギーデバイス本体のエラーなど、術野への簡単なアドバイスや電気メス本体との位置関係を考えるだけで解決できることが多い。

❖手術終了時
- 手術の終了に伴いME機器の撤収を行うが、片づけ、清拭を行う際にはME機器の外観やケーブル類の破損、変形などを確認し、次の手術への使用に差支えがないように配慮する。手術室のME機器は手術の終了がまちまちで、通常の終業点検はマンパワーの問題もあり、麻酔器などの一部のME機器だけになることが多く、常日頃からME機器の状態確認に気を配る必要がある。

❖定期点検
- 電気メスに代表される手術治療機器は、使用状況に合わせて6カ月に一度は定期点検を実施する。これらのME機器は、手術を行ううえで安全に使用されるように厳格な基準が設けられているが、機械であるため定期的な点検（機能点検、電気安全）は欠かせない。取扱説明書などを参考に定期点検の内容を決め、点検計画書と点検表を作成したうえで点検を実施する。

❖手術室での役割
- 手術室に臨床工学技士が配置される意義は何か？　一般的には、麻酔器をはじめとする、生態情報モニタや電気メス、内視鏡や手術ナビゲーション装置などのME機器の保守管理やME機器の使用記録から購入廃棄の検討と提案を行うことである。また、ME機器が安全に効率よく使用できるように、医師や看護師への勉強会の実施なども業務の1つとなる。必要に応じて手術への立会いを行い、医師や看護師のサポートを行うこともある。しかし、最も大切なことは"手術を止めない""手術が円滑に進むようにサポートする"ことである。ME機器のトラブルで手術が止まってしまうと、手術時間が長くなるだけでなく、予定の術式が遂行できなくなる可能性もあり患者にとっても不利益な状況となる。また、手術時間の遅延はその手術室の1日の予定をも遅らせ、次の患者の手術開始が遅くなり、結果として医師、手術室スタッ

補足
- 一般手術では、臨床工学技士が設定を変更することはまれであるが、循環器の手術、とくに人工心肺装置を使用して行う開心術の際には室温のコントロールも大事な業務となる。

補足
- 手術中にME機器が故障した場合、原因を探り復旧を試みるが、復旧に時間がかかるなど手術に進行に支障をきたすと判断される場合には、早急に代替機に変更する。同じME機器がない場合には、同じ機能を有するME機器の使用を提案するなどし、手術の進行が滞らないように配慮する。

補足
- 不具合があるME機器はこの時点で拾い上げ、機能点検や修理を行う。業者による修理が必要なときには、必要に応じ代替機を手配するなど、適切に対処し次の手術に支障のないように備える必要がある。

フの業務も遅延していくこととなる。手術室で発生するME機器トラブルの多くは"故障でない故障"であり，迅速な原因究明と適切なアドバイスで解決できることが多く，また，本当にME機器が故障していた場合においても本体交換やそれに準じたME機器に差し替える提案をするなど，手術を円滑に再開させるように働きかけることが可能である。
● 患者はもちろん，手術室を使用するすべての診療科が安全に安心して手術を行うことができるように，手術室に勤務する臨床工学技士は手術室スタッフと連携をとりながら業務を行っていくことが大切である。

補足

● 手術室で業務を行う臨床工学技士は，当然ME機器を中心に考え業務を行うわけであるが，近年の医療技術の急速な進歩に追従して，手術室内に持ち込まれるME機器，医療機器システムの数は激増している。そのため，それら数多くのME機器を使用する"手術室環境"にも目を向ける必要性が増した。例えば，無影灯（照明）や空調，電気設備が該当する。つまり，ME機器を使用する手術室環境のことも熟知しておかないと，ME機器の発する熱量対策や，必要な電気容量，漏れ電流などへの対策が疎かになり思わぬトラブルが発生してしまうことが予測される。

【文献】
1）（公社）日本臨床工学技士会：手術室業務指針（臨床工学技士業務指針），2012.
2）手術医療の実践ガイドライン（改定版）．手術医学，第8章：S98-S113, 2013.

4 各種監視装置および各種測定機器業務の実際

三島博之

業務のポイント
- 安全な手術を行ううえで患者の状態を把握するためにさまざまな監視装置，測定機器が使用される。
- 臨床工学技士はそれらの機器の取り扱いや保守点検に熟知しておく必要がある。

1 各種監視装置業務の実際

- 手術を行う際にはさまざまな監視装置が用いられる。公益社団法人 日本麻酔科学会では，1993年より「安全な麻酔のためのモニタ指針」の準拠が勧告されている[1]。

補足

安全な麻酔のためのモニタ指針

[前文]
麻酔中の患者の安全を維持確保するために，日本麻酔科学会は下記の指針が採用されることを勧告する。
この指針は全身麻酔，硬膜外麻酔及び脊髄くも膜下麻酔を行うとき適用される。

[麻酔中のモニタ指針]
①現場に麻酔を担当する医師が居て，絶え間なく看視すること。
②酸素化のチェックについて
　　　皮膚，粘膜，血液の色などを看視すること。
　　　パルスオキシメータを装着すること。
③換気のチェックについて
　　　胸郭や呼吸バッグの動き及び呼吸音を監視すること。
　　　全身麻酔ではカプノメータを装着すること。
　　　換気量モニタを適宜使用することが望ましい。
④循環のチェックについて
　　　心音，動脈の触診，動脈波形または脈波の何れか1つを監視すること。
　　　心電図モニタを用いること。
　　　血圧測定を行うこと。
　　　原則として5分間隔で測定し，必要ならば頻回に測定すること。観血式血圧測定は必要に応じて行う。
⑤体温のチェックについて
　　　体温測定を行うこと。
⑥筋弛緩のチェックについて
　　　筋弛緩モニタは必要に応じて行うこと。
⑦脳波モニタの装着について
　　　脳波モニタは必要に応じて装着すること。

【注意】全身麻酔器使用時は日本麻酔科学会作成の始業点検指針に従って始業点検を実施すること。

1993. 4 作成
1997. 5 第1回 改訂
2009. 1 第2回 改訂
2014. 7 第3回 改訂

❖生体情報監視装置(バイタルサインモニタ)

●現在では,局所麻酔・全身麻酔に係わらず,手術を行う患者には生体情報監視装置が装着される。測定するパラメータは手術術式によってさまざまであるが,おもな構成は以下のとおりである(▶図1, 2)。

▶図1 バイタルサインモニタ

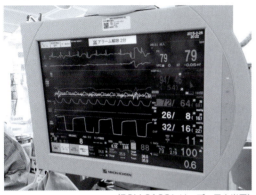

(BSM-9100シリーズ:日本光電)

▶図2 各種入力部

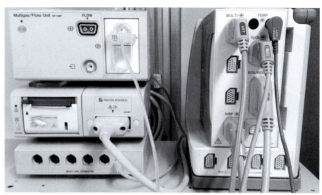

(BSM-9100シリーズ:日本光電)

❶心電図モニタ
●3極リード,5極リード〔四肢+胸部1点,(胸部2点の6局リードもある)〕,10極リード(12誘導導出用)がある。

❷パルスオキシメータ
●動脈血酸素飽和度(SpO_2)測定に用いる。プローブには,リユース型とディスポーザブル型があり,成人用,小児用,新生児用のバリエーションがある。

❸非観血式(自動)血圧計
●非観血式血圧を自動的に測定する。測定は任意による測定や5分・10分・30分間隔などの定時測定ができる。

❹観血式血圧計
●直接動脈圧,中心静脈圧,肺動脈圧などの測定に用いる。

❺呼気終末二酸化炭素分圧($EtCO_2$)モニタ
●呼気終末二酸化炭素分圧($EtCO_2$)の測定に用いる。呼吸回路にコネクタを装着して測定するメインストリーム型が一般的であるが,監視装置本体にオプションのユニットを装着し呼吸回路内のガスを吸引して測定するサイドストリーム型や吸入麻酔薬濃度を測定する麻酔ガスモニタなどもある。

❻体温モニタ
●直腸温や皮膚温を測定するプローブがある。その他,温度センサ付き尿管カテーテルや食道挿入型温度計(食道聴診器)にケーブルを接続して測定するタイプもある。

❼脳波モニタ

- 生体情報監視装置では左右1チャンネルずつ任意の点の脳波を測定できるものがある。測定された脳波は，実波形だけでなく，脳波の周波数成分をトレンド表示するDSA（Density Spectral Array）機能などがある。
- 患者の前額部にディスポーザブル電極を取り付けて「BIS（Bi-spectral Index）値」を測定するBISモニタがある。BISモニタは，鎮静の程度を数値で表示する（▶図3）。

- ❹～❼の測定項目は，手術術式に応じて複数種類のケーブルが装着できるようなマルチパラメータ方式になっている。

▶図3 脳波モニタ

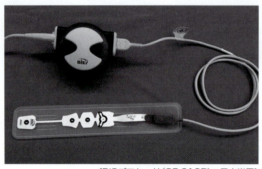

〔BISプロセッサ（QE-910P）：日本光電〕
（許可を得て掲載）

❖各種単体モニタ

- 生体情報監視装置（バイタルサインモニタ）に加えて，患者の状態や手術術式に応じて各種単体モニタが追加される。以下にその一例を紹介する。

❶ビジランスヘモダイナミックモニタ

- スワンガンツカテーテルとの組み合わせにより，心拍出量（CO）（ボーラス，連続），混合静脈血酸素飽和度（S$\bar{v}$O$_2$），連続拡張終期容量（CEDV）などの血行動態モニタリングを行うことができる。なお，スワンガンツカテーテルの挿入により，中心静脈圧（CVP），肺動脈圧（PAP），肺動脈楔入圧（PCWP）の圧力モニタリングや，持続輸液ルートの確保が行える（▶図4）。

▶図4 ビジランスヘモダイナミックモニタ

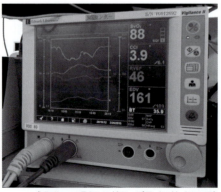

（VigilanceⅡ®：エドワーズライフサイエンス）

❷EV1000クリニカルプラットフォーム®
●目的に応じたデバイスを選択して接続し，患者状態に応じたパラメータを選定して循環動態の多彩なモニタリングを行うことができる（▶図5）。

▶図5　EV1000クリニカルプラットフォーム®

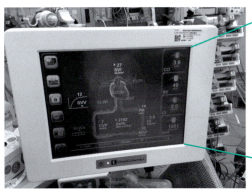
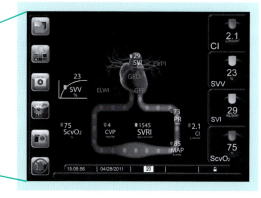

a　測定画面

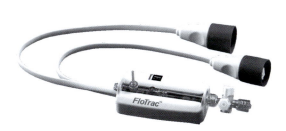
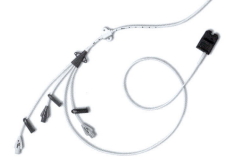

b　フロートラックセンサ　　　　　　　c　プリセップCVオキシメトリーカテーテル

（EV1000クリニカルプラットフォーム®：エドワーズライフサイエンス）（許可を得て掲載）

①フロートラックシステム（▶図5）
●既存の動脈留置カテーテルに接続し，動脈圧波形より連続的に心拍出量（CO），心係数（CI），体血管抵抗（SVR）などを測定することができる。

②プリセップCVオキシメトリーカテーテル（▶図5c）
●中心静脈カテーテルと同じ挿入手技で本カテーテルを挿入し，中心静脈血酸素飽和度（$ScvO_2$）を連続的にモニタリングし，酸素供給と酸素消費のバランスの変化を早期に捉えることができる。

③ボリュームビュー
●本カテーテルを経皮的に動脈に挿入し，動脈圧，血液温度，間欠的心拍出量（ICO），肺血管外水分量（EVLW），全拡張終期容量（GEDV），胸腔内血液量（ITBV），肺血管透過性係数（PVPI）などを測定することができ，重症患者において，肺の状態をモニタリングすることで，総合的な循環管理を行うことができる。

❸侵襲混合血酸素飽和度監視システム
●rSO_2（Regional Saturation of Oxygen）を非侵襲的かつ連続的にモニタリング

する。rSO_2とは，微小血管の酸素飽和度であり，rSO_2をモニタリングすることにより，局所(センサ直下)の灌流状態や代謝の変化を捉えることができ，術中リスクの低減，術後合併症の予防や予後の改善などにつながる(▶図6)。

▶図6　侵襲混合血酸素飽和度監視システム

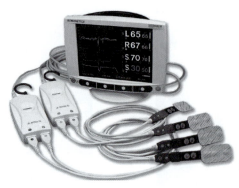

(INVOS™：コヴィディエンジャパン)
(許可を得て掲載)

❹深部温モニタ

●熱流補償型プローブ(深部温プローブ)を用いて，外気温の直接的な影響を受けることなく身体各部の深部温を非侵襲的に測定し，循環動態のモニタとして用いる。本品は，外気温の影響を遮断し，ヒータを内蔵したプローブを前額部などに装着し，深部との温度平衡状態にすることで深部温を測定する(▶図7)。

▶図7　深部温モニタ

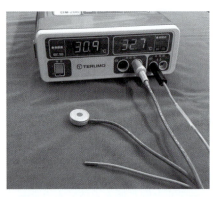

〔コアテンプ®(CTM-205)：テルモ〕

2　各種測定装置業務の実際

●手術中には前述の監視装置のほか，術中モニタリング装置・検査装置が使用される。これらの装置より得られる測定結果は手術患者の状態を把握するうえで重要である。

❖体性感覚誘発電位(SEP)・運動誘発電位(MEP)測定(▶図8，9)

●胸腹部大動脈瘤手術などの血管外科手術後の対麻痺予防や脊椎領域の手術時に脊髄損傷を予防するために，体性感覚誘発電位(Somatosensory Evoked Potentials：SEP)のモニタリングが行われてきた。最近では，より安全性を高めるために運動誘発電位(Motor Evoked Potentials：MEP)のモニタリングを同時に行うようになってきた。

- SEPの場合，上肢や下肢の神経刺激による誘発電位（脳波），MEPの場合，脳の運動中枢の電気（または磁気）刺激による誘発電位（筋電図）を測定する。いずれの場合も生理検査領域であるが，術中モニタリングの場合，臨床検査技師だけに限らず臨床工学技士が操作している施設も多い。
- 術中モニタリングにおいては，SEP，MEPともに吸入麻酔薬や麻酔深度，筋弛緩薬の影響を受けるため，麻酔科医との連携が必要である。なお，導出電極に針電極を用いる場合，電極の挿入は医療行為であるため，医師しか行うことができない[2]。

▶図8　SEP/MEP測定

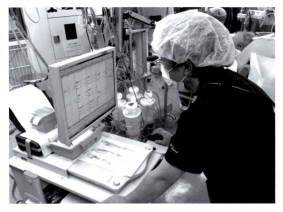

▶図9　SEP/MEP測定画面

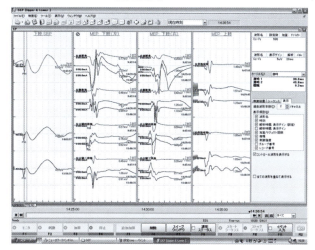

❖血液ガス・電解質自動分析装置（▶図10）

- 全身麻酔下の患者は，気管挿管された状態で人工呼吸管理下におかれている。手術中は，患者の酸素化やガス交換能，酸・塩基平衡を確認するために血液ガス分析を行う。現在では，血液ガス・電解質自動分析装置により，pH，血液ガス（PCO_2，PO_2），電解質（Na^+，K^+，Cl^-，Ca^{2+}）オキシメトリ（tHb，SO_2），代謝項目（Glu，Lac）などの各種パラメータを自動的に測定する。

▶図10　血液ガス・電解質自動分析装置

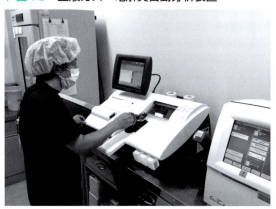

❖超音波トランジットタイム血流計（▶図11）

●専用の測定プローブを用い，超音波トランジット法により血流量を測定する。測定は血管や体外循環中の血液回路内の血流が測定できる。冠動脈バイパス手術時や肝臓移植時のグラフト血流量測定や体外循環施行中の血液回路内の血流量測定に用いられる。

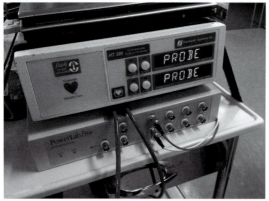

▶図11 超音波トランジットタイム血流計

（HT-320：日本光電）

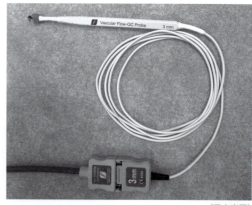

▶図12 超音波トランジットタイム血流計の測定プローブ

（日本光電）

Coffee Break

「専門臨床工学技士」認定制度を知っていますか？

●公益社団法人 日本臨床工学技士会では，会員が取得できる専門臨床工学技士資格制度として，平成26年4月現在，以下の4領域の認定制度が設けられている。
- ・血液浄化専門臨床工学技士
- ・不整脈治療専門臨床工学技士
- ・呼吸治療専門臨床工学技士
- ・高気圧酸素治療専門臨床工学技士

●これらの認定取得はかなりハードルが高いようであるが，是非，自己研鑽のために資格取得をチャレンジしてはどうだろうか？

【文 献】
1) 公益社団法人 日本麻酔科学会：「安全な麻酔のためのモニタ指針」．
2) 川口昌彦：「運動誘発電位（MEP）モニタリング時の麻酔」季刊誌「Anet」Vol.9 No.3, 丸石製薬株式会社，2005．
3) 公益社団法人 日本臨床工学技士会 学術機構 専門臨床工学技士認定制度委員会：専門臨床工学技士認定制度，平成26年4月第3版．
　http://ja-ces.net/academy/

5 手術室業務の注意事項

三島博之

1 手術室の業務について

- 手術室では，各診療科の医師，手術室看護師，薬剤師，臨床工学技士，洗浄・滅菌や清掃などを行う補助スタッフなど，さまざまな職種の医療スタッフと業務を行う。手術を受ける患者を中心に安全・安心な医療を提供するためにわれわれ臨床工学技士は他職種スタッフと連携を密にとらなければならない。
- 手術室で業務を行う臨床工学技士は，ME機器の知識だけではなく手術室内の電気設備や医療ガス設備についての知識を有しておく必要がある。
- 病院電気設備について，接地，電源の種類(非常電源，非接地配線)，容量，ブレーカの位置などを把握しておく必要がある。
- 医療ガス設備に関して，厚生労働省による各都道府県知事あて厚生省健康政策局長通知「診療の用に供するガス設備の保安管理について(昭和63年7月15日　健政発第410号)」では，「医療ガスを使用して診療を行う施設においては，医療ガス安全・管理委員会を設置し，医療ガス設備の保守点検，工事の施工監理を行うこと」とあり，その委員の構成には，臨床工学技士などという文言も含まれている。臨床工学技士は，中央配管・ガスボンベそれぞれについての適切な知識を有しておく必要がある。

▶図1　電源ユニット

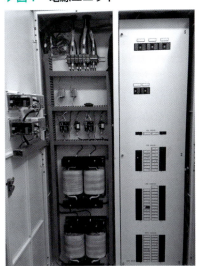
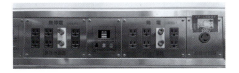

▶図2　定置式超低温液化ガス供給設備

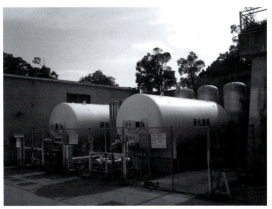

(Cold Evaporator, CEシステム)

6 周術期患者管理に使用される機器とその業務

三島博之

業務のポイント
- 手術に直接使用する機器だけでなく，周術期の患者管理に必要な機器について理解しておく。
- 急に必要になる場合もあるため，常に準備をしておく。

1 深部静脈血栓（DVT）予防装置（▶図1）

- 手術を受ける患者は長時間の臥床を余儀なくされ，深部静脈血栓症を引き起こすリスクが高い。そのため，ほとんどの症例において深部静脈血栓予防装置が装着される[1]。

▶図1 深部静脈血栓予防装置

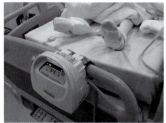
a　SCD EXPRESS

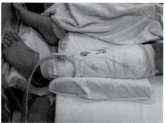
b　ふくらはぎ用

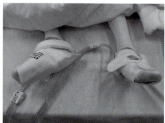
c　足裏用

（SCD EXPRESS：コヴィディエン ジャパン）

2 患者体温管理装置（▶図2）

- 周術期患者は体温管理も重要である。どちらかというと，手術中の患者体温は下がる傾向にある。これは，患者は衣服を身に付けていないことに加えて，多量の輸液負荷が行われるからである。
- 内視鏡外科手術時は気腹のために二酸化炭素を使用しており，その気化熱により体温が下がる。患者体温調整のために，水流型ブランケットや温風式患者加温装置などがある。

▶図2 患者体温管理装置

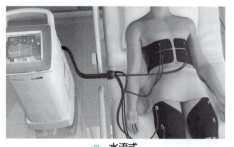
a　水流式
（Arctic Sun5000：アイ・エム・アイ）
（許可を得て掲載）

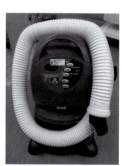
b　温風式
〔ベアーハガー（モデル750）：日本光電〕
（許可を得て掲載）

3 輸液加温装置（▶図3）

- 手術中に患者に輸液負荷を行うが，通常はその輸液自体は室温である（25〜26℃）。本装置は水流型の加温装置を有する輸液ルートにより加温して患者へ投与する。

▶図3　輸液加温装置

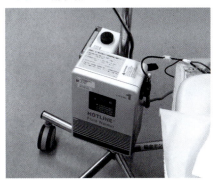

（Hot Line：スミスメディカル）

4 急速加温輸血装置（▶図4）

- 手術中や救急領域ではときとして大量出血を伴うことがある。その際には大量補液，大量輸血を行う必要がある。本装置は水流型の加温装置を有する輸液ルートに加えて，輸液バッグを加圧して急速輸液する機能を有している。

▶図4　急速加温輸血装置

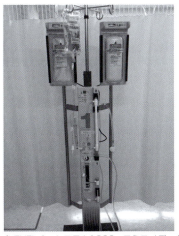

（LEVEL 1　システム1000：スミスメディカル）

【文　献】
1）肺血栓塞栓症/深部静脈血栓症（静脈血栓塞栓症）予防ガイドライン作成委員会：「肺血栓塞栓症/深部静脈血栓症（静脈血栓塞栓症）予防ガイドライン」．

Chapter IV

集中治療領域

1 集中治療における臨床工学技士の役割

木村政義

> **業務のポイント**
> - 集中治療室では他職種との連携を図り，チーム医療を実施しなければならない。
> - 補助循環・血液浄化施行中は，臨床工学技士が常時関与すること。その他の生命維持管理装置についても常時臨床工学技士が関与することが望ましい。
> - NOガス治療装置，低体温装置，各種監視装置などに関しても臨床工学技士が関与し，保守管理を実施していくことが望ましい。

- 集中治療室には呼吸や循環，代謝などの重篤な急性機能不全に陥った患者が収容されるため，多くの生命維持管理装置が用いられることになる。生命維持管理装置に関する業務は，臨床工学技士の普及により，医師や看護師から臨床工学技士に移行しつつある。2012年の「(公)日本臨床工学技士会」の調査によると，持続的血液浄化装置にて92％，PCPS・ECMOにて95％の臨床工学技士が業務に関わっていることが示されている[1]。しかしながら，前述の調査にて，夜勤や院内待機にて常時，臨床工学技士が集中治療室に関われる施設は，わずかに7％であった[1]。このいびつな状況は，休日夜間の臨床工学技士不在時に生命維持管理装置のトラブルを起こす要因となることが問題視され，平成26年度の診療報酬改定にて，特定集中治療室管理料1および2の算定条件に，「専任の臨床工学技士が常時勤務していること」という特掲施設要件が追加された。この目的は，医師，看護師，臨床工学技士のチーム医療の推進による集中治療における新たな医療職マンパワーの補充と安全対策の強化であると考える[2]。これにより，臨床工学技士の常時勤務体制の普及が進むことと思われる。
- このように，集中治療室にて臨床工学技士に対して最も求められる役割は，複雑で高度化した生命に関わる重要な医療機器を安全に取り扱うことである。医療機器を安全に取り扱うためには，電気設備や医療ガスなどのハード面から人と人とのコミュニケーションまで，さまざまな環境要因を臨床工学技士がコーディネートし，医療機器の安全を守る役割を果たさなければならない。
- さらに臨床工学技士は，より深く臨床に関わることにより，患者の病態を理解し，生命維持管理装置の専門家として，より適正と思われる設定やデバイスの選択を，医師とともに考え実践していくことが大きな役割であるといえる。

❖集中治療室における臨床工学技士の役割

1 安全な医療への貢献

> ①病院電気設備や医療ガス供給設備などの安全管理
> ②他職種に対する医療機器安全使用に対する支援(研修の実施・マニュアルの整備・チェックリストの作成など)
> ③集中治療室に関わる臨床工学技士の勤務体制の整備
> ④停電や災害時などへの安全対策
> ⑤安全な組織文化醸成への寄与

2 臨床技術提供

> ①必要なときに必要な医療機器を速やかに提供
> ②生命維持管理装置の患者に対するより適正な設定の提案
> ③患者に対するより適正なデバイスの選択

補足

集中治療室の例
ICU ：Intensive Care Unit(集中治療室)
EICU：Emergency Intensive Care Unit(救命集中治療室)
NICU：Neonatal Intensive Care Unit(新生児集中治療室)
PICU：Pediatric Intensive Care Unit(小児集中治療室)
CCU ：Coronary Care Unit(冠疾患集中治療室)
SCU ：Stroke Care Unit(脳卒中集中治療室)
RCU ：Respiratory Care Unit(呼吸器疾患集中治療室)

【文　献】
1) 木村政義, 大西芳明, 相嶋一登, ほか：臨床工学技士集中治療業務実態調査報告. 公益社団法人日本臨床工学技士会会誌, 46: 3-8, 2012.
2) 集中治療における臨床工学技士業務に関する提言. 公益社団法人 日本臨床工学技士会ホームページ, 2015年3月. http://www.ja-ces.or.jp/ce/?p=3960

2 集中治療に使用される機器

冨加見教男，木村政義，鈴木尚紀，大平順之，川﨑由記，亀井理生，武西友幸

業務のポイント

人工呼吸器
- 近年ではさまざまな機能を備えたさまざまな種類の人工呼吸器があり，臨床工学技士はそれぞれ患者や病態に適した人工呼吸器を選択する必要がある。
- 臨床工学技士は，使用する装置の機能を理解し正しい操作法に加えて人工呼吸装置の点検にも習熟することが望まれる。

酸素療法機器
- 臨床工学技士は，患者に対して適正な酸素療法機器を選択する必要がある。
- より適正で効果の高い酸素流量の設定を行う必要がある。
- 酸素療法中の患者のモニタリングだけではなく，患者の呼吸パターンの状況についても観察することが必要である。

NOガス治療機器
- 使用する人工呼吸器に対する適切なNO投与方法を把握する。
- メトヘモグロビンやNO_2の増加を注視し，対策を講じる。
- NOガス廃棄のための対策を講じる。

血液浄化装置
- 循環動態が不安定な急性腎障害患者や維持透析患者の術後管理には，持続的腎代替療法（continuous renal replacement therapy：CRRT）が必要となる。CRRTはベッドサイドで24時間以上にわたって施行されるため，コンパクトかつ精密な体液量管理が可能な装置が求められている。

補助循環装置
- 一時的に心臓や肺の機能を補助・代行する装置である。機器の構造や作用原理を把握し，保守管理や臨床業務に当たる必要がある。

保育器
- 2005年4月の薬事法改正により，閉鎖式保育器はリスクの高い「高度管理医療機器」に分類された。また，適切な管理が行われなければ疾病の診断，治療または予防に重大な影響を与えるおそれがあるものとして「特定保守管理機器」に指定されている。保育器（特に閉鎖型）はその保守管理が必要とされており，保守点検（日常点検・定期点検）計画策定とその適切な実施が求められている。

除細動器
- 緊急的に使用されることが多い機器のため，適切な保守管理の実施により常時使用可能な状態にあること，確実な使用方法を把握していることが求められる。

各種監視装置
- 監視装置から得られる情報は多岐にわたるが，それらの情報と身体症状との関連性を理解し患者の状態を常に把握できることが重要である。

【冨加見教男】

1 人工呼吸器

- 一般的に使用される人工呼吸器については「Ⅰ 呼吸治療領域：2 人工呼吸治療に使用される機器」の項目に譲り，この項では，ICU・NICUで使用されるその他の人工呼吸器について述べる。

❖体外式陽陰圧人工呼吸器（RTX：respiratory therapy external）

1 体外式陽陰圧式人工呼吸器とは

- 体外式陽陰圧人工呼吸器は，従来の陽圧式人工呼吸とは圧の概念が逆であり，陰圧による吸気，陽圧による呼気を得る。すなわち，身体の外側から「キュイラス」と呼ばれる胸当てによって陰圧・陽圧を加え，生理的な呼吸を促す。
- 高頻度の換気（1200回/min）をかけることにより，喀痰の排出を促進することが可能である。
- 現行で販売されている体外式陽陰圧人工呼吸器は，メディベント社製RTXレスピレータのみである（▶図1）。

▶表1 体外式陽陰圧人工呼吸器のメリット・デメリット

メリット	デメリット
・非侵襲的である（挿管・気切に必要なし） ・陽圧式人工呼吸器で起こるような肺損傷などが起こりにくい ・患者のQOLの向上 ・ICUにおいては気管内挿管の機会を減らし，VAP[*1]の発症の可能性を下げる	・気道閉塞の患者には使用できない ・換気量がモニタできない

▶図1　RTXレスピレータ

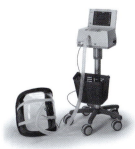
a　本体

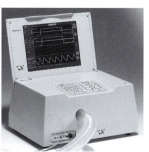
b　本体画面

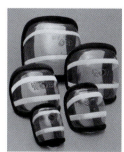
c　キュイラス

（RTXレスピレータ：メディベント社）
（許可を得て掲載）

用語アラカルト

*1 **VAP（人工呼吸器関連肺炎）**
人工呼吸開始48時間以降に新たに発生した肺炎。JANIS（Japan Nosocomial Infections Surveillance）による日本のICU VAPサーベイランスでは，VAP患者の実死亡率は20.5％で，重症度補正後の死亡率は未発症者の1.3倍となっている。
（Suka,M, et al.: Epidemiological approach to nosocomial infection data: the Japan Nosocomial Infection Surveillance System. Environ Health Prev Med, 13(1): 30-5, 2008.）

2 体外式陽陰圧人工呼吸器RTXの作動原理（▶図2）

▶図2　RTXの作動原理（陰圧時）

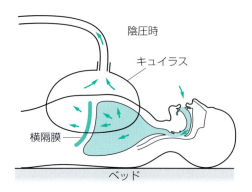

キュイラス内を陰圧にすることにより，横隔膜の引き上げと，胸郭の広がりで吸気を行う。

▶図3　RTXの作動原理（陽圧時）

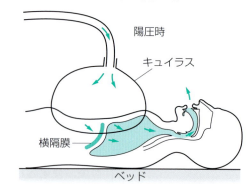

キュイラス内を陽圧にすることにより，横隔膜が押され，さらに胸郭の収縮により呼気の呼出が促進される。

3 体外式陽陰圧人工呼吸器RTXの搭載モード

❶コントロールモード
- 設定換気回数，IE比，吸気圧，呼気圧による調整呼吸を行う。

❷シンクロモード
- 患者自身の吸気時間・呼気時間に合わせて，吸気圧・呼気圧による呼吸補助を行う。

❸持続陰圧モード
- キュイラス圧を持続的に陰圧（$-1 \sim -50$ cmH$_2$O）にすることで，患者の肺容量（FRC）を増加させる。

❹トリガモード
- 自発呼吸に対して，設定IE比，吸気圧，呼気圧による補助呼吸を行う。

❺クリアランスモード
- 最大1200回／分のバイブレーションを胸郭に直接かけることによって，痰の排出を促進する。

- 急性期領域においては喀痰促進を目的として，高頻度換気を行うクリアランスモードが使用されることが多い。

4 治療上の注意点

- 成功の秘訣はキュイラスを患者の体形にフィットさせ，リークをなくすことである。
- キュイラスのサイズは10種類あり，新生児（3 kg）~100 kg超の成人まで使用可能である。
- 使用するサイズはキュイラス下部が臍（横隔膜）を覆うものを選択する。

❖HFO

1 HFOとは
- 5〜20 Hzの頻度で振動させ，1回換気量1〜2 ml/kgといった非常に小さい換気量で行う呼吸療法。
- 新生児領域ではスタンダードな換気方法である。
- 一回換気量が生理的死腔よりも小さく，また従来の換気法に比べ肺内の圧の変化が小さいことなどから肺損傷が生じにくい。
- HFOの換気の原理は通常の人工呼吸とは異なり，「対流と拡散」であると考えられている(▶図4)。
- 振動によりCO_2拡散を増強し換気する。
- 気道の狭窄がある場合は，振動が減衰し効果が期待できない。
- 患者の酸素化は平均気道内圧(MAP：mean airway pressure)と供給酸素濃度により調節する。
- 患者の換気(二酸化炭素の排泄)はstroke volumeと換気回数により調節する。

補足
- HFOの振動によって生じるガスの「乱流，対流」が末梢気道では「放射」により肺胞内に達し，肺胞内でガスの「拡散」が起こると考えられている。

▶図4　HFOにおける換気「対流と拡散」

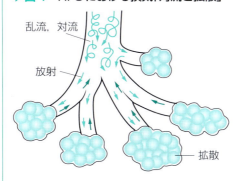

▶表2　HFOの適応となる疾患

HFOが有効な疾患	HFOが無効な疾患
呼吸窮迫症候群(RDS)	胎便吸引症候群(MAS)
気胸	肺出血
新生児遷延性肺高血圧症(PPHN)	気道狭窄症例
肺低形成(横隔膜ヘルニアなど)	気道分泌物が多い症例
肺炎	
慢性肺疾患(CLD)	

2 HFO搭載の人工呼吸器
- 新生児用のHFO搭載人工呼吸器は，一般的に体重5〜6 kg程度まで使用可能であり，ピストン方式が最もパワーが強いといわれている。
- 近年では容量保障付きのHFOが使用可能となり，サーファクタント投与によるコンプライアンス変化に対して，自動的に圧を低下させることができる。
- 成人に使用できるHFO搭載人工呼吸器は，通常の人工呼吸で酸素化の維持ができなくなった場合に使用することが多い。

❶ ハミングX（▶図5）
- わが国で最も多く使用されている新生児用の機種。
- ピストンにより振動を得る（ピストン方式）。
- 大容量のストロークボリューム（最大160 ml）。
- 内部バッテリー搭載（最大30分）。
- 加速度センサによるHFO振動モニタリングを搭載。
- 搭載モード　　A/C　　　SIMV
　　　　　　　 HFOV　　CPAP
　　　　　　　 N-CPAP

❷ R100（▶図6）
- 成人での使用を想定して開発されたHFO人工呼吸器。
- ブロワーからの高流量の空気の流れをロータリーバルブを高速で回転させることにより振動流を作り出す（ロータリー方式）。
- 搭載モード　　A/C　　　SIMV
　　　　　　　 CPAP　　HFO＋manual sigh

❸ Babylog VN500（▶図7）
- HF－VG（容量補償）を搭載しており，振幅を自動調整することにより，肺-回路のコンプライアンス，抵抗の変化を補償する。
- ダイアフラム方式
- 搭載モード　　PC-CMV　　　PC-SIMV
　　　　　　　 PC-AC　　　　PC-PSV
　　　　　　　 PC-MMV　　　PC-HFO
　　　　　　　 PC-APRV　　　SPN-CPAP/PS
　　　　　　　 SPN-CPAP/VS　SPN-CPAP
　　　　　　　 SPN-PPS

> **補足**
> - HFOを使用する場合，人工呼吸器から高い温度のガスが出ることがあり，加温加湿器での加温が抑制され，加湿不足が起こることがあるので注意が必要である。

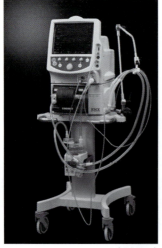

▶図5　ハミングX
（メトラン）
（許可を得て掲載）

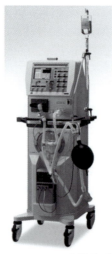

▶図6　R100
（メトラン）
（許可を得て掲載）

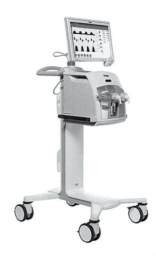

▶図7　Babylog VN500
（ドレーゲル）
（許可を得て掲載）

▶表3　HFO搭載人工呼吸器　比較表

販売元		日本光電	
メーカー		Metran	
品名	R-100	HMX	Calliopea
適用患者	小児、成人	新生児、乳児、小児　(30 kg未満)	新生児、乳児、小児
寸法・質量・電源			
寸法	H 160 x W 55 x D 77 cm	H 59 x W 42 x D 42 cm	H 143 x W 52 x D 73 cm（架台含む）
質量	100 kg	49 kg	67 kg（架台含む）
電源入力	900 VA	300 VA	300 VA
バッテリ動作時間	---	5～30 min	---
換気方式	従量式、従圧式	従量式、従圧式	従圧式
換気モード			
	A/C	A/C	
	SIMV / IMV	SIMV / IMV	SIMV / IMV
	CPAP	CPAP	CPAP
		N-CPAP	
	HFO (+SI)	HFO (+SI)	HFO (+SI)
	Standby	Standby	
CMVモード　設定・他			
呼吸回数	1～80 bpm	1～150 bpm	1～120 bpm
吸気時間	0.1～9.9 sec	0.1～3.0 sec	0.1～3.0 sec
一回換気量	50～2500 ml	3～1000 ml	---
吸気圧	5～100 cmH2O	5～80 cmH2O	5～80 cmH2O
PEEP/CPAP	0～35 cmH2O	0～30 cmH2O	0～20 cmH2O
PS圧 (above PEEP)	0～99 cmH2O	0～50 cmH2O	0～60 cmH2O
吸気流量（ピークフロー）	3～140 lpm	1～60 lpm	---
吸気波形	漸減波、矩形波	漸減波、矩形波	---
ベースフロー	3 lpm	1～30 lpm	1～20 lpm
トリガ方式	圧、フロー	圧、フロー	圧
トリガ感度（圧）	-20～-0.1 cmH2O	-10～-0.1 cmH2O	-10～-0.5 cmH2O
トリガ感度（フロー）	0.5～20lpm	0.2～10lpm	---
リーク補正	なし	あり	なし
フローセンサ位置	本体内	口元、本体内	---
フローセンサ方式	熱線式	熱線式	---
HFOモード　設定・他			
HFO方式	ロータリー方式	ピストン方式	ピストン方式
SV	14～350 ml @5Hz 6～160 ml @10Hz 2～100 ml @10Hz	0～160 ml	0～163 ml
MAP	5～65 cmH2O	3～40 cmH2O	3～40 cmH2O
振動数	5～15 Hz	5～20 Hz	5～17 Hz
delta P	---	---	---
Amplitude	---	---	---
ベースフロー	10～40 lpm	10～40 lpm	11 lpm
アラーム設定			
吸気圧（上限値／下限値）	10～105 cmH2O / 3～105 cmH2O	6～120 cmH2O / 3～80 cmH2O	○ / ○
PEEP（上限値／下限値）	--- / 0～35 cmH2O	1～44 cmH2O / 0～30 cmH2O	○ / ○
呼吸回数（上限値／下限値）	0～150 bpm / ---	2～150 bpm / 0～150 cmH2O	
分時換気量（上限値／下限値）	0.00～60 l / 0.00～60.0 l	0.01～30 l / 0～29.9 l	0.01～30 l / 0～29.9 l
一回換気量（下限値）	0～2500 ml	0～1000 ml	---
MAP（上限値／下限値）	5～65 cmH2O / 0～55 cmH2O	3～55 cmH2O / 2～40 cmH2O	○ / ○
AMP（上限値／下限値）	0～250 cmH2O / 0～250 cmH2O	1～400 cmH2O / 0～399 cmH2O	---
Apnea	10～60 sec	3～60 sec	---
テクニカルアラーム	○	○	○
モニタリング			
ディスプレイ	**inch カラーLCD	12.1inch カラーLCD	×
波形	圧、フロー、ボリューム	圧、フロー、ボリューム	×
ループ	PV、FV	PV、FV	×
数値データ	***	***	気道内圧
操作方法			
タッチパネル	×	○	×
トリムノブ	×	○	×
ハードキー	7 (換気切替(VCV/手動/PCV)、液晶補助(取消、確定)、警報消音、電源異常)	6 (アラーム消音、手動送気、パネルロック、O2フラッシュ)	6 (アラーム消音、アラーム設定関連、手動送気)
ダイアル	13 (換気モード切替、各換気設定)	4 (タッチパネルの表示と連動)	10 (換気モード切替、各換気設定)

（許可を得て掲載）

❹ Nasal CPAP/DPAP

- Nasal CPAPは鼻プロング(▶図8)もしくは鼻マスクを介して，一定の陽圧(PEEP)をかける。
- コアンダ効果を利用し，PEEPを保ちながら呼気も容易に行えるものを「Nasal DPAP」と呼ぶ。
- 近年では，非侵襲的に二相の圧をかけることができる，Bi-level(Biphasic)nasal CPAP/DPAPも使用可能となり，酸素化に加え換気の補助にも使用される[1]。
- Bi-level(Biphasic)nasal CPAP/DPAPは，挿管による人工呼吸療法から離脱した後に軽度の呼吸不全があり，従来のCPAPでは換気や酸素化が不十分な患児や，無呼吸発作が頻発する患児に有用である。
- 呼吸窮迫症候群(RDS)児においてBi-level(Biphasic)nasal CPAP(SiPAP™)の使用により従来のCPAPよりも早く酸素，陽圧換気療法から離脱できるとの報告がある[2]。

> **補 足**
>
> - 未熟児や新生児の場合，呼吸仕事量が増加すると疲労のため呼吸を停止(未熟児無呼吸発作)したり，呼吸筋のエネルギー消費過多による他の臓器の成長障害(慢性肺疾患)をきたす。

▶図8 鼻プロング

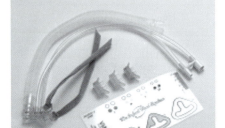

▶図9 装着図

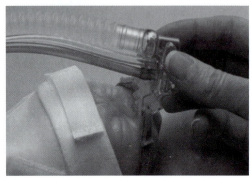

(許可を得て掲載)

▶図10 本体

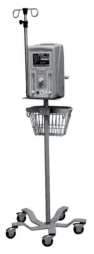

(Infant Flow® SiPAP™：エア・ウォーター)
(許可を得て掲載)

【文 献】
1) Miglion, C, et al.: Nasal bilevel vs continuous positive airway pressure in preterm infants. Pediatr.Pulmonol.40: 426-30, 2005.
2) Lista, G, et al.: Nasal continuous positive airway pressure (CPAP) versus bi-level nasal CPAP in preterm babies with respiratory distress syndrome: a randomized control trial. Arch.Dis. Child Fetal Neonatal, Ed.95(2): F85-89, 2009.

【木村政義】

2 酸素療法機器

- 酸素療法とは，空気より酸素濃度の高い気体を投与することにより，治療効果を得る治療法である。集中治療領域のみならず，病棟や在宅など，さまざまな場面で用いられている。酸素療法機器もさまざまなものがあり，それぞれの特徴を理解し，適切な使用を行う必要がある。
- 酸素療法機器は▶表4のように分類される。
- 本項は，成人での使用を前提とした記載である。酸素療法器具の表記の多くは「文献1」に従った。

▶表4 酸素療法機器の分類

低流量システム	鼻カニュラ
	簡易酸素マスク
	リザーバマスク
	オープン型酸素マスク
高流量システム	ベンチュリマスク
	ネブライザ付酸素吸入器
	ハイフローセラピー

①低流量システムの特徴と使用方法

❶鼻カニュラ[*2]（▶表5）

- 鼻腔から酸素を供給する器具であり低濃度酸素吸入に適している。
- 吸入酸素濃度は酸素流量を1 L/min増加させるごとに4％ずつ上昇する。

$$吸入酸素濃度（\%）= 20\% ＋ 酸素流量（L/min）\times 4\%$$

- 酸素流量は6 L/min以上になると鼻痛が生じることが多くなる。また，吸入酸素濃度も上がらなくなる。
- よって，投与可能な吸入酸素濃度は24～44％となるが，患者の一回換気量などにより大きく左右される。

▶表5 鼻カニュラの酸素流量と吸入酸素濃度

酸素流量	吸入酸素濃度
1 L/min	24％
2 L/min	28％
3 L/min	32％
4 L/min	36％
5 L/min	40％
6 L/min	44％

（日本呼吸器学会，日本呼吸管理学会『酸素療法ガイドライン』より）

用語アラカルト

*2 カニュラ
患者に挿入・装着し，排出や注入を行う管のこと。英語表記はcanula（カニュラ）もしくはcannula（カニューラ），ドイツ語表記はKanüle（カニューレ）。

補足

- 鼻カニュラは圧迫がなく，簡易酸素マスクよりも快適性が高い。よって，患者のSpO₂を保つのに酸素流量5 L/min以下で可能な場合は鼻カニュラを用いる。鼻閉塞や鼻閉塞発生のリスクが高い場合，常時口呼吸の場合は簡易酸素マスクを用いる。

❷簡易酸素マスク（▶表6）

- 酸素流量は5 L/min以上必要である。これ以下であればマスク内にCO_2が貯まり，CO_2の再呼吸が生じる。
- 酸素流量8 L/min以上になると，吸入酸素濃度は上がらなくなる。
- よって，得られる吸入酸素濃度は40～60 %であるが，マスクのフィッティングや吸気流速，一回換気量などによって大きく左右される。

▶表6　簡易酸素マスクの酸素流量と吸入酸素濃度

酸素流量	吸入酸素濃度
5～6 L/min	40 %
6～7 L/min	50 %
7～8 L/min	60 %

（日本呼吸器学会，日本呼吸管理学会『酸素療法ガイドライン』より）

❸リザーバ付酸素マスク

- リザーババックに酸素を貯め，吸気時に貯まった酸素を吸い込む。
- 非再呼吸一方弁付きリザーバ付酸素マスクは，より高い酸素濃度で供給ができるが，マスクに取り付けられた一方弁により呼気抵抗が生じる。
- 部分再呼吸リザーバ付酸素マスクは，吸入酸素濃度は低下するが，呼気抵抗が少ない。
- リザーババックに十分な酸素を貯めるために，またマスク内のCO_2再呼吸を防止するために，6 L/分以上の酸素流量が必要である。
- 患者の吸気時にリザーバが1/2以上虚脱する場合は，酸素流量を上げる必要がある。
- 吸気時にリザーバが全く虚脱しない場合は，外部の空気を吸入していることになるため，吸入酸素濃度が大きく低下する。

❹オープン型酸素マスク（▶図11）

- 簡易酸素マスクの形状であるが，マスクに大きな穴が開いており，圧迫感が少ない。
- マスクが会話の妨げにならず，マスクを装着したまま飲水も可能である。
- マスクへの酸素の流入口が特殊な構造になっており，これにより酸素が鼻・口周辺で渦を巻くことにより，マスクの穴やマスクフィッティングに関係なく高い酸素濃度が供給可能である。
- 簡易酸素マスクよりも高い酸素濃度を供給できるため，酸素量を通常マスクより2～3 L/min程度減らせることが可能である。

補足

- 「文献1」などにリザーバ付酸素マスクは酸素流量10 L/minにて90 %以上の吸入酸素濃度が得られるとの記載があるが，これはマスクが完全に患者に密着している場合に得られるものであり，実際の臨床では難しい。よって，臨床上リザーバマスクで得られる吸入酸素濃度は，簡易酸素マスクよりやや高い程度と考えるべきである。

補足

- リザーバマスクと同程度の吸入酸素濃度が得られ，圧迫感が少ないため，リザーバマスクより総合的な効果は高いと思われる。

▶図11 オープン型酸素マスク

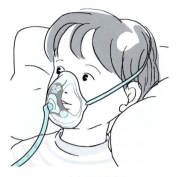
a　オキシマスク®

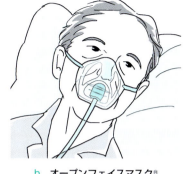
b　オープンフェイスマスク®

補足

- ベンチュリマスクは患者の呼吸パターンに左右されず一定の酸素濃度が得られるため，Ⅱ型呼吸不全のCO_2ナルコーシス予防に有用である。設定酸素濃度24％など，低酸素濃度から開始し，SpO_2 90％を目標に徐々に酸素濃度を上昇させる。酸素投与中は意識障害・自発呼吸の減少など，CO_2ナルコーシスの症状を呈さないか注意する。

2 高流量システムの特徴と使用方法

❶ベンチュリマスク（▶図12，▶表7）

- 酸素濃度によりアダプタ（ダイリュータ）を選択する。
- 患者の呼吸パターンに左右されず，ベンチュリ効果により一定の酸素濃度が得られる。
- 供給する酸素流量は低流量であるが，大量の空気をベンチュリ効果で吸い込み患者に供給するため，患者に供給されるガスは高流量となる。
- よって患者に装着するマスクは，呼気がしやすいように大きな穴の開いた高流量用マスクを使用する。

▶図12　ベンチュリマスク写真

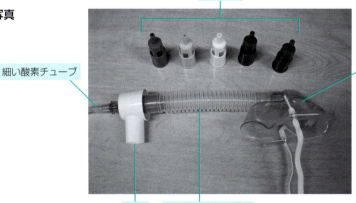

▶表7　ベンチュリマスクの設定酸素濃度と適合酸素流量

アダプタ（ダイリュータ）の色	設定酸素濃度	適合酸素流量
青	24％	4 L/min
黄	28％	4 L/min
白	31％	6 L/min
緑	35％	8 L/min
赤	40％	8 L/min
橙	50％	12 L/min

（日本メディカルネクスト社「オキシジェンマスクアキュロック型®」の例）

> 補足
> ●人工呼吸器で使用する加温加湿器を使用すると，ネブライザでの加湿より高い加湿効果を得ることができる。

> 補足
> ●一般の酸素流量計の最大流量設定15 L/minにて，患者に30 L/min以上のガスを供給するには，ネブライザ付酸素吸入器の酸素濃度設定は50％程度以下に設定しなければならない（50％以上の酸素濃度設定も器具に記載されているため，高濃度酸素が吸入できると誤解されることがあるため注意が必要である）。

❷ネブライザ付酸素吸入器

- 気管チューブを挿入された患者にも使用可能（Tピースコネクタにて回路末端を開放）。
- Tピースコネクタを使用する場合は回路末端に15 cm程の回路を接続してリザーバとして使用する。
- トラキマスクを用い，気管切開患者にマスクで供給することができる。
- ネブライザとヒータで，他の酸素療法器具よりも，より効果的な加温加湿を行うことができる（人工呼吸器で使用する加温加湿器を用いる器具もある）。
- ベンチュリ効果で吸入酸素濃度の調節が可能。
- 患者への供給流量が30 L/minに満たない場合は，周囲の空気を吸い込み，吸入酸素濃度が低下するおそれがある（通常は供給流量30 L/min以上で使用する）（▶表8）。
- 酸素流量計は恒圧式を使用する。

▶表8　ネブライザ付酸素吸入器にて患者に供給される流量

酸素濃度決定	酸素流量設定(L/min)										
		5	6	7	8	9	10	11	12	13	14	15
	35%	28.2	33.9	39.5	45.1	50.8	56.4	62.1	67.7	73.4	79.0	84.6
	40%	20.8	24.9	29.1	33.3	37.4	41.6	45.7	49.9	54.1	58.2	62.4
	50%	13.6	16.3	19.1	21.8	24.5	27.2	30.0	32.7	35.4	38.1	40.9
	70%	8.1	9.7	11.3	12.9	14.5	16.1	17.7	19.3	21.0	22.6	24.2
	100%	5.0	6.0	7.0	8.0	9.0	10.0	11.0	12.0	13.0	14.0	15.0

＊灰色の設定は供給流量30 L/min以下になるため，成人での使用に適さない。

（日本メディカルネクスト社「インスピロン®」の例）

❸ハイフローセラピー

- 特殊な構造の鼻カニュラに30〜60 L/minのガスを，高性能の加温加湿器を通して流すシステムを用いる（▶図13）。
- 酸素ブレンダもしくはベンチュリを用いて吸入酸素濃度を規定することができる。
- 吸気時，吸気量よりも高い流量を供給するため，呼吸仕事量の軽減につながる。
- 十分な加温加湿を行うため，気道の乾燥・痰の粘稠[*3]化が軽減され，気道の内面の線毛運動も良好に保つことができる。
- 鼻腔内のCO_2を洗い流すことができるため，$PaCO_2$の軽減につながる。

> 用語アラカルト
> ＊3　粘稠
> 粘り気があり密度が濃い状態。正しくは「ねんちゅう」と読むが，「ねんちょう」と呼ばれることが多い。

▶図13　ハイフローセラピーシステム

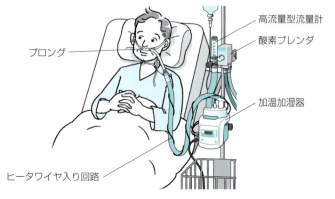

（パシフィックメディコ社資料より改変引用）

補足
- 気管チューブ・気管切開チューブを留置している患者にハイフローセラピーを行う場合は，Fisher & Paykel社のOptiflow™（OPT870）が使用可能である。

❸酸素療法時の加湿

- 鼻カニュラでは3 L/minまで，ベンチュリマスクでは酸素流量に関係なく酸素濃度40 %まではあえて酸素を加湿する必要はない[1]。ただし，乳幼児や気管支喘息患者に対して酸素加湿を中止してよいとする根拠はない[1]。
- 気管チューブや気管切開チューブを留置している患者の場合は，上気道がチューブによってバイパスされているため，加湿が必要である。人工鼻を介した酸素投与，ネブライザ付酸素吸入器を用いたTピースあるいはトラキマスク，ハイフローセラピーを使用する。
- 痰が粘稠の場合は，より加湿能力の強い酸素療法器具に変更する（▶図14）。

▶図14　酸素療法用加湿器能力の分類

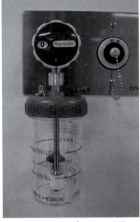

a　ヒューミディファイア（気泡式加湿器）

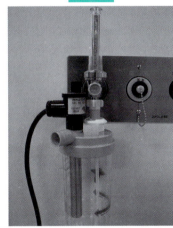

b　ネブライザ

c　加温加湿器

a　小池メディカル社
b　日本メディカルネクスト社
c　Fisher & Paykel社

Coffee Break

- 多くの生物は酸素の恩恵を受けるのと引き替えに，活性酸素の脅威にさらされている。活性酸素はマイナスの電子をもつ不安定な状態である。そこで，周辺の分子からプラスの電子を奪う。電子が奪われた分子は不安定となり，周りの分子から電子を奪う連鎖反応を起こしていく。このようにして，あらゆる組織やDNAが破壊されていく[2]。
- 生物は活性酸素の害から身を守るため，抗酸化物質による防衛システムを備えている。ビタミン類やアルブミンなどは抗酸化作用がある。透析患者は鉄剤の投与による過剰な鉄や低アルブミン血症などにより，多くの活性酸素に晒される状況であるが，透析患者で増加する尿酸は抗酸化作用をもつといわれている[3]。

【文　献】
1）日本呼吸器学会・日本呼吸管理学会 編：酸素療法ガイドライン，メディカルレビュー社，2006.
2）三村芳和：酸素のはなし．中公新書，180-182，中央公論新社，2007.
3）杉田　収：人体の健康と活性酸素，新潟県立看護大学紀要．第7巻，9-19，2001.

【木村政義】

3 NOガス治療機器

- NO吸入療法とは，血管拡張作用のある一酸化窒素（NO）ガスを，人工呼吸器を介して直接吸入し，肺動脈を選択的に拡張させる肺高血圧症に対する治療法である．
- 新生児の肺高血圧を伴う低酸素性呼吸不全の改善に使用され，出生後7日以内に吸入を開始し，通常，吸入期間は4日までとする．なお，症状に応じて酸素飽和度が回復し，本治療から離脱可能になるまで継続する[1]．
- 成人のARDS（acute respiratory distress syndrome：急性呼吸窮迫症候群）患者に対しての予後改善効果は今のところ認められていない[2]．

❖NO吸入療法に使用される装置の構造

- 従来は医療用と承認された装置がなかったため，院内の倫理委員会承認のもと工業用装置を転用していた．2008年NO供給装置としてアイノベント®が，NOガスとしてアイノフロー®が医療用として唯一承認され，現在はアイノベント®にアイノフロー®を組み合わせて使用されている．

❖NO吸入療法の実際（アイノベント®使用時：▶図15）

1 使用前の準備

- NO吸入療法は緊急的に使用される場合が多いため，普段からすぐに使用できるよう各種機材を揃えておく必要がある．
- 定期点検を兼ねて装置のセットアップおよび操作のトレーニングをするのが有効である．

補足
- 工業用ボンベを使用する場合は，院内倫理委員会の承認を得るべきである．
- 工業用ボンベは入手するのに時間を要するため，ある程度のストックと早めの手配が必要である．

▶図15　アイノベント®と人工呼吸器の接続方法

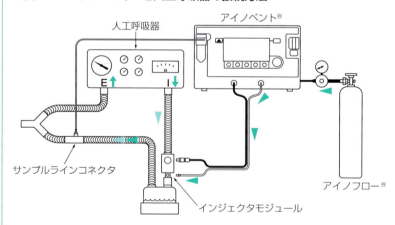

❶ 始業前点検(▶表9, ▶図16)

- アイノベント®を使用する前には，規定された項目の確認と較正を行う始業前点検が必要である。
- 始業前点検で行う「低レンジ較正」は，最大5分の時間を要する。よって点検中は，ジャクソンリース回路を使用しNO投与を開始する。
- NO吸入で発生する二酸化窒素(NO_2)は，水と反応し毒性の強い硝酸を発生する。よって，水と長時間接触する人工鼻は使用するべきではない。加温加湿器を使用すること。

補足

始業前点検項目
① アイノフロー®の設置, 外観確認
② 開始時接続漏れ確認
③ 低レンジ較正
④ 回路組み立て
⑤ システムパージ：性能検査
⑥ 手動NO投与システム性能検査
⑦ ボンベ残量

▶表9　手動投与回路の使用法

① アイノフロー®を開栓，酸素を中央配管に接続
② 手動換気装置(ジャクソンリースもしくはバッグバルブマスク)の酸素ラインをアイノベント®背面のNO/O_2につなげる
③ 酸素流量を15 L/minにする
④ フローメータのボールが浮いていることを確認する
⑤ 数回バッグを絞りバッグ内の残存ガスを抜いてから患者に接続する
【注意】NO濃度は20 ppm固定である

▶図16　アイノベント®と手動換気装置の接続方法

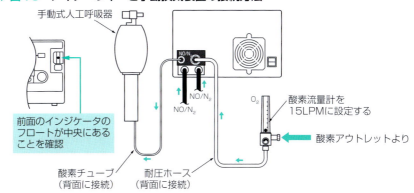

❷ 使用開始

- 始業前点検確認後，NO供給回路を人工呼吸器回路の吸気側に組み込む(必ず吸気側に組み込んでいること)。
- NO吸入濃度は特に指示のない限り20 ppmで開始し，開始後4時間は20 ppmを維持する。
- 吸入開始後4時間以降に$PaO_2 > 60$ mmHgまたは$SpO_2 > 92$%になればNO吸入濃度を5 ppmに減量していく。
- 吸入酸素濃度(FiO_2)を減量し，$FiO_2 = 0.4〜0.6$で$PaO_2 > 70$ mmHgになるまでNO吸入濃度は5 ppmで維持する。
- 離脱の際は，臨床的に安定していることを確認し，NO吸入濃度を徐々に減量しながら慎重に終了する。

2 使用中の業務

- 24時間に1回，低レンジ較正を行う。
- 各項目の確認を行う（▶図17参照）。

▶図17　アイノベント®確認項目

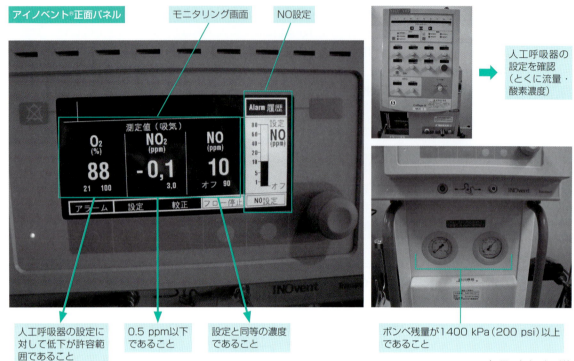

補足
- マシモ社のパルスオキシメータRadical7®は，光の吸光により経皮的なメトヘモグロビンのモニタリング（SpMet）が可能であり，頻回な採血が困難な新生児のNO吸入療法時のモニタリングに有用である。

補足
- 通常，MetHbは総Hb中に占める割合（%）で表記される。

3 治療上の注意

❶ メトヘモグロビン（MetHb）の上昇

- NOは血中でヘモグロビン（Hb）分子内の鉄イオンを2価から3価に酸化するため，MetHbが産生される。MetHbの量が総Hb量の10%をこえてくるとチアノーゼが出現しだし，20%をこえると精神障害や呼吸循環障害などさまざまな症状が出現するといわれている[3]。このため，NO吸入時にはMetHbの経時的なモニタリングが必要である。
- 血液データやパルスオキシメータでのMetHb値が3%をこえる場合は，NO投与濃度の減量が必要となるため，医師に報告する必要がある。

❷ NO_2の上昇

- NOは酸素と結合しNO_2を生成する。NO_2は毒性が強く，これを吸入すると嘔吐や頭痛などの症状が発生する[4]。よって，排気ガスが滞らないよう，ガス排気部の周辺は物品の密集しないよう環境の整備を行う。NO吸入療法は，十分な換気ができる部屋で実施する必要がある。
- モニタリングを行っている吸気中のNO_2濃度が0.5 ppmをこえる場合は医師に報告し，NO供給回路をより患者に近い部分に変更し酸素との接触機会の軽減を図る，人工呼吸器の供給酸素濃度を下げる，NO投与濃度の減量などの検討を行う。

❸装置のトラブル

- 最も多い装置のトラブルは，NO/NO_2モニタリングのためのサンプリングライン周辺のトラブルである。サンプリングラインに水分が混入し，サンプリングラインを閉塞させたり，フィルタカートリッジを閉塞させたりすることがある。このような場合はNO/NO_2のモニタリング値が表示されなくなり，「S line/フィルタ不良またはモニタリング失敗」というアラームメッセージが表示される。サンプルラインの水分除去，フィルタカートリッジの交換は適時行う必要がある。

❹人工呼吸器との互換性

- NO吸入療法に適さない人工呼吸器があるため，使用にあたって人工呼吸器メーカに確認を行うことが必要である。アイノベント®の取扱説明書には，流量が4 L/min以下の人工呼吸器に使用することはできないとされており，▶表10の人工呼吸器について互換性を検証ずみと記載されている。

> **補足**
> - 次のような人工呼吸器の設定や操作はNO濃度に影響を与えるので注意が必要である。
>   ・ベースフローの変更
>   ・自動リーク補正モードの使用

▶表10 アイノベント®取扱説明書に併用妥当と記載されている人工呼吸器

成人用人工呼吸器	Drager Evita2　Drager Evita4
	ベネット7200
	サーボ300　サーボ900C
	ベアー1000
新生児用人工呼吸器・HFO装置	Drager Babylog8000
	ベアーカブ750vs　ベアーカブBP2001　VIPバード
	インファント・スター（HFVモードでない）　インファント・スター500
	ニューポート・ウェーブ　ゼグリストIV-100B
	センサメディクス3100A

（アイノベント®取り扱い説明書より抜粋）

Coffee Break

- 生体内でNOは，血管を拡張して血圧を調整するだけではなく，さまざまな役割を果たしている。脳・中枢神経系では，NOが記憶や学習に関わっているといわれている。しかし，NOが過剰になれば神経細胞死を引き起こし，痴呆症などにつながるのでは，といわれている。
- 免疫系では，NOは生体にとっての異物である病原菌や腫瘍細胞の攻撃に使われている。敗血症では病原菌を攻撃するために大量のNOが全身で放出され，急激な血圧低下によりショック状態を引き起こす原因になる。

【文 献】
1) アイノフロー®添付文書.
2) 丸山一男，張　朱泉，山田康晴，丸山淳子：一酸化窒素（NO）の臨床応用・治療効果. ICUとCCU, 33(12): 969-979, 2009.
3) 石田岳史，廣間武彦，中村友彦：NO吸入療法中のメトヘモグロビン連続測定の有用性. 近畿新生児研究会会誌, 21: 22-26, 2012.
4) 金子武彦：臨床における医療ガスについて 一酸化窒素（NO）. Medical Gases, 12(1): 15-19, 2010.
5) 吉村哲彦：NO　一酸化窒素　宇宙から細胞まで, 88-112, 共立出版, 1998.

【鈴木尚紀】

4　血液浄化装置

❖CRRTおよびアフェレシス療法に使用されるコンソール

1 ベッドサイドコンソール

- ▶図18にCRRTおよびアフェレシス療法に使用されるコンソールを示す。
- ▶表11に示すように，各社ともCRRTをはじめ各種アフェレシス療法にも対応している。ACH Σ®とKM-9000はオートプライミング機能を搭載している。

▶図18　コンソールの外観

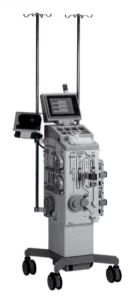
a　TR 55X(東レ・メディカル)
（現在はTR 55X-Ⅱが販売されている）

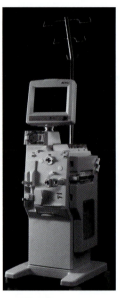
b　ACH Σ®(旭化成メディカル)

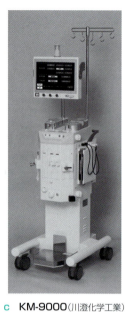
c　KM-9000(川澄化学工業)

（許可を得て掲載）

補足

DF Thermo
二重ろ過膜血漿交換において廃液される血漿を加温再循環させる方法。血漿成分分画器のろ過性能を維持することができ，血漿処理量を増加することができる。また，アルブミンの回収率を上昇させることができる。

補足

個別運転
各ポンプを個別に動作させる治療モード。TR 55XおよびJUN 55XにおいてDFPP，IA，CARTは個別運転で施行する。

▶表11　コンソールの種類と治療モード

	TR 55X(東レ・メディカル) JUN 55X(JUNKEN)	ACH Σ® (旭化成メディカル)	KM-9000 (川澄化学工業)
プライミング	Manual	Auto	Auto
CHDF	○	○	○
CHD	○	○	○
CHF	○	○	○
ECUM	○	○	○
DHP	○	○	○
PE	○	○	○
DFPP	—	○	○ (DF Thermo)
IA	—	○	○
CART	—	○	○
個別運転	○	—	—

CHDF：持続的血液透析ろ過，CHD：持続的血液透析，CHF：持続的血液ろ過，ECUM：限外ろ過，PE：単純血漿交換，DFPP：二重ろ過膜血漿交換，PA：血漿吸着

2 持続的血液透析ろ過の回路図

- ▶図19に持続的血液透析ろ過（continuous hemodiafiltration：CHDF）の回路図を示す。CHDFは大きく血液側回路と液制御側回路とに分けることができる。各社ごとに液制御方式が異なり，TR 55Xは容量フィードバック制御方式，ACH Σ®とKM-9000は重量フィードバック制御方式を採用している。それぞれの制御方式の詳細については次項で解説する。
- 入口側チャンバやろ液チャンバの有無も各社の特徴である。

▶図19 各種コンソールのCHDF回路

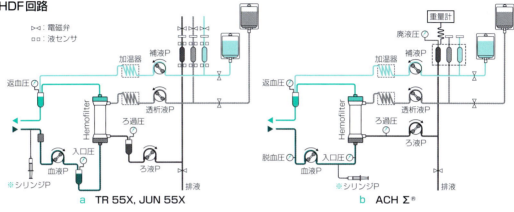

a TR 55X, JUN 55X　　b ACH Σ®

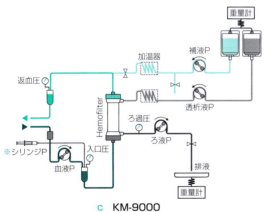

c KM-9000

❶抗凝固薬の注入箇所※

- 抗凝固薬の注入箇所は回路仕様によってユーザー側で選択できる場合があるが以下のようなメリット・デメリットがある。
  - 血液ポンプ前
    - 脱血直後からの投与が可能であり，ピロー内の血栓予防にも有効。抗凝固薬ラインが陰圧であるため，接続ミスによる薬剤のボーラス投与や空気誤入の原因となる。また，上流部の陰圧解除に血液と抗凝固薬が置換される場合がある。
  - 血液ポンプ後
    - 空気誤入やボーラス投与のリスクが小さい。脱血からの抗凝固ラインまでの距離が長い。抗凝固ラインが陽圧であるため，接続ミスによる血液漏れのリスクがある。

補足

抗凝固薬の注入箇所
日本臨床工学技士会が提案している血液透析回路標準化基準ver.1.00では，血液ポンプと動脈側チャンバとの間に設置することとされている[1]。

3 コンソールの機能

❶ 液制御機構

● 容量フィードバック制御方式
- 血液回路に組み込まれている計量チャンバを用いて，治療中のローラポンプの吐出量を実測し，ローラポンプの回転速度にフィードバックする制御方式。TR 55Xに採用されている。

● 重量フィードバック制御方式
- 従来は，補液量・透析液量・ろ液量を個別で計量する個別計量法方式であったが，ACH Σ® では，補液量・透析液量・ろ液量を一括して計量するバランス計量方式を採用しており，▶図20に示すように個別計量方式に比較して除水誤差を小さくすることができる。

▶図20　個別計量方式とバランス計量方式

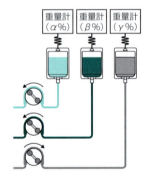

a　個別計量方式（従来）

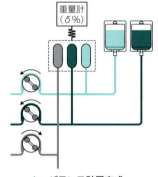

b　バランス計量方式

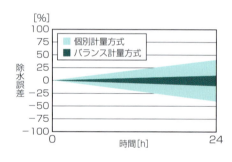

（旭化成メディカル社提供）
（許可を得て掲載）

❷ 脱血監視機構

● ピロー監視式
- 血液ポンプ上流の回路にピローが設置されており，脱血不良が発生した際，回路内圧の変化によってピローが収縮変形する。これをマイクロスイッチで検出する方式（▶図21）。ピロー内に血栓ができやすいという欠点がある。

▶図21　ピロー監視式

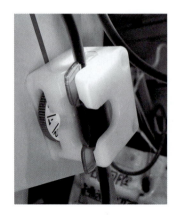

- ●圧力監視式
  - ●ACH Σ®ではエアフリーチャンバが搭載されており，直接脱血圧を測定することができる。エアフリーチャンバの構造は▶図22に示すように隔壁によって空気室と血液室に分かれており，空気と血液の接触を遮断することで血栓形成が予防できる。血液室内は血液が停滞しないような工夫がされている。

▶図22　圧力監視式

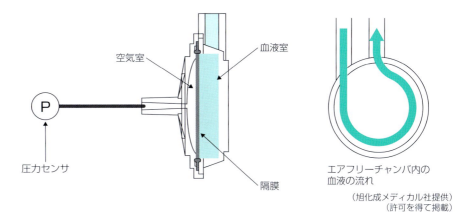

（旭化成メディカル社提供）
（許可を得て掲載）

- ●脱血不良時の血流ポンプ動作
  - ●脱血不良発生を解除し血液ポンプを再始動する場合，速い血流量で再開始するとバスキュラーアクセスの先端が血管壁へ張り付き，再び脱血不良が発生する場合がある。この現象を予防するために，血液ポンプにはスローアップ機能が搭載されている。
  - ●ACH Σ®では，脱血圧が低下すると自動的に血液ポンプの速度を減速し，脱血圧が上昇すると元の設定流量に復帰する機能がある。

❸シリンジポンプ

- ●体外循環中は抗凝固薬の持続投与が必須であり，抗凝固薬の操作忘れやシリンジの接続ミスは重大なトラブルの原因となる。コンソールに搭載されているシリンジポンプには，シリンジサイズ自動検出機能，薬液残量警報，閉塞圧監視機能，押し子外れ検出機能といったフールプルーフ・フェイルセーフ機能がある。

❹圧力監視機構

- ●抜針などのトラブルで急激な静脈圧などの降下が認められた場合でも，警報設定が固定値で警報設定の範囲内であれば警報が発生しないケースがある。最悪の場合，大量失血の原因となる。これを予防するため，最近の装置では圧力自動追従機能が搭載されている。TR 55X-Ⅱではこの機能が追加されている（▶図23）。

補足

シリンジポンプ閉塞警報
通常，シリンジポンプの閉塞警報は500～800 mmHgに設定されている。当院の実験では，閉塞警報が発生するまでに要する時間は，注入速度3 ml/minで20分，1.0 ml/minで103分であった（条件：TR 55X，シリンジライン長123 cm，閉塞警報圧設定800 mmHg）。閉塞圧警報発生までの長時間，抗凝固薬が無投与となるため回路内凝固のリスクが増大する。

▶図23 圧力自動追従機能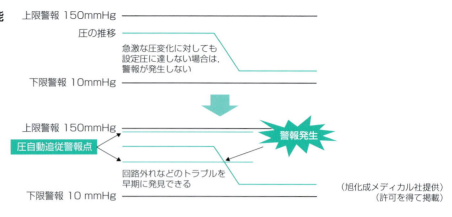

（旭化成メディカル社提供）
（許可を得て掲載）

❺気泡検知器・液切れセンサ・漏血検知器
● 血液，血漿および水，空気はそれぞれ赤外線の吸光度が異なる。この性質を利用した気泡検知器・液切れセンサ・漏血検知器が備えられている。

❻外部情報出力
● 血液浄化装置は院内LANなどを介して，▶表12に示した流量や圧力などのデータを電子カルテや外部モニタへ送信することができる（▶図24）。ACH-Σ®では，クライアントのPCより要求信号があった場合にデータが送信される。TR 55Xでは，

①装置側で送信スイッチを押した場合
②設定された送信間隔または定刻送信時
③警報発生時
④操作内容および設定値変更時
⑤点検動作時

にデータが送信される。

▶図24 外部通信機能

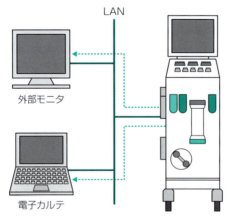

	ACH-Σ®	TR 55X JUN 55X
治療モード	○	−
経過時間	−	○
工程	○	○
設定流量	○	○
加温器設定	○	○
積算値	○	○
圧力値	○	○
警報内容	○	○

❼自己診断機能・動作点検機能

●ACH-Σ®では，始業点検として自己診断機能が搭載されている。自己診断は以下の項目について行われる。

> ①各ポンプの動作点検
> ②各バルブの動作点検
> ③漏血検知器の確認
> ④圧力センサの確認

●TR 55Xでは自己診断機能はないが，動作点検プログラム(▶図25)が内蔵されており，簡易的な始業点検を行うことができる。

▶図25 動作点検プログラム

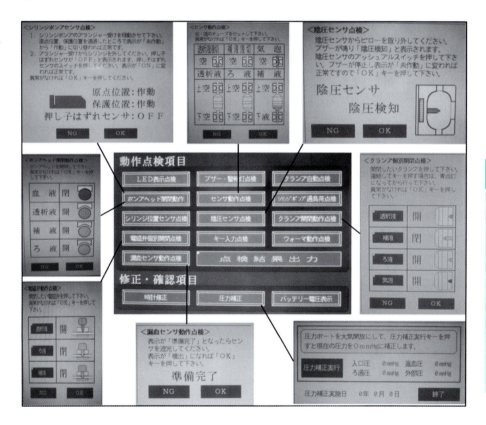

❹血液浄化装置の保守管理

●集中治療領域における血液浄化装置は，重症患者に対して長時間・連続的に使用される場合が多いため，機器の不良は重大なトラブルをまねく原因となる。常に正常な状態を維持するために，日常点検(始業点検，使用中点検，終業点検)や，より詳細な点検・較正を行う定期点検が必要となる[2]。

❶日常点検

●始業点検
　●血液浄化装置使用前に，▶表12に示すような項目に従い，外観点検および作動点検を行う。各点検項目は使用する装置の種類や施設によって適切に決定する必要がある。

▶表12 始業点検項目

	点検項目				結果
外観	電源コード，外観，ファンに異常はないか				OK・NG
	操作パネルおよび画面は正しく表示されているか				OK・NG
動作	警報は正しく作動するか □入口圧　　　□返血圧　　　□ろ過圧/TMP □シリンジ外れ　□シリンジ残量　□脱血				OK・NG
	各種センサの点検 □透析液センサ　□補液センサ　□気泡センサ				OK・NG
	警報音量は適切か				OK・NG
	各種ポンプは正常に動作しているか				OK・NG
	各クランプは正常に動作しているか				OK・NG
	計量動作に異常はないか □透析液　　　□ろ液　　　□補液				OK・NG
設定	警報・注意圧の設定				OK・NG
		下限警報	下限注意	上限注意	上限警報
	入口圧	−20	20※	200	220
	返血圧	−60	−50	180	200
	ろ過圧	−20	20※	180	200
	TMP	−60	−50	100	120
	※PE，DFPP，PAの場合TMPは（　）内の値に設定する				

> **補足**
> **返血圧の警報設定**
> CRRT施行中に返血側回路の接続が外れ，大量失血した事例では，返血圧は大気解放状態において陽圧であった。下限注意報は陽圧に設定する必要がある。

● 作動中点検
  ● 作動中点検は，おもに医師の指示と設定の確認，装置の正常動作の確認，患者状態の確認を行う。詳細は「3 集中治療業務の実際　①急性血液浄化療法」の項で解説する。

❷ 定期点検
● 定期点検は，日常点検とは異なり詳細な点検や校正，消耗品の交換が必要となる。当院ではTR 525およびTR 55Xを使用しているが，施設での定期点検を2回/年，メーカーでの定期点検を1回/3年で行っている。メーカー点検では，各部の分解清掃，感度調整，電圧確認，エージング試験などのより専門的な点検や調整が行われる。
● ▶図26に当院におけるTR 55Xの定期点検について詳細を示す。TR 55Xの定期点検は動作点検プログラム（▶図25）を用いて行うことができる。
● 流量点検
  ● 当院における各ポンプの流量測定の回路図を▶図27に，流量測定プロトコルと精度規格を▶表13に示す。血液浄化装置における液系ポンプは液制御機構により精度が高くなっているため，流量誤差の測定には工夫が必要となる。
  ● 当院における実験の結果，▶図28のトランペットカーブに示すように，各液系ポンプはその流量誤差が安定するまでに約30分を要する。そのため，約30分のランニングを行った後，計測を開始する必要がある[3]。

> **補足**
> **液系ポンプの計測時間**
> 当院における実験により，TR 55XおよびJUN 55Xの液系ポンプの測定誤差は，統計学的に5分間の計測で−0.95〜0.59 %，10分間の計測で−0.39〜0.41 %の範囲に収まることがわかっている。この結果より，誤差1 %以内の液系ポンプの計測には，10分間以上の計測が必要となる[3]。

▶図26　定期点検項目

点検日時：　年　月　日 ／ 機種：TR-525・55X ／ 点検者：
備品番号： ／ SerNo： ／ 管理番号： ／ 前回点検月：　年　月

定期点検交換部品の交換
CPU メモリ用電池 CR2032　前回交換日：　年　月
フィルタ付チューブ A
フィルタ付チューブ B
フィルタ付チューブ C（TR−520 のみ）

	点検項目	OK	NG	コメント
外観	電源コード、外観、ファンに異常・劣化はないか			
	付属品は揃っているか			
機能および動作点検	〈表示と操作パネル〉 □LED表示点滅　□警報灯・ブザー			
	〈クランプ漏れ点検〉 □透析液クランプ　□補液クランプ　□ろ液クランプ　□気泡クランプ			
	〈液センサ点検〉 □気泡センサ　□透析液計量上　□透析液計量下 □補液計量上　□補液計量下　□ろ液計量上 □ろ液計量下　□透析液液切れ　□補液液切れ			
	〈シリンジポンプ位置センサ点検〉 □原点位置センサ　□保護位置センサ　□押し子外れセンサ			
	〈ピロー陰圧点検〉 mmHg			
	〈電磁弁開閉点検〉 □透析液電磁弁　□補液電磁弁　□ろ液電磁弁			
	〈圧力表示点検〉 □入口圧　□ろ過圧　□返血圧 □外部圧（TR-525 のみ）			
	〈キー入力点検〉 □キー入力			
	〈流量・閉塞圧点検〉 □血液 P　ml　□透析液 P：　ml □補液 P　ml　□ろ液 P：　ml □シリンジ P　ml　□シリンジP閉塞圧：　mmHg			
電気的安全	接地漏れ電流 正常状態 max　μA（正/逆）　単一故障 max　μA（正/逆）			
	外装漏れ電流 正常状態 max　μA（正/逆）　単一故障 max　μA（正/逆）			

点検区分
使用可・使用不可

コメント

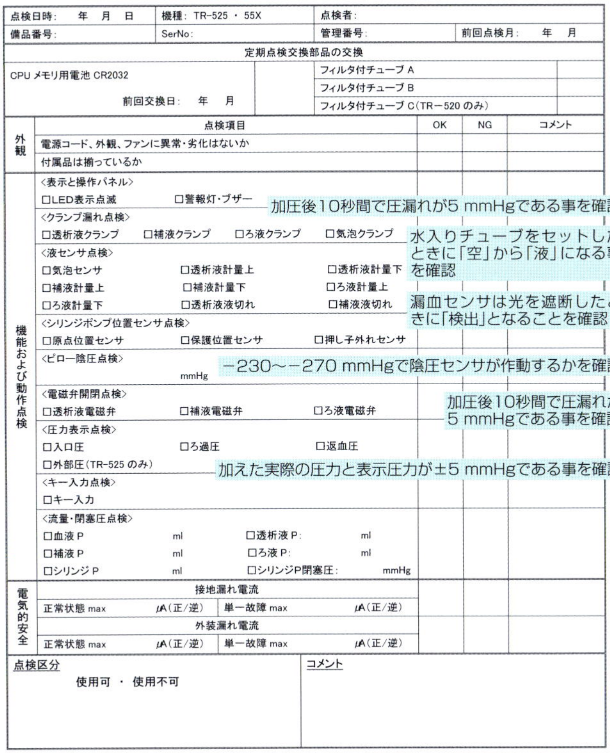

▶図27　流量測定の回路図

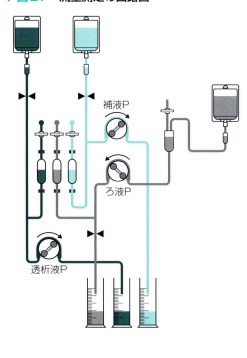

▶表13　流量測定プロトコルと精度規格

	設定流量	ランニング時間	計測時間	計測器具	規格
血液P	100 ml/min	5 min	5 min	メスシリンダ	±5 %
透析液P	600 ml/min	30 min	10 min	メスシリンダ	±1 %
補液P	600 ml/min	30 min	10 min	メスシリンダ	±1 %
ろ液P	600 ml/min	30 min	10 min	メスシリンダ	±1 %
シリンジP	5.0 ml/h	10 min	1 h	IDA-4Plus（ポンプテスタ）	±5 %

▶図28　各液系ポンプのトランペットカーブ

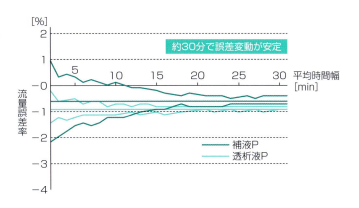

【文　献】
1）透析用血液回路標準化基準（Ver.1.00），日本臨床工学技士会ホームページhttp://www.ja-ces.or.jp/03publish04.html
2）医療機器安全管理指針　第1版，日本臨床工学技士会 医療機器管理指針策定委員会，2013年7月．
3）鈴木尚紀：血液浄化装置（TR-520/525）の流量精度点検プロトコルの検討 ―血液浄化療法の安全性を高めるために―日本集中治療医学会雑誌，16: s374, 2009.

【大平順之】

5 補助循環装置

❖概要

- IABP（Intra-Aortic Balloon Pumping）は循環補助を目的に用いられる装置であり，近年では治療の際の心原性ショックを防止する目的で，予防的に用いられる場合もある。普段からすぐに使用できるよう動作確認と必要物品の有無を確認する必要がある。
- PCPS（Percutaneous Cardio Pulmonary Support）装置は心原性ショック患者の補助循環装置として用いられる。ECMO（Extracorporeal Membrane Oxygenation）は，呼吸不全患者の換気補助や小児の循環補助などに用いられる。ともに，導入には緊急を要する場合が多く，日頃からメンテナンスが必要であり，消耗品と一緒に管理する必要がある。
- VAS（Ventricular Assist System）は重症心不全患者の左室または右室，あるいは両心室のポンプ機能を長期に補助する補助循環装置である。体外設置型と体内埋め込み型があり，患者の状況や病態に応じて選択される。

- 補助循環装置は，自己の心肺機能が回復するまでの間，一時的に心臓と肺の機能を補助・代行し回復するまでの猶予を与える，またはより長期サポートが可能なデバイス，移植治療へのブリッジのための装置である。重篤な循環不全に適応となるケースが多く，導入やトラブル発生時には迅速な対応（24時間体制）が求められる。
- 機器の構造や作用原理，機種固有の特性を把握し，保守管理や臨床業務に当たる必要がある。本項ではデバイスやコンソールを中心に解説する。

◾ IABP（Intra-Aortic Balloon Pumping：大動脈内バルーンポンピング）

- 大腿動脈から挿入し胸部下行大動脈に留置されたバルーンカテーテルを心臓の拍動に合わせて，バルーンを拡張，収縮させる（▶図29）。バルーン拡張，収縮のタイミングは心電図か動脈圧波形によってタイミングをはかり，心周期の拡張期にバルーンを拡張させ，収縮期にバルーンを収縮させる。バルーンの拡張，収縮には応答性に優れるヘリウムガスが用いられる。

▶図29　IABP駆動用コンソールとバルーン

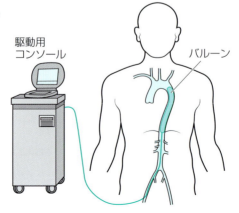

❶適応

- 心原性ショック
- 治療抵抗性の狭心症
- 治療抵抗性の心不全
- 難治性心室性不整脈
- AMIによる機械的合併症（心室中隔穿孔，僧帽弁閉鎖不全）
- ハイリスクな一般手術における心補助
- 冠動脈血管造影/血管形成術における心補助
- 開心術時，人工心肺からの離脱困難
- 開心術後の低心拍出症候群
- 体外循環中の拍動流の発生

❷作動原理

- IABPの1つ目の効果は，心臓が血液を拍出する際に発生する抵抗を下げることにある．この抵抗とはすなわち，血圧のことである．心筋の仕事量のほとんどは血液を拍出し，血圧を発生させることに費やされる．IABPは収縮期に動脈内に留置されたバルーンを収縮させることにより，動脈内からなくなったバルーン容量分の圧力が低下し，血液を拍出する際に発生する抵抗も低下することとなる．この作用はsystolic unloadingといわれるもので，心筋の仕事量（酸素消費量）を軽減する．
- もう1つの効果は，心臓に酸素を供給する血管，冠状動脈に流れる血液を増やすことである．冠状動脈に流れる血液の多くは，心筋が弛緩している拡張期に流れる．拡張期に動脈内に留置されたバルーンを拡張させることにより，拡張期圧を上昇させ，冠血流を増やす．この作用はdiastolic augmentationといわれるもので，心筋へのエネルギー（酸素）供給量を増加する．
- この2つの作用により，心筋のエネルギー需給バランスを改善する．

▶図30　収縮期（systolic unloading）

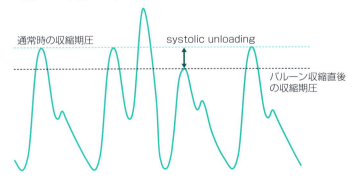
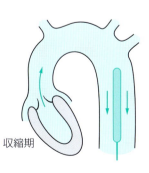

▶図31　拡張期（diastolic augmentation）

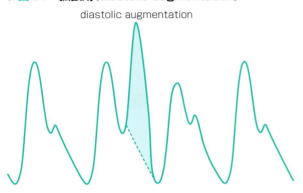
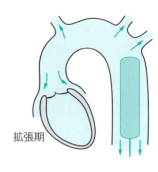

拡張期

●前述のとおり，IABPコンソールは心周期を認識するために，心電図または観血式動脈圧波形を取り込む必要がある。

①心電図の場合
●拡張期の始まり，T波の頂点付近でバルーンを拡張させ，心室の収縮を示すQRS波の直前でバルーンを収縮させる。

②動脈圧波形の場合
●心臓から血液が拍出され大動脈弁が閉じるタイミングdicrotic notch（重複切痕）以降から拡張期となるため，ここでバルーンを拡張させ，動脈圧波形の立ち上がる直前，拡張末期圧の一番低いところでバルーンを収縮させる。

❸ IABPバルーンカテーテル
●バルーンはおもにポリウレタン製で，ヘリウムガスがとおるガス駆動ライン内にガイドワイヤ用のセントラルルーメンがとおる二重構造となっている。抗血栓性材料が用いられているが，抗凝固療法が必要となる。
●下肢阻血などの合併症に対しカテーテルの細径化が図られているが，それに伴いヘリウムガスのとおり道も細くなるため追従性の問題も生じてくる。また，腹腔動脈や腎動脈といったバルーンによる腹部動脈の血流障害を防ぐために，日本人の体格にあわせたショートサイズ（全長の短い）バルーンもラインナップされている。
●動脈圧波形は生体情報モニタからIABP駆動装置に信号を取り込むか，バルーンカテーテルのセントラルルーメンに観血式血圧測定用のトランスデューサを接続し，IABP駆動装置にてバルーン先端圧の圧力波形がモニタリングされる。近年ではバルーン先端に圧力センサを内蔵したバルーンカテーテルが用いられ，動脈圧波形への追従性やセットアップの簡便化が図られている。

❹ IABPコンソール
●病院間や院内での搬送などが行われるため，モビリティに優れたコンパクトなバッテリー搭載機種が主流である（▶図32）。さまざまなアラーム機能を備えるが，ユーザーが警報値を設定するアラームは少ない。

- ヘリウムリークアラーム
- カテーテルキンク
- ヘリウム高圧アラーム
- トリガ不良アラーム
- ヘリウムボンベアラーム
- バッテリー電圧低下アラーム
- オーグメンテーション(血圧)圧アラーム

▶図32 院外搬送時用モードを有するCARDIOSAVE hybrid

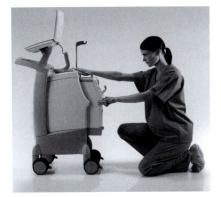
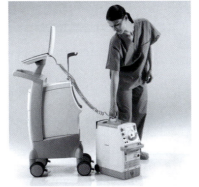
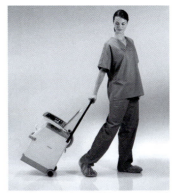

(マッケ・ジャパン)(許可を得て掲載)

2 PCPS(Percutaneous Cardio Pulmonary Support:経皮的心肺補助法)(cardiac ECMO)

- 経皮的心肺補助法という名のとおり,経皮的に送血管と脱血管を挿入し,心臓のポンプ機能の代行として流量補助を行う補助循環法である。一般的には,大腿静脈から挿入し先端を右房内に留置した長い脱血管から遠心ポンプにより脱血を行い,人工肺によって酸素加された血液を大腿動脈に挿入した送血管から送血する(▶図33)。
- 右房から脱血し動脈に送血を行うことにより,著しく低下した心機能により損なわれた心拍出量を代行することが可能である。

▶図33 PCPSの概要

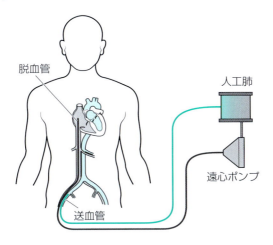

●システムは経皮送脱血カニューレ，遠心ポンプ，人工肺による閉鎖回路（closed-circuit）が用いられる（▶図34）。

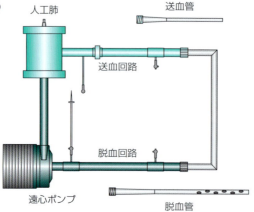

▶図34 一般的なPCPSの回路図

> **補足**
>
> **PCPSとECMO**
> - わが国では心補助に用いる体外循環をPCPS，呼吸補助に用いる体外循環をECMOと呼ぶが，欧米ではどちらもECMOと呼ばれることが多い。
> - ほかにも送脱血の部位により，V-A ECMO，V-V ECMO，A-V ECMOなどの名称が用いられる（▶表14）。

▶表14 補助循環の名称

心補助の場合	呼吸補助の場合	心肺蘇生の場合
PCPS cardiac ECMO VAB(V-A bypass)	respiratory ECMO	ECPR

❶適応

- 心原性ショック
- 治療抵抗性の狭心症
- 治療抵抗性の心不全
- 難治性心室性不整脈
- AMIによる機械的合併症（心室中隔穿孔，僧帽弁閉鎖不全）
- 冠動脈血管造影/血管形成術における心補助
- 開心術時，人工心肺からの離脱困難
- 開心術後の低心拍出症候群
  などで，IABPでは循環の維持が困難な症例

- 急性肺塞栓症によるショック
- 偶発性低体温による循環不全
- 心肺停止蘇生（ECPR：extracorporeal cardiopulmonary resuscitation）
  など

❷遠心ポンプ

- PCPSなどの補助循環装置では，血液を送る送血ポンプとして遠心ポンプが用いられる。送血される血流は，心臓から拍出される拍動流とは異なり，無拍動の定状流である。
- ポンプの内部にある回転体を回転させ，中央部より流入してきた血液に遠心力を与え，外側の流出ポートから送血する。効率的に遠心力を与えるために，回転体にインペラ（羽根）や直線流路（血液のとおり道）が設けられているものもある。
- ローラポンプと比較すると，血球の損傷が少なく長時間の使用が可能であり，誤って回路の一部を遮断しても過度な陽圧によって回路が破裂するようなことは起こらない。しかし，血液の滞留が起こりやすい軸受けの部分に血栓を形成し，異音を発生したり溶血の原因となることがある。現在ではこの軸受けの部分に血栓形成が起こりにくく長期使用に有用な遠心ポンプも販売されている。
- 遠心ポンプはポンプヘッドの流入ポートから流出ポートまで流路を遮断できない構造のため，逆流が発生しうることを認識しておく必要がある。

❸流量計

- 遠心ポンプは，回転数が同じであっても送血流量は一定とならない。発生する圧力はほぼ一定であるが，脱血管や送血管，回路，人工肺などデバイスによる抵抗や，送脱血管の位置，循環血液量，動脈圧など生体側の要因によって流量が変化するため，流量を実測する流量計が必須となる。流量測定には，超音波血流計（ドップラ方式またはトランジットタイム方式）や電磁血流計が用いられている。

❹人工肺

- 血液のガス交換を行うデバイスで，ポリプロピレンやポリメチルペンテンなどの中空糸が用いられている。人工肺に流入した静脈血から二酸化炭素を排出し，酸素を付加し動脈血として送り出される。その多くは熱交換器を備え，人工心肺用温度コントロールユニット（冷温水槽）を接続することにより，血液温を任意にコントロールすることが可能である。
- ガス交換に用いられる中空糸は，従来，ポリプロピレンによる多孔質膜が主流であったが，経時劣化などによって発生する血漿成分のリーク（serum leakage）が，ガス交換能の低下をまねき，長期サポートが必要となる補助循環では問題であった。そこでポリメチルペンテンを素材とした非対称膜や，従来のポリプロピレンをシリコンでコーティングし，serum leakageの発生を抑える人工肺が主流となりつつある。

▶図35 人工肺イメージ図

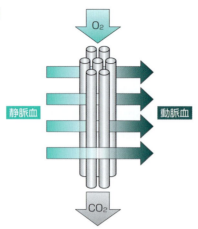

❺ プレコネクト回路
- PCPSを用いる多くの症例では，患者急変時に迅速な導入が求められるケースが多い．そこで，遠心ポンプ，人工肺，血液回路をあらかじめ接続し滅菌されたプレコネクト回路であれば回路の取り付けから充填までを迅速に行うことができる．
- 各種メーカーより，それぞれのコンソールに適応するプレコネクト回路がラインナップされている（▶表15）．現在，臨床で使用されるプレコネクト回路は，なんらかの抗血栓性コーティングが行われているが，ヘパリンを代表とする抗凝固薬による抗凝固療法が必要である．
- 遠心ポンプ，人工肺，熱交換器，非接触型圧力トランスデューサ，流量/気泡センサ，温度センサ，静脈血ガス測定セルが一体化し，さまざまなパラメータのモニタリングが可能なコンソールCARDIOHELPとプレコネクト回路のHLS SETも薬事承認を取得し，使用可能となっている（2015年2月現在HLS SETは保険償還価格が未定）．

▶表15　各社プレコネクト回路

メーカー	テルモ株式会社	平和物産株式会社	日本メドトロニック株式会社	泉工医科工業株式会社	マッケ・ジャパン株式会社
製品名	キャピオックスEBS心肺キット	Endumo	GYRO PCPS STAT PACK	SOLAS	HLS SET
人工肺	キャピオックスLX（非対称膜）	BIOCUBE（非対称膜）	AFFINITY（多孔質膜）	エクセラン（シリコンコート膜）	Quadroxと同等（非対称膜）
熱交換器	熱交換器付き（なしタイプもあり）	熱交換器付き	熱交換器付き	熱交換器付き	熱交換器付き
コーティング	Xコーティング（非生物）	ヘパリンコーティング	ヘパリンコーティング	ヘパリンコーティング	BIOLINEヘパリンコーティング
遠心ポンプ	キャピオックス遠心ポンプ	RotaFlow GyroPump	GyroPump バイオポンプ	メラ遠心ポンプ MP-23H メラ遠心ポンプ HPM-15H GyroPump または組み込みなし	RotaFlowと同等

▶図36 各社プレコネクト回路

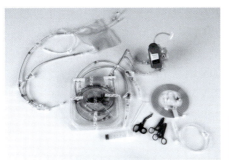

a　SLS SET（MAQUET）

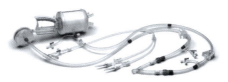

c　EBS心肺キットLXタイプ（テルモ）

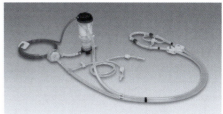

d　SOLAS（泉工医科工業）

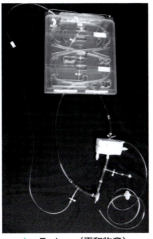

b　Endumo（平和物産）

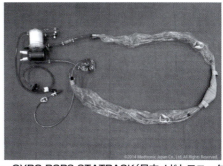

e　GYRO PCPS STATPACK（日本メドトロニック）

（許可を得て掲載）

⑥ PCPSコンソール

- IABPコンソールと同様にモビリティに優れたコンパクトな装置が求められる。搭載されるモニタリング項目に対して各種アラーム機能を有し，バッテリーを内蔵する。アラーム機能には流量異常，気泡検出，圧力異常などがあり，気泡検出のようにそのまま灌流を継続することが危険な警報に対しては，循環を遮断するオートクランパー（自動回路遮断器）を有するタイプもある。
- また，補助循環用のコンソールとしては，セットアップを容易にするため，オートプライミング機能をもつ機種が主流となりつつある。

3 ECMO

- わが国ではPCPSと同様のシステムにて行われることが多く，おもに呼吸補助を目的とした補助循環である。PCPSと大きく異なるのは，PCPSがV-A（静脈脱血‐動脈送血）であるのに対して，ECMOはV-V（静脈脱血‐静脈送血）で行われることが一般的である。
- 心機能が保たれている著しくガス交換能の低下した呼吸不全の状態でV-Aバイパスを導入すると，十分に酸素化されていない血液が冠動脈や脳に灌流されることとなる。そこで，静脈から脱血した血液に酸素加と炭酸ガスの除去を行い，動脈血化し静脈に送血するV-V方式，いわゆるV-V ECMOが用いられる。ただし，この方法でもすべての静脈血が動脈血化されるわけでは

なく，一部の静脈血はそのまま肺へと灌流するが，ECMOにより動脈血化された血液と混ざり十分に高い酸素飽和度をもって肺へと灌流する。これにより，左室から拍出される血液は，自己の肺によるガス交換が十分に行われなくても，**生体の酸素需給バランスを維持しうる酸素供給量を得る。**

●おもに行われるV-V ECMOのカニュレーションサイトを▶図37に示す。

▶図37　おもに行われるECMOの送脱血

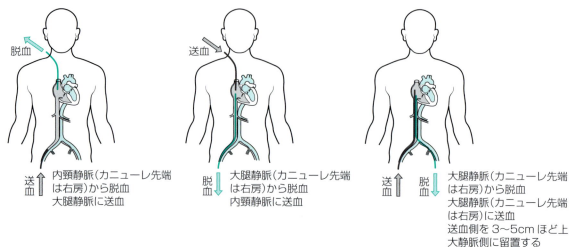

❶適応

- ARDSや肺炎による急性呼吸不全（低酸素または高炭酸ガス血症）
- 肺外傷による急性呼吸不全（血胸および気胸）
  など人工呼吸療法では救命が困難となる症例

❷ECMO回路構成

●基本的なシステム，回路構成はPCPSと同様のもので対応可能であるが，ECMOではサポートが長期に及ぶこともあるため，回路内の各種圧力を測定し，凝固による人工肺の目詰まりなどを早期に発見できるシステムが望まれる。

▶図38　圧力測定部位

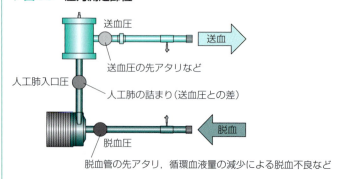

4 VAS(Ventricular Assist System)
VAD(Ventricular Assist Device：補助人工心臓装置)

- 重症心不全に対して左室または右室，あるいは両心室のポンプ機能を補助，代替を行う補助循環装置である。ポンプ本体を体外に置く体外設置型補助人工心臓(extracorporeal VAD)とポンプ本体を体内に植込む植込型補助人工心臓(implantable VAD)があり，それぞれ左心補助人工心臓(LVAD)，右心補助人工心臓(RVAD)あるいは両心補助人工心臓(BiVAD)として用いられる。
- また，現在わが国で使用可能なポンプの特徴としては，体外設置型VADは拍動流ポンプ(ダイアフラム型)，体内植込型は定状流ポンプ(遠心ポンプや軸流ポンプ)となっている(▶表16)。

▶表16　おもな補助人工心臓

体外設置型補助人工心臓	ニプロVAD	ニプロ
	AB5000	ABIOMED社製/メディックスジャパン
植込型補助人工心臓	HeartMate II	Thoratec社/ニプロ
	EVAHEART	サンメディカル技術研究所
	DuraHeart	テルモ
	Jarvik2000	Jarvik Heart社/センチュリーメディカル

❶適応

- INTERMACS(アメリカのVADレジストリ)をモデルに作成したJ-MACS(日本のVADレジストリ)レベル1～3が補助人工心臓の適応とされている(▶表17)。
- レベル1は体外設置型VAD，レベル2～3は植込型LVADの適応とされている。
- なお，年齢は65歳以下が望ましいとされている。
- また，植込型LVADは心臓移植適応症例，いわゆるbridge to transplantation (BTT)に限られており，移植登録の可能性がない長期在宅治療，destination therapy(DT)には適応とならない。

▶表17　J-MACS Profiles

レベル	INTERMACS	J-MACS	INTERMACSのニックネーム	VAD適応決定までの時間
1	critical cardiogenic shock	重度の心原性ショック	crash and burn	hours
2	progressive decline	進行性の衰弱	sliding fast	days
3	stable but inotrope dependent	安定した強心薬依存	dependent stability	few weeks
4	resting symptoms	安静時症状	frequent flyer	months
5	exertion intolerant	運動不耐容	house-bound	
6	exertion limited	軽労作可能状態	walking wounded	
7	advanced NYHA III	安定状態		

❷LVAD
- 左室心尖部または左房に挿入された脱血管より脱血した血液を胸部大動脈に挿入した送血管や吻合されたグラフトカニューレに送血する。

①RVAD
- 右房に挿入した脱血管より脱血した血液を肺動脈に接続した送血管や吻合されたグラフトカニューレに送血する。

②BiVAD
- LVADとRVAD両方の補助循環を同時に行う。

❸体外設置型VAD
- 送血管や脱血管を皮膚に貫通させ体外のポンプ本体に接続する。ポンプはダイアフラムにより仕切られたチャンバ構造で，ガスによりダイアフラムを駆動し送血する（▶図39）。

▶図39　体外設置型VAD AB5000とコンソール

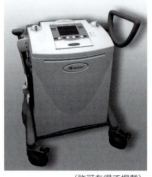
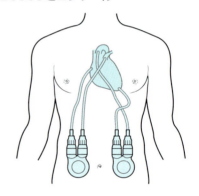

（許可を得て掲載）

①植込型VAD
- ポンプ本体は体内に植え込まれるが，ポンプに電源供給やコントロールするためのドライブラインは皮膚に貫通させ体外のコントローラに接続される（▶図40）。植込型VADは在宅管理が可能で，わが国では多くの移植待機患者が存在する。

▶図40　体内植込型VAD EVAHEARTとコントローラ

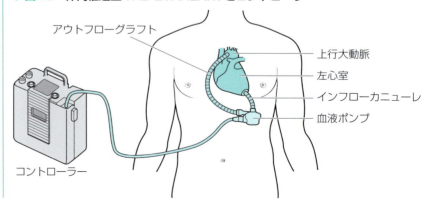

【文献】
1) 澤　芳樹 監: 研修医・コメディカルのためのプラクティカル補助循環ガイド，メディカ出版，2007.
2) 坂本哲也 ほか: 心肺停止患者に対する心肺蘇生補助装置等を用いた高度救命処置の効果と費用に関する多施設共同研究，厚生労働科学研究費補助金 医療技術評価総合研究事業（主任研究者：坂本哲也）総合研究報告書，2007-2013.
3) 許　俊鋭 編: 補助循環マスターポイント102，メジカルビュー社，2009.
4) ELSO General Guidelines for all ECLS Cases Version 1.3，ELSO Guideline，2013.
5) 松田　暉 監: 経皮的心肺補助法-PCPSの最前線，秀潤社，2004.
6) 四津良平 監: 決定版 病棟必携! カラーで診る 補助循環マニュアル，メディカ出版，2010.
7) 許　俊鋭 ほか: 重症心不全に対する植込型補助人工心臓治療ガイドライン，日本循環器学会/日本心臓血管外科学会合同ガイドライン，2013.

【川崎由記】

6 保育器

❖はじめに

●保育器は，**保温機能，加湿機能，酸素機能，体重測定機能**などが装備されている。とくに保温・加湿が重要で，保育器は低出生体重児の生存率向上に大きく貢献している。低出生体重児であればあるほど，その環境はまさに生命維持に直結していて，清潔で正しい温度管理下で養育されることが重要になる。児の未発達な体温調整機能を外的環境で補う重要な**生命維持装置**と位置づけられている。

❖保育器の管理に必要な知識

1 新生児の体温調節

●人を含めた恒温動物は，熱産生と熱喪失のバランスにより体温を一定に保っている。

●寒いときに震えて（不随意な筋肉の運動による熱産生：shivering）体温を上げる成人とは違って，新生児は震えによる熱産生ができない。また，体表面積が大人に比べ大きいことや，皮下脂肪が少なく皮膚から熱が奪われやすいことから，常に低体温に陥りやすい状態に曝されている。体温調節可能温度域が狭く，成人や大きな子供に比べて環境温度の変化によって容易に低体温や高体温となる。**未熟性が高いほど体温調節できる範囲がさらに狭くなる**[1]（▶図41）。

> **補足**
> **未熟児ほど体温調整可能域が狭まる理由**
> 赤ちゃんはshiveringによる熱産生ができない代わりに寒冷刺激が加わると，褐色脂肪細胞を分解し産熱亢進のエネルギーを捻出することができる。褐色脂肪細胞は肩甲骨と腎周囲に集中しており，体重当たり2～6％，未熟児では約1％とわずかである。

▶図41 体温調節可能温度域の割合

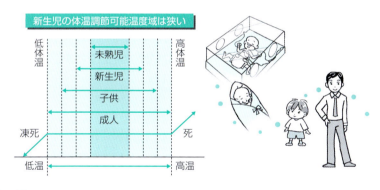

2 保温の重要性

●新生児は出生直後から，お母さんの子宮内（38℃，湿度100％）から胎外（室温24～26℃）の環境温度差に曝される。

●この寒冷刺激が新生児に与えるメリット・デメリットはさまざまだが，低体温に陥りやすい新生児にとって，低体温状態からの脱却のために多くのエネルギーが消費されると，代謝および酸素消費が2～3倍増となり，代謝性アシドーシス傾向に陥る。その結果，体力の消耗増大，哺乳力の低下，痙攣などが起こる。また，これらの症状が，低血糖症や重症黄疸の原因となり，脳の神経細胞の発育に不利益となるといわれている[2]。

●保育器にて新生児を保温し，**中性温度環境**[*4]（**至適温度環境**[*5]）に置くことは基本的かつ重要なことであり，保温は栄養・感染防止とともに新生児医療の古典的3大原則の1つといわれている。

> **用語アラカルト**
> **＊4 中性温度環境**
> 酸素消費量が最も少ない温度環境のこと。赤ちゃんが余分なエネルギーを使用しなくとも体温を保つことができる環境。
>
> **＊5 至適温度環境**
> その児に最も適した環境温度のこと。ほとんどの場合，中性温度環境と同じ。

> **補足**
> **サーボコントロールの注意点**
> 赤ちゃんに装着したセンサが外れていたり，尿や薬液で濡れて冷やされると器内温が上昇する。また，発熱がある場合は器内温が下降し，赤ちゃんに悪影響を与えることがあり注意が必要。

> **補足**
> **新生児の熱喪失の４つのルート**
> ①輻射による熱の喪失
> 　物資の有するエネルギーに応じた熱線（赤外線）による熱のやりとりのこと。
> 　※赤ちゃんと保育器の壁。
> ②対流による熱の喪失
> 　赤ちゃんの周りの空気が移動することによる熱のやりとりのこと。
> 　※赤ちゃんを取り巻く空気移動が大きいほど，皮膚の熱の喪失も大きくなる。
> ③伝導による熱の喪失
> 　直接接触していることによる熱の放散のこと。
> 　※赤ちゃんとマットレス。濡れたおむつやタオルなど。
> ④蒸散による熱の喪失
> 　液体の気化熱による熱喪失。赤ちゃんの呼吸や体表からの水分喪失。

❖保育器の種類

１閉鎖式保育器（クベース・インキュベータ）
● 体温調節の未熟な児に対して，至適温度環境に維持しやすく一般的に保育器といえば，このタイプを指す（構造および機能は次項で解説する）。

> ①温度制御方式には手動（マニュアルコントロール）と体温プローブを装着して自動的に器内温度を制御するサーボコントロールの２種類がある。
> ②児の皮膚から奪われる熱の４つのルート（輻射・蒸散・対流・伝導）を最小限に抑えることができる。
> ③酸素を器内に投与することで酸素療法が可能。
> ④隔離性が高く感染防止に役立つ。

Coffee Break

保育器の前身は「孵卵器」？
● 100年以上前，パリの万博博覧会で出店されていた孵卵器。それをみた小児科医がこれで未熟な赤ちゃんを暖めたらどうだろう，と思いついたのが，現在の保育器の形となったといわれている。
● フランス語で孵卵器のことを「クベース」というが，この言葉が現在，保育器を呼ぶのに使われている。

２開放式保育器（インファントフォーマー・ラジアントフォーマー）
● 臥床部の上部に設けられたヒータによる輻射熱で児を加温する。
● 対流による熱の喪失や蒸散によって水分の増大を起こすため小さな児には適していないが，蘇生やさまざまな処置が行いやすいため分娩室や大きな児に使用される。

３搬送用保育器（トランスカプセル）
● 児の搬送に使用する特殊な保育器。
● 基本的な構造や特徴は閉鎖式保育器と同じ。
● 移動中はバッテリー電源で保温する。

❖機器の構造と原理
● 児を収容するフード部とこの児収容部に連通する調和槽を備え，この調和槽を通じて空気を循環させる空調装置を備えたコントロール部に分けられる。
● フードは透明樹脂が使われていて光線治療を行う際，効果を妨げないよう考慮されている。

▶図42　保育器全体

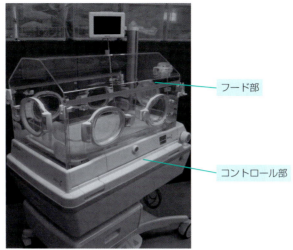

フード部
コントロール部
(Incui：アトムメディカル)

補足

熱喪失を予防する保育器の工夫
- 輻射の熱損失を最小限に抑えるダブルウォールフード。
- 保育器内温度設定を適正に設定していても保育器の壁は部屋の気温などの影響を受けて通常低くなっていて，氷壁現象が起きやすい。そこで保育器にもう1枚内壁を取り付ける（ダブルウォール式）ことで輻射熱の損失量を小さくしている。

- フードの前面，後面は輻射熱損失を抑え，体温の低下を防ぐために，ダブルウォールになっている。

▶図43　ダブルウォール

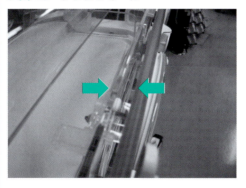

- フードの頭側には手絞り式手入れ窓，輸液チューブやコードを導入するためのチューブ導入口。
- 側面は，大きく開く処置窓。その処置窓に設けられ，処置時に最小の開口で温度・湿度の変化をなるべく少なくするための手入れ窓。
- 足側にある手入れ窓はおむつの取り出しなどの不浄窓として使われる。

▶図44　フード部

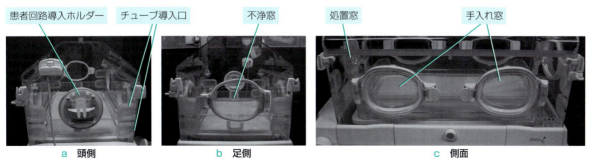

a　頭側　　　　b　足側　　　　c　側面

- ●コントロール部
  - ●加温器や加湿器によって温度および湿度が適切に調整された空気をフードに供給して循環させる空調装置が内蔵される。

▶図45　コントロール部

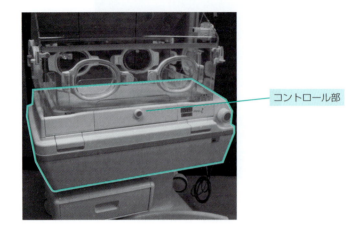

コントロール部

- ●モータでファンを回し，フィルタでろ過した空気を保育器内に吸入して循環させる。

▶図46　調和槽

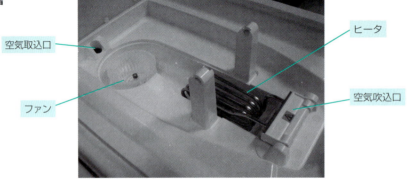

空気取込口
ヒータ
ファン
空気吹込口

補足

対流を防ぐ
先述のダブルウォール式の場合，内壁と外壁の壁間に暖気を流す設計にすることで極力赤ちゃんに風が当たらないようにし，対流の熱損失も減少させることができる。また，処置窓開放時はこの暖気がエアーカーテンとなり器内温や酸素濃度の低下をおさえる。

- ●空気はヒータで温められ，加湿装置で加湿された空気がフードへ吹き上げるように送られる。この気流はエアーカーテンとなっているので器内の空気が逃げにくくなっている。

▶図47　エアカーテン

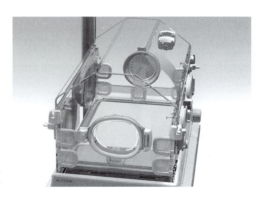

（エアカーテン：アトムメディカル）
（許可を得て掲載）

ポイント

保育器の設置場所にも配慮を…
- 器内温度を適正に設定したつもりでも，保育器の壁の温度が，室温，空調の冷気，夜の冷えた窓ガラスなどの影響を受けて低下すると，直接肌に触れていなくても赤ちゃんの体温を低下させることがある。これを「氷壁効果」という。
- 窓際においたクベースに太陽光線が当たり器内温が設定以上に上昇する。その加温の原理は「温室効果（green house effect）」と呼ばれている。
- 保育器は太陽光線が当たらないよう窓際・壁際を避け，空調にも配慮した位置に設置すること。

❖保育器の保守管理

- 児の生命を維持するための環境を作り出している保育器は，機能の自動制御化が進んでいるため，その性能維持は非常に重要となる。
- 当院で行っている保守点検方法について紹介する。

1 実際の運用

- 保有台数は現在22台であり，安全管理上から機種は2機種に統一している。
- 納入された保育器は動作点検を実施し，問題なければME機器管理ソフトへ入力して管理を開始する。その後の保守点検は，定期点検計画を策定し定期的に行っている。

2 保守点検管理

❶使用前点検

- 保育器は24時間いつ使用するかわからないため，使用前点検を実施した状態で待機させている。内容としては外観点検や動作の確認，また使用開始前には必ず，設定温度まで上昇し安定しているか，加湿器使用時には設定湿度まで上昇しているのかをチェックリストをもとに実施している。

▶表18 使用前点検チェックリスト

使用前点検	声に出して指差し確認！
外観確認	□ 本体とフードにキズ，破損がないか
	□ 電源コードとプラグにキズ，破損がないか
	□ 手入れ窓用カバーとパッキンに異常がないか
	□ チューブ導入口パッキンに異常がないか
児の転落防止	□ キャスターがスムーズに動作するか
	□ キャスターを対角2箇所にロックしたか
	□ 処置窓開閉つまみが閉じられているか
	□ 連結フックが外れていないか（V-2100G）
	□ 手入れ窓を内側から押しても開かない
準備確認	□ 酸素配管がアウトレットにささっているか
	□ 加湿槽に蒸留水が満たされているか
動作確認	□ 傾斜装置が正しく動くか
	□ 電源コードを抜いたとき停電アラームが鳴るか
	□ 異常音はないか
	□ 設定温度と表示値に差はないか
	□ 設定湿度と表示値に差はないか（加湿児のみ）
	□ 設定酸素濃度と表示値に差はないか（酸素療法時のみ）

❷使用中点検
●各勤務交代時に看護師がチェックリストを用いて指差呼称で実施している。

▶表19　使用中点検チェックリスト

使用中点検	
声に出して指差し確認！	
外観点検	☐ 本体とフードにキズ，破損がないか ☐ コンセントにプラグが確実に接続されているか ☐ 手入窓用カバーとパッキンに異常がないか ☐ チューブ導入口のパッキンに異常がないか
児の転落予防	☐ コード類が引っ張られていないか ☐ キャスターが対角2箇所にロックされているか ☐ 処置窓開閉つまみが閉じられていること ☐ 本体側面の連結フックが外れてないこと(V-2100G)
動作確認	☐ 異常音がないか ☐ 器内温が設定の±0.5℃以内か ☐ 器内湿度が設定の±5％以内か ☐ 酸素濃度が設定の±5％以内か

❸使用後点検
●保育器事体が児のケア環境となるため，便や栄養剤などの有機物と触れる機械が多く，菌の繁殖に有利な条件(高温・高加湿)で運用されるため，感染に弱い患児にとって保育器の清掃はとくに重要である。残存付着菌が次に使用する患児に伝播しないよう十分な処置を検討する。
●保育器の清潔維持に最も好ましい方法は水でよく洗い流すこと。そのため，広いシンクを備えた保育器専用洗浄室をNICU内に設置している。そこでフード内の浸漬できる部品の消毒・洗浄を行い，取り外せないものや浸漬できないものは清拭を行っている。消毒剤に関しては，同じ消毒液を持続して使用するとグルコン酸クロルヘキシジンや塩化ベンザルコニウムでは数年で保育器付着菌が薬剤への抵抗性を獲得するのを防止するために，陰イオン系・両イオン系・陽イオン系の消毒剤を1年ごと，あるいは数カ月ごとに交代で使用するのが望ましいといわれている[3]。
●消毒後はしっかり乾燥させて組み立て，動作確認後いつでも使用できるよう待機させておく。

▶表20　使用後点検チェックリスト

使用後点検
☐ 本体の外装および内装の清掃・消毒の確認 ☐ 加湿器の清掃および消毒の確認 ☐ マット，各部品，パッキン類の清掃・消毒の確認 ☐ 組み立て後部品の欠落がないか確認

❹定期点検

- メーカー主催のメンテナンス講習を受講し認可を受けたものが実施している。
- メーカーによる保守を推奨する旨が記載された機種もあるので，添付文書や取扱説明書を熟読したうえで，メーカーとの情報開示や連携は重要となる。
- 定期点検の回数は，1回/年。点検項目はメーカー策定の定期点検表を改定して作成を行った。当院では，保育器テスタ「INCU」（Biomedical社）を用いて温度（4点），湿度，流速，音量を測定している。酸素濃度を測定する機械としてMiniOX Ⅰ（アイ・エム・アイ株式会社）を使用している。
- 漏れ電流測定器としてST5540 LEALCARRENT　HiTESTER（HIOKI）を使用している。

▶表21　定期点検シート

点検日：	年	月	日	機種：	メーカー：	点検者：
備品番号：				SerNo：	管理番号：	前回点検日：　年　月
作動時間：				分類　修理後・定期	修理依頼内容	
INCU　ファイル名：						

点検結果　✓：正常　A：調整　○：交換　×：異常　空白：未実施

	項目	結果	項目	結果
外観	本体およびフード部の破損・汚れ		フードストッパーの破損・汚れ	
	電源コードの破損・汚れ		傾斜装置の破損・汚れ	
	電源スイッチ・ブレーカーの破損汚れ		吹き出し上板の破損・汚れ	
	各キー・スイッチの破損・汚れ		吹き出し上板パッキンの破損・汚れ	
	パネルシート・スイッチカバーの破損・汚れ		チューブ導入口パッキンの破損・汚れ	
	フィルタ・フィルタカバーの破損汚れ		呼吸器回路用窓・絞窓枠用固定パッキンの破損・汚れ	
	センサモジュールの破損・汚れ		マットレスの破損・汚れ	
	処置窓，内パネルの破損・汚れ		連結フック・キャスタの破損・汚れ	
	ワンタッチ窓，ワンタッチ窓蝶番の破損・汚れ		上下稼働リフトの動作点検	
	フックスライダの破損・汚れ			
	処置窓ストッパー，開閉ツマミの破損・汚れ			
機能	電源のon/off動作	「電源」キーを操作し，on/offさせる		
	温度制御機能	温度の設定を変更できることを確認		
	湿度制御機能	湿度の設定を変更できることを確認		
	酸素濃度機能・酸素濃度校正	酸素の設定を変更できることを確認・酸素濃度校正実施		
	パルスオキシーター機能	専用プローブがないため実施しない		

次ページに続く

▶表21の続き

性能	温度制御	マニュアル	（条件）設定温度36.0 ℃		℃
			（規格）36.0 ℃（±1 ℃）		
		サーボ	（条件）設定温度36.0 ℃　体温プローブを器内中央マット面から10 cmに設置		℃
			（規格）36.0 ℃（±0.5 ℃）		
	酸素濃度制御	酸素電池交換	交換：起電力を測定しメモしておく	赤	青
		接続口1	（条件）酸素接続口1から10 L/minの酸素を供給		%
			（規格）器内酸素濃度が65 %以上		
		接続口2	（条件）酸素濃度の設定値を40 %		%
			（規格）40±2 %		
警報機能	テストスイッチの動作確認		テストスイッチを押すと，表示が全点灯し，警報音が鳴ること		
	設定温度警報	マニュアル	（規格）設定温度の±3 ℃で警報		
		サーボ	（規格）設定温度の±1 ℃で警報		
	過温警報	マニュアル	〈↓〉+〈リセット〉押しながら電源ON　38±0.5 ℃で警報が鳴るか		
		サーボ	〈↓〉+〈リセット〉押しながら電源ON　40±0.5 ℃で警報が鳴るか		
	ファン警報		ファンカバーを持ち上げたとき警報を確認		
	システム警報		電源ON状態でJ1ケーブルを抜いたとき警報が鳴ること		
	温度プローブ警報		温度プローブなしでサーボへ変更　・サーボ状態で温度プローブを抜く		
	停電警報		ACコンセントをぬいて警報を確認		
	低水位警報		加湿槽に水が入っていない状態で湿度40 %に設定し，警報ランプを確認（音なし）		
			ボイラーキャップを外したまま加湿槽をセットしたとき，水槽外れ警報が作動すること		
	水槽外れ警報		加湿槽ドアを開けると警報ランプがつくことを確認（音なし）		
電気的安全試験	接地漏れ電流	正常状態	保護接地線―大地間で測定　500 μA以下		μA
		単一故障状態	保護接地線―大地間で測定　1000 μA以下		μA
	外装漏れ電流	正常状態	等電医ターミナル（外装一部）―大地間で測定　100 μA以下		μA
		単一故障状態	等電医ターミナル（外装一部）―大地間で測定　500 μA以下		μA
	接地線抵抗		電源コード内接地線の抵抗　1 Ω以下		

【文　献】

1) Aherne W, Hull D: The site of heat production in the newborn infant. Proc R Soc Med，57: 1172，1964.
2) 久保田史郎：環境温度が赤ちゃんの体温調節機能に及ぼす影響について－赤ちゃんを発達障害・SIDSから守るために－臨床体温 23巻1号，20-34，2005.
3) 北島博之，藤村正哲，竹内　徹：保育器清拭による消毒剤耐性菌の出現について．大阪府立母子医療センター雑誌，5: 93-99，1989.

【亀井理生】

7　除細動器

- 除細動器とは，心室細動（Vf）や無脈性の心室頻拍（VT）などの重篤な心室性不整脈や，心房細動（Af）などの心房性不整脈に対し，電気的除細動を行うことによって心臓の動きを正常な洞調律に戻す医療機器であり，とくに致死性不整脈の治療に対しては最終的療法の1つとして用いられる（▶図48）。
- 今日においては，①手動式，②自動式，③植込み型に加え，④着用型の除細動器があるが，本項においては代表的な手動式および平成26年1月に保険償還された着用型自動除細動器について取り上げる。

▶図48　手動式除細動器

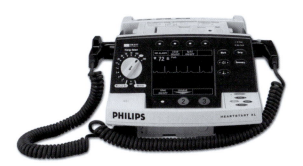
（ハートスタートXL：フクダ電子）
（許可を得て掲載）

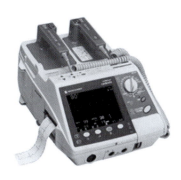
（Cardiolife TE-5531：日本光電）
（許可を得て掲載）

❖手動体外式除細動器（Manual Defibrillator）

- 患者のECG評価，除細動エネルギーの設定・充電・通電の一連の動作を使用者が行う除細動器である。心房性不整脈にも対応する除細動器には，通電のタイミングが心室の受攻期に重ならないようにR波同期回路が装備されている。また，機種によってはペーシング機能を有する装置もある。

1 構造

- 内部回路は，充電回路・通電回路・内部放電回路・R波同期回路などから構成される（▶図49）。

▶図49　除細動器の構造

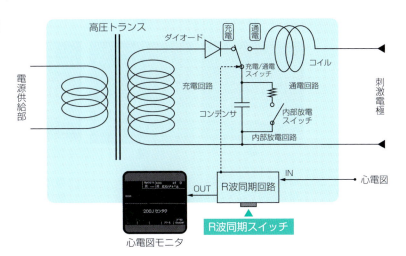

269

> 補足

なぜR波同期が必要なのか？
カルディオバージョンは脈のある不整脈に対して使用されるため，R波同期をせずに通電を行った場合，もしT波下降脚（受攻期）に通電されてしまうとVfに移行する可能性があることが知られている。これを回避するために，カルディオバージョンの場合は心電図のQRS波形に同期させることが重要となる。

> 補足

導電性ゲルパッド（▶図50）
除細動用ペーストの代わりに使用する導電性ゲルパッド。ペーストを塗る手間を省け，迅速な準備が可能である。また，火傷を軽減したり，使用後の掃除が省けるといったメリットがある。

▶図50　導電性ゲルパッド

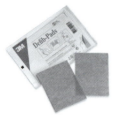

（DefibPads／3M）

2 同期と非同期

❶同期

- 心電図のQRS波形にタイミングを合わせて（同期させて）電気ショックを行うことを同期通電（カルディオバージョン）という。ショックボタンを押しても直ちに通電が行われるわけではなく，心電図を監視し，適切なタイミングで通電されるため，ショックボタンを押してもすぐには患者から離さず，適切に通電されるまで保持する必要がある。脈のある頻拍，主にAfなどが適応となる。

❷非同期

- 心電図波形に係わらず，ショックボタンを押した時点で直ちにショックが行われる。
- Vfや無脈性VTが適応であり，治療に急を要することから，除細動器の電源を入れた際は通常この非同期で立ち上がるようになっている。

3 心房性不整脈に対する除細動

- 心房性不整脈に対するカルディオバージョンでは，R波同期設定後にR波を認識するマーカーが確実にR波に一致していることを確認することが重要である。とくにペースメーカを使用している患者の場合は，ペーシングスパイクをR波と誤認識する場合があるので注意が必要である。
- 電位が小さい・STが上昇しているなどの理由によりR波を特定できない場合は，誘導を切り替えたり，電極の位置を変えるなどの対応が必要である。

4 使用の実際

▶図51　施行のながれ

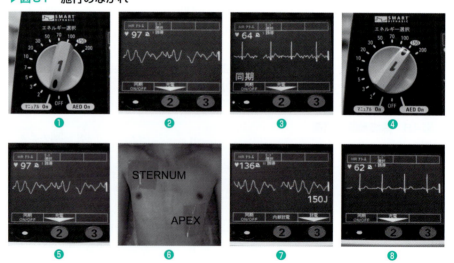

❶電源・コネクタ類の接続を確認。
❷心電図モニタでR波の有無を確認。
❸心房性不整脈の場合は同期設定。
　（除細動用ペーストの確認）
❹通電エネルギーを設定（▶表1）。
❺充電ボタンを押す（本体またはパドル）。
❻パドルを準備し，しっかり押しつける。
❼周囲に注意喚起を行い通電ボタンを押す
　（本体またはパドル）。
❽心電図モニタ波形の確認。

補　足
除細動の波形とエネルギーレベル

200 Jの単相性波形ショックと同等かまたはそれより低いエネルギー設定の二相性波形のショックが，Vfの消失において同等またはより良好な成績を示している。しかしながら，二相性波形による除細動の初回ショックの至適エネルギー量は確定していない。同様に，特定の波形特性の方が一貫して自己心拍再開率や心停止後の生存退院率が高いわけではない[1]。

補　足
小児の除細動

小児患者に対する除細動の至適エネルギー量は不明である。安全な除細動が行える最大エネルギー量も不明であるが，単相性波形を用いた 2 J/kg の初回エネルギー量は，18～50 %の症例でVfを停止させるのに有効であり，より高いエネルギー量と比較したエビデンスは不十分である。したがって，初回の除細動エネルギーを 2 J/kg とし後続のショックについては 4 J/kg 以上を考慮してもよいが，10 J/kg をこえてはならないとされる[1]。

補　足
植込み型除細動器を装着した状態での除細動

ペースメーカおよび除細動器が埋め込まれた患者に対しては，一般的には「前-後」または「前-外側部」の電極位置が許容可能である。植込み型器具の真上にパッドまたはパドルを置くのは避けるのが妥当ではあるが，パッドまたはパドルの装着が除細動を遅らせてはならない[1]。

▶表22　電極面積と通電エネルギー

			成人	小児
体外通電	電極面積		50 cm^2	15 cm^2
	出力エネルギー	心室（非同期通電）	150～360 J	2～3 J×体重（kg）
		心房（同期通電）	50～150 J	
体内直接通電	電極面積		32 cm^2	9 cm^2
	出力エネルギー	心室（非同期通電）	20～60 J	5～20 J

5 事故と対策

❶**心筋損傷**：心筋が損傷すると正常調律に回復した後に重篤な心室性不整脈を再発するおそれがある。
　【原因】　過度なエネルギーによる通電。
　【対策】　適切な通電エネルギーの設定。
❷**感電**：通電中は高電圧による感電の危険性を伴う。
　【原因】　素手で患者に触れているなど。
　【対策】　操作者・介助者はゴム手袋を着用し，通電電極の金属面に不注意に触れない。
❸**熱傷**：通電電極の接触抵抗が大きいとジュール熱によって電極接触部分で熱傷を生じるおそれがある。
　【原因】　電極押し付け不足，ペースト不足など。
　【対策】　電極面に十分なペーストを塗布し，パドルを十分な圧力で密着させる。

6 除細動器の管理

- 除細動器の管理は，機器の性質から緊急使用することが多く，定期的な保守点検と次回の使用に備える使用後の点検が重要である。保守管理については，（公）日本臨床工学技士会発行の「医療機器の保守点検に関する計画の策定及び保守点検の適切な実施に関する指針」に具体的な内容が記されているので，その内容に沿って行う必要がある。
- 定期点検に関しては，外観点検・作業点検・機能点検についてチェックリストを用いて，年1～2回行うのが望ましいとしている。

7 集中治療業務指針

- （公）日本臨床工学技士会 集中治療業務指針検討委員会による業務指針において，除細動治療を行う際の禁忌・禁止事項や指示受け，確認事項，治療上の注意，治療時の対応，記録などについて具体的に示されている。まだまだ臨床工学技士が医師の指示により直接除細動治療を行い記録するという機会は少なく，指示簿や記録用紙が確立されている施設は少ないかも知れないが，不整脈治療など業務内容によっては使用する機会が増えつつあり，各施設での今後の検討が望まれる。

▶図52 着用型自動除細動器

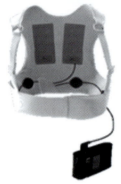

（LifeVest：旭化成ゾールメディカル）
（許可を得て掲載）

補 足

除細動電極（▶図53）
除細動直前に自動で導電性のジェルを放出し，電気ショックエネルギーを伝搬する。

▶図53 除細動電極

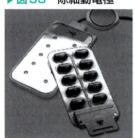

❖着用型自動除細動器（Wearable Cardioverter Defibrillator）

- 平成26年1月1日付けで保険償還された着用型自動除細動器（▶図52）は，心電図を連続的にモニタリングし，心室頻拍（VT）または心室細動（Vf）を検出した場合は，自動で除細動電極（▶図53）より導電性ジェルを放出しショックを実行する。欧米ではすでに十数年の使用実績のある優れた医療機器であり，心臓突然死のリスクの高い患者に対して使用することでより多くの症例の救命に寄与するものと考えられる。

■1 使用目的および効能・効果[4]

- 心室頻拍または心室細動による心臓突然死のリスクは高いが，植込み型除細動器（ICD）の適応の可否が未確定の患者，またはICD適応だが患者の状態などにより直ちにはICDを植込めない患者を対象に，除細動治療を目的として使用する。ICD適応の可否が確定するまでの期間，またはICDの植込みを行うまでの期間使用が基本である。

■2 禁忌または禁止[4]

- アクティブな状態の植込み型除細動器を使用している患者。
- 適切にレスポンスボタンを使用できない患者。
- どの種類のベストもフィットしない患者（胸囲：66 cm未満または142 cm超）。

■3 心室細動（Vf）中のタイムライン[4]（▶図54）

▶図54 心室細動（Vf）中のタイムライン

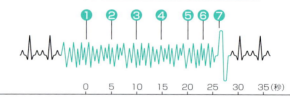

❶ 不整脈検出，バイブレーションによるアラーム開始
❷ サイレンアラーム開始
❸ サイレンアラームの音量が大きくなる
❹ 患者に聞こえる音声メッセージ
❺ ジェルの放出
❻ 周囲の人に対する音声メッセージ
❼ 電気ショック

【文 献】
1) 2010 American Heart Association. Guidelines for CPR and ECC.
2) 篠原一彦：臨床工学講座 医用治療機器学，29-56，医歯薬出版，2008.
3) （公）日本臨床工学技士会集中治療業務指針検討委員会：集中治療業務指針．
4) 不整脈治療への新たな入り口〜着るという選択〜，旭化成ゾールメディカル株式会社．

【亀井理生】

8 各種監視装置

- 重篤な急性機能不全の患者を管理する集中治療領域においては，患者の変化に迅速に対応するために，継続的に患者の状態を監視できる各種モニタのもつ役割は非常に重要なものである。
- モニタリングから得ることのできる情報は多岐にわたるが，いずれも単に患者からの情報を伝えているだけに過ぎないことを認識し，その情報と身体症状との関連性を理解することが重要である。本項においては，各種監視装置のなかでもおもに循環動態に関わる装置と計測データについて取り上げる。

❖スワン・ガンツカテーテル[1]

- 右心房圧・右心室圧・肺動脈圧・肺動脈楔入圧・心拍出量を観血的に測定することで，循環動態を正確に把握し，心臓のポンプ機能を評価することが可能である。スワン・ガンツカテーテルの最大の特徴は，<u>1本の右心カテーテルにも係わらず左右の心機能を同時に評価できる</u>ことにあり，重篤患者のアセスメントや管理を行ううえで強力な手段となるが，侵襲性が大きく，挿入時には動脈誤穿刺や気胸などの危険性を伴うことも忘れてはならない。また，得られるデータを適切に解析することが重要である。

▶図55 血行動態モニタリング

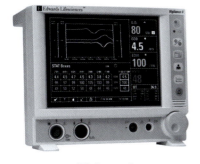
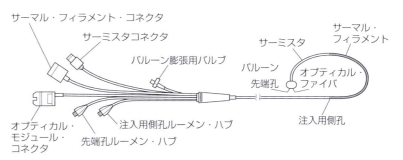

a　Vigilance II　　　　b　オキシメトリーCCOサーモダイリューション・カテーテル

(Edwards)（許可を得て掲載）

▶図56 カテーテル挿入時の正常な連続記録[1]

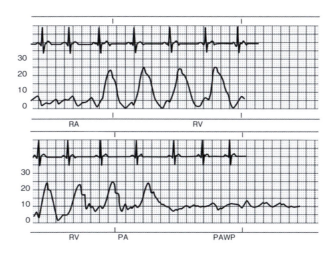

▶表23　各種パラメータと参考値[1, 2]

パラメータ	参考値
心拍出量（CO）	4.5〜6.5 l/分
心係数（CI）	2.5〜4.0 l/分/m²
右心房圧（RAP）	0〜7 mmHg
右心室圧（RVP）	収縮期：15〜25 mmHg 拡張期：0〜8 mmHg
肺動脈圧（PAP）	収縮期：15〜30 mmHg 拡張期：5〜15 mmHg 平均圧：10〜20 mmHg
肺動脈楔入圧（PAWP）	5〜15 mmHg
混合静脈血酸素飽和度（S$\bar{v}$O$_2$）	70〜80 %
一回拍出量（SV）	60〜100 ml/回
一回拍出量係数（SVI）	33〜47 ml/回/m²
一回拍出量変化（SVV）	10〜15％で輸液反応性あり
体血管抵抗（SVR）	800〜1200 dyne-sec /cm⁵
体血管抵抗係数（SVRI）	1970〜2390 dyne-sec /cm⁵·m²

右心房圧（RAP）
● 右心室の拡張終期圧を反映し，右心室の前負荷・循環血液量・右心機能の指標となる。

右心室圧（RVP）
● 右心室の後負荷・肺血管抵抗の指標となる。

肺動脈圧（PAP）
● 肺血管抵抗・循環血液量・肺高血圧の指標となる。肺動脈収縮期圧（PASP）は右心室が収縮期に生じさせる圧を反映する。左心房圧および左室拡張終期圧とほぼ等しい肺動脈拡張期圧（PADP）は，肺血管抵抗における影響により肺動脈楔入圧（PAWP）より少し高めになる。

肺動脈楔入圧（PAWP）
● 左心房の圧を反映し，左心系前負荷・左心機能の指標となる。カテーテルを楔入させることにより右心系と肺による影響が遮断されるため，PADPより正確に左心房圧が反映される。

心拍出量（CO）
● 1分間に心臓が拍出する血液量で，心臓の機能を評価するうえで最も重要なパラメータの1つである。左心室の収縮力や循環血液量の評価時にも参考となる。サーマル・フィラメントの加温とサーミスタでの血液温変化の検出から熱希釈法を用いて自動的にかつ連続的に測定が可能である（CCO：continuous cardiac output）。

心係数（CI）

- 体格差を除外するために，心拍出量を体表面積（BSA）で除した値。心臓が拍出した血液量を体表面積で補正することにより心臓のポンプ機能を評価する有用な指標となる。

$$CI = \frac{CO}{BSA}$$

混合静脈血酸素飽和度（$S\bar{v}O_2$）

- 肺動脈血の酸素飽和度で，酸素供給量と酸素消費量のバランスにより変化するため酸素需給の指標となる。酸素供給量が全身での酸素消費量に対し十分でなくなると低下する。原因としては，酸素供給量の減少と酸素消費量の増加が考えられる。
- 心拍出量（CO）・動脈血酸素飽和度（SaO_2）・ヘモグロビン（Hb）・酸素消費量（$\dot{V}O_2$）で規定される。

$$S\bar{v}O_2 = SaO_2 - \frac{\dot{V}O_2}{1.36 \times Hb \times CO}$$

- CIが低くても$S\bar{v}O_2$が70％をこえている場合は緊急性を伴わないことが多いが，70％を下回る場合はPAWPをみて適切な治療をしなければならない。

1 低心拍出量

- 患者の血圧（BP）とCOならびにPAWPが低値となった場合，脱水症や循環血液量の低下が考えられる。一方，同じくBPとCOが低値を示している場合でも，PAWPが高値となる場合には心原性のショックが疑われる。右室梗塞の場合もBPとCOが低くなるが，右心系の機能低下により右心房圧が高くなる。このとき，左心室に障害がない場合には，PAWPは正常値もしくは低値を示すことがある。このように低心拍出量状態に陥った患者は多くの場合，血圧および心拍出量の低下など組織への灌流が十分ではない徴候を示すが，これらは血行動態をモニタすることによって患者の状態を正確に判別することが可能である。
- フォレスター分類[3]（▶表24）は，もともと急性心筋梗塞（AMI）における患者の状態を4つの群に分類したものであるが，この分類によると，PAWPの値が18 mmHg以上となった場合には肺うっ血の病態が出現し，CI値が2.2以下の場合は末梢灌流不全の状態で心拍出量の低下を意味する。

▶表24　フォレスター分類[3)]

CI 2.2 l/分/m²	第1群：不全なし 治療：心機能に関する薬剤使用なし	第2群：肺うっ血 治療：利尿剤（正常血圧の場合） 　　　血管拡張剤（高血圧の場合）
	第3群：末梢灌流不全 治療：輸液療法（頻脈の場合）	第4群：肺うっ血・末梢灌流不全 治療：強心剤（低血圧の場合） 　　　血管拡張剤（正常血圧の場合）

18 mmHg
PAWP

❖ **フロートラックシステム**[4)]（▶図57）
● フロートラックセンサを動脈カテーテルに接続することで，血圧波形から得られる情報を解析し心拍出量などの循環に関するフローパラメータを連続的に測定する。このシステムの最大の特徴は，<u>低侵襲かつ簡便</u>なところにあり，緊急性を求められる重症患者に対し迅速に導入することが可能である。ただし，IABP・PCPS使用患者，重度の大動脈弁閉鎖不全症患者，小児患者，観血的動脈圧を正確に測定できない患者についてはCO/SV値測定の有用性が検証されておらず注意が必要である。
● フロートラックシステムにより，心拍出量・心係数・一回拍出量・一回拍出量係数・一回拍出量変化・体血管抵抗・体血管抵抗係数の各パラメータが測定可能となる（基準値は▶表23を参照）。

▶図57　フロートラックシステム

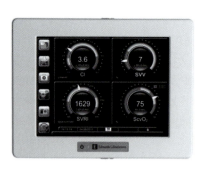
a　EV1000クリニカルプラットホーム

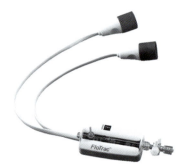
b　フロートラックセンサ

（Edwards）
（許可を得て掲載）

一回拍出量（SV）
● 心室が1回収縮することによって拍出される血液量。心臓に戻ってくる循環血液量（前負荷）と心臓から血液を拍出するときの抵抗（後負荷），心臓の収縮力により影響される。

$$SV = \frac{CO}{HR} \times 1000$$

一回拍出量係数(SVI)

- 患者の体格を考慮し係数にした値。SVまたはSVIを算出することにより、収縮力の状態をある程度評価することが可能となる。

$$SVI = \frac{SV}{BSA} \text{ または } \frac{CI \times 1000}{HR}$$

一回拍出量変化(SVV)

- 一回拍出量の呼吸性変動を変化率として%で表した数値。とくに人工呼吸管理下にある場合、一回拍出量の呼吸性変動は輸液反応性の指標として優れているとされる。一回拍出量とSVVを組み合わせた管理を行うことで、輸液管理の必要性をアセスメントすることができる。

体血管抵抗(SVR)

- 左心室に対する抵抗あるいは後負荷のこと。血液循環経路の圧較差と心拍出量で計算される。SVRが大きい病態として心不全や脱水が考えられ、小さい場合は敗血症ショックや麻酔に伴う交感神経遮断などが考えられる。

$$SVR = \frac{(MAP - RAP)}{CO} \times 80 \qquad MAP：平均動脈圧$$

1 心拍出量と心拍出量を構成する要素(▶図58)

- 一回拍出量は、前負荷・後負荷・収縮力の3つの要素によって左右されるが、心拍出量や一回拍出量が不十分なとき、これらの3要素を評価し原因に応じた治療や看護を行う必要がある。

▶図58 心拍出量と心拍出量を構成する要素[4]

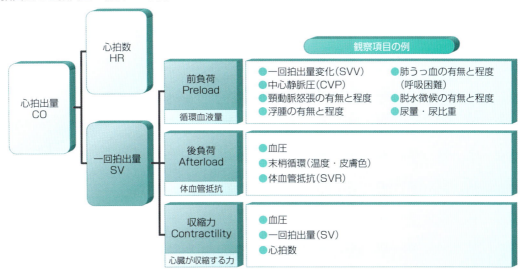

2 一回拍出量と心拍出量

- ▶図59に示した2つのパターンを比較すると，心拍出量はほぼ同じであるが，②のように心臓の収縮力が低下している場合は一回拍出量の減少を伴うため，収縮回数を増やして心拍出量を維持しようとする代償機能が働く。心拍数が亢進した状態では心筋酸素消費量も増加し，心臓にとっては負荷がかかっている状態といえ，注意が必要となる。このように心拍出量だけでなく心拍数，一回拍出量も評価することが重要である。

▶図59　一回拍出量と心拍出量[4)]

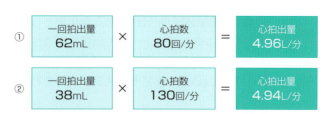

❖PiCCO system[5)]（▶図60）

- 肺経由動脈熱希釈法を原理とした循環動態モニタで，低侵襲的に循環の3要素である前負荷（血管内容量）・収縮力・後負荷（血管抵抗）を計測することが可能である。PiCCO systemは，熱希釈法と圧波形解析法を組み合わせることにより各パラメータを測定している。熱希釈を原理とするという点ではスワン・ガンツカテーテル（肺動脈カテーテル）と共通であるが，その違いは測定範囲にある。スワン・ガンツカテーテルはおもに右心系の情報を示すのに対し，PiCCO systemはPiCCOカテーテルを大腿動脈に留置することにより，右心系に左心系を加えた心臓全体と肺病態の情報を示す。特徴的なパラメータとして，肺血管外水分量（EVLW），肺血管透過性係数（PVPI），心臓拡張末期血液量（GEDV）がある。

▶図60　PiCCO$_2$®

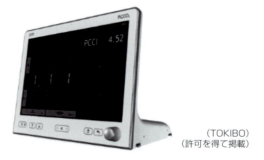

(TOKIBO)
(許可を得て掲載)

肺血管外水分量（EVLW）

- 肺内の肺血管外水分量を表し，肺水腫の重症度を定量的に評価することができるパラメータである。Index値はELWI（▶表25）。

▶表25　肺血管外水分量係数（ELWI）の参考値

正常値	3〜7 mL/kg
肺水腫	10 mL/kg
重症肺水腫	>14 mL/kg

肺血管透過性係数（PVPI）

- 肺血管血液量と肺間質水分量の比率を表したもので，肺血管壁の透過性を示すパラメータである．EVLVと組み合わせて評価することで病態評価が容易となり，心原性または非心原性肺水腫の鑑別に有用である．ELWIが10 ml/kg以上の症例において，PVPI≧2.6であればARDS，PVPI＜1.7ではARDSが否定できる[6]との報告がある（▶表26）．

$$PVPI = \frac{EVLW}{PBV}$$ 　PBV：肺血管血液量

▶表26　人工呼吸管理を必要としてP/F ratio＜300の呼吸不全症例の病態分類[6]

肺血管透過性係数			
PVPI≧2.6	・循環血液量減少を伴うALI / ARDS？	・ALI / ARDS（侵出期〜増殖期） ・透過性亢進＋心原性肺水腫	
PVPI＜1.7	・肺水腫を伴わない大量胸水 ・ALI / ARDS（増殖期）？ ・広範な無気肺？	・心原性肺水腫（preload過剰を伴う）Diastolic dysfunctionでは循環血液量過剰は伴わない可能性がある ・著しい膠質浸透圧低下状態	
	ELWI＜10	ELWI≧10	
	肺血管外水分量係数		

心臓拡張末期血液量（GEDV）

- 心臓前負荷の指標となるパラメータである．呼吸管理や不整脈による影響を受けにくく，前負荷を容量で定量的に評価することができる．少なくなると脱水，多くなると溢水の可能性を示す．SVと組み合わせて評価することで，輸液と血管作動薬のどちらが適しているかの評価が容易となる．

❖ INVOS™（無侵襲混合血酸素飽和度監視システム）[7,8]（▶図61）

- 局所混合血酸素飽和度（rSO$_2$）を非侵襲的・連続的かつリアルタイムにモニタリングするシステムである．骨を透過する近赤外光（810 nmと730 nm）を利用して，脳内などの組織の酸素飽和度を測定する．測定される局所の動静脈の比率は一般的に，動脈血成分25 %，静脈血成分75 %とされ，静脈の情報を多く反映することから静脈血酸素飽和度と有意に相関することが報告されており，rSO$_2$は局所の酸素需給バランスの評価が可能となる．しかし，測定できる脳酸素飽和度は，通常センサを装着する前額部に限られ，センサ直下2〜3 cm（脳表から1 cm程度）の酸素飽和度を反映すると考えられることから，前頭葉以外の部分での局所的な変化に対しては検出が困難である．

▶図61　INVOS

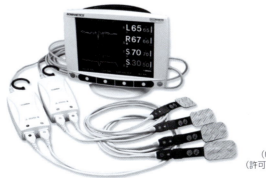

（COVIDIEN）
（許可を得て掲載）

1 脳rSO₂の目標値

- rSO₂は脳灌流を反映するが，絶対値での評価ではなく患者ごとに異なった数値を示すということに注意しなければならない。過去の研究では，頸動脈閉塞時に20％相対的変化（低下）で神経学的症状が出現した，虚血の指標としてrSO₂の20％相対的低下は感度80％，特異度82％であったなどの報告[9]があったことから，介入閾値はrSO₂＜50％もしくはベースライン（使用開始時）から20％相対的低下，危険閾値は＜40％もしくはベースラインから25％低下といわれている。実際の使用においては，コントロール値に大きなばらつきがみられることもあり，通常は相対的変化をみるトレンドモニタとして使用され，ベースラインから20％以上低下した場合に変化ありとしている場合が多い。

2 センサ装着時の注意

- 脳rSO₂を計測する場合，センサ装着部は▶図62のように前額部となるが，近年では麻酔深度モニタリングなどほかにも前額部を用いるものもあり，センサ装着時には他のセンサと干渉しないようにしっかり装着するように注意する。

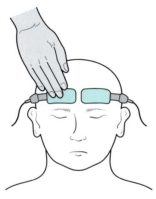

▶図62　代表的な装着部位

【生体情報モニタの管理（集中治療業務指針）】

- 生体情報をモニタリングする装置はほかにもさまざまなものがあるが，いずれも患者からの情報を測定し表示する機器であり，その値は診断や治療効果の評価に直接反映するため，機器の精度を常に管理する必要がある。「（公）日本臨床工学技士会集中治療業務指針検討委員会」による業務指針において，生体情報モニタの点検内容（▶表27）が具体的に示されているので，それを参考に日常点検を行う。
- 定期点検においては，モニタリング精度の確認やバッテリー機能の確認をおもな項目とし，年2回以上行うべきとしている。

▶表27　日常点検[10]

使用前点検	①	モニタ本体をベッドサイドに設置する際は安定したモニタリング環境を整える
	②	付属品の破損や汚損がないこと
	③	外部機器やデータ取り込み機器などを併用するときは，ともに保護接地がなされていること
	④	電源投入時に自己診断機能があるものは正常終了すること
	⑤	カレンダ機能があるものは日付や時刻が合っていること
	⑥	患者登録などが必要な場合は入力を行う
	⑦	添付文書や取扱説明書に従って較正（圧力，ガス，流量，流速）を行う
使用中点検	①	皮膚接触不良，信号品質不良，デバイスの劣化があれば適切に処理する
	②	プローブやセンサが測定部位に温度上昇や圧迫を与える場合は，生体接触部位の状況を観察し，必要に応じて測定部位を変更する
	③	測定精度に影響を与える磁場，交流ノイズ，外来光，体動，圧迫などのアーチファクトをできるだけ除去する
	④	電気的なドリフト，ダンピングの不正などがある場合は適切に処理すること
	⑤	医師の指示どおりに警報値が設定され，警報音が作動可能な状態であること
	⑥	警報解除の継続，警報音の消音，音量過小でないことを確認すること
	⑦	モニタリング中に除細動器や電気手術器を併用する際は動作を確認すること
使用後点検	①	モニタリング中に除細動器や電気手術器を併用した際は単独使用時の動作を確認すること
	②	外部機器やデータ取り込み機器などを併用した場合は漏れ電流がないこと
	③	トレンドデータの保存と消去，簡易動作点検，時計合わせなど必要があれば行う
	④	ディスポーザブル製品を廃棄し補充しておくこと
	⑤	本体やリユーザブルケーブルなどは添付文書に沿って清掃，消毒，滅菌を行い，次回の使用に備えて物品の有無を確認する
	⑥	所定の位置に装置を戻しバッテリー充電を行う

【文　献】
1）血行動態モニタリング－その生理学的基礎と臨床応用－．エドワーズライフサイエンス株式会社．
2）細路史子：ICU・CCUのベッドサイドモニタリング，71-77，メディカ出版，2007．
3）Forrester, JS, et al.: Medical Therapy of Acute Myocardial Infarction by Application of Hemodynamic Subsets. N. Engl. J. Med., 295: 1356-1362, 1404-1413, 1976.
4）分かる！役立つ！Edwards Critical Care System A to Z．エドワーズライフサイエンス株式会社．
5）How to PiCCO. TOKIBO
6）Shigeki Kushimoto, et al.: Critical Care, 16: R232, 2012.
7）INVOS™無侵襲混合血酸素飽和度監視システム．コヴィディエンジャパン株式会社．
8）INVOS™ Application Guide. コヴィディエンジャパン株式会社．
9）Edmonds HL, Jr.: Detection and treatment of cerebral hypoxia key to avoiding intraoperative brain injuries. Journal of clinical monitoring and computing, 16(1): 69-74, 2000.
10）集中治療業務指針．（公）日本臨床工学技士会集中治療業務指針検討委員会．

3 集中治療業務の実際

鈴木尚紀, 冨加見教男, 大平順之, 武西友幸

業務のポイント

急性血液浄化療法
- 急性血液浄化療法には，腎代替療法，血漿交換療法，血液吸着が含まれる。また，腎代替療法においてもさまざまな治療モードが存在する。それらの治療の目的や作用を把握したうえで，病態に適した治療を選択し，安全かつ効果的に施行する必要がある。
- 急性血液浄化療法が適応となる患者では，循環動態や呼吸状態が不安定な場合が多い。急変やさまざまなトラブルに対して，安全かつ素早く行える処置できる知識と技術の習熟が必要である。

人工呼吸療法
- 近年は臨床工学技士が集中治療の臨床業務に関わることが嘱望されており，集中治療室医療チームの一員として他職種と協働して業務を進めていくことが求められている。
- 人工呼吸装置を使用する医療従事者は，使用する装置の機能を理解し正しい操作法に加えて人工呼吸装置の点検にも習熟することが望まれる。
- 人工呼吸器の換気条件，警報条件の設定は医師の指示に従う。

補助循環療法
- 補助循環装置の導入やトラブル発生時の対応は緊急を要する場合が多く，機器を安全・確実に使用するには，機器に対する理解のみならず，各種補助循環に対する知識，また，日頃の保守管理も極めて重要である。

低体温療法
- 体温管理機器の特徴・制御モードの違いを理解する（マニュアルモード，オートモード）。
- 各種ガイドラインの治療プロトコールも頭に入れて治療に臨む。

【鈴木尚紀】

1 急性血液浄化療法

- 急性血液浄化療法は，おもに救急集中治療領域で行われる血液浄化療法であり，「急性疾患あるいは慢性疾患の急性増悪に対して適応される血液浄化療法」と定義される[1]。本項では，救急集中治療領域で最も施行される持続的腎代替療法（RRT），血漿交換療法（PE）およびエントドキシン吸着療法

補足

急性血液浄化療法の種類と略語
- 腎代替療法：RRT（renal replacement therapy）
- 間欠的腎代替療法：IRRT（intermittent renal replacement therapy）
- 持続的腎代替療法：CRRT（continuous renal replacement therapy）
- 血液透析：HD（hemodialysis）
- 血液ろ過：HF（hemofiltration）
- 血液透析ろ過：HDF（hemodiafiltration）
- 持続的血液透析：CHD
- 持続的血液ろ過：CHF
- 持続的血液透析ろ過：CHDF
- 持続低効率透析：SLED（sustained low efficiency dialysis）
- 直接血液灌流：DHP（direct hemoperfusion）
- エントドキシン吸着：PMX-DHP（polymixin B - DHP）
- 単純血漿交換：PE（plasma exchange）
- 二重ろ過膜血漿交換：DFPP（double filtration plasmapheresis）
- 血漿吸着：PA（plasma adsorption）
- 免疫吸着：IAPP（immunoadsorption plasmapheresis）

（PMX-DHP）を中心に解説する。

❖腎代替療法

- 急性循環不全や敗血症などにより発症した多臓器不全に合併する腎障害を急性腎障害（acute kidney injury：AKI）という。AKI患者やこれらの疾患を伴う慢性腎臓病（chronic kidney disease：CKD）に対しては腎代替療法が必要となるが，こういった病態の患者は循環動態が不安定である場合が多く，通常のHDを用いた場合，さらなる循環動態の悪化をまねく可能性がある。そのため，持続的腎代替療法（CRRT）や持続低効率透析（SLED）が必要となる。

1 間欠的腎代替療法（IRRT）

- 腎代替療法において，HD，HFおよびHDFはCRRTに対してIRRTと総称される。通常のHDと同様に，週3回，3～5時間施行される。
- ▶表1に示すように，IRRTでは血流100～200 ml/min，透析液流量500 ml/min，除水量0～1000 ml/h程度と高効率であり，循環動態が不安定な患者や導入初期の患者では血圧低下や不均衡症候群を引き起こすことがある。

2 持続的腎代替療法（CRRT）

- CHD，CHF，CHDFを総称してCRRTと呼ぶ。CRRTは24時間から48時間程度，連続して施行される。▶表1に示すようにIRRTと比較して，時間当たりの透析液流量，補液流量，除水量が少なく，効率は1/100程度となる。非常に緩やかに体液の補正が行うことができるため，循環動態が不安定なAKIおよびCKD患者に対しても比較的安全に施行することができる。

3 持続低効率透析（SLED）

- RRTにおける中間的モードとしてSLEDと呼ばれる治療法がある。▶表1に示すように，SLEDは透析液流量200～300 ml/minと，通常のIRRTに比較して効率を1/2程度に抑え，施行時間を8～10時間に延長させている。CRRTからIRRTへの移行期やCRRT施行時に回路内凝固が頻発するような症例に使用される。

補足

不均衡症候群
透析によって，血液中の尿素が細胞内よりも速く除去される。血液と脳脊髄液に濃度差（浸透圧差）が生じることによって，一時的に脳浮腫の状態となる。透析導入初期によくみられ，中枢神経症状（頭痛，悪心・嘔吐など）や全身倦怠感などの症状が認められる。症状がひどい場合，10％NaClやマンニトールを静注することで症状を和らげることができる。

▶表1　RRTの種類と特徴

	IRRT	SLED	CRRT
施行条件（例）	Qb：100～200 ml/min Qd：500 ml/min （30000 ml/h） 施行時間：3～4 h	Qb：100～200 ml/min Qd：200～300 ml/min （12000～18000 ml/h） 施行時間：8～10 h	Qb：80 ml/min Qd：300～1000 ml/h Qf：300～1000 ml/h 施行時間：24 h以上
施行頻度	3回/週	3～6回/週	連日
コスト	Low <<	Middle	<< High
各パラメータの推移（概念図）			

IV 集中治療領域

❖持続的腎代替療法（CRRT）
❶CRRTに必要な物品と準備
- CRRTの原理は拡散と限外ろ過であり，HDと同様であるため原理については他項に譲る。
- ▶図1にCRRTの回路図を示す。基本的にはHDと同様であり，患者から血液を脱血し，血液浄化器で物質の交換および除去を行う。CRRTの施行には，ヘモフィルタ，透析液（補充液），抗凝固薬，バスキュラーアクセス（VA：Vascular Access），血液浄化装置といったデバイスおよび装置が必要となる。

▶図1　CRRTの回路図

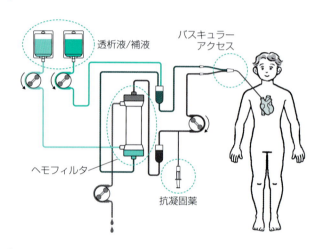

❶ヘモフィルタ
- CRRTにおいて，拡散・限外ろ過によって血液中と透析液中の物質交換や，水分の除去を行う血液浄化器をヘモフィルタと呼ぶ。ヘモフィルタの構造は中空糸型であり，内径200～240μm，膜厚15～50μmの中空糸がカラム内に数千～1万数千本充填されている。▶図2に示すように，中空糸は一般に多数の細孔を有し，非対称構造と均質構造とに分類することができる。非対称構造では，内表面側は緻密層で，外表面に近くなるに従って細孔の目が粗くなる。表面の薄い緻密層で物質の分離が行われており，緻密層が薄いため，高い透水性能が得られる。均質構造では内表面から外表面まで均一な膜構造であり，吸着性能を有するPMMA膜では膜全体でその特性を活かすことができる。

▶図2　中空糸の構造

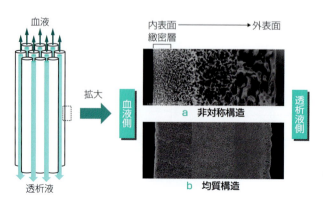

（東レ・メディカル社提供）
（許可を得て掲載）

- ヘモフィルタに必要な性能としては，

  ①高い透水性と溶質除去特性
  ②生体適合性
  ③長時間使用に耐用できる抗血栓性
  ④長時間使用における除去性能の安定性

  があげられる。
- 現在，わが国ではポリスルホン（polysulfone：PS）膜，ポリエーテルスルホン（polyethersulfone：PES）膜，セルローストリアセテート（cellulose triacetate：CTA）膜，ポリメチルメタクリレート（polymethyl methacrylate：PMMA）膜，AN69ST膜を使用することができる。
- ▶表2に各種ヘモフィルタの基本性能を示す。これらのうち，PS膜，PES膜，CTA膜は吸着特性を有していないが，PMMA膜やAN69ST膜は**タンパク吸着特性**を有し，敗血症患者に対する血中サイトカインの除去目的にも使用される。また，AN69ST膜の中空糸は親水性のハイドロゲル構造であり，そのサイトカイン吸着特性から，現在のところ唯一，腎不全を伴わない敗血症患者に対して適応があるヘモフィルタとなっている。

▶表2 各種ヘモフィルタの特徴

商品名	エクセルフロー®				ヘモフィール SHG®			ヘモフィールCH®					フロースター®			
メーカー	旭化成メディカル				東レ・メディカル			東レ・メディカル					JUNKENメディカル			
膜素材	PS				PS			PMMA					PES			
膜構造	非対称				非対称			均質					非対称			
膜面積 [m²]	0.3	0.7	1.0	1.3	0.8	1.0	1.3	CH-N		CH-SX	CH-W		0.4	0.8	1.1	1.5
								0.3	0.6	1	1	1.8				
PV[mL]	26	52	70	91	53	67	85	22	38	58	58	130	30	45	68	88
膜厚[μm]	45				40			30					30			
内径[μm]	225				200			240	200	200	240		200			
wet/dry	wet				wet			wet					dry			
滅菌方法	γ線				γ線			γ線					EOG			
特徴	・L/D比が小さく圧力損失が少ない設計 ・血液入口部における血液流動性を向上させるファンネル処理				・中空糸への可動性PVP導入によるタンパク質や血小板の付着，性能劣化の減少			・IL-6などの炎症性サイトカインに対する吸着性能を有しており，相乗的な治療効果が期待できる ・IL-6の吸着能は12-18時間程度 ・CH-SXはCH-Nに比較して，大分子物質を除去目的とする ・CH-Wは膜面積および膜孔径の増大によりライフタイムと吸着性能の向上を図った膜					・グリセリンフリーによりEOGの残留が軽減			

L/D比：Length / Diameter比，PVP：polyvinylpyrrolidone，EOG：ethylene oxide gas

次ページに続く

▶表2の続き

商品名	UTフィルター®										ゼプザイリス®		
メーカー	ニプロ										ガンブロ		
膜素材	CTA										AN69ST		
膜構造	均質										ハイドロゲル		
膜面積 [m²]	UT						UT-S				0.6	1	1.5
	0.3	0.5	0.7	1.1	1.5	2.1	0.3	0.5	0.7	1.1			
PV [ml]	20	35	45	65	90	125	20	35	45	65	44	69	105
膜厚 [μm]	15										50		
内径 [μm]	200										240		
wet/dry	dry										dry		
滅菌方法	γ線										EOG		
特徴	・生体適合性の高いCTA膜を採用しており，抗血栓性が高く，ライフタイムが安定 ・長時間使用における中〜大分子領域の除去性能が劣化するという報告もある ・PS膜に比較し，TMPが上昇しやすい傾向がある										・プライミング時にヘパリン加が必要 ・バルク層の陰性荷電を保ちつつ，膜表面を中性荷電にする表面コーティングがされている ・各種サイトカインなどの吸着特性が高い		

L/D比：Length / Diameter比，PVP：polyvinylpyrrolidone，EOG：ethylene oxide gas，CTA：cellulose triacetate

補足

high volume CHDF，high flow CHDF

high volume CHDFは，補液流量を高く設定したCHDFで，ろ過を多く行うことにより，中分子量以上の物質の除去を狙うCHDFである。high flow CHDFは透析液流量を高く設定したCHDFで，カリウムの除去やアシドーシスの改善を目的とした場合など，小分子領域の除去効率を高める目的で施行される。

ヘモフィルタの選択

● 通常，体液是正のみの目的（renal indication）におけるCRRTでは，PS膜，PES膜，CTA膜が使用される。▶図3にヘモフィルタの選択基準例を示す。

● 本例では，1回のCRRTにおいてヘモフィルタのライフタイムは48時間以上を目指している。ライフタイムと長時間使用における除去特性の観点からPS膜を第一選択としており，ライフタイムが48時間未満であれば，CTA膜を選択する。また，PS膜，CTA膜でもライフタイムが48時間未満であれば，抗凝固薬の変更や治療モードの変更を考慮する。

▶図3 ヘモフィルタの選択

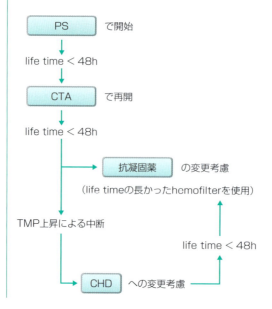

❷透析液・補充液

- CRRTにおいてもHD同様，拡散と限外ろ過によって物質の交換や除去が行われるため，透析液および補充液が必要となる。しかし，CRRTではその浄化量は10 ml/kg/hと非常に少ないため，HDで使用されるような透析液ではなく，バッグタイプの血液ろ過用補充液が必要となる。
- ▶表3に一般的な血液ろ過用補充液の組成を示す。HDで使用される透析液と比較して酢酸の濃度が低く，カルシウムや重炭酸濃度は若干高めに設定されている。透析液同様リンは含まれていない。

▶表3 一般的な血液ろ過用補充液

物　質	濃　度
ナトリウム　Na^+	140.0 mEq/l
カリウム　K^+	2.0 mEq/l
カルシウム　Ca^{2+}	3.5 mEq/l
クロール　Cl^-	111.5 mEq/l
酢酸　$CHCOO^-$	0.5 mEq/l
重炭酸　HCO_3^-	35.0 mEq/l
ブドウ糖	100.0 mg/dl

❸抗凝固薬の選択

- CRRTでは体外循環により回路やヘモフィルタと接触するため，凝固因子，血小板が活性化し回路内凝固を引き起こす。回路内凝固はCRRTの継続時間（ライフタイム）を短縮させコストアップの原因となる。また，CRRTが必要な患者では出血傾向のある患者も多いため，適切な抗凝固薬を選択する必要がある。
- ▶表4に示すように，わが国では未分画ヘパリン（unfractionated heparin：UHF），低分子ヘパリン（low molecular weight heparin：LMWH），メシル酸ナファモスタッド（nafamostat mesilate：NM）が一般に使用される。通常，CRRTの施行にはNMが使用されるが，回路内凝固が短時間，頻回に発生する場合にはLMWHやUHFの使用を考慮する。
- 兵庫医科大学病院では，NMを第一選択とし，ヘモフィルタの種類を変更しても短時間に回路内凝固が発生する場合，NMの持続注入に加えLMWHを8時間ごとにショットしている。さらに回路内凝固が続く場合には，最終手段としてUHFの持続注入を選択している。多くの場合，LMWHの段階で24時間以上のライフタイムを得ることができる。

▶表4　各種抗凝固薬の特徴

薬剤	NM	LMWH	UHF
おもな作用機序	トロンビン，活性化凝固因子ⅩⅡa，Ⅹa，Ⅶa）などのタンパク分解酵素を阻害 血小板の凝集を抑制	抗Ⅹa作用	抗Ⅹa，抗Ⅱa作用
半減期	8分	120〜180分	60〜90分
モニタリング	ACT APTT		ACT APTT
投与方法（当院例）	5％ブドウ糖 20 ml ＋ NM 200 mg 3.0 ml/h（30 mg/h）で開始 返血側でACT管理を行い，ACT250〜350 sec目標 ACT250 sec未満で0.5 ml/hアップ ACT350 sec以上で0.5 ml/hダウン	NM 30 mg/h持続投与 ＋ 8時間ごとにLMWH 2000単位 shot	生理食塩水 15 ml ＋ UHF 5000単位 3.0 ml/h（750単位/h）で開始 脱血側でACT管理を行い，ACT180〜220 sec目標 ACT180 sec未満で0.5 ml/hアップ ACT220 sec以上で0.5 ml/hダウン
コスト	高　≫	中　≫	低
備考	アナフィラキシーショック，高カリウム血症，顆粒球減少症に注意	出血合併症に注意 LMWHの抗凝固作用はATⅢが必要であるため，ATⅢの値にも注意する 抗Ⅱa作用が弱いため，ACTやAPTTでのモニタリングが困難	出血合併症，ヘパリン起因性血小板減少症に注意 UHFの抗凝固作用はATⅢが必要であるため，ATⅢの値にも注意する 必ずAPTTも確認し，過度の延長（80 sec以上）に注意する

※ACTは8時間ごとに測定し，抗凝固薬の持注量を設定する．
※抗凝固薬の持注量を1.0 ml/h未満に設定する必要がある場合は倍希釈にする（シリンジポンプの精度確保のため）．

❹バスキュラーアクセス

●CRRTでは80〜100 ml/min程度の血流量が必要となる．CRRTは24時間以上の長期にわたって治療を行うため，穿刺針による脱血・返血では抜針や屈曲のリスクが高い．そのため，CRRTにおけるバスキュラーアクセスには血液浄化用カテーテルが必要となる．血液浄化用カテーテルは，おもに内腔の数や径，先端の構造，カテーテル長にそれぞれ特徴がある．

①内腔の数

●血液透析用カテーテルは，おもにダブルルーメンカテーテル（double lumen catheter：DLC）とトリプルルーメンカテーテル（triple lumen catheter：TLC）とに分けられる．通常，DLCが多く使用されるが，薬物や高カロリー輸液の投与が必要な場合にはTLCが選択される場合もある．

②内腔径

●9〜13 Frの製品がある．内腔径が大きいものの方が高流量が得られやすく，返血圧も低く抑えられるが，挿入困難や刺入口が大きくなるという欠点がある[2]．

③カテーテル先端の構造

●内腔の基本構造として，大きくエンドホール型，サイドホール型，コアクシ

ャルとに分けることができる。▶図4にそれぞれの構造を示す。一般的にサイドホール型に比較して，エンドホール型の方が血管へのへばりつきが少ないとされている。また，ウロキナーゼが固定化されたものや開閉機能が付いた血液浄化用カテーテルもある。

▶図4 VAカテーテルの種類

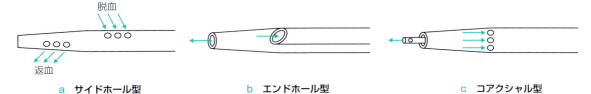

a サイドホール型　　　　b エンドホール型　　　　c コアクシャル型

④VAカテーテルの挿入
- VAカテーテルの挿入部位としては，内頸静脈，大腿静脈，鎖骨下静脈がある。▶表5にVAカテーテル挿入部位の特徴を示す。
- VAカテーテル挿入の第一選択は，比較的清潔に保ちやすく体動に影響されないことから内頸静脈とされる場合が多い。しかし，中心静脈カテーテル，スワン・ガンツカテーテルの挿入部位に選択されることも多い。鎖骨下静脈はリスクの高い合併症が多いことから最終手段とされる場合が多い。

▶表5 VAカテーテル挿入部位の特徴

	内頸静脈	大腿静脈	鎖骨下静脈
感染リスク	○	△	◎
カテーテル長の目安	右：15 cm　左：20 cm	25 cm	15 cm
利点	清潔に保ちやすい 体動の影響を受けにくい	比較的簡易に挿入できる	清潔に保ちやすい 体動の影響を受けにくい
欠点	出血した場合にリスクが高い	カテーテル感染を起こしやすい 体動の影響を受けやすい 再循環しやすい	挿入時のリスクが高い （気胸，出血時の止血困難） 静脈狭窄を起こしやすい

⑤血液浄化装置
- CRRTに施行するためのコンソールは，製品ごとにさまざまな機能や特徴を有する。詳細は血液浄化装置の項に示す。

2 CRRTの実際
①CRRTの適応
- 急性循環不全や敗血症，急性膵炎，多臓器不全，急性呼吸不全，急性肝不全，熱傷・外傷に伴ったAKIやCKDに対してCRRTが適応となる。▶表6にAcute Kidney Injury Network（AKIN）が提唱したCRRTの開始基準を示す。CRRTは，原則的に腎臓のサポート（renal indication）であり，

①尿毒症症状の出現
②高K血症
③高度の代謝性アシドーシス
④治療抵抗性の溢水

> **補足**
>
> **AKIの診断基準**
> 2004年にAcute Kidney Injury Network（AKIN）が設立され，急性腎不全（acute renal failure：ARF）に代わり急性腎障害（acute kidney injury：AKI）という概念を提唱された。同年，欧米の腎臓内科医とICU専門医が集まった「The Acute Dialysis Quality Initiative」が血清Crと尿量でAKIを定義・進行度分類したRIFLE（Risk，Injury，Failure，Loss，End-stage kidney disease）分類を提案し，2005年にはAKINがRIFLE分類を基盤とした新たなAKIN分類が提案された。また，2012年には「kidney disease improving global outcome（KDIGO）」による **KDIGO分類** が提案された。

に適応となる。また，CRRTの早期導入が生存率を改善させる可能性が示唆されているが[3]，早期／晩期を分ける基準によって結果にばらつきがあり，明確な結果は得るためにはもう少し時間を要するものと思われる。

- 腎機能の補助以外の目的で施行されるCRRTを renal indication に対して，non-renal indication と呼ぶ。non-renal indicationは悪影響を及ぼしている病因物質を除去し，病態の改善を図る目的で使用される。例えば敗血症患者に対して，過剰に生産されたサイトカインなどの液性伝達物質を血液から除去するために施行される場合がある。

▶表6　CRRTの開始基準[4,5]

	絶対的適応基準	相対的適応基準
代謝異常	BUN＞100 mg/dl 心電図異常を伴う高K血症＞6 mEq/L 無尿と深部腱反射の不在を伴った 　高Mg血症＞8 mEq/L	BUN＞100 mg/dl 高K血症＞6 mEq/L 高Na血症・低Na血症 高Mg血症＞8 mEq/L
アシドーシス	pH＜7.15 メトフォルミンによる乳酸アシドーシス	pH＞7.15
無尿/乏尿		※RIFLE分類 R 　RIFLE分類 I 　RIFLE分類 F
体液過剰	利尿薬抵抗性	利尿薬反応性
※RIFLE分類		
Risk(R)	SCr×1.5増加，GFR＞25％減少，尿量＜0.5 ml/kg/h×6 h	
Injury(I)	SCr×1.5増加，GFR＞25％減少，尿量＜0.5 ml/kg/h×6 h	
Falure(F)	SCr×3.0増加 or SCr 0.5 mg/dl以上の上昇を伴うSCr≧4mg/dl，GFR＞75％減少，尿量＜0.3 ml/kg/h×24 h or 無尿×12 h	
Loss(L)	4週間以上持続する急性腎不全	
End-stage(E)	3カ月以上回復しない腎不全	

❷ CRRTの設定

- CRRTでは，浄化量がHDに比較して極端に小さいため，その **クリアランス** は透析液量および補液量に規定される。▶図5にCRRTの治療モードによるクリアランスを示す。小分子領域のクリアランスは，

$$CHD = CHDF = CHF$$

中分子以上の領域では，

$$CHD < CHDF < CHF$$

となる。尿素窒素やクレアチニンなどの小分子量物質の除去，電解質の補正目的におけるCRRTではCHDを選択した方がライフタイムが安定し，**ダウンタイム** が少ない。一方，タンパクなどと結合した薬剤や炎症性サイトカインなど，中分子量物質から低分子量タンパクも除去を目的とする場合，CHFを選択するか，吸着特性を有するヘモフィルタを選択する方が効率が高い。

▶図5 CRRT治療モード別のクリアランス

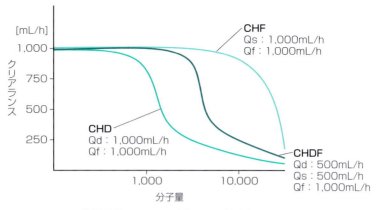

Qd：透析液流量，Qf：ろ過流量，Qs：補液流量

❸開始・治療中・回収

①プライミングと開始前チェック

●洗浄・プライミングは使用直前に行う。生理食塩水1000 ml以上を用いて，回路内およびヘモフィルタ内のエア抜き，中空糸の内側・外側の洗浄・プライミングを行う。▶図6にTR 55X（東レ・メディカル社製）の開始前チェック箇所を示す。開始前に生理食塩水で運転（監視ON）し，それぞれの箇所が正常に動作しているかを確認する。また，警報設定を確認する。

▶図6 TR 55Xの開始前チェック

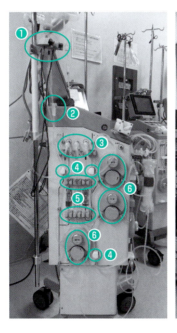
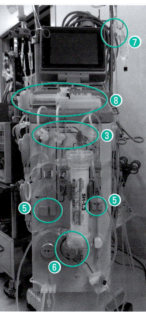

❶透析液・補液センサの装着
❷クレンメの開放
❸圧フィルタの接続，目詰まりはないか
❹クランパ不良
❺液センサ部の取り付け
❻ポンプヘッドへの回路取り付け
❼生食クレンメの閉鎖
❽シリンジポンプの接続

シリンジの押し子が正しくセットされていない場合，薬剤が回路内に引き込まれる可能性がある。
また，シリンジと回路の接続にミスがあれば，回路への空気混入の原因となる。

②脱血・開始

●アルコール綿で接続部を清拭し，シリンジにてカテーテル内に残存するヘパリンと血栓を吸引除去する。抵抗なく脱血・返血が行えるかを確認し，清潔操作で回路を接続する。脱血時の血圧低下に注意し，ゆっくりと脱血を開始する（Qb 40 ml/min程度）。回路内に血液が充填されれば指示流量までQbを上昇させ，バイタルに問題がなければ透析液，補液，ろ過を開始する。

③治療中

- ▶図7に作動中点検の項目例を示す。作動中点検は、おもに**医師の指示**と**設定の確認**、**装置の正常動作の確認**、**患者状態の確認**を行う。

▶図7　作動中点検の項目例

点検項目	結果
設定は指示どおりか	OK・NG
各圧の確認（入口圧，返血圧，ろ過圧，TMP）	OK・NG
運転（監視ON）は入っているか（パイロットランプは緑色か）	OK・NG
電源は無停電コンセントに接続されているか	OK・NG
各ポンプに異常はないか	OK・NG
生食のクレンメは閉じているか	OK・NG
透析液，補液クレンメは開いているか	OK・NG
チャンバの液面は適正か	OK・NG
シリンジの取り付けは適切か	OK・NG
シリンジラインに析出物はないか※	OK・NG
液面センサは滴下筒の上に取り付けられているか	OK・NG
圧モジュール部のフィルタに汚れはないか	OK・NG
回路に屈曲はないか	OK・NG
廃液チューブの先端は廃液に浸かっていないか	OK・NG
VA接続部の固定は確実か，出血はないか	OK・NG

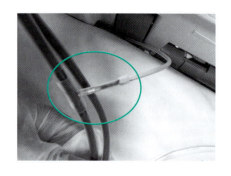

※NMが生理食塩水と接触することによって結晶が析出されることがある。シリンジライン閉塞の原因となるため、鉗子で結晶を崩し、フラッシュして対応する。

④回収

- 生理食塩水および血液ろ過用補充液を用いて返血する。急激な血圧の上昇を避けるため、ゆっくりと返血する。返血後はVAカテーテルに、内腔に見合った量のヘパリン加生理食塩水を充填する。

❹トラブルシューティング

- ▶表7にCRRT中に発生する一般的な警報とその原因を示す。ポンプ停止時間が長くなると回路内凝固が促進されるため、トラブルへの対応は時間との戦いである。以下にそれぞれのトラブルへの対応を示す。

①VAカテーテルに関連するトラブル

- 脱血不良の多くの原因はVAカテーテルにある。体位変換などで脱血不良が発生した場合は、脱血可能な体位へ調整する必要がある。
- VAカテーテルの位置不良や血栓により、A側V側ともに脱血が不可能な場合は、挿入部位変更も含めたVAカテーテルの入れ替えを考慮する。
- 血管内ボリューム低下による脱血不良の場合は輸液を考慮する。
- V側から脱血可能な場合はAV逆接続を考慮する。AV逆接続の場合、再循環率が上昇する可能性があるため、血液データや血液の色に注意して施行する。再循環が強く疑われる場合には挿入部位変更も含めたVAカテーテルの入れ替えを考慮する。

> **補足**
> **血液再循環時のサイン**
> 血液再循環率が高い場合、血液データの改善が認められない。しかし、血液回路から採血した場合は、見かけ上データが改善している場合もあるので注意が必要である。また、再循環率が高い場合、同じ血液から除水が続けられるため、血液の色が非常に黒くなる。

▶表7 警報とその原因

	入口圧	返血圧	TMP
原因	**上限警報** ・A・Vチャンバ・ヘモフィルタの凝血 ・返血回路の屈曲・閉鎖 ・VAカテーテルの先あたり **下限警報** ・脱血不良 ・回路の接続外れ ・血液ポンプのチューブ脱落	**上限警報** ・Vチャンバの凝血 ・返血回路の屈曲・閉鎖 ・VAカテーテルの先あたり **下限警報** ・Aチャンバ・ヘモフィルタの凝血 ・脱血不良 ・回路の接続外れ ・血液ポンプのチューブ脱落	**上限警報** ・ヘモフィルタの目詰まり ・A・Vチャンバ・ヘモフィルタの凝血 ・返血回路の屈曲・閉鎖 ・VAカテーテルの先あたり **下限警報** ・A・V圧ラインの閉塞・接続外れ
原因	**アクセス異常** ・VAカテーテルの血管壁へばりつき ・血管内ボリュームの低下 ・脱血側回路の屈曲・閉塞 ・ピロー内凝固 ・陰圧検知器からの回路外れ	**気泡センサ異常** ・気泡混入(脱血側回路の接続外れ, シリンジ接続ミス, 補液クレンメの開放忘れなど) ・気泡センサからの回路外れ ・気泡センサ部および回路の汚れ	**シリンジ閉塞** ・シリンジラインの鉗子外し忘れ ・NMの析出物による閉塞 ・押し子駆動部へ針キャップなどが引っかかっている

②回路内凝固
- ▶図8に部位別の回路内凝固例を示す. 凝固部位によって対処が異なる.
- ヘモフィルタの凝固はなく, チャンバ部分が凝固している場合は, 液面の低下や血流量の上昇, 抗凝固薬の変更を考慮する.
- ヘモフィルタが凝固している場合は, 第一選択としてヘモフィルタの膜種変更を考慮する. 膜種を変更しても, ヘモフィルタの凝血によってライフタイムが短い場合は抗凝固薬の変更を考慮する.
- 膜間圧力差(Trans Membrane Pressure：TMP)が上昇した場合, ヘモフィルタの目詰まりが考えられる. 小分子物質の除去や電解質の是正を目的としてCRRTを行っている場合はCHDへの治療モード変更を考慮する.

▶図8 回路内凝固例

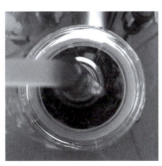
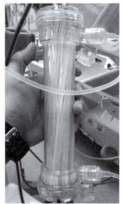
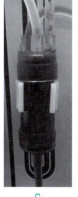

a ヘモフィルタヘッダ部の凝固
b ヘモフィルタ中空糸の凝固
c チャンバの凝固

③漏血
- ヘモフィルタから漏血が確認された場合は直ちに返血し, 新たなヘモフィルタを使用する. 漏血が認められたヘモフィルタは廃棄せずにメーカーに調査を依頼する.

補　足
体内への空気混入時の100％酸素投与 100％酸素を投与することで，血漿内に溶解している窒素量を減らす。血漿内の窒素量が減少すれば，気泡の窒素が血漿に溶解されやすくなり，気泡の容量が減少する。

④気泡混入
- 回路内への気泡混入が認められない場合は，気泡センサおよび回路の汚れが原因である可能性があるため，気泡センサと回路を濡れガーゼで清拭する。
- 体内に気泡が混入した場合，血液ポンプを停止，V側回路を閉鎖して左側臥位で頭部・胸部を低位にする。速やかに100％の酸素を吸入させ，体内に混入した空気が血液に溶解するのを待つ。重症例では高圧酸素療法を考慮する。

⑤一時的離脱の方法
- VAカテーテルの入れ替え時や患者がCTへ行く場合など，一時的にCRRTを離脱することがある。その場合，回路・ヘモフィルタに凝固がなければ回路内循環を施行する。以下に回路内循環の方法を示す。

> ①生理食塩水および血液ろ過用補充液にて返血する。
> ②脱血側回路と送血側回路を三方活栓で接続する（▶図9）。
> ③治療モードをDHPに変更し，血流量40 ml/min，シリンジ流量0.1〜0.5 ml/hに設定し，回路内循環を行う（監視ON）。
> ④VAカテーテル内をヘパリン加生理食塩水で充填する。

▶図9　三方活栓との接続

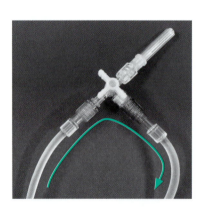

❺合併症
①VAカテーテル感染
- 「Centers for Disease Control and Prevention：CDC」のガイドライン[6]では，VAカテーテルの挿入やガイドワイヤによる交換の際には手指衛生ともに滅菌ガウン，滅菌手袋および帽子を着用し，全身用のドレープを使用するマキシマル・バリア・プリコーションを行うことが推奨されている。カテーテルの汚染経路としては，

> ①挿入部位から皮膚常在微生物の皮下カテーテル路内およびカテーテル表面への移動（最も一般的な感染経路）
> ②手や汚染した器具との接触によるカテーテルおよびカテーテルハブの直接汚染
> ③他の感染巣からの血行性経路
> ④汚染された薬液の投与

があげられる[6]。感染予防の観点から定期的にVAカテーテルを交換する必要はないが，VAカテーテル留置中は挿入部を清潔に保ち，絶えず観察することが重要である。
- 発熱や臨床症状，白血球数，CRPなどからVAカテーテルの感染が疑われる場合は速やかにVAカテーテルを抜去し，VAカテーテルからの血液培養に加えカテーテル培養を行う。

②出血
- CRRT施行中は持続的に抗凝固薬が投与されていることから，出血のリスクが高い。肺胞出血や消化管出血，術後など，すでに出血がある症例や出血リスクの高い症例では十分な注意が必要である。
- 抗凝固薬の投与を減量・中止したい場合には，IHDやSREDへの変更，無抗凝固薬RRTも考慮する。

③電解質異常
- CRRTが長期に及ぶ場合，低リン血症を生じることがある。また，カリウムが2.0 mEq/lに設定されているため，CRRT施行中は低カリウム血症を生じる場合がある。低カリウム血症は不整脈や突然死の原因となるため注意が必要である。血液ろ過用補充液にKCLを混注し，カリウム濃度を3〜4 mEq/lに調整することで低カリウム血症を是正することができる。

> **補足**
> **カリウム濃度の調整**
> 2 Lの血液ろ過用補充液に1モルKCLを2 ml混注すればK$^+$濃度は3.0 mEq/lに4 ml混注すれば4.0 mEq/lに調整できる。

❸ 小児・新生児に対するCRRT
- 近年，血液浄化装置やヘモフィルタなどのデバイスが進歩し，小児・新生児に対するCRRTが安全に施行できるようなった。しかし，成人と比較して小児・新生児に対するCRRT導入はハードルが高く，情報も少ないのが現状である。

❶ AKIの診断
- 小児においても腎障害の進行を評価するpediatric RIFLE（pRIFLE）分類が提唱され，pRIFLE scoreは入院期間の延長や死亡率の上昇の独立した予測因子であると報告されている[7]。しかし，尿量においては腎障害と必ずしも一致しない場合もあり，体液のIn-Outバランス（% Fluid Overload：% FO）で評価することが重要である[8]。

$$\% \text{ FO} = [\text{Fluid In} - \text{Fluid Out}] / 体重$$

Fluid In：総輸液量，Fluid Out：総排泄量

▶表8　pRIFLE分類

	GFR	尿量
Risk（R）	GFR減少25％	< 0.5 ml/kg/h for 8h
Injury（I）	GFR減少50％	< 0.5 ml/kg/h for 16h
Failure（F）	GFR減少75％ or < 35 ml/min/1.73 m^2	< 0.3 ml/kg/h for 24h or 12時間の無尿
Loss	4週間以上持続	
End stage	3カ月以上持続	

❷ 小児・新生児に対するCRRTの実際

● ▶表9に，実際に兵庫医科大学病院にて施行した新生児に対するCRRTの設定例を示す。

▶表9 兵庫医科大学病院で施行した新生児に対するCRRTの設定例

患者	生後6カ月 女性 体重：3488 g
VAカテーテル	UKカテーテル® 6 Fr（ユニチカ） 挿入部位：右内頸静脈
ヘモフィルタ	エクセルフローAEF03
抗凝固薬	NM 2.5 mg/ml
プライミング	RCC 35 ml＋FFP 15 ml
設定	治療モード：CHD 抗凝固薬流量：1.0 ml/h〜 血流量：10〜20 ml/min 透析液流量：50〜100 ml/h 濾過流量：50〜110 ml/h
ライフタイム	38 h

①ヘモフィルタ・回路

● 小児・新生児に使用されるヘモフィルタは膜面積0.3 m^{2}が主流であり，▶表2に示すようにエクセルフロー（旭化成メディカル），UTフィルタ（ニプロ），ヘモフィールCH（東レ・メディカル）があり，プライミングボリュームは新生児用の回路と合わせると60 ml程度となる。

②VAカテーテル

● VAカテーテルは6〜8 FrのDLCを使用する。

③洗浄・プライミング

● 生理食塩水1000 ml以上を用いて，回路内およびヘモフィルタ内のエア抜き，中空糸の内側・外側の洗浄・プライミングを行う。新生児では循環血液量に対してプライミングボリュームが非常に大きいため，回路内に濃厚赤血球（Red Cell Concentrates：RCC）と新鮮凍結血漿（Fresh Frozen Plasma：FFP）で合成した血液（当院例：RCC 35 ml＋FFP 15 ml）を充填し，CHDモードで電解質の補正を行う。経験的に血液流量60 ml/min，透析液流量2000 ml/hで5分洗浄を行うと電解質が安定する。

④抗凝固薬

● 当院ではNMを使用し，0.5〜1.0 mg/kg/h程度から開始する。CRRT施行中はACTでコントロールする。ACT測定時の採血時，血圧低下に十分注意する必要がある。

⑤回路交換

● 回路交換時は返血せずに回収し，回路内に残った血液を新たな回路に充填して再接続する。

❖単純血漿交換療法（Plasama Exchange：PE）

●集中治療領域では，血栓性血小板減少性紫斑病（thrombotic thrombocytopenic purpura：TTP）や肺出血を伴う膠原病，薬物中毒などに対してPEが施行される場合がある。PEのおもな目的は，

> ①血漿成分に含まれる病因物質の除去
> ②生体に必要な物質の補充

である。

● ▶図10にPEの回路図を示す。血漿分離器で分離したすべての血漿を廃棄し，等量の置換液と交換する療法である（詳細は「アフェレシス療法」の項を参照）。効果的な治療を行うためには処理量（補重量），置換液の種類と合併症を理解して施行する必要がある。

▶図10　PEの回路図

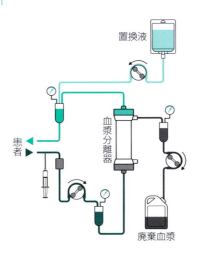
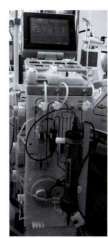

■ PEに必要な物品
❶血漿分離器

●血漿分離器はヘモフィルタと同じ中空糸型で，内径350 μm，孔径300 nmのものが一般的である。膜面積は0.2 m^2，0.5 m^2，0.8 m^{2}であり小児や新生児にも対応できる。血漿分離器の上限TMPは，溶血の可能性があるため60 mmHgとなっている。

❷補充液

●補充液に求められる理想的な条件としては，

> ①適正な浸透圧
> ②適正な電解質バランス
> ③必要な物質の供給
> ④非アレルギー性
> ⑤非感染性
> ⑥入手しやすく低コスト

があげられるが，すべての条件を満たす補充液はない。一般的にFFPやアルブミン溶液が用いられるが，病態によって使い分ける必要がある。

① FFP
- ●利点
  凝固因子やアルブミン，免疫グロブリン，酵素など，生体に必要な物質の補充が可能。
- ●欠点
  アナフィラキシーショックや蕁麻疹，低Ca血症，感染などのリスクが高い。高価。

② アルブミン溶液
- ●利点
  FFPに比較して安価。感染リスクも低く，副作用も少ない。
- ●欠点
  アルブミン以外の物質を補充できない。アルブミン溶液を用いたPEではさまざまな血漿成分が低下する。なかでもフィブリノゲンは半減期が長く回復が遅いため，出血のリスクが高くなる場合もある。

2 PEの実際

❶ PEの設定

①処理量

● ▶図11に1 compartment modelでシミュレートした血漿処理率と血漿成分の除去率との関係を示す。血漿成分のふるい係数は0.95とし，循環血漿量は下の式を用いて計算した結果である。「The American Society for Apheresis（ASA：米国アフェレシス学会）」のガイドラインでは，多くの疾患で循環血漿量の1〜1.5倍の処理量が推奨されている。

$$循環血漿量[L]＝0.065×体重[kg]×(1－ヘマトクリット[\%])$$

▶図11　血漿処理率と除去率との関係

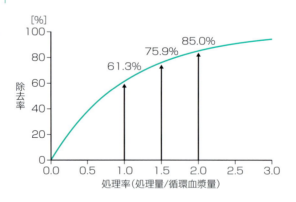

②血流量・ろ過流量（補液流量）

●PEの場合，血流量は効率にあまり関係なく80〜150 ml/min程度でよい。ろ過流量（補液流量）は血流量の30 %以下とし，血漿分離器のTMPが60 mmHgをこえないように注意する（TMPの警報設定は50 mmHgに設定しておく方が望ましい）。また，ろ過流量（補液流量）の速度が速い場合，低Ca血症症状やアレルギー症状がでやすくなる場合がある。

③抗凝固薬のモニタリング

- 補充液にFFPを用いた場合，FFPにクエン酸が含まれているため血液の凝固が阻害される。そのため，抗凝固薬としてNMやヘパリンを持続投与してもACTでのモニタリングは不可能である。

❷合併症
①アレルギー反応

- FFPによるアレルギーは主にIgEを介したI型アレルギーである。通常，抗原曝露から10分程度で，血管拡張や血管透過性の亢進をきたす。この激しい場合がアナフィラキシーショックである。軽度の場合は抗ヒスタミン薬ステロイドで予防が可能。

②輸血関連急性肺障害（transfusion-related lung injury：TRALI）

- FFPの投与により，TRALIを発症することが報告されている。FFP投与中から投与後6時間以内に急激な肺水腫，低酸素血症，低血圧などの症状がみられた場合は，直ちにFFPの投与を中止する。

③低Ca血症

- ▶図12に血中クエン酸濃度とイオン化Ca／総Ca比を示す。FFPには抗凝固薬としてクエン酸が含まれている。クエン酸にイオン化Caがキレートされ，血中のイオン化Ca^{2+}が低下（総Caは増加）することによって手や口唇の痺れ，嘔気などの症状が出現する。予防策としてカルチコール投与，緩徐な置換を行う。

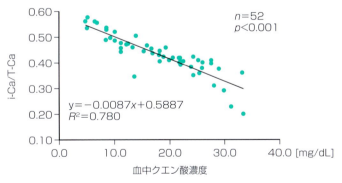

▶図12 血中クエン酸濃度とi-Ca/T-Caとの関係

④凝固因子の欠乏

- アルブミンを用いたPEを繰り返し施行することによって，フィブリノゲン，凝固因子 II，V，VII，VIII，Xが生体より除去される。正常な肝機能であれば，凝固因子は1〜2日で回復するが，フィブリノゲンの半減期は4〜5日と長く，他の凝固因子よりも回復が遅い。肝不全患者や周術期，出血傾向のある患者には注意が必要である。

❸ RRTとの同時施行

- AKIやCKDを伴った患者にPEを施行する際，CRRTやHDとPEを併用する場合がある。▶図13にRRTとPEの同時施行の回路図を示す。脱血側に3連の三方活栓を用いて，前側2つにPEを最後にRRTの脱血側を接続する。返血側にはRRTの返血側を接続する。RRTよりもPEの血流量を小さくすることで，三方活栓内の血液滞留をなくすことができる。RRTと同時に施行することによって，

> ①電解質の補正（低Ca血症の予防）が可能
> ②PE側にトラブルが生じた場合でもRRTは継続できる。
> ③RRT側にトラブルがあった場合，PEは回路内循環でき，PEの回路内凝固を気にせずRRTのトラブル対応にあたることができる。

といったメリットがある。PE側は回路内圧力が低下するため返血側にローラークレンメなどで適正な圧力を加える必要がある。

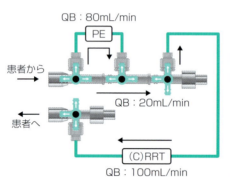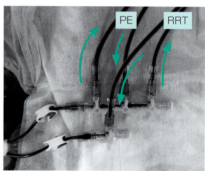

▶図13　RRTとPEの同時施行

❹エンドトキシン吸着療法（PMX-Direct hemoperfusion：PMX-DHP）

- エンドトキシンはグラム陰性桿菌の細胞壁外膜を構成するリポ多糖であり，体内に入ると発熱，血圧低下，白血球減少，血小板減少などの全身症状を引き起こす。トレミキシン®（東レ・メディカル）はエンドトキシンを選択的に吸着する吸着カラムである。PMX－DHPは，根本的治療を行われているにも係わらず重症化した全身性炎症反応症候群（systemic inflammatory response syndrome：SIRS）や多臓器不全を引き起こした症例に対して適応となる。

❸エンドトキシン吸着カラム

- ▶図14にトレミキシン®を示す。トレミキシン®のカラム内部は，ポリミキシンBを固定化した繊維がパイプ状に入っており，疎水結合，イオン結合，環状結合によって血中のエンドトキシンを吸着除去する。カラムサイズはPMX－20R（PV：135 ml）とPMX－05（PV：40 ml），PMX－01R（PV：8 ml）があり，小児・新生児にも対応できる。

▶図14 トレミキシン®

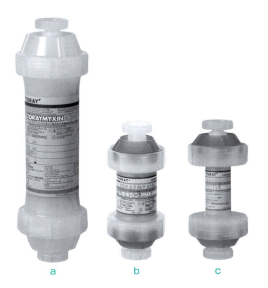

a　PMX-20R：成人用
b　PMX-05R：小児・血圧低値症例用
c　PMX-01R：新生児用

（東レ・メディカルより提供）（許可を得て掲載）

4 PMX-DHPの実際

●▶図15にPMX－DHPの回路図を示す。DHPのため，回路は単純であるがトレミキシン®は非常に高価であり，2回までの適応となっている。

▶図15　PMX-DHPの回路図

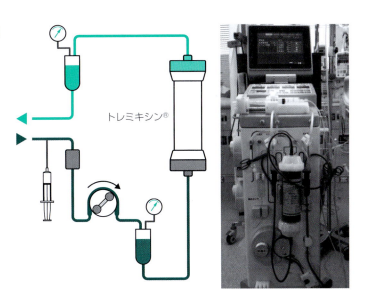

❶洗浄・プライミング

●トレミキシン®の充填液はpH 2.0の酸性を示しているため，使用前に十分な洗浄が必要である。PMX－20Rでは4 L以上，PMX－05Rでは2 L以上，PMX-01Rでは0.5 L以上の生理食塩水で洗浄する。

❷治療条件

●血流量はPMX－20Rでは80〜120 ml/min，PMX－05Rでは20〜40 ml/min，PMX-01Rでは8〜12 ml/minに設定し，原則2時間の治療を行う。

❸臨床的効果
- PMX－DHPの臨床的効果についてはさまざまな議論が行われているが，「日本版敗血症診療ガイドライン」では，腹部緊急手術を要する敗血症性ショックに対しては，循環動態改善効果，呼吸機能改善効果が示されているものの，予後を改善するかどうかの結論を出すには根拠が不十分である（2C）．とされており，その効果が確立されるには，さらなる検討が必要であると思われる．

【文献】
1) 篠崎正博：急性血液浄化療法の基礎．Clinical Engineering, 24(3): 201-207, 2013.
2) 中田 健：ダブルルーメンカテーテル．INTENSIVIST, 2(2): 309-321, 2010.
3) Bagshaw SM, Uchino S, Bellomo R, et al.: Beginning and Ending Supportive Therapy for the Kidney (BEST Kidney) Investigators. Timing of renal replacement therapy and clinical outcomes in critically ill patients with severe acute kidney injury. J Crit Care, 24(1): 129-140, 2009.
4) Gibney N, Hoste E, Burdmann EA, et al.: Timing of initiation and discontinuation of renal replacement therapy in AKI: unanswered key questions. Clin J Am Soc Nephrol, 3(3): 876-880, 2008.
5) Bellomo R, Ronco C, Kellum JA, et al.: Acute Dialysis Quality Initiative workgroup. Acute renal failure - definition, outcome measures, animal models, fluid therapy and information technology needs: the Second International Consensus Conference of the Acute Dialysis Quality Initiative (ADQI) Group. Crit Care, 8(4): R204-212, 2004.
6) O'Grady NP, Alexander M, Burns LA, et al.: Healthcare Infection Control Practices Advisory Committee. Guidelines for the prevention of intravascular catheter-related infections. Am J Infect Control, 39(4): S1-34, 2011.
7) Akcan-Arikan A, Zappitelli M, Loftis LL, et al.: Modified RIFLE criteria in critically ill children with acute kidney injury. Kidney Int, 71(10): 1028-1035, 2007.
8) 和田尚弘：小児・乳幼児のCRRT．CRRTポケットマニュアル第1版, 189-198, 医歯薬出版, 2011.

【冨加見教男】

2 人工呼吸療法

❖始業点検
- 始業点検とは，人工呼吸器を患者に装着する前に行う点検で，人工呼吸器に付帯するすべての機器が安全に動作することを確認しなければならない．
- 近年の人工呼吸器は使用前点検の自己診断機能を装備しており，その機能を活用する．

▶図16　PB840　SST

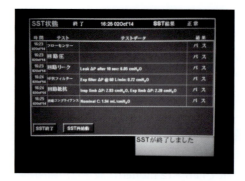

●内容は以下のとおりである。詳細を▶表10に示す。

①人工呼吸機器側の動作確認(ガス供給圧，電源，フローセンサ，酸素センサなど)
②加温加湿器の動作確認(ヒータプローブ，温度センサなど)
③人工呼吸回路の確認(人工呼吸回路の種類，リークの有無，ウォータートラップの位置)
④換気動作の確認(換気量，気道内圧など)
⑤警報動作の確認(警報音，警報パネル表示，消音動作)

▶表10 使用前点検チェックリスト

点検項目	内容
A)駆動源	
1. 供給電源の警報の確認	電源プラグがコンセントに差し込まれていない状態で電源スイッチを入れたとき，供給電源の警報が鳴ること(【例】電源遮断，供給電圧低下など)
2. 電源の確保	電源プラグやコードに破損がないこと。電源スイッチを切った状態で電源プラグを所定の電源コンセントに差し込む(電源コンセントは非常電源を用いることが望ましい)
3. 供給ガスの警報の確認	空気および酸素の耐圧管に破損などがないこと。空気または酸素のいずれかの耐圧管をガス供給源につなぐとき，供給ガスの警報が鳴ること(【例】供給ガス圧低下，空気・酸素供給圧異常など)
4. 供給ガスの確保	空気と酸素耐圧管を所定のガス供給源につなぐ。双方の供給圧が適正なとき供給ガスの警報が鳴らないこと。供給ガス圧力計がある気腫では双方の値を確認して記録する
B)呼吸回路・加温加湿器	
1. 呼吸回路の接続確認	清潔で破損などがない完全な呼吸回路セットを取扱説明書に従って正しく接続する
2. 加温加湿器の準備と確認	取扱説明書に従い，加湿チャンバのセットアップ，滅菌蒸留水の注入など必要な操作をする。人工鼻を使う場合は，使用前の点検がすべて終了してから使用直前に所定の部位につなぐ
3. 気道内圧計のゼロ指示確認	人工呼吸器を作動させていない状態で気道内圧計がゼロを示していること
4. テスト肺の接続	清潔で破損などがないテスト肺を呼吸回路の患者接続部につなぐ
5. 加温加湿器の動作確認	加温加湿器の電源スイッチを入れて，温度設定など必要な設定を行う
C)換気動作の確認	
1. 電源投入	電源スイッチを入れたとき電源ブレーカ作動やヒューズ遮断がないこと
2. 呼吸回路の気密度の確認	呼吸回路内を一定の圧力で保つ気密チェックができる機種で行う(いわゆるリークテストを行う)
3. 換気条件の目視確認	調節呼吸のみとなる換気モードを選び，必要な条件設定を行う。酸素濃度，呼吸回数，吸気・呼気時間，一回(分時)換気量(従量式で使うとき)，最大吸気圧(従圧式で使うとき)，PEEP/CPAP
4. 換気動作の目視確認	C)「3.」で設定した条件で作動していることをテスト肺の動きを見て確かめる。このとき，異常な動作音や異臭がないこと
5. 酸素濃度の確認	酸素濃度計を用いて供給酸素濃度を測って記録し，許容される誤差内にあること
6. 換気量の確認	換気量モニタやスパイロメータを用いて，一回または分時換気量を測って記録し，設定値と実測値が許容される誤差内にあること
7. 気道内圧の確認	気道圧モニタや気道内圧計で最大吸気圧，PEEP(CPAP＜持続気道陽圧＞時の差圧)を測って記録し，設定値と実測値が許容される誤差内にあること
8. 手動換気の確認	手動換気を行うごとに呼吸回路にガスが送られ，テスト肺が膨らむこと

次ページに続く

▶表10の続き

点検項目	内容
D) 警報動作の確認	
1. 気道内圧警報の確認	C)「3.」で設定した換気条件に従って上限および下限警報を設定する。換気条件を変えないでそれぞれの警報設定を変えるとき警報が鳴ること（【例】気道内圧上限・下限, 低圧・高圧）
2. 換気量警報の確認	C)「3.」で設定した換気条件に従って上限および下限警報を設定する。換気条件を変えないでそれぞれの警報設定を変えるとき警報が鳴ること（【例】一回または分時換気量上限・下限）
3. 酸素濃度警報の確認	C)「3.」で設定した換気条件に従って上限および下限警報を設定する。換気条件を変えないでそれぞれの警報設定を変えるとき警報が鳴ること（【例】酸素濃度上限・下限）
4. 回路はずれ時の警報確認	患者接続部を大気開放にしたとき，気道内圧の低下を示す警報が作動すること（気道内圧下限, 低圧, あるいは無呼吸）
5. 消音動作の確認	気道内圧あるいは換気量の警報に関する警報を作動させ, 消音スイッチを押してから所定の時間が過ぎたとき再び警報音が鳴ること
E) 使用直前の最終チェック	
1. 加温加湿の状態	患者接続部において，適正な温度にガスが暖められ，かつ十分な湿度があること
2. ネブライザ動作の確認	ネブライザから噴霧される薬液が患者接続口に到達していること。ネブライザ動作により換気条件の見直し・変更の必要のある機種では取扱説明書に従って行う

（社団法人 日本臨床工学技士会：医療機器の保守点検に関する計画の策定及び保守点検の適切な実施に関する指針　Ver 1.02）

❖回路の組み立て
■1 人工鼻回路（Evita Infinity V500）（▶図17）
❶空気および酸素耐圧管をアウトレットに確実に接続する。
❷電源プラグを非常用電源に確実に接続する。
❸清潔な呼気弁を本体にセットする。
❹清潔なフローセンサを本体にセットする。
❺吸気回路接続口および呼気回路接続口に回路を接続する。
❻患者口元Yコネクタに人工鼻およびテスト肺を接続する。

▶図17　人工鼻回路の組み立て（Evita Infinity V500）

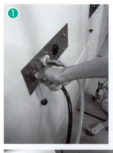
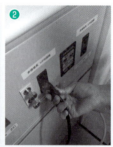
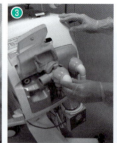
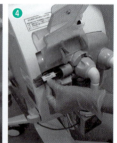
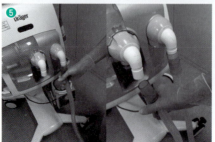
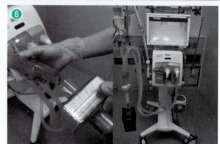

2 加温加湿器回路（Evita Infinity V500）

① 空気および酸素耐圧管をアウトレットに確実に接続する。
② 電源プラグを非常用電源に確実に接続する。
③ 清潔な呼気弁を本体にセットする。
④ 清潔なフローセンサを本体にセットする。
⑤ 加温加湿器に自動給水チャンバをセットする。
⑥ 自動給水チャンバと吸気回路接続口に吸気側回路を接続する。
⑦ 呼気回路接続口に呼気側回路を接続する。
⑧ 各接続口（吸気・呼気接続口，患者口元Yコネクタなど）の確実な接続を確認する。
⑨ 温度センサをアルコール綿で清拭し，チャンバ部と口元の温度プローブ接続口にそれぞれ接続する。
⑩ ヒータワイヤアダプタを吸気・呼気回路のソケットに接続する。
⑪ 加温加湿回路の自動給水チューブを滅菌蒸留水ボトルに穿刺する（エアフィルタキャップを必ず開ける）。

▶図18 加温加湿器の組立て（Evita Infinity V500）

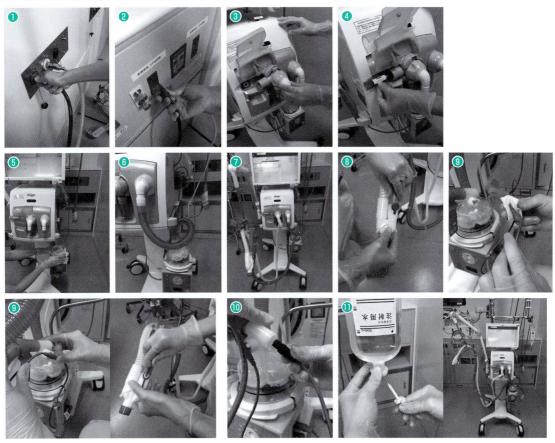

3 小児用人工呼吸回路（Calliope α）

❶ピストン装着部にEOGまたは高圧蒸気滅菌（121℃）された清潔なピストンを装着する。
❷吸気回路接続口に吸気側回路を接続する。
❸呼気回路接続口に呼気側回路を，ピストン接続口にピストンチューブをそれぞれ接続する。
❹回路内圧モニタラインを本体と患者口元コネクタに接続する。
❺ヒータのコネクタを接続する。
❻温度センサを吸気側回路の温度プローブ接続口に接続する。
❼加温加湿回路の自動給水チューブを滅菌蒸留水ボトルに穿刺する（エアフィルタキャップを必ず開ける）。
❽水センサを点滴筒の下に取り付ける。
❾患者口元Yコネクタにテスト肺を接続する。

▶図19　小児用人工呼吸器の組立て（Calliope α）

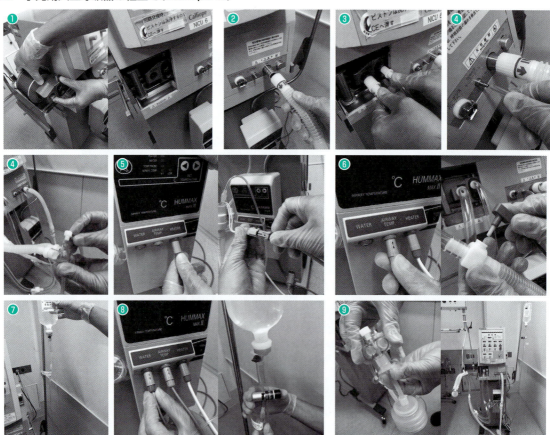

❖使用中点検

●人工呼吸器の使用中に，人工呼吸装置および加温加湿器などの付帯するすべての機器が運転条件などの設定どおりに動作していること，呼吸回路に異常がないことなどを確認する。詳細を▶表11に示す。
●点検のタイミングは，換気設定の変更時や勤務交代時，バイタルサインに変

化があったとき，体位変換や吸引を行ったときなど，必要に応じて行う。
- 人工呼吸器の機能をチェックするだけではなく，患者と人工呼吸器の同調性や患者の胸郭の動きなどの確認も重要となる。
- グラフィックモニタからは多くの情報を得ることができるため，グラフィックモニタをよく観察する。
- 当院ではiPad®（Apple社製）とFileMaker Go®（FileMaker®）を用いて使用中点検を行い，データベース化している（▶図20）。

▶図20 使用中点検表（兵庫医科大学病院）

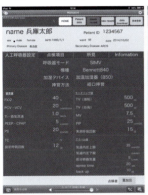
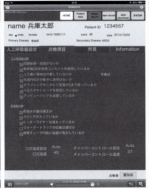
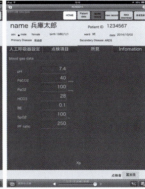

a 使用中点検データベース

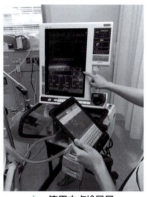

b 使用中点検風景

▶表11 使用中点検チェックリスト

点検項目	内　容
A）呼吸回路・加温加湿器	
1．呼吸回路の確認	呼吸回路のチューブやコネクタ類の接続がしっかりしており，ひび割れや破損がなく，リークがないこと
2．加温加湿器の動作確認	設定温度や湿度が安定していること。滅菌蒸留水の補給を要する機種では加湿チャンバ内の水位をチェックすること。人工鼻の場合，交換時期に備えて新しいものを用意する
3．呼吸回路内の過剰水分の排出	呼吸回路内に水の貯留などがみられるとき，回路内ウォータートラップからこれらを排出する。必要であれば呼気弁も点検すること
B）換気動作の確認	
1．換気条件の確認	医師から指示された設定条件が維持されていること
2．換気動作の目視確認	患者の胸の動きと気道内圧計の指示をみて，所定の換気動作が行われていること。また，異常な動作音や異臭がないこと
以下3-6は患者より呼吸回路を外して行う場合もあるので，必ず容態を確認し医師の許可を得ること	
3．酸素濃度の確認	酸素濃度計を用いて供給酸素濃度を測って記録し，許容される誤差内にあること
4．換気量の確認	換気量モニタやスパイロメータを用いて，一回または分時換気量を測って記録し，設定値と実測値が許容される誤差内にあること
5．気道内圧の確認	気道圧モニタや気道内圧計で最大吸気圧，PEEP（CPAP＜持続気道陽圧＞時の差圧）を測って記録し，設定値と実測値が許容される誤差内にあること
6．手動換気の確認	手動換気を行うごとに呼吸回路にガスが送られ，テスト肺が膨らむこと
C）警報設定の確認	
1．警報条件の設定	医師から指示された設定条件が維持されていること

（社団法人 日本臨床工学技士会：医療機器の保守点検に関する計画の策定及び保守点検の適切な実施に関する指針　Ver 1.02）

❖ 使用後点検

- 使用した人工呼吸器を次回に異常なく使用できるように点検を行う。
- 内容は以下のとおりである。詳細を▶表12に示す。
  ① 感染症の有無を確認する。
  ② 使用ずみの呼吸回路を人工呼吸器から取り外し，取扱説明書に記載されている方法で消毒または滅菌を行う。
  ③ ディスポーザブル回路は感染性廃棄物として廃棄する。
  ④ 人工呼吸器本体を清拭・消毒する。
  ⑤ 人工呼吸器本体の点検を行う。
  ⑥ 新しい呼吸回路を組み立て，使用前点検に準じた点検を行う。

▶表12 使用後点検チェックリスト

点検項目	内容
A）呼吸回路・加温加湿器	
1. 呼吸回路の取り外し	ディスポーザブルのものは廃棄し，リユーザブルのものは定められた方法で消毒または滅菌を行う
2. 加湿チャンバ，人工鼻の取り外し	これらはディスポーザブルである場合が多いので廃棄する
3. 機種固有部品の扱い	取扱説明書に従い，新品との交換，あるいは消毒や滅菌を行う
4. 加温加湿器の作動停止	必ず先に電源スイッチを切り，電源コンセントから電源プラグを抜くこと。破損した箇所がないこと。薬液や血液で汚染された箇所があれば清掃すること
B）人工呼吸器	
1. 人工呼吸器の作動停止	必ず先に電源スイッチを切り，電源コンセントから電源プラグを抜くこと。空気と酸素耐圧管を供給ガス源からはずす。耐圧ホースや接続部に不具合や破損がないこと。薬液や血液で汚染された箇所があれば清掃すること
2. 定期点検時期の確認	積算時間計あるいはメンテナンス記録を見て，製造元などの定期点検時期にある場合，速やかに定期点検を実施する
3. 取扱説明書	人工呼吸器や加温加湿器および付帯するものについての取扱説明書がいつでも見られる状態になっていること

（社団法人 日本臨床工学技士会：医療機器の保守点検に関する計画の策定及び保守点検の適切な実施に関する指針 Ver 1.02）

❖ 人工呼吸器装着患者の搬送

- 集中治療室入室中の患者は，その病態の重症度からMRIやCTなどの検査や手術室へ，人工呼吸器を装着したまま出棟になることもしばしばである。
- 安全に搬送し，トラブル発生時に迅速に対応できるよう臨床工学技士も搬送に同行する。
- 当院では，ドレーゲル社製搬送用人工呼吸器Oxylog3000 plusを人工呼吸装着患者の搬送に使用している。
  ① 搬送用人工呼吸器の設定を医師の指示のもと設定する（▶図21a）。
  ② 搬送時間，消費酸素流量などから必要酸素量を計算し，携帯する酸素ボンベを必要数用意する（▶図21b）。

> 写真のボンベとガス消費量から計算すると，
> 酸素残量＝ボンベの残圧（Mpa）×10.2×ボンベの容量（L）なので，
> 　　11 Mpa×10.2×3.5 L＝392.7 L
> ガス消費量は2.3 L/minなので392.7÷2.3≒170 minがボンベ使用可能時間となる。
> ※ガス消費量は，分時換気量の変化や酸素濃度，リーク量の変化によって大幅に変化するので注意が必要。

③バッテリーの充電状態(バッテリー駆動時間)を確認する(▶図21b)。
④搬送前に気管チューブの固定状況やカフ圧を確認しておく。
⑤搬送前に必要であれば気管内吸引をしておく。
⑥搬送用人工呼吸器に変更後,換気量,換気回数,心拍数,動脈血酸素飽和度などに変化がないか一定時間観察する(搬送用人工呼吸器に変えてからすぐに搬送にでてしまうと,搬送途中にバイタルが変化してしまう可能性がある)。
⑦搬送中は呼吸器の様子と患者の呼吸状態(胸郭の動き,心拍数,呼吸数,SpO_2など)を注意深く観察する。
⑧必要物品(▶図21c)
・酸素ボンベ(人工呼吸器接続用,BVM接続用)。
・BVM(事故抜管に備えて必ずマスクも用意する)。
・搬送モニタ(SpO_2)
・吸引カテーテル

▶図21 搬送用人工呼吸器のチェック

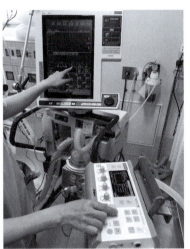

a

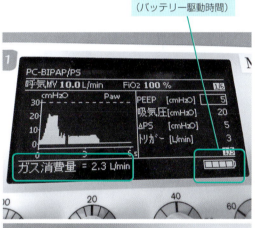

バッテリーの充電状態(バッテリー駆動時間)

b

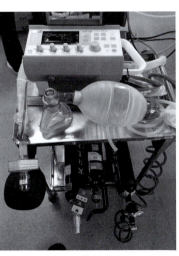

c

補足

- 呼吸回路のみ交換しようとすると、患者から人工呼吸器を外す時間を短くしようとして手技を急ぎ、無菌的な操作が疎かになる可能性がある。人工呼吸器の台数に余裕があるなら、新しい人工呼吸器に新しい呼吸回路を組み立てておき、人工呼吸器ごと交換することで、人工呼吸回路の開放時間を短縮でき、無菌的な呼吸回路の交換が可能となるかもしれない。

❖人工呼吸器の回路交換

- 呼吸回路は定期的（頻回）な交換は必要ではなく、むしろVAP発生率を高くする（日本集中治療医学会 ICU機能評価委員会 人工呼吸関連肺炎予防バンドル）。
- 眼に見える汚染や破損がある場合に回路を交換する。
- 回路内には患者由来菌が常在しており、不潔操作などによる環境菌も入り込む可能性がある。
- これらの菌は回路内の水滴を格好の培地として増殖するため、回路交換の際に水滴を気道内に流入させないように注意する。

▶図22　人工呼吸器ごと回路交換

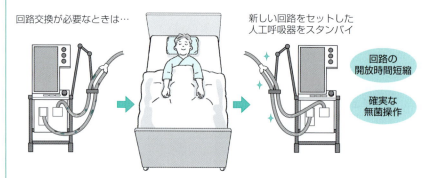

（呼吸器ケアVol.12 No.9, 31: 859, 2014. より改変引用）

❖勉強会の開催

- 人工呼吸装置を使用する医療従事者は、使用する装置の機能を理解し正しい操作法に加えて人工呼吸装置の点検にも習熟することが望まれる。
- 集中治療室に臨床工学技士が24時間常駐し、人工呼吸器の点検や機器のトラブル時の対応などを行える体制を構築することが望ましいが、現実的には難しい。
- 人工呼吸管理中に臨床工学技士が常に傍にいるわけではないので、医師や看護師への研修が重要である。

❖勉強会内容（当院での場合）

①呼吸器のしくみ
②アラームについて
③呼吸器のモード
④グラフィックモニタの読み方
⑤トラブル時の対応（シミュレーション・トレーニング）

▶図23　勉強会風景

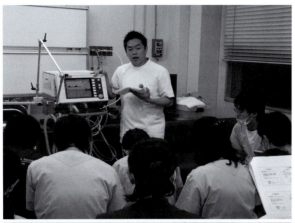

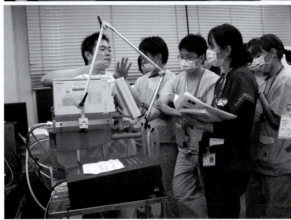

Coffee Break

医療チームにおけるコミュニケーションの重要性
- 医療従事者同士でオープンな発言ができないチームにおいては「誰も何も言わないのだから，これで間違いないのだろう」ということで，メンバーの思い込みを相互に補完し合い，チームとしてのチェック機能が働かない傾向があるといわれている。「おかしい」と思ったことは相互に指摘し合える人間関係を構築していくべきである。

【文　献】
1）集中治療業務指針，(公)日本臨床工学技士会集中治療業務指針検討委員会．
2）医療機器の保守点検に関する計画の策定及び保守点検の適切な実施に関する指針，(社)日本臨床工学技士会．
3）冨加見教男：呼吸器ケア．Vol.12 No.9, 28-31, メディカ出版, 2014．
4）臨床工学技士のための人工呼吸器ハンドブック，(社)日本臨床工学技士会．

【大平順之】

3 補助循環療法

❖概要

- カテーテルやカニューレの選択や操作については，医師の具体的な指示のもと行う．
- 機器の操作上必要な薬剤の投与や検査は，医師や看護師などと協議のうえ，必要に応じて実施する．
- 操作履歴などの記録を必要に応じて行う．
- 緊急使用される機器で常に準備が整っているべき医療機器である．
- とくにPCPSでは装置の故障を想定し，循環を維持するためのバックアップ体制(手回し用ハンドクランク，バックアップコントローラ，交換用人工肺や回路など)を整えておく必要がある．

● 補助循環装置の導入やトラブル発生時の対応は緊急を要する場合が多く，機器を安全・確実に使用するには，機器に対する理解のみならず，各種補助循環に対する知識，また，日頃の保守管理も極めて重要である．使用頻度の少ない施設では，週1回や月1回など，トレーニングの意味合いも兼ねた機能点検などを定期的に実施すべき医療機器である．本項では使用頻度の高いIABP，PCPSの成人症例に対する基本的な事柄について解説する．

1 IABP

❶IABPの導入-指示受けと確認事項

- 使用の目的，挿入部位，挿入方法，カニューレの選択を中心に指示を受ける．リスクファクタも把握しておくべきである．
- IABPの導入に際して，一般的な禁忌となる症例ではないか．

①重篤な大動脈弁閉鎖不全症

・IABPによる拡張期圧の上昇により，大動脈弁での逆流が増加し心負荷の増大や心拍出量の低下が起こるとされているが，状況によっては，大動脈閉鎖不全症例での使用も考慮する場合がある(▶図24)．

▶図24 大動脈閉鎖不全症でのIABPの使用

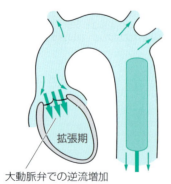

②胸部および腹部大動脈瘤
・脆弱となった血管壁の損傷の恐れがあるため，使用は避ける。
③腹部大動脈から総腸骨動脈にかけて重篤な石灰化，または極度の蛇行のある症例，末梢血管障害
・使用がやむを得ない場合は，必ず透視下にて導入する。細径バルーンカテーテルの使用や，上肢の血管からのアプローチも考慮する。
●指示簿と始業点検の一例を表に示す(▶表13, 14)。IABPの導入は緊急を要する場合も多いため，始業点検を行う時間がない場合も多く，終業点検と併せて行われることも多い。

▶表13　IABP指示簿の例

年月日　時間	年　　月　　日　　　:		患者名	
指示医			指示受け技士	
使用の主たる目的	□ 治療の補助手段として　□ 心不全　□ 冠血流確保 □ LOS　□ その他(　　　　　　　　　　　　)			
挿入部位	□ 大腿動脈　　□ 上腕動脈　　□ その他(　　　　　　)			
透視の有無	□ ブラインド　　□ 透視下			
挿入方法	□ シース法　　□ シースレス			
バルーンサイズ	□ 25 cc　□ 30 cc　□ 35 cc　□ 40 cc　□ その他(　　)			
リスクファクター	□ 大動脈の石灰化　　□ 大動脈弁閉鎖不全　　□ 大動脈瘤 □ 閉塞性大動脈硬化症　　□ その他(　　　　　　　　　　)			

(社団法人 日本臨床工学技士会:「集中治療業務指針」)

▶表14　IABPの始業時点検(例)

年　　月　　日　No.　　　機種名:　　　管理番号:　　　点検実施者:

点検項目	点検箇所	点検事項	評価
外観点検	外装	破損やネジの緩み，ひび割れ，汚れ(油・血液等)はないか	合・否
	電源コード	コネクタの破損，コードの亀裂や傷はないか	合・否
	各種ケーブル	コネクタの破損，ケーブルの亀裂や傷はないか	合・否
	表示部	表示器の破損はないか	合・否
	ツマミ類	ツマミやプラグ，スイッチの破損や緩み・抜けはないか	合・否
	ヘリウムボンベ圧	ヘリウムガスは十分にあるか	合・否
機能点検	充電確認	電源コードが抜かれた状態で動作するか(電圧残量)	合・否
	セルフテスト	エラー表示がないことを確認	合・否
	トリガー確認	心電図信号やトランスデューサの情報が表示されるか	合・否
	ヘリウム充填	自動充填できポンピングされているか確認	合・否
	ファンの動作	ファンが正常に動作しているか	合・否

(社団法人 日本臨床工学技士会:「医療機器の保守点検に関する計画の策定及び保守点検の適切な実施に関する指針」Ver 1.02.)

❷機器のセットアップと準備
①電源を確保する
- IABPはバッテリーを搭載しているため，コンセントに電源プラグを接続しなくても使用は可能であるが，導入後の，移動や搬送に備えて必ずコンセントに接続する。

②信号を確保する
- IABPは心臓の拍動に合わせて，バルーンを拡張，収縮させる。コンソールはバルーン拡張，収縮のタイミングを心電図か動脈圧波形によって認識するため，あらかじめそれらの信号をコンソールに接続しておく。
  - 心電図
    患者をモニタリングする生体情報モニタの心電図出力から，または患者に直接スキン電極を貼り，コンソールによって直接心電図モニタリングを行う。
  - 動脈圧波形
    患者をモニタリングする生体情報モニタの動脈圧波形出力から，またはバルーンカテーテル挿入後に，カテーテルのセントラルルーメンに観血式血圧測定用のトランスデューサを接続し，コンソールによって直接バルーン先端圧をモニタリングする。
    また，カテーテル先端に圧力センサを内蔵したバルーンカテーテルであれば，専用のコンソールを使用していれば容易に動脈圧波形を得ることが可能である。

③インフレーションボリュームの確認
- 圧設定方式の場合は通常標準設定にて，容量設定方式の場合は挿入するバルーンと同容量に設定する。機種によっては，コンソールのガス駆動ライン接続部にコネクタを差し込むことによって認識するタイプもあるので，必ず確認を行う。

④ヘリウムボンベの確認
- コンソールのインジケータや圧力計を用いて，ヘリウムガスのバルブの開栓や残量を確認する。バルブを閉めた際にかかっていた圧力により，バルブが閉まっていてもコンソールのインジケータや圧力計にあたかも残量があるかの表示となるケースがあるので，注意が必要である。

⑤抗凝固療法
- 必要に応じて，カテーテル挿入前にヘパリンを所定量投与しておく。抗凝固はACT〔activated(coagulation)clotting time〕などを用いて評価を行う。

> **補足**
>
> **バルーンカテーテルのセントラルルーメン**
> - セントラルルーメンは，バルーン先端に開口している。このセントラルルーメンを用いたバルーン先端圧をモニタリングすることにより，タイムラグの少ない，バルーンの拡張，収縮が可能となる。
> - 使用するカテーテルによってはセントラルルーメンが細すぎて，圧力をモニタリングできないものや，適正な留置位置を保つためにバルーン駆動中はセントラルルーメンにスタイレットを挿入しておくタイプのバルーンカテーテルもある。

❸治療の開始
- バルーン挿入後，バルーンのアンラップ操作を行い，ヘリウムガス駆動ラインを確実にコンソールに接続する。
- 心電図，または動脈圧いずれかのトリガーによって，アシスト比1：2にてスタートし，バルーンの収縮と拡張のタイミングを合わせたのち，指示されたアシスト比（通常導入時は1：1）に設定する。機種によってはオートモードを搭載し，至適なタイミングで駆動を行うものもある。

> **補足**
>
> **バルーンアンラップ**
> 血管内でバルーンが確実に拡張するように，用手にてヘリウムガス駆動ラインからバルーンにシリンジなどで空気を送り，バルーンを拡張すること。この際，シリンジをセントラルルーメンに接続し送気しないように細心の注意が必要である。なお，バルーンカテーテルごとに手法は異なるため，添付文書にて確認すること。

❹タイミング
①心電図
- 拡張期の始まり，T波の頂点付近でバルーンを拡張させ，心室の収縮を示すQRS波の直前でバルーンを収縮させる。

②動脈圧
- 心臓から血液が拍出された後，大動脈弁が閉じるタイミングdicrotic notch（重複切痕）以降からが拡張期となるため，ここでバルーンを拡張させ，動脈圧波形の立ち上がる直前，拡張末期圧の一番低いところでバルーンを収縮させる。

▶図25　バルーン拡張収縮のタイミング

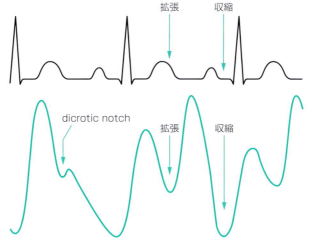

❺駆動中の観察ポイントと記録
- IABP駆動中は，機器のみならず患者の状態把握にも積極的に努める。使用中点検の一例を▶表15に示す。
- その他の観察ポイントも▶表16に示す。使用中点検と併せて記録用紙を作成し，バイタルサイン（心拍数，血圧など），駆動条件（アシスト比，タイミ

ング），ACT測定値，下肢の阻血評価（末梢温，皮膚の色調など）などの記録を定時的に行う。

▶表15　IABPの使用中点検（例）

　　　　年　　　月　　　日　No.　　　　機種名：　　　　管理番号：　　　　点検実施者：

点検箇所	点検事項	評価
駆動電源	AC・バッテリー	合・否
入力信号	心電図・先端圧・外部心電図・外部血圧	合・否
トリガーモード	心電図・先端圧・外部心電図・外部血圧・インターナル	合・否
ヘリウムボンベ圧	ヘリウムガスは十分にあるか	合・否
ツマミ類	ツマミやプラグ，スイッチの破損や緩み・抜けはないか	合・否
IABPの状態	先端圧・尿量・下肢の循環など問題はないか	合・否

（社団法人 日本臨床工学技士会：「医療機器の保守点検に関する計画の策定及び保守点検の適切な実施に関する指針」Ver 1.02.）

▶表16　その他の観察ポイント

点検項目	チェックポイント
アシスト比	1：1　1：2　1：3　1：4
タイミング	inflation, deflationのタイミングは適正か
バイタル	補助圧を含む血圧や心拍数
バルーン内圧波形	バルーン内圧波形に異常はないか
ガス駆動ライン	水滴や血液の漏れ，砂状の血塊などはないか
抗凝固	ACTの値は適正か
挿入部	出血や血腫はないか
胸部X線	カテーテル先端の位置は適切か
尿量	適正な尿量が保てているか
下肢の循環	末梢温，皮膚の色調に異常はないか

❻アラーム対応

●IABPのアラームに対応するには，適正なバルーン内圧波形（▶図26）を知っておくことが重要である。代表的なアラームについて解説する。

▶図26　正常なバルーン内圧波形

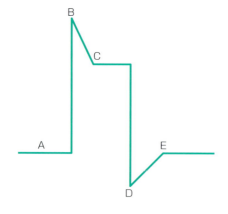

A：Baseline
B：Peak Inflation Artifact
C：Plateau Pressure
D：Deflation Artifact
E：Return to Baseline

①ヘリウムリークアラーム

●バルーンを含むガス駆動ラインからヘリウムガスの漏れを検出してIABP本体の作動を停止する(▶図27)。定期的なガス駆動ラインの確認とバルーン内圧波形の確認が重要である。

- ●バルーンの穿孔
  駆動ラインに砂状の血塊や水滴状の血液が確認できる場合は(▶図28)，バルーンの穿孔である。疑わしい場合はシリンジで吸引し，血液の逆流を確認する(穿孔が起こっていても，血液が引けない場合もある)。
  バルーンの穿孔が確認できた場合は，直ちに担当医師に報告し速やかにカテーテルの抜去が必要となる。バルーン内部での血液凝固が発生すると，凝固片のサイズによってはカテーテル抜去困難となり，開創手術が必要となるケースもある(▶図29)。
- ●カテーテル，ガス駆動ラインのキンクやつぶれ
  キンクやつぶれが確認できる場合は解除を行う。
- ●ガス駆動ライン内の水滴(無色透明)の影響
  ガス駆動ラインの水滴が，バルーンからコンソールにヘリウムが戻る際に抵抗となる場合がある。水滴が多い場合は除去を行う。
- ●不十分なバルーンアンラップ
  シリンジを用いて用手にてバルーン拡張操作を行う。
- ●装置内部での漏れ
  装置の交換

▶図27 リーク時の駆動圧波形

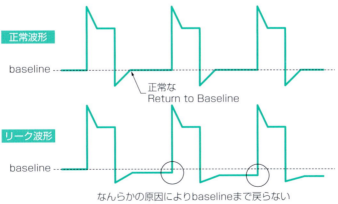

▶図28 リーク時の駆動圧波形

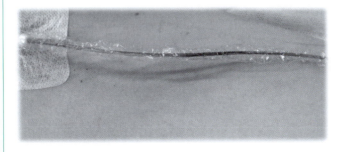

> **補足**
>
> **バルーンの穿孔（rupture）**
> 大動脈石灰化部位との接触による摩耗，バルーンの折れ曲がりによる材質疲労，バルーン挿入時の損傷などによって発生する。
> - カテーテル内への血液混入
> - バルーン内圧の異常
> - ヘリウムによるガス塞栓症

▶図29　バルーンの穿孔

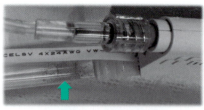

a　駆動ラインの砂状の血塊

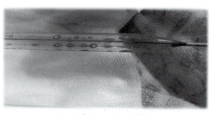

b　バルーン内の血液

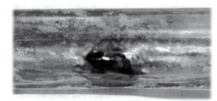

c　バルーン内の血栓

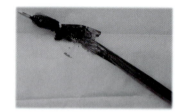

d　抜去困難となったバルーン内血栓

②カテーテルキンク

- ガス駆動ラインやカテーテルでの流路狭窄を検出してIABP本体の作動を停止する（▶図30）。皮下や血管内でのカテーテルキンクはほぼ発見することができない。ガス駆動ラインの取り回しや，挿入時，搬送時にカテーテルや挿入部にテンションがかからないように注意が必要である。また，シースやカテーテルの穿刺，挿入時に角度がなるべく血管と平行になるように注意を促す必要もある。
  - ガス駆動ラインのキンク
  - ガス駆動ラインの挟み込み
  - シースのキンク
  - カテーテルのキンク
- 目視可能な部分でのガス駆動ラインやシースのキンクなどがあれば解除する。また，挿入部の固定や足の向きを調整することにより，改善するケースもある（▶図31）。

▶図30　キンク時の駆動圧波形

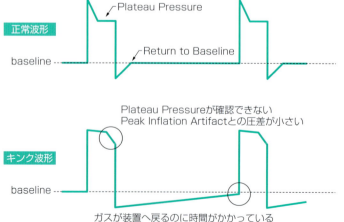

▶図31 キンク時の駆動圧波形

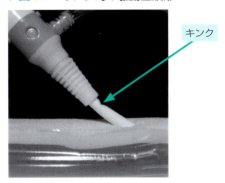
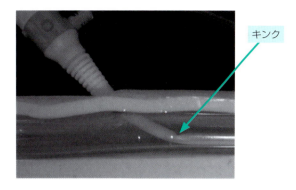

③ヘリウム高圧アラーム
- 規定値以上の駆動圧上昇を検出してIABP本体の作動を停止する(▶図32)。
  - 適正なバルーンの位置の確認(▶図33)
  - ガス駆動ラインのキンクや挟み込み
  - シースやカテーテルのキンク
  - 不十分なバルーンアンラップ

▶図32 ヘリウム高圧アラーム

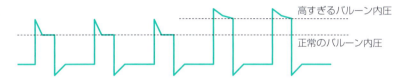

▶図33 適正なバルーンの位置

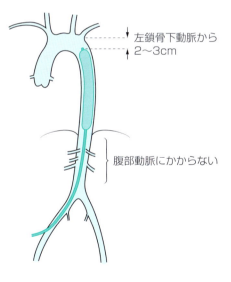

④トリガー不良アラーム
- バルーンの拡張,収縮のタイミングを認識できない場合に発生する。まずは,それぞれの波形が正しく表示されているかを確認する。コンソールによっては,トリガー不良が発生した際に自動で,もう一方のトリガーに切り替わるバックアップ機能を有するものもある。
- トリガー不良アラームが発生していなくても,心電図トリガーであればT波

をQRS波として認識するなどのトリガーミスを起こしている場合もあるので，注意が必要である。

①**心電図トリガーにて発生した場合**
- 通常，心電図トリガーによる作動では，心電図のQRS波形を認識してバルーンの拡張，収縮を行うが，QRS波形が認識できずに，IABP本体の作動を停止する。
  - コンソールがQRS波形を認識できない（wide QRS，multifocal PVC，low voltageなど）
  - アーチファクト（ノイズ）による影響
  - ペーシングパルスによる影響，またはQRSをペーシングパルスと誤認識している。
- 電極の張りかえやノイズの乗りにくい誘導，QRSを認識しやすい誘導に変更する。生体情報モニタから入力している場合は，モニタから出力する誘導を変更する。また，コンソールのQRS認識を波形パターンではなくQRS波形のピークで認識する方式に変更する。なお，心電図フィルタを搭載している機種であれば，フィルタを変更することも有効である。

②**動脈圧トリガーにて発生した場合**
- 動脈圧トリガーでは，拡張末期圧から心拍出によって収縮期圧波形が出現する圧波形の立ち上がりが設定された圧に到達した際に認識する。この圧波形の立ち上がりが認識できない場合，IABP本体の作動を停止する。
  - 低すぎる自己圧
  - デフレーションが遅すぎて自己圧の立ち上がりを認識できない。
- 自己圧が低すぎてトリガー感度を下回る場合は，速やかに心電図トリガーに変更する。デフレーションが遅すぎて自己圧の立ち上がりを認識できない場合では，何拍かに2拍程度ミストリガーが生じるが，デフレーションのタイミングを速くすることで改善する（▶図34）。

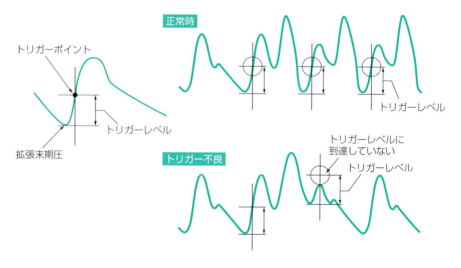

▶図34　動脈圧トリガーエラー

❼ウィーニング

- IABP導入後,心機能の回復がみられれば,ウィーニングを行う。ウィーニングの方法としては,アシスト比を1:1から1:2,1:4と変化させる方法と,インフレーションボリュームを100%から75%,50%(任意のパーセンテージでよい)と変化させる方法がある。
- アシスト比であれば,1:1から1:2に変更し,血行動態や心電図に問題がなければ,1:3,1:4と進めていく。1:4のアシスト比にて問題なければバルーンカテーテルの抜去となるが,スタッフの不足などですぐに抜去が不可能な場合は,アシスト比を1:2程度に戻し駆動しておいたほうが血栓の付着を防止するためにはよい。

❽ 使用後の点検

- IABP離脱後は,抜去後のカテーテルを観察し,血栓形成の有無やバルーンのピンホールによるヘリウム塞栓の可能性を確認する。次の症例に備えてコンソールと接続ケーブル,心電図電極やバルーンカテーテルなどの消耗品の点検,清掃,補充をチェックリストを用いて行う。終了時点検の一例を▶表17に示す。

▶表17　IABPの終業時点検(例)

年　　月　　日　No.　　　機種名:　　　管理番号:　　　点検実施者:		
点検箇所	点検事項	評価
外装	破損やネジの緩み,ひび割れ,汚れ(油・血液等)はないか	合・否
電源コード	コネクタの破損,コードの亀裂や傷はないか	合・否
各種ケーブル	ケーブル類がそろっているか,破損等ないか	合・否
表示部	表示器の破損はないか	合・否
ツマミ類	ツマミやプラグ,スイッチの破損や緩み・抜けはないか	合・否
ヘリウムボンベ圧	ヘリウムガスは十分にあるか	合・否
セーフティーディスク	セーフティーディスクのリークテストと期限	合・否
バッテリー	充電動作確認	合・否
ファン	ファンの動作確認	合・否
患者状態	安全に治療が行われたかを確認	合・否

(社団法人 日本臨床工学技士会:「医療機器の保守点検に関する計画の策定及び保守点検の適切な実施に関する指針」Ver 1.02.)

❾ 保守管理

- IABPの定期点検は,機器ごとに個別に定期点検計画書を作成し,最低年2回以上の定期点検を行うべき機器である。定期点検チェックリストの一例を▶表18に示す。

▶表18　IABP定期点検報告書（例）

実施する内容	点検（3ヶ月・6ヶ月・1年目）				
医療機器名					
製造販売業者名					
型式					
型番					
製造番号		実施年月日	年　　月　　日		
購入年月日	年　　月　　日	実施者名	印		
院内の管理番号		総合評価	合格　・　再点検		

項目	点検内容		判定
電気的安全性点検	接触電流検査	正常状態（100μA以下）	μA
		単一故障状態（500μA以下）	μA
	接地漏れ電流検査	正常状態（5 mA以下）	mA
		単一故障状態（10 mA以下）	mA
	接地線抵抗（0.1 Ω以下）		Ω
外観点検	本体・吸排気口の清掃		合・否
	外装の破損やネジの緩み，ひび割れ，汚れ（油・血液等）はないか		合・否
	電源コードの亀裂や傷はないか		合・否
	各種ケーブルの亀裂や傷，コネクタの破損はないか		合・否
	表示器の破損はないか		合・否
	ツマミやプラグ，スイッチの破損や緩み・抜けはないか		合・否
	定期交換部品の使用期限の確認		合・否
機能点検	バッテリ動作確認		合・否
	リークテストの実行		合・否
	電極接続不良検出機能の確認		合・否
	各信号に対するトリガーの確認		合・否
	システム内部の乾燥・埃・汚れの確認		合・否
	トリガーの確認		合・否
	自動充填とポンピング機能の確認		合・否
ヘリウム	ヘリウム残圧計の圧確認		合・否
	ヘリウム残圧不足検出機能の確認		合・否
その他	セーフティーディスクの期限及びテスト		合・否
	ラベル，注意喚起シールは確実に貼られている		合・否
	取り扱い説明書はすぐ近くにある		合・否
	日時設定確認		合・否
	ファンの動作確認		合・否
	バッテリ動作時間と充電動作の確認		／時刻合せ
交換部品・備考			

（社団法人 日本臨床工学技士会：「医療機器の保守点検に関する計画の策定及び保守点検の適切な実施に関する指針」Ver 1.02.）

2 PCPS
❶ PCPSの導入-指示受けと確認事項

- 使用の目的，送脱血管の挿入部位，挿入方法，カニューレや回路（遠心ポンプ，人工肺）の選択，今後の治療方針（低体温療法の併用など）を中心に指示を受ける．導入までの経緯やリスクファクタも把握しておくべきである．成人では60 ml/kg/min以上の血流量を得られるようにシステムを選択する．
- 出血傾向の高い患者，大動脈弁閉鎖不全症，大動脈瘤の場合は基本的に禁忌とされているが，とくに医師の指示がある場合はこの限りではない．
- 指示簿と始業点検の一例を表に示す（▶表19, 20）．PCPSの導入は緊急を要する場合も多いため，始業点検を行う時間がない場合も多く，終業点検と併せて行われることも多い．

▶表19 PCPS・ECMO指示簿の例

年月日 時間	年　月　日　　：		患者名	
指示医			指示受け技士	
使用の主たる目的	☐ 治療の補助手段として　☐ 心不全　☐ 冠血流確保 ☐ LOS　☐ その他（　　　　　　　　　　）			
送血挿入部位	☐ （右・左）　大腿動脈　☐ その他（　　　　　　　）			
脱血挿入部位	☐ （右・左）　大腿静脈　☐ その他（　　　　　　　）			
カニューレサイズ	送血カニューレ：16Fr　18Fr　☐ その他（　　　　　） 脱血カニューレ：20Fr　22Fr　☐ その他（　　　　　）　☐ 技士一任			
挿入方法	☐ 透視下　☐ 非透視下			
リスクファクター	☐ HIT　☐ 大動脈弁閉鎖不全　☐ 大動脈瘤 ☐ 閉塞性大動脈硬化症　☐ その他（　　　　　　　　　　　）			

（社団法人 日本臨床工学技士会：「集中治療業務指針」）

▶表20 PCPSの始業時点検（例）

年　月　日　No.　　機種名：　　管理番号：　　点検実施者：

点検項目	点検箇所	点検事項	評価
外観点検	外装	破損やネジの緩み，ひび割れ，汚れ（油・血液等），錆びはないか	合・否
	電源コード	コネクタの破損，コードの亀裂や傷はないか	合・否
	各種ケーブル	コネクタの破損，ケーブルの亀裂や傷はないか	合・否
	表示部	表示器（液晶表示やLEDなど）の欠け（表示しない部分）や破損はないか	合・否
	ツマミ類	ツマミやプラグ，スイッチの破損や緩み・抜けはないか	合・否
	付属機器	付属機器が揃っているか．ドライブユニット，流量センサ，医療ガスブレンダーなどに破損やひび割れ，紛失はないか	合・否
機能点検	電源	セルフテスト・エラー表示がないことを確認	合・否
	モータ駆動	モータ回転調整ツマミを回しドライブモータが駆動する	合・否
		回転数が0～3,000rpmの範囲で任意に設定できることを確認	合・否
	アラーム機能	AC電源を抜きブザーが鳴り・警告が表示されることを確認	合・否
		ドライブモータを抜く，ブザーが鳴り警告の確認	合・否
		流量センサを抜く，ブザーが鳴り警告の確認	合・否
	流量センサ	センサチェック用コネクタを使用し任意の流量表示	合・否

（社団法人 日本臨床工学技士会：「医療機器の保守点検に関する計画の策定及び保守点検の適切な実施に関する指針」Ver 1.02.）

❷機器のセットアップと準備

①電源を確保する
- PCPSはバッテリーを搭載しているため,コンセントに電源プラグを接続しなくても使用は可能であるが,導入後の,移動や搬送に備えて必ずコンセントに接続する。

②酸素ボンベの確認
- 架台に酸素ボンベを搭載している場合は,残量を確認しておく。また,減圧器などを使用しなければならない場合はそれらのリークチェックも併せて行っておく。

③抗凝固療法
- 必要に応じて,カニュレーション前にヘパリンを所定量投与しておく。抗凝固はACTなどを用いて評価を行う。

④プライミング
- 生理食塩液,乳酸リンゲル液,酢酸リンゲル液などを用いてプライミングを行う。送脱血管の挿入(カニュレーション)が終了するまでに,プライミングを終え,血液流量計や人工肺吹送ガスの準備を完了しておく。プライミングの方法や注意点は,コンソールの種類や使用する人工肺,回路構成によって異なるため,事前に取扱説明書を確認し迅速に対応できるようトレーニングを行うことが重要である。

⑤人工心肺用温度コントロールユニット(冷温水槽)
- CPA(cardiopulmonary arrest:心肺停止)症例に対するECPR(extracorporeal cardiopulmonary resuscitation:体外循環を用いた心肺蘇生)では,PCPS導入期より,速やかに低体温療法を行う場合がある。そういった症例に対応する場合は,あらかじめ冷温水槽の灌流水を冷やしておく。また,前項のプライミングやボリューム負荷に用いる輸液製剤をあらかじめ冷やしておくことも速やかな低体温療法の導入には効果がある。

⑥ハンドクランク(用手式遠心ポンプ駆動装置)
- 緊急時の対応として,遠心ポンプが停止した場合には,すぐにハンドクランク(▶図35)にて灌流を維持できるよう準備をしておく。

▶図35 用手駆動用ハンドクランク

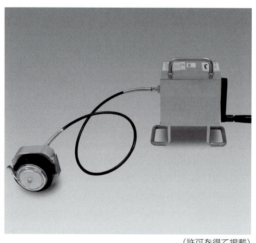

(許可を得て掲載)

補足
- 遠心ポンプは構造上，ポンプの発生する圧力より送血側の圧力が高いと逆流を発生する。使用中は，常に一定以上の回転数で駆動しておくことを取り決めておいた方がよい。
- なお，この一定以上の回転数は，コンソールの機種や遠心ポンプヘッドにより異なる。自施設で使用しているシステムで逆流が発生しない回転数を把握しておく。

❸治療の開始
- 送脱血管のカニュレーションが終了したのち，PCPSの送脱血回路と接続するが，必ず送血回路をチューブ鉗子にてクランプしておく。接続した後，回路内にエアーがないことを術者と確認し，人工肺にガスを吹送しポンプをスタートする。ポンプをスタートする際には，あらかじめ一定以上の回転数でポンプを駆動しておき，逆流がないことを確認しながら送血ラインをクランプしているチューブ鉗子を徐々に開けていきクランプを外し，目標となる血流量に到達するまで回転数を上げていく。
- 目標とする血流量まで到達したら，必ず目視にて送血回路の血液の色調を確認し，酸素加されていることを確認する。

❹治療中の観察ポイントと記録
- PCPS駆動中は，機器のみならず患者の状態把握にも積極的に努める。使用中点検の一例を表に示す（▶表21）。

▶表21　PCPSの使用中点検（例）

年　　月　　日　No.　　　　機種名：　　　　管理番号：　　　　点検実施者：

点検箇所	点検事項	評価
駆動部	ポンプコントローラ，ドライブユニット，流量センサは正常に動作しているか	合・否
PCPS回路	PCPS回路は正しくセットされているか	合・否
ガス供給	人工肺にガスが供給されているか	合・否
警報	低流量警報は正常に作動するか	合・否
	警報音の音量は十分か	合・否
運転条件	施設の経皮的補助循環法運転基準に準じているか	合・否

- その他の観察ポイントも以下に示す。使用中点検と併せて記録用紙を作成し，バイタルサイン（心拍数，血圧，SpO_2，$EtCO_2$，CO，rSO_2など），灌流条件（血液流量，吹送ガスFiO_2），血液ガスデータ，ACT測定値，熱交換器設定温度，下肢の阻血評価（末梢温，皮膚の色調など）などの記録を定時的に行う。

補足
PCPSの送血は左室の後負荷
また，いわゆるV-Aバイパス（静脈から脱血し動脈に送血する）による補助循環では，送血そのものが，自己の左心に対する後負荷となっていることを考え，血流量を決定するべきである。しかし，十分な心機能の回復を得ていない状況で，左心の後負荷を下げるために本来必要な血流量を下げ過ぎて，静脈血酸素飽和度を低下させるべきではない。PCPS施行中の左心後負荷の軽減にはIABPの併用も考慮する。

❺血流量
- PCPS施行中は患者の酸素消費量に見合う流量を維持するようにコントロールする。自己の心拍出量がほとんどない場合，成人では60 ml/kg/minの血流量が得られるよう，最も簡単な指標としては，混合静脈血酸素飽和度を70％以上となるようPCPSの血液流量をコントロールする。血圧は十分な尿量が維持できるように平均動脈圧で60〜80 mmHgを維持する。尿量が維持されていれば腎以外の他の臓器灌流も問題なく行われていると考えてよい。
- 送血管の先あたりや送血カニューレのサイズの不適合による送血抵抗の増大，循環血液量の減少や脱血カニューレのサイズの不適合，位置の不良などによる脱血量の不足により十分な血流量が確保できない場合もある。遠心ポンプの回転数を上げる際には，過度な陽圧（400 mmHg以上）や過度な陰圧（-300 mmHg以下）がかからないように留意する。

補　足

PCPSから血液ガスのサンプリングを行う場合は，細心の注意が必要である。遠心ポンプを使用した閉鎖回路の場合，脱血カニューレから遠心ポンプまでは血液回路内に高い陰圧が，遠心ポンプの出口から送血カニューレまでは，血液回路内に高い陽圧がかかっているため，エアーの流入や血液の流出に十分注意する。

補　足

右手で観る
PCPS施行中は，自己心の拍出による血流があった場合，大動脈の最初の分枝，右腕頭動脈から血流を受ける右手が血液ガスの測定部位としては適している。また同様の理由で，パルスオキシメータも右手に装着し測定する。

❻血液ガスの管理

- 人工肺のガス交換能の評価や適切な血液ガスコントロールを行うため，適時血液ガスの測定を行う。測定時は人工肺の出口だけではなく，右手の動脈からもサンプリングを行い評価する。また，状況に応じて脱血回路の血液ガスも併せて評価する。
- 通常の大腿動静脈からのカニュレーションによるPCPSでは，自己心の拍出による血流の血液ガスは，自己肺のガス交換能と人工呼吸器の設定に依存する。状況によっては，十分に酸素加されていない血液が自己心により拍出されるケースもあるので，冠灌流や脳灌流血の酸素分圧にも注意が必要である。自己心の拍出による血流とPCPSからの血流のぶつかるポイント「ミキシングゾーン」が重要となる。ミキシングゾーンは，循環血液量と心機能，PCPSの補助流量よって移動する（▶図36）。

▶図36　大腿動脈送血時のミキシングゾーン

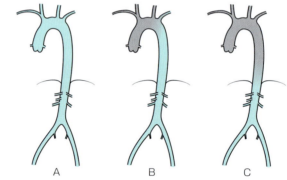

・自己の心拍出がない場合はAの様に，すべてPCPSの血流により灌流される。
・自己の心拍出が現れるとBの様に，冠灌流や脳灌流に影響を及ぼすが，左手で測定した血液ガスやパルスオキシメーターの値は正常を示すことがあるため評価は右手で行う。
・Cの状態では上枝は完全に自己心による灌流となる。

❼人工肺に吹送するガス

- ボンベによる搬送時以外は，ブレンダにより酸素と空気をミキシングした混合ガスを流量計により吹送し，PaO_2を上げたい場合はブレンダの酸素濃度を上げ，$PaCO_2$を下げたい場合は流量計の流量を上げ，PCPSから送血する血液の血液ガスをコントロールする。これは，人工呼吸器の設定と同じ考え方でよい。人工呼吸器でもPaO_2を上げたい場合は酸素濃度を上げ，$PaCO_2$を下げたい場合は分時換気量を増やすという，同様の設定が行われる。

❽抗凝固療法

- 体外循環を安全に管理するには，抗凝固療法が必要となる。ヘパリンなどの抗凝固薬を使用し，適時，ACTなどを測定し抗凝固療法を行う。ただし，開心術後や出血性病変を有する患者についてはこの限りではなく，医師の指示を確認する。

❾モニタリング

- PCPS施行中は，遠心ポンプコンソールによる血液流量や回路内圧以外に

も，生体情報モニタなどにより，さまざまなパラメータをモニタリングする必要がある。

①生体情報監視装置
- 心電図（ECG）
- 中心静脈圧（CVP）
- 呼気終末炭酸ガス分圧（EtCO$_2$）
- 簡易脳波
- 動脈圧（AoP）
- 動脈血酸素飽和度（SpO$_2$）
- 体温

など

②スワンガンツカテーテル（機種により計測・計算可能なパラメータも含む）
- 心拍出量・心係数（CO・CI）
- 肺動脈圧（PAP）
- EDV（拡張終期容量）
- DO$_2$I（酸素運搬係数）
- 血液温
- 混合静脈血酸素飽和度（SvO$_2$）
- 肺動脈楔入圧（PCWP）
- SV（1回拍出量）
- VO$_2$I 酸素消費量係数

など

③無侵襲混合血酸素飽和度監視装置
- 局所組織酸素飽和度（rSO$_2$）

④体外循環用血液ガス分析装置
- PCPS送脱血回路の血液ガス（pH，PaO$_2$，PaCO$_2$，HCO$_3$，SaO$_2$，Hgb，HCTなど）

- PCPS施行中に人工肺熱交換器に接続する人工心肺用温度コントロールユニットは必ずしも必須ではないが，熱交換器による体温コントロールを行わない場合は，体温の低下に留意する。
- PCPSでサポート中にスワンガンツカテーテルから得られる各種圧力データは，通常時と異なり，心機能評価の指標とはならない場合がある。心エコーなどを併用し評価する必要がある。
- EtCO$_2$は通常，PaCO$_2$のよい指標となるが，PCPS施行中は肺血流量の減少によりEtCO$_2$は低値を示す。自己心の拍出がない場合（肺循環がない場合）には0 mmHgに近い値をとるが，自己心の回復により肺循環が増えるに伴い値は上昇するため，心拍出の指標ともなる。
- 頭部のrSO$_2$は，前述の自己肺のガス交換能が低下し，自己心の拍出による血流が冠灌流や脳灌流に影響を与える状況下では低値を示し，よい判断材料となりうる。また，下肢両側のrSO$_2$をモニタリングし比較することで，送血管の挿入された側の下肢の阻血，虚血状態を知るためにも用いることができる。
- 体外循環用血液ガス分析装置を用いることで，人工肺のガス交換能（PaO$_2$，

$PaCO_2$)やSvO_2などをリアルタイムにモニタリングすることが可能であり，回路からの血液ガスサンプリング回数を減らすことも可能である。

❿人工肺の管理

- 長期に及ぶことのある補助循環では，人工肺に血栓を形成したり，ガス交換能が低下してくることがある。目視による血栓の確認と，血液ガスのチェックが，回路の交換指標として重要となる。

①血栓の形成

- 適正に抗凝固が行われていたとしても，血栓を形成することがある（▶図37）。PCPSに用いられる標準的な回路には，人工心肺と異なり，動脈フィルタなどはなく，人工肺や回路内に血栓などが形成され，はがれると送血管より動脈に送られ塞栓症の原因となる。また，血栓のサイズによっては，PCPS回路の閉塞により補助循環が止まってしまうリスクもある。血栓が確認された場合は，血栓の性状や位置，サイズなどにより，回路交換を検討する。

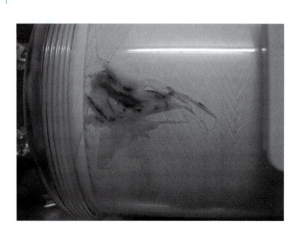

▶図37 人工肺に形成された血栓

②ウェットラング（wet lung）と血漿リーク（serum leakage）

- 人工肺のガス交換を行う孔を通じて，血液相からガス相にでてきた水蒸気が，排気される前に人工肺内で冷却され，ガス流路（中空糸内）で結露し，水としてガス交換を阻害する。
- 人工肺のガス交換膜は疎水性を有しているが，血液やガス相で結露した水と接触することにより，この疎水性が失われていく。疎水性を失ったガス交換膜は，血中の血漿成分が漏れ出す。血漿リークが発生すると人工肺ガス出口などから黄色の液体や泡が観られ，著しくガス交換能の低下を来すことがあるため，回路の交換を検討する（▶図38）。
- 人工肺に定期的にガスフラッシュを行うことにより，ウェットラングによるガス交換能の低下や，ガス交換膜の疎水性の維持，血漿リークの防止が可能である。ガスフラッシュは1～2時間毎に10 L/min程度のガス流量にて1～2分間行われる。ガスフラッシュ中は，極端に$PaCO_2$の値が低値となるため，患者の状態にも注意を要する。

▶図38 血漿成分のリーク
（serum leakage）

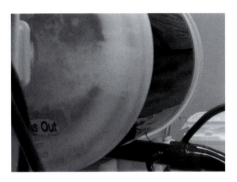

③ガス交換能の評価

● 人工肺のガス交換能を評価する際には，単に人工肺出口（動脈血）の血液ガス分析によるPaO_2や$PaCO_2$を見るだけでなく，人工肺入口（静脈血）の血液ガスも考慮する必要がある。施設にて使用する人工肺の添付文書などから，現在の血流量でどれくらいの酸素添加能力があるのかを確認して評価する（▶図39）。血流量不足やシバリングを起こしたなどの極端な酸素消費量の上昇により静脈血の酸素含有量が極端に低下している場合は，人工肺出口の動脈血でも十分な酸素加がなされない場合があることを知っておくべきである。以下の式のとおり人工肺の酸素移動量を求めることが可能である。人工肺のカタログスペックとの比較に際しては，ヘモグロビン濃度にも留意する。

▶図39 人工肺酸素添加量の一例

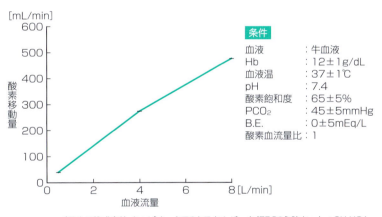

条件
- 血液　　　　：牛血液
- Hb　　　　　：12±1g/dL
- 血液温　　　：37±1℃
- pH　　　　　：7.4
- 酸素飽和度　：65±5%
- PCO_2　　　：45±5mmHg
- B.E.　　　　：0±5mEq/L
- 酸素血流量比：1

〔テルモ株式会社 キャピオックス®カスタムパック（EBS®心肺キット：CX-XQA，CX-XSA）添付文書 酸素添加量より引用〕

人工肺入口（静脈血）と出口（静脈血）の酸素含有量の差を求め，血流量の積から求めることができる。
（＊酸素含有量の血中溶存酸素は微量であるため無視してもよい）

$$\text{酸素含有量（mL/dL）} = \underbrace{1.34 \times 血中ヘモグロビン濃度（g/dL） \times \frac{酸素飽和度（\%）}{100}}_{\text{ヘモグロビン結合酸素}} + \underbrace{0.003 \times PaO_2（mmHg）}_{\text{血中溶存酸素}^*}$$

酸素移動量（mL/min）＝（人工肺出口酸素含有量－人工肺入口酸素含有量）×血流量（L/min）×10

⓫ 溶血について

- PCPS施行中には，溶血がみられるケースがある。溶血の原因の1つは遠心ポンプの軸に発生した血栓や軸受けの部分での熱や血球の機械的損傷によるものである。軸受けシール劣化による血栓の形成時には異音を伴う。ほかにもカニューレ先端部や血管壁などで発生する，ずり速度（shear rate）やキャビテーションによる空気との接触などがあげられるが，これらはとくに過度の陽陰圧環境下で発生しやすいと考えられている。
- 血漿中遊離ヘモグロビンは 10 mg/dl 未満でにコントロールすることが望ましい。尿の色調の観察も重要である。血液を遠心分離できる環境であれば，血漿成分の色調にて簡易的な判断が可能である。
- 溶血の原因が，遠心ポンプを含む回路にあるようであれば，早急に回路交換を検討する必要がある。

⓬ PCPS施行中の搬送

- 集中治療室と血管造影室やCT室間の搬送など，PCPS施行中にも搬送が必要な場面が数多くみられる。コンソールのバッテリー残量，酸素ボンベ残量，カニューレ刺入部や回路の固定状況，回路の取り回しなどさまざまな点に細心の注意を払う必要がある。また，不測の事態に備えて輸液製剤や輸血製剤，予備の酸素ボンベや，ハンドクランクなどの備えも必要である。
- 各施設にて安全な搬送のためのベッドに固定するホルダや，ベッドに搭載するためのホルダが工夫されている（▶図40）。

▶**図40** ベッドやCT撮影テーブルに搭載可能な計量ホルダ

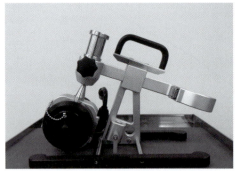
a 計量ホルダ

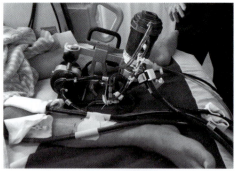
b ベッド搬送時

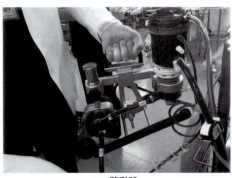
c 移動時

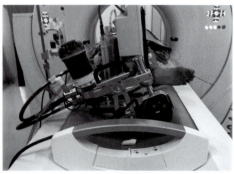
d CT撮影時

⓭ウィーニング

- 心機能の回復が得られれば，速やかにウィーニングを試みる。徐々に血流量を下げ，血行動態や血液ガスに問題ないことを確認し進めていく。血液流量を落としたり試験的に止めたり（off-TEST）する際には，通常よりACTを延ばし気味にコントロールしなければ再循環が必要な際に血栓を形成してしまうと，新たに回路をセットアップしなければならない事態に陥る。
- ウィーニング終了後，しばらくは再挿入の可能性などを考慮し，カニューレや回路の待機が必要である。

⓮使用後の点検

- PCPS離脱後は，次の症例に備えてコンソール，酸素ボンベ，送脱血カニューレや回路などの消耗品の点検，清掃，補充をチェックリストを用いて行う。終了時点検の一例を表に示す（▶表22）。

▶表22　PCPSの就業時点検（例）

年　　月　　日　No.　　　機種名：　　　　管理番号：　　　　点検実施者：

点検箇所	点検事項	評価
外装	破損やネジの緩み，ひび割れ，汚れ（油・血液等），錆はないか．	合・否
外観	移動用キャスタなどに不具合はないか．	合・否
電源コード	コネクタの破損，ケーブルの亀裂や傷はないか．	合・否
電源プラグ	電源プラグに過熱，緩み，曲り，折損はないか．	合・否
電源コンセント	コンセントに接続され充電されているか．抜いたらバッテリーに切り替わるか．	合・否
酸素ボンベ	移動用酸素ボンベの残量はあるか．	合・否
ツマミ類	ツマミやプラグ，スイッチの破損や緩み・抜けはないか．	合・否
表示部	表示器（液晶表示やLEDなど）の欠け（表示しない部分）や破損はないか．	合・否
動作確認	自己診断のエラー表示や警報が出ていないか．	合・否
接続確認	本体へ接続するコード類が使用可能状態になっているか．	合・否
消耗品	PCPS回路・人工肺・送脱血管・プライミング液・抗凝固剤は準備されているか．	合・否
患者状態	治療が正常に行われたか．	合・否

（社団法人 日本臨床工学技士会：「医療機器の保守点検に関する計画の策定及び保守点検の適切な実施に関する指針」Ver 1.02.）

⓯保守管理

- IABPの定期点検は，機器ごとに個別に定期点検計画書を作成し，最低年2回以上の定期点検を行うべき機器である。定期点検チェックリストの一例を表に示す（▶表23）。

【文　献】
1) 澤　芳樹 監：研修医・コメディカルのためのプラクティカル補助循環ガイド，メディカ出版，2007．
2) 坂本哲也 ほか：心肺停止患者に対する心肺蘇生補助装置等を用いた高度救命処置の効果と費用に関する多施設共同研究，厚生労働科学研究費補助金 医療技術評価総合研究事業（主任研究者：坂本哲也）総合研究報告書，2007-2013．
3) 許　俊鋭 編：補助循環マスターポイント102，メジカルビュー社，2009．
4) ELSO General Guidelines for all ECLS Cases Version 1.3, ELSO Guideline, 2013.
5) 松田　暉 監：経皮的心肺補助法-PCPSの最前線，秀潤社，2004．
6) 四津良平 監：決定版 病棟必携！カラーで診る 補助循環マニュアル，メディカ出版，2010．
7) 許　俊鋭 ほか：重症心不全に対する植込型補助人工心臓治療ガイドライン，日本循環器学会/日本心臓血管外科学会合同ガイドライン，2013．

▶表23　PCPS定期点検報告書(例)

実施する内容	点検(3ヶ月・6ヶ月・1年目)				
医療機器名					
製造販売業者名					
型式					
型番					
製造番号			実施年月日	年　　月　　日	
購入年月日	年　　月　　日		実施者名		印
院内の管理番号			総合評価	合格　・　再点検	

項目	点検内容		評価	
電気的安全性点検	接触電流検査	正常状態(100μA以下)		μA
		単一故障状態(500μA以下)		μA
	接地漏れ電流検査	正常状態(5mA以下)		mA
		単一故障状態(10mA以下)		mA
	接地線抵抗(0.1Ω以下)			Ω
外観点検	外観・ケーブルに著しいキズ等がない		合・否	
	モータ回転数調整ツマミはスムーズに動く		合・否	
	ケーブル・プラグは確実に装着できること		合・否	
電源投入機能 モータ駆動時 アラーム機能 流量センサ タイマー点検	電源投入すると，所定の表示が得られ稼働状態になる		合・否	
	スタートスイッチを押すと所定の表示が点灯する		合・否	
	モータ回転数調整ツマミは回す方向に応じてモータの回転表示が変化及び任意に設定ができる		合・否	
	ストップスイッチを押すとスタート表示が消灯し，ストップを示す表示が点灯しモータが停止する		合・否	
	AC電源を抜きブザーが鳴り・警告が表示されることを確認		合・否	
	ドライブモータを抜く，ブザーが鳴り警告の確認		合・否	
	流量センサを抜く，ブザーが鳴り警告の確認		合・否	
	センサチェック用コネクタを使用し任意の流量表示		合・否	
	コネクタを外すと表示が「0」を確認		合・否	
	「START/STOP」スイッチを押すとカウント開始		合・否	
	「START/STOP」スイッチを押すとカウント停止		合・否	
	タイマー誤差3%		合・否	
	再度「START/STOP」スイッチを押すとカウント再開		合・否	
プライミング機能	「START/STOP」スイッチを押すとカウント停止		合・否	
	「RESET」スイッチでカウントがリセットされる		合・否	
	「AUTO-PRIMING」ランプが点灯し設定値で動作		合・否	
	プライミングを停止できること		合・否	
	設定値を変更すると変更した設定値で動作する		合・否	
バッテリ点検	バッテリに切り替わり運転が継続される		合・否	
	バッテリで3時間以上運転できる		合・否	
	充電開始後6時間で充電表示が全灯し15時間で「CHG」消灯		合・否	
交換部品・備考				

(社団法人 日本臨床工学技士会:「医療機器の保守点検に関する計画の策定及び保守点検の適切な実施に関する指針」Ver 1.02.)

【武西友幸】

4 低体温療法

❖成人の低体温療法

1 AHA(アメリカ心臓協会)・JRC(日本蘇生協議会)ガイドライン2010
- AHA・JRCガイドライン2010により,院外でのVf(心室細動)による心停止後,自己心拍再開後,昏睡状態の成人患者に対しては,低体温療法(12〜24h,32〜34℃)を施行すべきと示された(推奨度Class I)[1]。

❶適応と除外基準
- ガイドラインでは,低体温療法の適応は院外での心室細動による心停止後,自己心拍再開後の昏睡状態の成人に対して施行すべきとされている。そのほか,低体温療法が施行される症例としては頭部外傷などがある。
- 除外基準としては,コントロールできない出血性病変の存在や血行動態が不安定な症例(低血圧,重症不整脈)などがあげられる。

2 冷却法
- アイスパックや冷却した輸液を静脈に急速投与するシンプルな方法や,かつては体を冷水に浸す方法がとられたこともあるが,現在あまり使用されず,循環式ブランケットや補助循環を使用した冷却法が主流となっている。

3 循環式冷却ブランケット(体表冷却)による低体温療法
❶循環式冷却ブランケットの外観

補足

ガイドラインの推奨度
(1) クラスI:有益であるという根拠があり,適応であることが一般に同意されている。
(2) クラスIIa:有益であるという意見が多いもの。
(3) クラスIIb:有益であるという意見が少ないもの。
(4) クラスIII:有益でないまたは有害であり,適応でないことで意見が一致している。

▶図41 循環式冷却ブランケットの外観

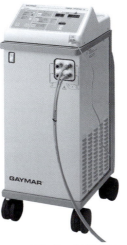

a メディサームIII(本体)
(アイ・エム・アイ)

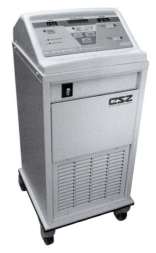

b ブランケットロールII(本体)
(アイ・エム・アイ)

(許可を得て掲載)

❷特徴
- 体の下(もしくは上にも)に冷水・温水が還流するマットレス(ウォーターブランケット)を敷くことによって体表から患者体温をコントロールできる。
- 簡単に使用することが可能で,広く使用されている。

❸制御方式

①**マニュアル(温度固定)モード**
- 固定されたブランケット水温で体温をコントロールするモード。
- 患者の体温からフィードバックは受けないため，頻繁に患者体温をチェックする必要がある。

②**オート(自動)モード**
- 目標体温を設定し，患者体温を本体に入力することで，あらかじめ設定されている範囲でブランケット水温が変動し目標体温を維持するモード。
- 患者体温とブランケット水温が大きくずれることがあるため患者体温，ブランケット水温，皮膚の状態をこまめに点検する必要がある。

❹低体温装置指示簿の例[2]

▶表24 低体温装置指示簿の例[2]

年 月 日	年 月 日	患者名	
使用目的	□頭部外傷　□脳梗塞　□くも膜下出血　□心肺蘇生後 □その他(　　　　　　　　　　　　　　　)		
モード	□マニュアルモード　□オートモード		
開始時設定	設定温度(　　℃)　ブランケット水温(　　℃) 日時(　月　日，午前・午後　時　分)		
設定変更	設定温度(　　℃)　ブランケット水温(　　℃) 日時(　月　日，午前・午後　時　分)		
治療終了	日時(　月　日，午前・午後　時　分まで)		
指示医サイン		指示受け者サイン	

(臨床工学技士業務別業務指針2012　集中治療業務指針より)

4 より精度の高い循環式ブランケットによるコントロール

▶図42 精度の高い循環式ブランケットの外観

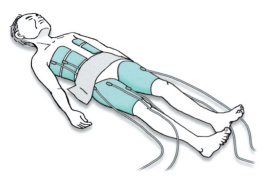

a　Arcticジェルパッド外観
(許可を得て掲載)

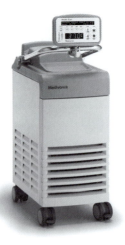

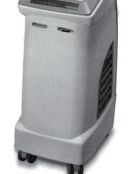

(ArcticSun2000：アイ・エム・アイ)　(ArcticSun5000：アイ・エム・アイ)
(許可を得て掲載)　　　　　　　　　(許可を得て掲載)

b　本体の外観

補足

低体温療法の診療報酬点数
L008-2　低体温療法(1日につき)12,200点
※10円/点
①心肺蘇生後の患者に対し，直腸温35℃以下で12時間以上維持した場合に，開始日から3日間に限り算定する。
②重度脳障害患者への治療的低体温の場合は算定できない。
③当該点数を算定するに当たり，必ずしも手術を行う必要はない。

❶特徴
- 体に密着する熱伝導率の優れたジェルパッドを使用することで，従来型の循環式ブランケットでは管理が難しかったより細かなコントロールが可能となっている。
- 制御方法としては，冷却・維持・復温をオート（自動）モードで管理でき，従来問題であった目標体温到達時のアンダーシュート（過冷却）の防止や，非常にゆっくりとした復温（0.05℃/h）も可能となっている。

5 治療の実際
❶当院のプロトコール

> 1. 導入：可及的速やかに（6〜8時間以内）目標体温を目指す。
>   目標体温：32〜34℃（血液温もしくは直腸温）
>   ①冷却生理食塩水（4℃）の静脈投与。（1〜2 l）
>   ②体温管理機器の使用（アークティックサン®など）
>   ③氷枕・氷嚢・アイスパック使用による大血管の冷却
>   ④室温調節：19℃より開始
>   ⑤胃洗浄
> 2. 維持：目標体温を12時間から24時間維持する
> 3. 復温：0.1℃/hで37℃まで復温する。
> 4. 冷却・維持中の全身管理
>   ①鎮静：ミタゾラム（ドルミカム®）を使用し，Richmond Agitation Sedation Score －5を維持するように調節する。
>   ②筋弛緩：臭化ベクロニウム（マスキュラックス®）を使用し，咳嗽反射やシバリングなどの体動が消失するまで調節する。

❷体温測定部位について[4]
- 一般に，直腸温は深部温のモニタリングとして信頼度は高いとされるが，反応が遅く直腸温が目標温度に達したときには，他の臓器はすでにより低い温度に達しているアンダーシュート（過冷却）がみられることがある。また，位置や排泄物の影響で信頼度が低いことも考えられる。
- 膀胱温もよく使用されるが，尿量が十分に得られない場合には直腸温と同じく反応が遅くなることに注意する必要がある。
- 対して咽頭温は比較的速やかに温度が変化するので，アンダーシュートなどが起こりにくく目標温度に正確にコントロールするうえで使いやすいとされる。

❸物品管理の注意点
- オートモードで低体温療法を行う場合，本体への体温の入力は不可欠である。入力できなければオートモードの使用ができなくなるので，院内で採用されている体温センサが使用可能かどうか確認しておくことが重要である。また，本体側の体温プローブアダプタコードの予備にも気を使う必要がある。

補足

補助循環との併用
急性心筋梗塞などの院外CPA（心肺停止）の症例では，PCPS（経皮的心肺補助装置）が導入されることが多くなっている。非常に侵襲的な手技ではあるが，熱交換器を内蔵しているPCPS回路を採用すれば循環補助を行いつつ，非常に効率よく全身を冷却することが可能である。

❖新生児領域の低体温療法

❶ JRC（日本蘇生協議会）ガイドライン2010

- 脳障害を起こす可能性の高い正期産児に対して，低体温療法（33.5～34.5℃）を生後6時間以内に開始し，NICUでの他の治療と合わせることで，18カ月後の死亡率と神経学的後遺症を有意に減らすことが示された[4]。
- 正期産もしくは正期産に近い児で，中等症から重症の低酸素性虚血性脳症の新生児に対しては，低体温療法を考慮すべきである（Class I）。全身冷却と選択的頭部冷却法はいずれも適切な方法である[4]。
- 治療に際しては，RCTで使われたプロトコール（すなわち，生後6時間以内に開始し，72時間冷却し，少なくとも4時間はかけて復温する）に準じるべきである（Class I）[4]。

❷ 治療の実際

❶ 適応基準[5]

① 在胎36週以上の出生体重1,800 g以上で基準を少なくとも1つ以上満たす症例
- 生後10分のアプガースコアが5点以下
- 10分以上の蘇生（気管挿管，陽圧喚起）が必要
- 生後60分以内の血液ガスでpHが7.00以下
- 生後60分以内の血液ガスでBEが−16以上

② 中等度から重症の脳症〔Sarnat（サーナット）分類II度以上〕
③ 脳波異常
④ 両親の承諾

❷ 除外基準[5]

① 冷却開始の時点で生後6時間をこえる場合
② 在胎36週未満
③ 出生体重1,800 g未満
④ 大奇形もしくは染色体異常がみられる場合
⑤ 頭蓋内出血や出血傾向を認める場合
⑥ 医師の判断でリスクが利益を上回る場合
⑦ 必要な環境がそろえられない場合

❸ 当院のプロトコール（アークティックサン®使用）

① 急速冷却34℃まで
② 34℃で72時間維持
③ 36℃まで復温（0.05℃/h：約40時間）
④ 36℃で24時間維持
⑤ 37℃まで復温（0.05℃/h：約20時間）

最近では復温時間を短縮したプロトコールも使用している。
① 急速冷却34℃まで

②　　34℃で72時間維持
　　③'-1　34.5℃まで復温(0.05℃/h：約10時間)
　　③'-2　36℃まで復温(0.1℃/h：約15時間)
　　④'　　36℃で24時間維持
　　⑤'　　37℃まで復温(0.1℃/h：約10時間)

❹治療中のモニタリング
- 脳低体温療法施行中は，体温測定(中枢温，末梢温)や脳波，呼吸状態やバイタルサインなどさまざまなモニタリングをする必要がある。
- パッド接触部分の皮膚の状態や冷却機器の動作チェックなどにも気を使う必要がある。

❺新生児の冷却方法(▶図43)
- JRCガイドライン2010で，新生児の低酸素性虚血性脳症(HIE)に対する脳低温療法の表面冷却法に関しては，選択的頭部冷却法および全身冷却法のいずれでもよいと示されている。

▶図43　新生児用の冷却パット

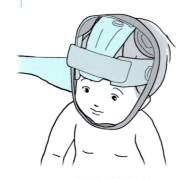

a　選択的頭部冷却法

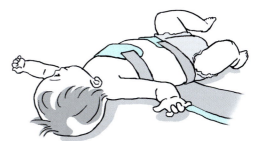

b　全身冷却法

❻設定の注意点
- アークティックサン®での制御では，成人の場合で水温は通常10〜40(4〜42)℃でコントロールされる。体の小さな新生児では過冷却などが起こりやすい。制御温度を20〜40℃に変更することでより安定した温度管理が可能になるとされる。

❖その他の体温管理・調節装置
■1新たな体温管理機器
- 循環式冷却ブランケットを使用した方法や，補助循環を伴う方法以外にも体温管理・調節を行う装置が使用されはじめている。現在のところ低体温療法の保険償還が取得できておらず，限定的な使用になっているが，これからの低体温療法への応用に期待される。

■2サーモガードシステム
❶特徴
- 中心静脈に留置した専用のバルーン付カテーテル内を冷却(加温)された生理

食塩水が循環し，血液と熱交換を行う装置。目標体温を設定し，患者体温（膀胱温など）をフィードバックし自動制御することが可能である。

❷使用目的
- 集中治療室などにおいて，中心静脈用カテーテルを必要とする急性重症脳障害に伴う発熱患者に対し，発熱負荷を軽減するための解熱剤，冷却用ブランケットなどの補助として，専用の中心静脈留置型熱交換用還流式バルーン付カテーテルを介し血管内で血液との熱交換を行う（ただし，低体温装置を除く）。

❸医科診療報酬
- L008-3　経皮的体温調節療法（一連につき）　5,000点

❹留意事項
- 経皮的体温調節療法は，集中治療室などにおいて，くも膜下出血，頭部外傷または熱中症による急性重症脳障害を伴う発熱患者に対して，中心静脈留置型経皮的体温調節装置を用いて体温調節を行った場合に，一連につき1回に限り算定する。

▶図44　サーモガードシステムの外観

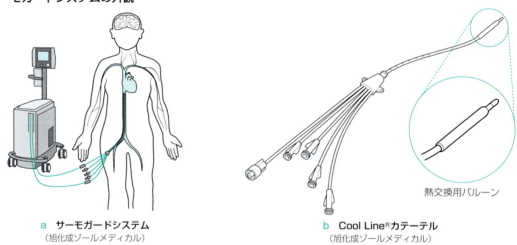

a　サーモガードシステム
（旭化成ゾールメディカル）

b　Cool Line®カテーテル
（旭化成ゾールメディカル）

熱交換用バルーン

❸クーデック®アイクール
❶特徴
- 挿管された気管チューブに沿わせて冷却カフを挿入し，咽頭部・食道部と接触した冷却カフに冷却水を循環させ，熱交換を行う装置。接触部分の近くをとおる頸動脈が冷却され，脳温を低下させることが可能となっている。

❷使用目的
- 低体温療法が必要な患者に対し，先立って一時的に（約2時間）使用することで，すばやく脳温を低下させることを目的とし使用する新しいデバイスである。

▶図45 クーデック®アイクールの外観

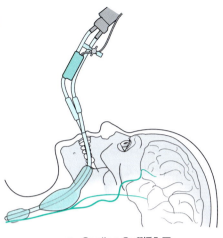
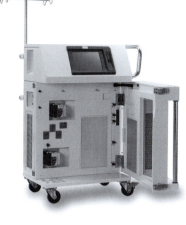

a Cooling Cuff挿入図　　b クーデック®アイクール（本体）
（大研医器）

Coffee Break

摂氏（℃）と華氏（℉）

- 摂氏とは「セルシウス度」のことで水の氷点を0℃とし，水の沸点を100℃として，それを100等分した温度の尺度である。
- それに対して，米国などでの非科学分野で使用されている温度の尺度として華氏（℉：ファーレンハイト度）がある。これは水の氷点を32℉，沸点を212℉とし，その間を180等分した温度の尺度である。
- これによれば，人間の体温の37℃は約100℉になる。また華氏の37℉は約3℃となる。
- 体温管理に使用される機器のなかには，摂氏と華氏が簡単に切り替えられるものも存在し，体温を上げようとして40℃に設定したつもりが40℉なっており，実際には約4℃になっていて危うくキンキンに冷やしかける経験をした。

【文　献】
1) JRC（日本蘇生協議会）ガイドライン2010 成人の二次救命措置 75, 2010.
2) 臨床工学技士業務別業務指針2012 集中治療業務指針 37, 2012.
3) 根岸千春：テキストブック体温管理. IMI株式会社 4-5, 2012.
4) JRC（日本蘇生協議会）ガイドライン2010 新生児の蘇生 17-18, 2010.
5) 茨 聡：新生児・小児のための脳低体温療法, 20-22, メディカ出版, 2011.

4 集中治療業務の注意事項

木村政義

業務のポイント

- 集中治療室は全身管理を行うため，臨床工学技士の業務も呼吸・代謝・循環と多岐に渡る。集中治療業務は臨床工学技士業務のなかでも，最も幅広い知識が求められると考えられる。よって，集中治療業務を行う臨床工学技士は，ジェネラリストとしての幅広い知識と技術を修得していかなければならない。
- 集中治療室は医師・看護師のみならずさまざまな職種によるチーム医療が行われている。臨床工学技士は，チーム医療の一員として他者の意見を十分に聞き，自分の意見をしっかりと述べる必要があり，コミュニケーション能力を身につける必要がある。
- 集中治療室は24時間稼働しているため，臨床工学技士も24時間のサポート体制を確立し，医療の質の向上に寄与していかなければならない。業務別業務指針の特記事項に記載されている下記の内容を可能な限り確立していけるよう努力していく必要がある。

1 集中治療業務別業務指針特記事項[1]

❖ 臨床工学技士は，補助循環・血液浄化療法を行う場合は，常時関与しなければならない

- PCPS・ECMO・IABPなど緊急を要する生命維持管理装置は，夜間・休日においても迅速に導入できる体制を確立する必要がある。また，夜間・休日においてPCPS・ECMOの回路交換（膜交換）が必要になった場合でも，臨床工学技士を必要人数呼び出せる体制を整える必要がある。
- 夜間・休日における血液浄化療法の導入も，臨床工学技士が常に関われるよう体制を整える必要がある。とくに血液浄化療法におけるトラブルが発生した場合は，迅速に対処できるようにしなければならない。

❖ その他の生命維持管理装置についても常時臨床工学技士が関与することが望ましい

- NO吸入療法や低体温療法など生命に直結する機器は，導入が決まれば夜間休日においても直ぐに臨床工学技士が対応できるよう体制を整える必要がある。また，人工呼吸器などにトラブルが生じた場合に，直ぐに対処できるよう方策を確立しておく必要がある。
- その他の医療機器について，夜間休日にトラブル対応や使用方法の相談などに応じる体制を整え，医療機器の安全な使用に寄与するべきである。

【文　献】
1）臨床工学合同委員会監修：臨床工学技士業務指針集．公益社団法人日本臨床工学技士会，107-131，2012．

Chapter V

心臓カテーテル・不整脈治療領域

1 心臓カテーテル検査および治療の適応

丹生治司，伊藤朋晃

> **業務のポイント**
>
> **生命維持管理装置およびカテーテル関連機器**
> - 機器の保守点検，始業点検，終業点検，その記録
> - 機器の組立，回路の洗浄・充填
> - 電極や対極板などの身体への装着と監視条件の設定・変更，稼働時の患者観察と記録
> - カテーテル，ガイドワイヤなどの医師への受け渡しや機器の操作と接続
> - 電極や対極板などの身体からの脱着
>
> ※機器の操作条件，薬剤の投与量など，身体への電気的負荷については，医師から具体的な指示を受けなければならない．臨床工学技士は，身体に直接針を穿刺して行う血管からの採血や血管内への輸血などを行ってはならない．

【丹生治司】

- 心臓カテーテル室（▶図1）では，医師，看護師，診療放射線技師，臨床検査技師，臨床工学技士が協力し循環器疾患の診断および治療を行う．心臓カテーテル検査および治療の適応疾患を▶表1に示すが，なかでも虚血性心疾患の診断と治療の頻度が高い．
- 心臓カテーテル室では，放射線による透視や撮影を頻繁に行うため，X線照射時には**放射線（X線）防護プロテクタ**[*1]の着用が義務づけられている．

用語アラカルト

[*1] **放射線防護プロテクタ**
体幹用防護衣，防護眼鏡，甲状腺防護具，防護衝立，防護手袋がある．体幹用には鉛当量で0.25 mmPb，0.35 mmPb，0.5 mmPbの防護衣があるが，鉛当量が大きいものほどX線の遮へい効果が高い．

▶図1　心臓カテーテル室（小倉記念病院）

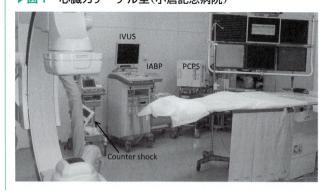

▶表1　心臓カテーテル検査の適応疾患と治療（不整脈の診断・治療を除く）

適応疾患	カテーテル治療
狭心症	経皮的冠動脈インターベンション
心筋梗塞	
心臓弁膜症	経皮経静脈的僧帽弁交連切開術，経皮的バルーン大動脈弁形成術
心筋症	閉塞性肥大型心筋症に対する経皮的中隔心筋焼灼術
先天性心疾患	心房中隔欠損症のAmplatzer（アンプラッツァー），動脈管開存症のAmplatzerやコイル塞栓術
肺動脈血栓塞栓症	血栓溶解療法，血栓吸引術，血栓破壊術
心不全	原因疾患の治療

補足

冠攣縮薬物誘発試験
アセチルコリンやエルゴノビンにより90％以上の狭窄をきたした場合，冠攣縮陽性とする。

補足

冠動脈内画像診断法
①血管内超音波法（IVUS）intravascular ultrasound
②光干渉断層撮影（OCT）optical coherence tomography
③光干渉断層診断（OFDI）optical frequency domain imaging
④血管内視鏡（CAS）coronary angioscopy

用語アラカルト

*2 COURAGE試験[1]
中等度病変をもつ安定冠動脈疾患患者でのPCIによる予後改善効果が至適薬物治療と同程度であったランダム化比較試験。

*3 SYNTAX試験[2]
3枝および非保護左冠動脈主幹部（LMT）といった重症病変ではCABGの予後改善効果が上回ったランダム化比較試験。

*4 FAME試験[3]
FFRガイド下で治療を受けた群と，血管造影のみで治療を受けた群の治療結果を比較したものである。FFRガイド下で治療を受けた群は，主要有害心事故が28％減少し，2年間の結果，死亡または心臓発作のリスクが34％減少した。

*5 PARTNER試験[6]
ハイリスクおよび手術適応とならない大動脈弁狭窄症において，経カテーテル大動脈弁留置術（TAVI）と心臓手術例は，1年後の生存率に差がなかった。

- 虚血性心疾患のうち冠攣縮性狭心症の診断には，冠動脈へのアセチルコリン負荷試験やエルゴノビン負荷試験が実施される。急性心筋梗塞では，冠動脈内の血栓溶解療法，血栓吸引療法，冠動脈拡張術が実施されるが，冠動脈インターベンション（percutaneous coronary intervention：PCI）が不成功で血行動態が不安定な場合や，重篤な合併症である心室中隔破裂，左室自由壁破裂，乳頭筋断裂による僧帽弁閉鎖不全では，緊急手術の適応となる。また，急性心筋梗塞による心原性ショックの患者では，大動脈内バルーンパンピング（intraaortic balloon pumping：IABP）や経皮的心肺補助装置（percutaneous cardiopulmonary support：PCPS）などの補助循環が必要となる場合がある。

- PCIでは，冠動脈造影法（coronary angiography：CAG）で実測50％以上の狭窄が有意狭窄と判断され，バルーンによる血管拡張やステント留置で血行再建が行われるが，虚血性の冠動脈疾患（coronary heart disease：CHD）には，PCI以外にも至適薬物治療（optimal medical therapy：OMT）や冠動脈バイパス術（coronary artery bypass graft：CABG）まで幅広い治療選択肢がある。時代とともにそれぞれの治療法や診断法が進歩してきたが，とくに血管内超音波法（intravascular ultrasound：IVUS）は，PCIガイドにおいて最もエビデンスの豊富な画像診断法に位置づけられる。

- このようなデバイスの進化に加えて，PCIはCABGに比べて低い侵襲度とOMTよりも高い症状改善効果から，治療適応を拡大してきた。ただし，近年はCOURAGE試験*2 [1]やSYNTAX試験*3 [2]の報告などがあり，一部の病変へのPCI適応には絶対的な答えがないのが現状である。このようなランドマーク試験からPCIの適応が一部の病変で混沌とするなか，PCIの実施の是非をCAGに加えて冠血流予備量比（fractional flow reserve：FFR）による機能的評価も加えたFAME試験*4 [3]での成功を受けて，CAGによる形態学的診断に合わせ，機能的（physiological）評価が重視される流れとなっている。

- 以上が現在のPCIを取り巻く環境であり，前述するカテーテル関連機器はPCIのサポート，適応，診断において不可欠なデバイスとなっている。今後もさらなる技術進歩が見込まれる分野であり，臨床工学技士にとって重要な業務である。

- 心臓弁膜症のうち僧房弁狭窄症では，NYHA分類や心エコーなどで得た情報をもとにイノウエ・バルーン[4]を用いた経皮経静脈的僧帽弁交連切開術（percutaneous transvenous mitral commissurotomy：PTMC）が検討される。「日本循環器学会」の僧帽弁狭窄症に対するPTMCの推奨[5]を▶表2に示す。

- 大動脈弁狭窄の救命処置として経皮的バルーン大動脈弁形成術（percutaneous transvalvular aortic valvuloplasty：PTAV）が行われる。近年，手術適応とならない大動脈弁狭窄症に対し，カテーテルによる経カテーテル大動脈弁留置術（transcatheter aortic valve implantation：TAVI）が欧米を中心に広く行われ，保存的治療とTAVIを比較したPARTNER試験*5 [6]でTAVIの有用性が証明された。

▶表2 「日本循環器学会」の僧帽弁狭窄症に対するPTMCの推奨[5]

クラスI	1　症候性（NYHA II〜IV）の中等度以上MSで弁形態がPTMCに適している例 2　無症候性であるが，肺動脈圧が安静時50 mmHg以上または運動負荷時60 mmHgの肺高血圧を合併している中等度以上MSで，弁形態がPTMCに適している例
クラスIIa	1　臨床症状が強く（NYHA III〜IV），MRや左房内血栓がないものの弁形態は必ずしもPTMCに適していないが，手術のリスクが高いなど手術適応にならない例
クラスIIb	1　症候性（NYHA II〜IV）の弁口面積1.5 cm²以上のMSで，運動負荷時収縮期肺動脈圧60 mmHg，楔入圧25 mmHg以上または左房左室間圧較差15 mmHg以上である例 2　無症候性であるが，新たに心房細動が発生したMSで弁形態がPTMCに適している例
クラスIII	1　軽度のMS 2　左房内血栓または中等度以上MRのある例

補足

業務のポイント
PTSMA
- 一時的ペーシングの準備をする。
- 生体情報モニタを監視し，バイタルサインの変化を医師に伝える。

- 心筋症の心臓カテーテル検査では，心内圧の測定による血行動態の評価，冠動脈造影や左室造影による機能評価，心筋生検による病理学的検索が行われる。心筋症のうち，薬剤抵抗性の閉塞性肥大型心筋症（hypertrophic obstructive cardiomyopathy：HOCM）では，肥厚した中隔へ灌流する冠動脈から純エタノールを注入し，肥厚した局所心筋を壊死させる経皮的中隔心筋焼灼術（percutaneous transluminal septal myocardial ablation：PTSMA）が行われる。これにより，収縮期の中隔突出が消失し，一回拍出量増加や心筋酸素消費量減少が得られる。なお，エタノール注入による合併症として完全房室ブロックが考えられるため，一時的ペーシングカテーテルを挿入する。

- 先天性心疾患の心臓カテーテル検査では，造影による形態診断や圧較差，短絡率などを評価する。右室負荷のある心房中隔欠損では，Amplatzer（アンプラッツァー）心房中隔欠損閉鎖システムのデリバリーシースを用いて，閉塞栓（ニッケル・チタン合金製のワイヤを円盤状に編み込んだもの）を心房中隔部に運び心房中隔を閉鎖する。適応基準は，二次孔欠損型の心房中隔欠損で，肺体血流比（Qp/Qs）が1.5以上，Qp/Qsが1.5未満でも奇異性塞栓や心房性不整脈があるもの，欠損孔が5 mmから34 mm未満，マージンが5 mm以上あるものなどである[7]。また，動脈管開存症のカテーテル治療で動脈管の径が2 mm以下であればコイル塞栓術，2 mm以上12 mm以下であればAmplatzer動脈管開存閉鎖システムが選択される。

- 急性肺動脈血栓塞栓症（acute pulmonary thrombo-embolism：APTE）はマルチスライスCTや肺動脈造影などにより診断される。心臓カテーテル室では，酸素吸入下で遺伝子組み換え組織プラスミノゲン・アクチベータ（tissue plasminogen activator：t-PA）による血栓溶解療法[8]，血栓吸引術（aspiration thrombectomy），血栓破壊術（fragmentation）が行われる。通常，APTEの治療では，▶図2に示す血栓溶解療法であるパルスインフュージョン血栓溶解（pulse infusion thrombolysis：PIT）と血栓吸引を併用した治療が行われる。なお，重篤なAPTEではPCPSの挿入や外科的血栓摘除術が必要となる。また，再発予防に下大静脈フィルタが挿入されることがある。

▶図2　パルスインフュージョン血栓溶解(PIT)に使用するハンドピットとその構造

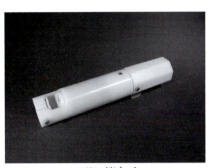
a　ハンドピット

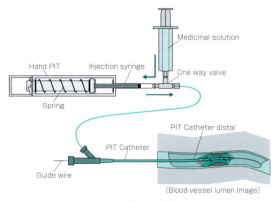
b　ハンドピットの構造

(HP-3B：泉工医科工業社提供)(許可を得て掲載)

1 冠動脈インターベンション関連機器の構造と原理

❖多チャンネル記録装置(ポリグラフ)(▶図3)

● 多チャンネル記録装置は，心臓カテーテル検査や治療中の生体情報モニタおよび診断装置として使用される。生体情報としては，血圧，非観血式血圧（NIBP），心拍数，12誘導心電図，心拍出量，動脈血酸素飽和度（SpO_2）がある。

▶図3　臨床用ポリグラフ装置

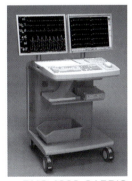
a　RMC-4000 CARDIO MASTER：日本光電
(許可を得て掲載)

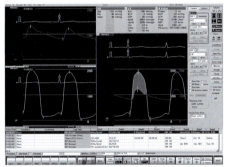
b　大動脈弁の弁口面積解析画面
(日本光電提供)

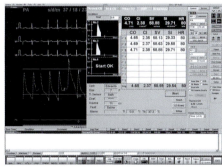
c　熱希釈法による心拍出量測定画面
(日本光電提供)

● 血圧測定では，観血式と非観血式が測定可能である。観血式血圧測定は，血管内にカテーテルやシースを挿入し，血圧トランスデューサに加えられた圧力を増幅・演算することで血圧値を算出する。非観血式血圧測定は，上腕にカフを巻き空気を加圧・減圧することで間接的に血圧を算出する。観血式血圧測定では，ディスポーザブル血圧モニタリングキットが用いられ，心電図の時間軸を基点にして血圧波形と心拍出量により弁口面積などの解析が可能である。心臓カテーテル室で使用するポリグラフは，右心系と左心系の同時圧を測定するため，2系統以上の圧アンプが必要である。また，微分アンプにより圧変化率(dp/dt)が計算される。

> 用語アラカルト
>
> *6 熱希釈法（心拍出量測定）
> 冷水（0℃）の生理食塩水を右房に注入し，肺動脈に挿入された先端サーミスタで測定した温度変化から心拍出量が計算される。熱希釈法は測定値にバラツキがあるため複数回測定し平均をとる。
>
> *7 動脈血酸素飽和度（SpO_2）
> パルスオキシメータはパルスオキシメトリ法により，酸化ヘモグロビンと還元ヘモグロビンの吸光度の違いを脈波に変換し，2つの波形の比から計算される。カテーテル室では指尖部にプローブを装着するタイプが多用される。

- 心拍数は，12誘導心電図のうち任意の誘導の心拍数を常時表示可能で，12誘導心電図は記録およびST解析が可能である。
- 心拍出量は，スワン・ガンツカテーテルと多チャンネル記録装置の心拍出量測定アンプを接続し，**熱希釈法（サーモダイリューション法）***6で測定し，得られた心拍出量をもとに，心拍数や体表面積から心係数や1回拍出量，1回拍出量係数が算出される（▶表3）。熱希釈法は右心で測定するが，左右の短絡がなければ左室の拍出量と同じである。また，スワン・ガンツカテーテルにより右心系圧を測定する。
- 心臓カテーテル中の**動脈血酸素飽和度***7は，パルスオキシメータを使用し非侵襲的に連続測定する。SpO_2のアラーム機能がない多チャンネル記録装置を使用する場合は，アラーム機能のあるSpO_2機器を併用し，警報アラームは90％以上に設定することが望ましい。

▶表3 成人の正常値

心拍出量	cardiac output (CO)	HR×SV	4.0〜8.0 L/min
心係数	cardiac index (CI)	CO/BSA	2.5〜4.0 L/min/m²
一回拍出量	stroke volume (SV)	CO/HR	60〜100 ml/beat
一回拍出量係数	stroke volume index (SVI)	CI/HR	33〜47 ml/m²/beat
右房圧	right atrial pressure (RAP)		（平均圧）＜5 mmHg
右室圧	right ventricular pressure (RVP)		（収縮期圧）＜30 mmHg （拡張期圧）＜5 mmHg
肺動脈圧	pulmonary artery pressure (PAP)		（収縮期圧）＜30 mmHg （拡張期圧）＜10 mmHg （平均圧）＜20 mmHg
肺動脈楔入圧	pulmonary capillary wedge pressure (PCWP)		5〜12（平均圧8.5 mmHg）

❖血管内超音波（intravascular ultrasound：IVUS）装置
1 IVUSとは

- **IVUS装置***8（▶図4）は，映像化された血管断面を断層像として描出することで，血管径，病変長，プラーク量，プラーク分布など治療に必要な情報を得ることができ，治療に必須のデバイスと位置づけられている。断層像の短軸では動脈硬化組織を多角的・定量的に評価することができ，長軸では病変長，分枝との位置関係を評価することができる。

> 用語アラカルト
>
> *8 IVUS装置
> 先端に超音波プローブを搭載したカテーテルを冠動脈や血管内に挿入し，超音波を対象物（血管壁）に当て，その反響を映像化する装置。現在，使われている装置は，VISIWAVE™（TERUMO社製），iLab™（Boston Scientific社製），s5™（VOLCANO社製）の3社3機種がある。

▶図4 IVUS装置

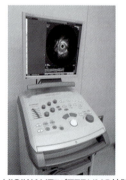 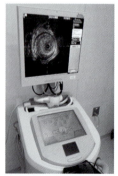 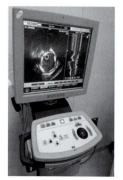

a VISIWAVE™（TERUMO社製）　b iLab™（Boston Scientific社製）　c s5™（VOLCANO社製）

2 IVUSの原理・特徴

●超音波は，組織の弾性により反射・屈折する。IVUSは，その反射波を解析し2次元画像に白黒の色の濃さとして表示する。後述するOCT／OFDIの近赤外線光に比べ，超音波は到達距離がある程度保たれるため冠動脈壁構造を含めた全体像（血管リモデリングの評価や内径・外径の評価）を把握することが可能であり，情報を得るのに優れている。音波は，周波数（Hz）でその振幅が決まり，IVUSでは機種によって異なるが，40 MHz程度が多く，超音波の元信号をデジタル変換することによりさまざまな解析が可能となっている。血管内では血管の3層構造（▶図5），プラーク，血栓，ステントなどを画像から判別することができる。

▶図5　IVUSでの冠動脈の基本読影

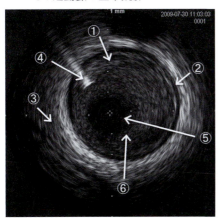

①内膜，プラーク：一層の内皮細胞からなる。正常例では描出できない。病的血管ではプラークが蓄積し厚みを増す。組織性状に応じて輝度はさまざまである。
②中膜：中膜は低輝度の帯状エコーとして観察される。動脈硬化が進むと境界が不明瞭になる。
③外膜：冠動脈の最外層で高輝度領域として観察されるが，血管周囲組織との判別は不明瞭である。
④ガイドワイヤアーチファクト
⑤カテーテル
⑥内腔

3 IVUSの臨床利用

●1989年秋にIVUSが初めて臨床応用され，PCIのメカニズムや再狭窄の機序が解明された。以後，安全かつ効果的なPCIを行うためにIVUSが果たしてきた役割は大きい。日本では早くから保険償還されたこともあり，世界のなかでもIVUS使用頻度が高く，「日本循環器学会」の「安定冠動脈疾患における待機的PCIのガイドライン」には，IVUSガイドによるPCIでまとめられている。「急性冠症候群の診療に関するガイドライン」では，急性冠症候群（acute coronary syndrome：ACS）の診断目的のみで施行することの有用性は証明されていない。しかし，冠動脈造影では評価できない石灰化病変の描出や血管リモデリングの検出にも優れている点から，ACSの発生機序とされる粥腫（プラーク）の亀裂や解離などの形態的評価やPCI後の血管壁，内腔拡張状態の評価には役立つとされている[9]。現在のガイドラインにおけるIVUSの位置づけは，再狭窄予防のためのデバイスとして記載できるほどのデータやエビデンスはない。

●薬剤溶出性ステント（drug-eluting stent：DES）を使用しても，拡張不十分の場合，再狭窄のリスクとステント血栓症のリスクがある。この拡張不十分の評価とステント血栓症の原因であるステント圧着（incomplete apposition）不良を防ぐための使用が推奨される[10]。最近では，ACC/AHA/SCAIのガイドラインにも明記され[11]，国内外問わずPCIの評価を行う画像診断装置として

の地位を確立した（▶表4，▶図6）。また，血管内の情報（対象血管径，リファレンス径，面積，プラークの質や分布）をもとに最大の効果が得られるよう治療戦略が立てられ，起こり得る合併症（解離，遠位塞栓など）を予測・予防して治療に臨むことをサポートする。

▶表4 冠動脈インターベンションにおけるIVUSの活用

術前評価	石灰化の有無，プラークの量，性状，内腔径，面積
デバイスの選択	POBA（plain old balloon angioplasty），ステント，ロータブレータ
治療ガイド	ステントの留置位置・長さの検討，治療効果の確認
トラブルからのBail-Out	曖昧な造影所見の確認
術後評価・エンドポイントの決定	解離の有無，ステント圧着の確認，内腔径・面積

▶図6 IVUS画像（短軸，長軸）

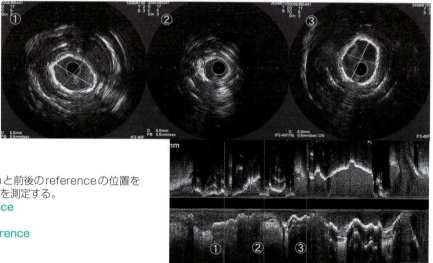

治療対象のlesionと前後のreferenceの位置を決め，径，病変長を測定する。
①distal reference
②lesion
③proximal reference

❖光干渉断層撮影（optical coherence tomography：OCT）装置
　光干渉断層診断（optical frequency domain imaging：OFDI）装置

1 OCT，OFDIとは

●OCT（光干渉断層撮影法），OFDI（光干渉断層診断）は，造影剤など（生理食塩水，低分子デキストランの報告もある）を血管内注入し，血球成分を除去した状態で反射信号を処理し血管内断層像を取得する装置である。現在は，Frequency-Domain OCT Imaging System（ILUMIEN OPTIS™：セント・ジュード・メディカル社製，▶図7）とLUNAWAVE®（TERUMO社製，▶図8）が臨床使用されている。

補足

OCT装置，OFDI装置
本体内部の光源から放出された近赤外線光（波長約1,300 nm）は，イメージワイヤを通して血管壁に照射される。

▶図7　OCT装置

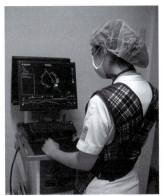
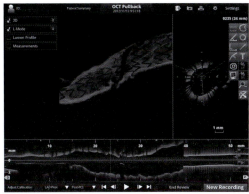

〔Frequency-Domain OCT Imaging System(ILUMIEN OPTISTM：セント・ジュード・メディカル社製)〕
（許可を得て掲載）

▶図8　OFDI装置

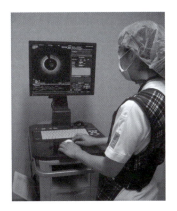
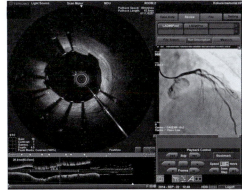

(LUNAWAVE®：TERUMO社製)
（許可を得て掲載）

2 OCT／OFDIの原理，特徴

- IVUSと比べOCT／OFDIの最大の特徴は高い解像度にある。IVUSの解像度が100〜150 μmであるのに対し，OCTは12〜15 μm，OFDIは20 μm以下と10倍，フレームレートがOCT(ILUMIEN OPTIS™)で180 frame/秒，OFDI(LUNAWAVE®)で158 frame/秒と優れている。そのため，IVUSでは不可能であった血管の近位部の描出ができ，内膜，中膜，外膜の判別も可能となった(▶図9)。

▶図9　OCTで見える3層構造

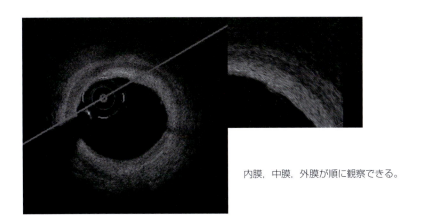

内膜，中膜，外膜が順に観察できる。

- 高解像度画像は，プラークの性状や線維性被膜の観察を可能とし，光信号が石灰化部を通過できることで石灰化層の厚さや分布の観察がある程度可能となった．内膜近位部の詳細な質的診断には有用であるが（▶図10），信号減衰と散乱が大きく，描出可能な組織深度が2 mm以下のため冠動脈壁構造を含めた全体像の観察には不向きである．

▶図10　OCT画像

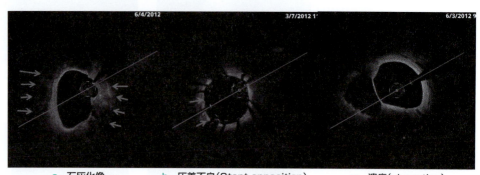

a　石灰化像　　　b　圧着不良（Stent apposition）　　　c　潰瘍（ulceration）

3 OCT，OFDIの臨床利用

- 現在使用されているFrequency Domain OCT（FD-OCT）は第2世代の装置であり，2008年10月に保険収載された第1世代のTime-domain OCT（TD-OCT：Light Lab M3）は，臨床応用されて約5年が経過し，多くの冠動脈疾患の診断や治療において有用性が報告されてきた．しかし，TD-OCTはオクルージョンバルーンカテーテルによる血流遮断を要し，手技が煩雑であるためTD-OCTによるOCT guide PCIが広く普及するには至らなかった．近年，臨床で使用されている第2世代のFD-OCTは，手技が簡略化され，造影剤のフラッシング法による血流遮断を行うことにより，高速スキャンでイメージを得ることが可能となり普及してきた．

- IVUS guide PCIで描出困難であった詳細なステントの血管に対する圧着，ステントストラット表面を覆う薄い新生内膜の観察，ストラットに付着する微細な血栓の観察ができる．また，OCT/OFDI guide PCIで得られる画像から急性冠症候群（acute coronary syndrome：ACS）[*9]発症に繋がるといわれている大きな脂質性コアを伴うプラークの菲薄化線維性被膜（thincap fibroatheroma：TCFA）[*10]の観察が可能となる．わが国における報告では，急性心筋梗塞30症例にOCTを施行した検討において，責任病変においてはその83％にTCFAを認めたと報告している[12]．

- 現在は，OCT/OFDIによるステント観察から亜急性血栓性閉塞（subacute stent thrombosis：SAT）[*11]の予防や抗血小板薬服用中止の判断につながる情報を得ることができ，一歩進んだPCIの実現が期待されている[12,13]．しかし，FD-OCT/OFDIにおいても血流遮断がおもに造影剤によるフラッシングのため，腎機能低下例では制限されるなどの問題が残されている．

- OCT-ILUMIEN OPTIS™および，OFDI-LUNAWAVE®は画像の3D構築が可能であり，高解像度画像を利用したシームレスなリアルタイム解析のワークフローを構築できるため，迅速な診断に役立つことがある．また，OFDI-LUNAWAVE®は，シネ画像を取り込むことができるため，ワイヤマーカーの

用語アラカルト

[*9]　急性冠症候群（ACS）
冠動脈の狭窄や閉塞による不安定狭心症，非ST上昇型心筋梗塞，ST上昇型心筋梗塞，虚血性心臓突然死の総称．

[*10]　菲薄化線維性被膜（TCFA）
薄い線維性被膜（65 μm未満）と大きい脂質コアを有するプラークと定義され，脂質コアの大きさとしては血管周囲の2分の1以上と定義する研究者もいる．線維性被膜の厚さは血管内腔表面から脂質コア（高輝度シグナルの減衰が始まる部位）までの距離とする（▶図11）．
（「血管内OCTイメージング用語集」より抜粋）

[*11]　亜急性血栓性閉塞（SAT）
ステント挿入後，約2週間程度の間にステントを入れた部位に血栓が付着し血管が閉塞すること．

位置関係がわかる。これにより，枝とのオリエンテーションが明確となり，計測の迅速化，正確性の向上が期待されている。

▶図11　菲薄化線維性被膜
　　　　（thincap fibroatheroma：TCFA）[14]

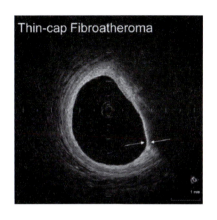

4 Time domain と Frequency domain

- Time domainは，OCT-MSで採用されており，リファレンスミラーを光軸方向に走査することで光路長が変化し，観察対象組織の個々の深度での反射信号の振幅（信号強度）から画像を構築する。機械的なリファレンスアームの動作によりイメージング速度が制限される（▶図12）。
- Frequency domainはOCT-ILUMIEN™，OCT-OPTIS®，OFDIで採用されており，波長可変レーザを光源とし，干渉パターンスペクトルの計測とフーリエ変換による解析を行う。解析観察対象の深度により異なる周波数の反射光が生じるため，すべての深度における信号を同時に得ることが可能であり，画質の損失がない高速な画像取得が可能となる（▶図13）。

▶図12　Time domain

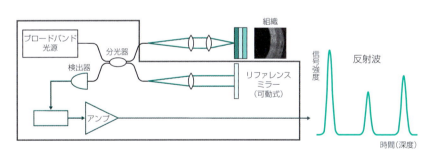

（セント・ジュード・メディカル社提供）

▶図13　Frequency domain

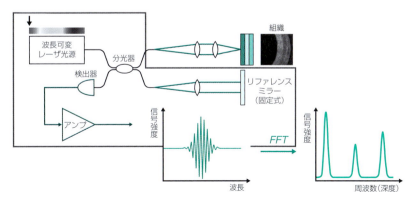

（セント・ジュード・メディカル社提供）

補足

FFR

側副血行血流も含めた心筋血流全体を評価する心筋部分血流予備量（myocardial fractional flow reserve：FFR-myo）を測定しており，FFR-myo＝Pd/Paで計算される。ここでPdは冠動脈狭窄遠位部の最大充血時平均冠動脈圧を表し，Paは大動脈あるいは冠動脈狭窄近位部の最大充血時平均冠動脈圧を表す（▶図15）。

5 FFRとは

- 冠動脈造影施行時にFFR測定システム（▶図14）を用い，冠動脈内圧測定を追加して血流予備量を求め，冠動脈狭窄の機能的重症度および評価対象となった冠動脈狭窄が心筋虚血の原因となるか否かの判断が可能である。
- FFRとは，狭窄を有する冠動脈遠位部の最大充血時血流量を，同じ血管に狭窄がないと仮定した場合に予測される最大充血時血流量で除してその分画（またはパーセンテージ）として表すものであり，血圧や心拍数や心収縮力その他の血行動態指標の変化に左右されない。1.0が圧較差なしで，0.75未満であればその病変は機能的に有意と判断され，治療の対象となる。FFRが0.75以上であれば血行再建の必要はないと判断される。また，PCIのエンドポイントとしてFFR 0.90以上が目安となる[15]。

▶図14 FFR測定システム

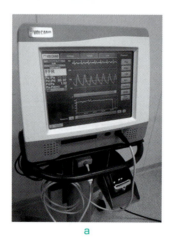 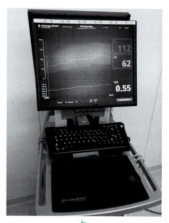

a comboMap® Pressure and Flow System：VOLCANO社
b PressureWire™ Aeris™ Wireless FFR Measurement System：セント・ジュード・メディカル社

補足

FFRの判断基準

狭窄がない場合の血流予備量を1としたときの実際の血流予備量をいう。
FFR 0.75は狭窄により血流予備能が正常の75 ％に低下していることを表す。FFR＝0.75以下では虚血あり，0.75〜0.8はグレーゾーン，0.8以上は虚血なしと判断される（▶図16）[16]。

6 FFRの原理

- 圧力センサ付ガイドワイヤで計測した血管内圧力および温度の電気信号をアナログデータとしてインプットボードに取り込み，デジタル信号処理された解析結果がディスプレイに送られ，圧力変化曲線と測定結果（FFR）が表示される。

7 FFRの臨床利用

- 冠動脈病変の重症度評価は造影法に依存してきたが，IVUSをはじめとする冠動脈内画像診断法によりプラーク像や石灰化像など解剖学的な評価が行えるようになった。しかし，心筋虚血を惹起し得る狭窄であるかという血行動態を加味した評価ではなかった。
- Pijls ら[16]は，狭窄の結果として低下した冠動脈遠位（末梢）部位が冠灌流の指標となることに注目し，現在のFFRによる機能的重症度指標を提唱した。安静時の冠血流量は，狭窄度80〜90 ％でもほとんど低下しないが，冠血流予備能は狭窄度50 ％前後から低下し始める。

8 iFRとは

- iFR（instaneous wave-free ratio：瞬時血流予備量比）とは，FFRでいうhyperemia（最大充血）の時相を薬物負荷せずに冠最小動脈の抵抗を無視できる時相（拡張期の25％以降部分）を識別し，その部分をwave-free periodsとして，遠位と近位での圧格差を測定することができる。薬物負荷を行わないため，患者に対する最大充血剤によるリスクがなくなり，多枝・多病変における安静時の血流量比を容易に診断できる可能性をもっている。今後は，FFRとの解釈の違いを理解し，iFRはこれからのインターベンションの分野における診断の一端を担うものとなることが期待されている。

▶図15 Pressure wire圧

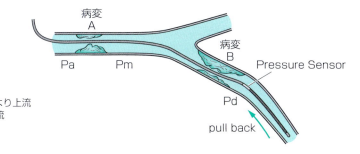

Pa（aorta pressure at hyperemia）：正常，病変より上流
Pd（distal pressure at hyperemia）：病変より下流

▶図16 FFR値の解釈

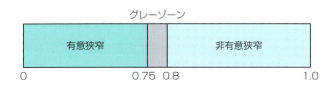

❖ロータブレータ（Rotablator™：高速回転式経皮経管アテレクトミーカテーテル）

- ロータブレータによる冠動脈アテレクトミーは，PTCRA（percutaneous transluminal coronary rotational atherectomy：経皮的冠動脈回転式アブレーション）といい，冠動脈バルーンカテーテルで拡張できない石灰化病変に使用されるが，施行に際しては，設置基準をクリアする必要がある（▶表5）[17]。JCRAC（Japan Clinical Research Assist Center）の2010年循環器疾患診療実態調査によると，国内320施設以上でロータブレータが実施されている[18]。なお，ロータブレータの禁忌症例および禁忌病変を▶表6に示す。

補足

臨床工学技士の業務

ロータブレータでの臨床工学技士の業務は，コンソールへのガスホースと光ファイバ接続，コンソールの操作，窒素ボンベのレギュレータ加圧（100 PSI），生理食塩水用加圧バックの接続，体外式ペースメーカの操作などである。また，使用前・使用後は，圧縮窒素ガスの点検を行い700〜500 PSIで窒素ボンベを交換する。

▶表5　ロータブレータの施設基準

①循環器科および心臓血管外科を標榜している病院である。
②CABGを年間30例以上実施しており，かつ，PTCAを年間200例以上実施している。
③循環器科の経験を5年以上有する医師が1名以上勤務しており，心臓血管外科の経験を5年以上有する医師が1名以上常勤している。

（日本循環器学会「冠動脈疾患におけるインターベンション治療の適応ガイドライン」[17]）

▶表6　ロータブレータの禁忌症例および禁忌病変

① 伏在静脈バイパスグラフトの患者
② 血管造影で血栓が認められる患者（ウロキナーゼなどの血栓溶解剤で治療後，2～4週間で血栓が溶解した場合は本品での治療が可能）
③ 保護されていない左冠動脈主幹部病変のある患者
④ 急性心筋梗塞の患者
⑤ PTCA後の解離を有する再狭窄病変を有する患者
⑥ 術中または術後に投与する薬剤に対するアレルギーの患者
⑦ 攣縮を起こしている血管部位が認められる患者
⑧ 左室駆出率30％以下の患者
⑨ 閉塞性動脈硬化症，バージャー病またはマルファン症候群などの高度な末梢動脈疾患を有する患者で，カテーテルの挿入が困難な場合や，たとえ狭窄が解除されても末梢血流の増加が見込めない場合
⑩ ガイドワイヤが通過できない閉塞部
⑪ 重度のびまん性の多枝病変（3枝以上）
⑫ 25 mmを超える長さを有する病変
⑬ 45°以上の屈曲病変

1 ロータブレータの原理

● ロータブレータは，カテーテル先端に20～30 μmのダイヤモンドコーティングされたBurr（ドリル）があり，石灰化した病変を高速回転するBurrで破砕する治療法である（▶図17）。Burrの回転速度は，毎分18～20万回転（メーカー推奨はBurrサイズによって異なるが，毎分16～19万回転）で，石灰化したプラークを破砕する。弾力のある血管内膜はBurrにより圧排され切除されず，硬い病変はBurrにより粉砕される。これを，differential cuttingといい，破砕されたプラーク片は5 μm以下で，冠動脈末梢を閉塞しないとされる。

2 ロータブレータの注意点

● 右冠動脈の治療では房室ブロックを起こしやすいため，バックアップペーシングができるようあらかじめ体外式ペースメーカを挿入する。使用中に生理食塩水の注入を怠るとロータブレータが破損するため，加圧バックに生理食塩水のソフトバックをセット後300 mmHgまで加圧し，Burr内腔を潤滑・冷却する。

▶図17　ロータブレータによるアテレクトミー

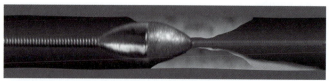

（ボストン・サイエンティフィック社提供）（許可を得て掲載）

3 Burrサイズ

- Burrサイズは，1.25 mm，1.50 mm，1.75 mm，2.00 mm，2.15 mm，2.25 mm，2.38 mm，2.50 mmの8タイプから病変部に適したサイズを選択する．高度石灰化例では，小さいBurrからサイズアップすることが望ましい．しかし，ロータブレータだけでは十分な血管内腔が得られず，バルーンによる追加拡張やステントの留置が必要となる．
- ロータブレータは，Burrを冠動脈の病変部に運ぶガイドワイヤ，Burrをコントロールするアドバンサー，フットペダル，Burrの回転数を制御するコンソール，タービンを回す駆動源の圧縮窒素ボンベで構成される（▶図18，19）．

▶図18　ロータブレータの構成とロータブレータバー

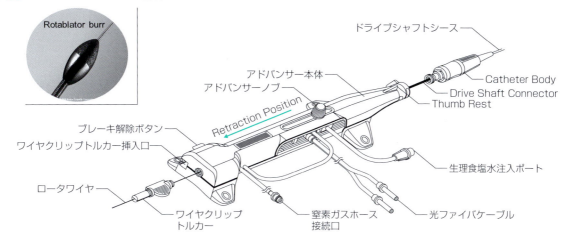

（ボストン・サイエンティフィック社提供）（許可を得て掲載）

▶図19　ロータブレータコンソール

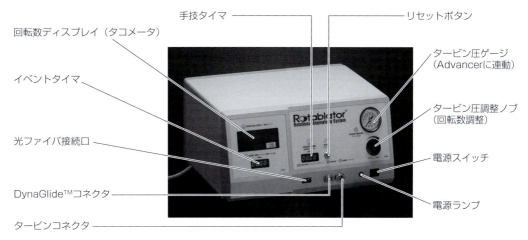

（ボストン・サイエンティフィック社提供）（許可を得て掲載）

❖エキシマレーザ冠動脈形成術

●ELCA（excimer laser coronary angioplasty：エキシマレーザ冠動脈形成術）*12 は，完全閉塞，ステント内再狭窄，静脈グラフト，バルーン通過困難例，入口部病変，びまん性病変などで使用される。レーザ照射によって蒸散・分解された組織は5 μm以下で，冠動脈末梢を閉塞しないとされる。ELCAの施設基準は，▶表5のロータブレータに準じる。なお，ELCAの禁忌症例および禁忌病変を▶表7に示す。

> **用語アラカルト**
>
> *12 ELCA
> 2001年に薬事承認後，2012年に保険適用された。Xe, HCl, Ne, H_2の混合ガスを高電界下にすることで発生する波長308 nmのエキシマレーザを用いる。

▶表7　ELCAの禁忌症例および禁忌病変

①非保護の左冠動脈主幹部に病変のある患者
②病変が鋭角の屈曲部を超えた部位にあるか，またはカテーテルが通過できない部位にある患者
③ガイドワイヤが病変部を通過しない患者
④病変が分岐部にある患者
⑤病変部がX線透視下で明確に示されていない患者
⑥バイパス手術（CABG）が実施できない患者
⑦高度の石灰化が認められる患者

■エキシマレーザ血管形成システムの原理

●エキシマレーザ血管形成システムCVX-300（Spectranetics社製）は，照射されるレーザ光の強度が出力調整シャッターでコントロールされ，光ファイバカテーテルの先端から照射される（▶図20）。照射された紫外領域波長のエキシマレーザは，照射前面の約0.05 mmの距離にある動脈硬化組織を蒸散・分解する。

▶図20　Spectranetics社製エキシマレーザ血管形成システム

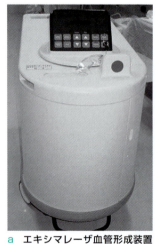
a　エキシマレーザ血管形成装置　CVX-300

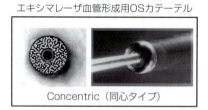
エキシマレーザ血管形成用OSカテーテル
Concentric（同心タイプ）

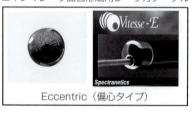
エキシマレーザ血管形成用レーザカテーテル
Eccentric（偏心タイプ）

b　血管形成用カテーテル

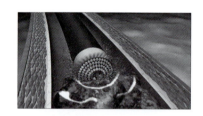

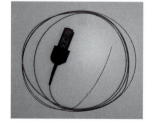
c　エキシマレーザ血管形成用OSカテーテル

エキシマレーザ血管形成装置は，レーザシースと組み合わせて，感染などの不具合が生じたペーシングリードやショックリードの抜去にも使用される。

（ディーブイエックス社提供）（許可を得て掲載）

2 エキシマレーザ血管形成システムの構成

● エキシマレーザ血管形成システムは，本体（CVX-300），レーザ照射フットスイッチ，200 V用電源コード，308 nmの波長帯で光学密度（OD）4.0以上（透過率0.01 %以下）の保護眼鏡，リファレンスカテーテル，電源キーからなる。レーザを照射するカテーテルにはモノレール型同心タイプとモノレール型偏心タイプがある。同心タイプは，カテーテルの外径が，1.4 mm，1.7 mm，2.0 mmの3種類，偏心タイプは1.7 mm，2.0 mmの2種類があり，血管径に合わせて選択する。

3 ELCAでの臨床工学技士業務および注意事項

● 臨床工学技士の業務は，術前にキャリブレーション用カテーテルでレーザ光の出力確認を行い，ELCA中は本体の操作を行う。注意事項として，本装置は**クラスIVレーザ**[*13]を内蔵しており，レーザ光を直視してはならない。本装置を操作する臨床工学技士は，自身および周囲のスタッフの眼障害予防のため，保護眼鏡着用を促す。また，レーザ光の反射ミラーが故障するため，機器の移動時は過度の衝撃を避ける。装置内部は，Spectranetics社が認定した技術者がメンテナンスを行い，臨床工学技士は，機器の動作確認，使用物品や備品の確認，メンテナンスの依頼を行う。

用語アラカルト

*13 クラスIVレーザ
レーザ光の安全基準は，クラスI～IVに分類されている。クラスIVは最も高出力であり，危険な拡散反射を生じる可能性がある。レーザ放射に対する目の保護のために，保護眼鏡を着用することと使用中の警告表示が必要である。308 nmの波長帯で光学密度（OD）5以上をもつ保護眼鏡を装着する。

❖ 体外式除細動器

● 体外式除細動器は，VF（ventricular fibrillation：心室細動）に対する除細動（defibrillation）や，pulseless VT（ventricular tachycardia：心室頻拍）などの頻拍性不整脈に対するカーディオバージョン（cardioversion）に用いられる。なお，徐脈に対して，経静脈ペーシングに移行するまでの緊急処置として一時的に経皮ペーシング（transcutaneous pacing：TCP）ができる機種がある（▶図21）。

▶図21 除細動器

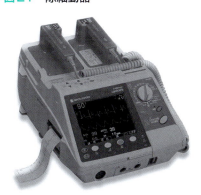

a 二相性除細動装置TEC-5531

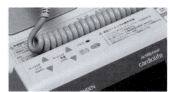

b-1 経皮ペーシング（TEC-5531）

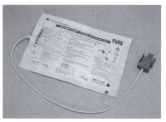

b-2 使い捨てパッド

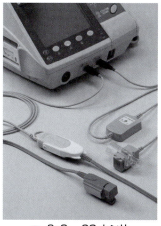

c SpO_2，CO_2センサ

二相性除細動装置TEC-5531（a）は，経皮ペーシングやSpO_2，CO_2濃度モニタリングが可能である。経皮ペーシング（b-1：TEC-5531）の強度は最大200 mA，ペーシングレートは30～180 ppm，モードはフィクスとデマンドモードが選択できる。経皮ペーシングは，経静脈ペーシングまでの一時的な処置であるが，患者への熱傷防止と除細動効果維持のため，b-2の使い捨てパッドは，1時間ごとに交換し，モニタリングなどで長時間使用する場合は，24時間ごとに交換する。cは，SpO_2，CO_2のセンサ。

（TEC-5531：日本光電提供）（許可を得て掲載）

補足

体外式除細動器の放電方式

除細動器には，単相性放電と二相性放電があるが，現在，二相性放電の体外式除細動器が主流となっている。植込み型除細動器（implantable cardioverter defibrillator：ICD），自動体外式除細動器（automated external defibrillator：AED）は，すべて二相性放電である。二相性放電は，単相性放電よりも低エネルギーで除細動効果があり，皮膚や心筋の障害を減少させる。

ポイント

体外式ペースメーカの電池

使用する乾電池は本体に装着する前に電圧のチェックを行う。国内には薬事承認された医療用乾電池はない。乾電池本体には使用推奨期限が刻印されており，ペースメーカなどの生命維持装置には期限切れの乾電池は使用しない。また，電池残量の最後まで電圧を維持するアルカリ乾電池を使用する。

1 通電

- 使い捨てパッド電極やパドル電極は，右鎖骨下胸骨右縁および心尖部（左胸下外側）に置いて通電するが，ペースメーカ，ICD，CRT植込み患者では，デバイスから8cm以上離れた位置に電極を置く。また，2つの電極が互いに触れないように注意する。カーディオバージョンでは心電図のQRSに同期させて通電するが，VFや多形性VTでは，非同期で通電を行う。

2 通電エネルギー

- 「2010 AHA Guidelines for CPR and ECC」[19)]によると，二相性除細動器を用いた除細動では，メーカー推奨の120〜200 Jを用いるが，メーカー推奨エネルギーが不明の場合，最大エネルギーを考慮する。なお，単相性除細動器の場合は360 Jを用い，小児の場合2〜4 J/kgを用いる。また，カーディオバージョンでは単相性，二相性に係わらず100 Jを用いるのが一般的である。無効の場合は，エネルギーを上げて通電する。

3 除細動器に関する臨床工学技士の業務

- 使用後は，外観の点検，出力テスト，内部放電テスト，心電図モニタの点検，備品のチェックを行う。定期点検では，外装漏洩電流検査，接地漏洩電流検査，バッテリーの使用期限確認および交換を行う。除細動器の不具合による通電不能に備え，別の除細動器の配置場所を把握しておくことも必要である。

❖体外式ペースメーカ

- 経静脈的体外式ペーシングは，ペーシングカテーテルを経静脈的に挿入し，一時的に心内膜ペーシングを行う方法である。体外式ペースメーカには，シングルチャンバとデュアルチャンバがあるが（▶図22），心臓カテーテル室

▶図22 体外式ペースメーカ

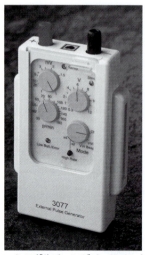

a　シングルチャンバペースメーカ
（MODEL 3077：セント・ジュード・メディカル社提供）

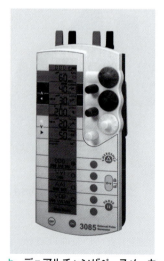

b　デュアルチャンバペースメーカ
（MODEL 3085：セント・ジュード・メディカル社提供）

（許可を得て掲載）

では，徐脈に対する緊急ペーシングとして，シングルチャンバペースメーカによるVVIモードが多用される。体外式ペースメーカは，前述のPTSMAやロタブレータ治療のバックアップペーシングのほか，頻拍性不整脈に対する高頻度ペーシングにも使用される。
- コネクタをペースメーカ本体に接続する際は，ミクロショック防止のため，コネクタプラグに直接触れないようゴム手袋を着用する。また，カテーテルがコネクタから外れ心停止になる危険があるため，出力・感度チェック以外に接続部の点検が必要である。ペーシング閾値，センシング閾値を測定し，医師の指示で，ペーシングモード，ペーシングレート，ペーシング出力，センシング感度を設定する。デュアルチャンバペースメーカの房室順次ペーシングでは，前述の設定およびA-V delayを設定する。通常，出力は，ペーシング閾値の2～3倍，感度はセンシング閾値の1/2に設定する。
- 電気メスを使用する場合，オーバーセンシングによる心停止を防止するため，センシングのないモードに切り替える。患者の病態によるが，長期間の使用を考慮し，電池の使用開始日がわかるカードなどをペースメーカ本体に添付する。

2 冠動脈インターベンションの実際

❖PCI業務

- PCIという治療は潜在的に生命を脅かしうるものであり，患者ごとに細心の注意を払って向き合うべきである[20]。そのためにも治療では，確認事項や観察すべきことは全スタッフが共通して認識しておくべきである。確認作業には「カンファレンス」や「タイムアウト」といった手法を用いることが重要視され(▶表8)，PCI中の患者のバイタル観察は多チャンネル記録装置(ポリグラフ)を用いて行われる。

▶表8　タイムアウトでの確認事項

タイムアウトとは，ある時点で一時すべての作業を中止し，今回の治療について確認する作業で，治療関係者がすべて集まり，治療箇所，穿刺アプローチなどの確認作業をすることである。これにより，手術室の事故防止になったとの報告がある。

項目	理由
患者氏名，ID	患者間違いやオーダー間違いを防ぐため
アレルギー歴	造影剤の使用と抗血小板剤の服薬は必須となり，アレルギー歴があれば種類を変えるなどの対応ができるため
病歴	冠危険因子の有無，冠動脈疾患やステント留置箇所，手術歴を加味して治療方針を決めるため，透析シャントや下肢のバイパス歴がある場合は，穿刺アプローチに重要な情報となる。また，腎不全例では造影剤の量の制限もかかるため
同意書	患者，または家族が治療に対する意義，リスクの説明を受けたことの証明書であるため
前投薬	抗血小板剤の未投与では血栓症などのリスクがあるため。また，定期内服薬の確認を行うことで薬剤の重複投与を避けるため
輸液ルート	血圧低下時など急速輸液，昇圧剤をはじめとした緊急時に投与される薬剤ルートの確保のため

- 以下に述べる機器は，ポリグラフ，PCIで用いられる診断装置（FFR），画像イメージング装置（IVUS，OCT），治療デバイス（ロータブレータ）とし，業務フローに合わせ使用される機器に関わる実例を紹介する（▶図23）。

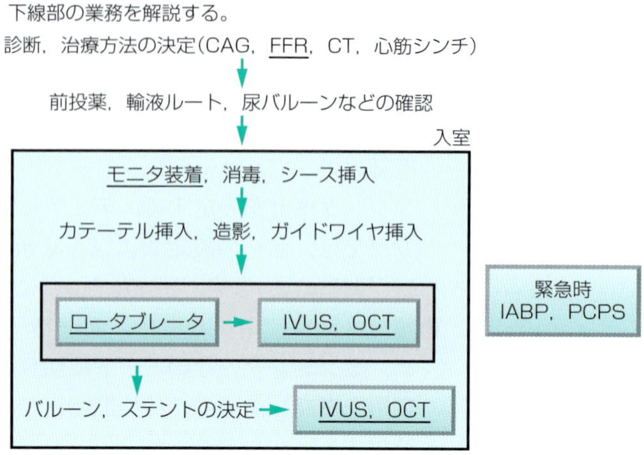

▶図23　業務フローと使用機器

下線部の業務を解説する。
診断，治療方法の決定（CAG，FFR，CT，心筋シンチ）
↓
前投薬，輸液ルート，尿バルーンなどの確認
↓
入室
モニタ装着，消毒，シース挿入
↓
カテーテル挿入，造影，ガイドワイヤ挿入
↓
ロータブレータ → IVUS，OCT
↓
バルーン，ステントの決定 → IVUS，OCT

緊急時
IABP，PCPS

❖冠動脈インターベンションでの業務

❶多チャンネル記録装置（ポリグラフ）

- 一般的に観察すべきバイタルサインは，①心拍，②呼吸，③体温，④血圧の4つと考えるが，PCI施行中は，⑤意識状態，⑥尿量の2つを足し，6つをバイタルサインと考えることが必要である。

- これら6つのバイタルサインの異常は，ときに激しい急変とともにでてくることがある。ポリグラフで計測できるパラメータは，心電図12誘導，観血式血圧（invasive blood pressure：IBP），非観血式血圧（noninvasive blood pressure：NIBP），SpO_2 が基本構成になり，リアルタイムに変化を観察できる項目は心電図，心拍数，IBPである（▶図24）。SpO_2は，応答時間が10〜30秒ほど遅れるため呼吸回数や呼吸パターンをバイタルに合わせ観察することが重要である。心拍数の上昇や，IBPの上昇など交感神経の緊張が考えられる場合は，痛みを我慢していないか，IBPの低下や心拍数の低下など副交感神経の緊張が考えられる場合は，迷走神経反射が起きているのではないかなど，変化に応じて対処を行う（▶表9）。

▶図24　モニタリング画面

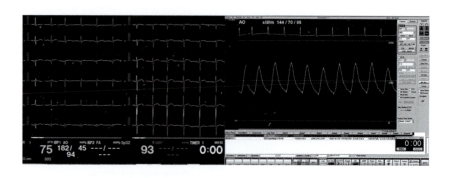

▶表9 自律神経とバイタルサインの変化

迷走神経反射（vasovagal reaction）とは，ストレス，強い疼痛，排泄などによる刺激が迷走神経求心枝を介して，脳幹血管運動中枢を刺激し，心拍数の低下や血管拡張による血圧低下などをきたす生理的反応。

	交感神経	副交感神経
血管	収縮させる	拡張させる
呼吸数	増加させる	下げる
心拍数	上げる	減らす
血圧	上昇させる	下げる

①心電図モニタ装着

- まず，標準12誘導心電図の電極装着部位を覚え（▶図25），心電図をとる際には，患者がリラックスできる状況をつくり，プライバシーに配慮する必要がある。心電図電極装着では，心臓カテーテル用のカーボン電極（X線に写らないタイプ）を，胸部，四肢ともに通常の位置に付ける。検査や治療中の心電図変化に気づくためにも入室安静時の12誘導心電図を必ず記録する。

ポイント

いつ心電図変化を観察するか？
PCI中のバルーン拡張時のST変化や不整脈時は当然ながら，入室後まず注意が必要なのは医薬品の使用時にある。急性の過敏反応であるアナフィラキシーショックは，医薬品によって引き起こされる場合があり，局所麻酔や造影剤が原因となることがあるため，局所麻酔時から注意深く観察する必要がある（▶図26）。

▶図25　12誘導心電図電極装着部位

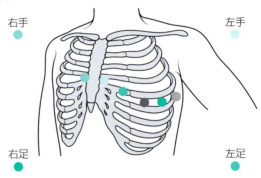

▶図26　キシロカインによるアナフィラキシーショック例の心電図変化

局所麻酔で最もよく使われているキシロカインは，リドカイン塩酸塩（Lidocaine）を主成分とする局所麻酔薬である。まれにキシロカインにより，徐脈，不整脈，血圧低下，呼吸抑制，チアノーゼ，意識障害などを生じ，心停止をきたすことがある。局所麻酔を行った後は，呼吸状態，心拍数，心電図変化を観察する。

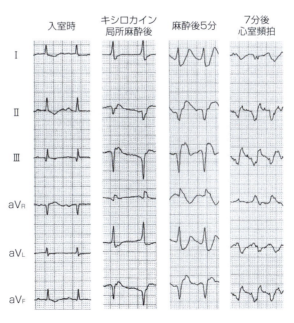

②観血式血圧（invasive blood pressure：IBP）

- トランスデューサ（▶図27）を患者の圧基準の高さに合わせ，圧ラインを血圧トランスデューサに接続し，ヘパリン入生理食塩液を急速に流して（フラッシュして）圧ライン内の気泡を除去する。三方コックを大気に解放し，この状態でゼロ校正スイッチを押すと，ゼロ校正が完了する。再び三方コックを血圧ライン側に戻すことにより，血圧の測定が可能となる。IBPは数値と合わせて形も観察することで，カテーテルWedgeに気づくことができる。カテーテルWedgeは冠血流低下によってときに急変のきっかけとなるため十分に観察する（▶図28）。
- トランスデューサの位置が右房の高さからずれると，その差の水柱圧が誤差となり，血圧波形が上または下へとシフトするためトランスデューサを右房の高さ（胸厚の1/2）に合わせる。
- 血圧測定ライン中に気泡が混入すると，トランスデューサに圧力の細かな変化が伝わらず，血圧波形の振幅が小さくなる（▶図29）。この場合，ヘパリン入生理食塩液を急速に流して（フラッシュして）除去する。動脈では，気泡のある状態でフラッシュすると塞栓症の原因となるため注意する。圧トランスデューサの取り扱いを誤ると，感染を発生させる原因となるため，トランスデューサまで血液を引いてはいけない。また，ディスポーザブル製品は使用後廃棄し，再使用しない。

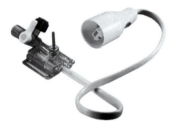

▶図27 Edwards社製ディスポーザブル圧トランスデューサ

（Edwards社提供）
（許可を得て掲載）

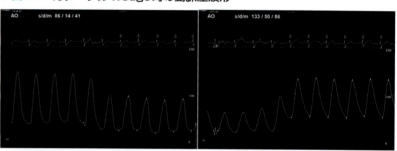

▶図28 カテーテルWedge時の動脈圧波形

a　Wedgeによるカテーテル先端圧の低下　　b　Wedge解除によるカテーテル先端圧の上昇

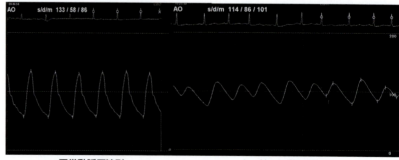

▶図29 正常と鈍った動脈圧波形

a　正常動脈圧波形　　b　鈍った動脈圧波形

③非観血式血圧（noninvasive blood pressure：NIBP）

- 測定方法は被測定者の上腕にカフを巻き，測定開始・停止スイッチを押し測定を開始する。しばらく使用しなかった機器を使用するときには，使用前に機器が正常かつ安全に作動することを確認する。使用前には，カフの破れ，変形，汚染や濡れていないかを確認し，必要に応じて交換を行う。ディスポーザブル製品は感染症防止のため，再使用は原則行わない（同一被測定者のみ再使用可能なものもある）。
- 測定不能や測定値が疑わしいときは，まず被測定者を確認する。末梢循環不全や著しい低血圧，低体温，不整脈の頻度の高い場合，心臓マッサージ中や外部からの微弱な連続的振動がある場合，痙攣，振戦，不随意運動，ふるえなどの体動がある場合，人工心肺を使用している場合（拍動がないため）は測定不能または正しく測定できないことがある。血圧が測定不能の場合，触診や声掛けを行う。また，トラブルに繋がらないように以下のことに気をつける（▶表10）。

▶表10　非観血式血圧測定時の注意事項

- 点滴および輸血など，静脈確保されている四肢にカフを巻かない
- 人工透析シャントのある四肢にカフを巻かない
- 測定誤差の原因になるので適切なカフサイズで測定する
- 末梢循環不全，汗によるかぶれ，内出血の原因となることがあるため，ときどき測定箇所を観察し，異常があればカフを巻く部位を変更する

ポイント
装着部の清掃
清掃は，消毒用エタノールを含ませた脱脂綿または柔らかい布で清掃し，十分に乾燥させる。消毒を行う場合は，グルタールアルデヒド2％（ステリハイドなど）や塩酸アルキルジアミノエチルグリシン0.5％（テゴー51など）を使用し，消毒後は，滅菌水または蒸留水でよくすすぎ，消毒液を落とした後，十分に乾燥させる。

④経皮的動脈血酸素飽和度（SpO_2）

- 呼吸管理下の患者や酸素投与を必要とする患者では有用なバイタルとなる。透析患者のシャント肢での値や，末梢循環の不良な場合は値の信頼性が低下する。また，正確なSpO_2測定のためには，使用後に付着した汗や汚れを取り除き，清潔な状態でパルスオキシメータを管理する。
- 使用前，使用中，使用後点検のいずれの場合も，外観で部品が劣化，破損，ケーブルの断線，発光部や受光部の損傷を確認し，明らかに異常な数値，数値不能の場合はセンサプローブの交換を行う。

2 ロタブレータ
①業務手順

- 施設により異なるが，臨床工学技士の業務手順を▶表11に示す。

▶表11　ロタブレータにおける臨床工学技士の業務手順

①コンソールの電源を入れる
②窒素ガスホースとコンソールを接続し（▶図30a），窒素ガスボンベを開け100PSI程度に合わせる
③フットペダル（DynaGlidホース，フットペダルホース）とコンソールを接続する（▶図30b）
④清潔野からガスホースと光ファイバケーブルをコンソールへ接続する（▶図31）
⑤回転数を調整する（毎分15〜20万回転）
⑥アブレーションの時間，回転バーの回転数の変化を術者に伝え，手技中にブレーキ解除装置を使用するときは，コンソール上の「DynaGlid」インジケータの点灯を確認，術者に伝える（▶図32）

②ロータブレータにおける臨床工学技士の役割

- コンソールとフットペダルの準備を行う。窒素ボンベから，窒素ガスホースコネクタに接続する（▶図30a）。フットペダルからは3本のホースが出ており（❶：DynaGlidホース，❷❸：フットペダルホース），それぞれのチューブを，前面，後面のコネクタに差し込む（▶図30b，▶図31）。コネクタ接続部は誤接続を防止するためフールプルーフ設計になっている。
- 清潔野からは，ガスホースと光ファイバケーブルが渡され，手技に支障がない程度に余裕をもった位置にコンソールを置き，ガスホースをコンソールのフロントパネル上の「TURBINE」と表示されたジャックに接続する。光ファイバケーブルをコンソールのフロントパネル上の「FIBER OPTIC」と表示されたジャックに差し込む（接続の極性は重要ではない）。Rota Cocktail生理食塩水を加圧バッグにセットする。Rota Cocktail食塩水は，Burr回転時の摩擦熱を軽減するためにガイドワイヤルーメンとシース，Burrシャフト間を流れる液体のことである。

▶図30 窒素ガスホースのコンソール背面への接続とフットペダルホースの接続

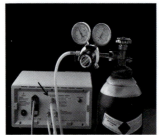

a 窒素ガスホースのコンソール背面への接続

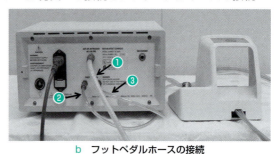

b フットペダルホースの接続

（ボストン・サイエンティフィックジャパン社提供）（許可を得て掲載）

▶図31 ガスホース，光ファイバケーブル，接続部

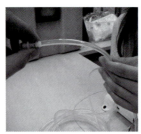

a ガスホース

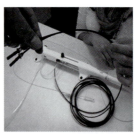

b 光ファイバケーブル

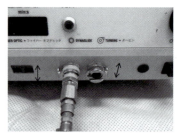

c 接続部

▶図32 DynaGlid点灯時（図中央部のインジケータ）

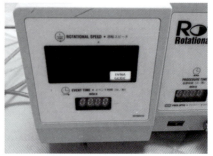

（ロータブレータコンソール22020-039：ボストン・サイエンティフィックジャパン社提供）
（許可を得て掲載）

③合併症の対応
【Slow flow，No flow】
- アブレーション中に造影剤を間欠的に注入し血流を確認する。また，血流を確保するため血圧を維持する。回転数の低下や1回のアブレーション時間を最小限にとどめ，回転中に発生する摩擦熱を考慮して手技を進める。

【Dissection】
- アブレーション後，解離が認められた場合，アブレーションを中断しPCIと同様の基準で判定し対応する（ステント留置など）。Burrのサイズアップは禁忌。

【Spasm】
- 通常のPCIと比較し起こる比率が高い。ニトロ（ミリスロール）やベラパミル（ワソラン）を冠動脈内へ注入し数分間様子を見る。また，遷延するSpasmに対しては，PCIバルーンにて低拡張する方法もある。

【A-V block】
- 右冠動脈病変で起こりやすいため，RCA病変のRotablator時には予めテンポラリペースメーカを挿入しておく必要がある。A-V blockが出現した場合は，ペースメーカによるバックアップペーシングを設定する。除脈となったときはアトロピン0.25 mgを投与する。

【Perforation】
- Burrのover sizingおよび屈曲病変で起こり得る。適切なBurr sizeの決定や屈曲部病変でのGW biasの確認にIVUSを併用する。Perforationが認められた場合，アブレーションを中断しPCIと同様の基準で判定し対応する。

3 IVUS
①業務手順
- 清潔ビニールを介してプルバック装置を渡す（▶図33）。このとき，清潔エリアを理解し不潔にしないよう注意が必要となる。装置に患者情報を入力し，画像描出を確認する。機械式カテーテル使用時はカテーテルのエア（空気）抜きを行い，プルバック装置に装着する。
- オートプルバックでは，0.5 mm/sec，1.0 mm/secのスピードを選択でき，マニュアルプルバックでも選択的に観察することができる。通常は，オートプルバックで全体像を把握し，関心領域をマニュアルプルバックで観察する。

> **補足**
>
> **業務のポイント**
> **IVUS内の気泡除去**
> 体内にIVUSカテーテルを進めた時点で，気泡によるアーチファクトが認められた場合（▶図34）は，体外へIVUSカテーテルを出し，再度エア抜きを行う。血管内，特に冠動脈内でエア抜きを行った場合，空気塞栓により胸痛や虚血を生じることがある。

▶図33　カテーテルのエア抜きと接続

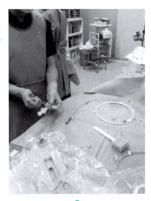 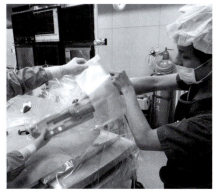

カテーテルのエア抜きを行い（a），清潔ビニールを介してプルバック装置を渡す（b）。

a　　　　　　　　　　b

▶図34 気泡によるアーチファクトとエア抜きが不十分な場合の画像

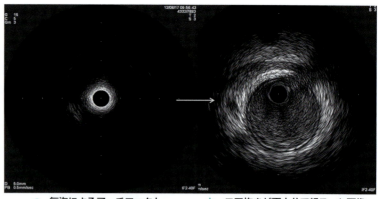

a 気泡によるアーチファクト　　b エア抜きが不十分で起こった画像

②IVUSにおける臨床工学技士の役割（画像読影）

●IVUSの操作，画像読影はPCIを安全に円滑に進めるためには必須のスキルである。血管内腔（Lumen）から得られる情報（lesion，reference）からプラーク（▶図35a），石灰化（▶図35b），血栓を判読しPOBA（plain old balloon angioplasty）を行う際のバルーンサイズ，拡張した部分にステントを留置する際のステントサイズ，ステント長を計測する（▶表12）。

▶図35　プラーク像，高度石灰による音響陰影，ステントの不完全圧着像

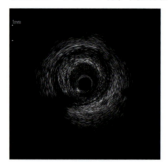 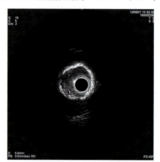 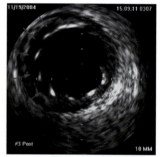

a　プラーク像　　b　高度石灰化による音響陰影（acoustic shadow）　　c　ステントの不完全圧着像

▶表12　IVUSガイドによるステントの留置手順

①ステント留置予定部分のIVUS像を確認する	・病変部プラークの形態・分布・内腔径（lesion, reference）の確認 ・血管リモデリング（ポジティブまたは，ネガティブ）の確認 ・狭窄部MLD（最小血管径），リファレンス部分の計測（長軸・短軸） ・合併症の予測（attenuation，石灰化，偏心性病変，ruptureなど）
②ステント留置部位の決定	・IVUS画像で病変distalとproximal側のlanding pointを決定 ・必要に応じて，landing point決定後，IVUSカテーテルを用いてアンギオ撮影でマーキングする（ostiumなどで有用）
③ステントサイズの決定（ステント長・径）	・landing point間の距離からステント長を決定する ・病変長が長い場合には，オーバーラップ部分を考慮してどのサイズのステントを組み合わせるか決定する ・ステント径は，コンプライアンスチャートを参照しながら至適拡張サイズを選択する ・BMSとDESの違いも考慮する
④ステントの拡張・留置	・病変前後で血管径が異なる場合には，より小径のdistal側リファレンス径に合わせて留置し，proximal側は後拡張で調整を行う
⑤ステント留置後のIVUS確認	・ステント留置後，エッジの解離の有無，拡張不良部位の有無を確認し，必要に応じてステントの追加，後拡張を行う

③ IVUSから得られる情報と合併症

- 拡張不良，圧着不良（Stent Apposition）（▶図35c），エッジ解離・血腫，プラーク逸脱，側枝閉塞，ステント変形などが画像情報から得られる。解離や血腫など急変につながり得る事象に対しては早急にステントの追加，吸引などを施す必要がある。拡張不良，圧着不良に対しては，画像から後拡張バルーンサイズの適正サイズを決める。

4 OCTとOFDI

① 業務手順

- 滅菌カバーに，プローブインターフェイスユニット（Probe Interface Unit：PIU）を入れる。IVUSの準備と同様に不潔にならないよう注意が必要となる。装置に患者情報を入力し，清潔野でPIUの接続口に合わせて差し込みを確認したら，画像描出を確認する。術者は，滅菌カバーを介してPIUを受け取り，イメージワイヤ接続部のキャップおよびPIUのキャップを外し，PIUの接続口に合わせて差し込み回転させる。
- 術者が造影剤を血管内注入し，タイミングを計ってプルバックを行う。プルバックの開始は，オート，マニュアルの選択ができる。鮮明な画像を描出するためには，造影剤を血管内注入し，十分に血球成分を除去した状態でプルバックを行う。血球が残った状態では，画像描出が不鮮明となる。タイミングを誤ることにより体内に入る造影剤が増えるため，造影剤の使用総量を意識することが必要である。

② OCT，OFDIにおける臨床工学技士の役割（画像読影）

- IVUS同様に，血管内腔（Lumen）から得られる情報（lesion，reference），プラーク性状，石灰化，血栓を判読しPOBAを行う際のバルーンサイズ，拡張した部分にステントを留置する際のステントサイズ，ステント長を計測する。PCI中，PCI後では，ステント拡張不全，ステント圧着不良，Tissue protrusion，冠動脈解離，血栓像（▶図36）を画像から読み取り必要に応じて追加処置を行う。

補足

OCTとOFDI
プルバックスピードは，OCT（ILUMIEN OPTIS™）では18 mmまたは36 mm/秒，OFDI（LUNAWAVE®）では最速40 mm/秒が選択でき，OCTで75 mm，OFDIで150 mmの範囲を観察することができる。

▶図36　減衰の少ない赤色血栓

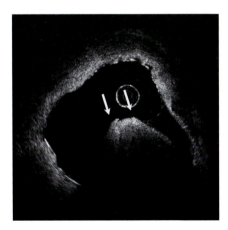

5 FFR
①業務手順
●装置に患者情報を入力し，Fluid-filled圧（Pa＝ガイドカテーテル用）のゼロ点をとる．清潔野からケーブルコネクタを受け取り，圧力センサ付ガイドワイヤの入力コネクタの接続口に合わせて差し込みを行い，圧力センサ付ガイドワイヤのゼロ点をとる．ガイドワイヤの圧力センサ部位をガイドカテーテルの先端と位置を合わせてequalize（normalize）を行う（EQ＞20の場合は測定値の信頼度が低下するといわれている）．このとき，カテーテル圧が鈍っていれば（▶図37），インサーターを抜いてカテーテルを生理食塩水でフラッシュする．また，Wedgeした場合は，冠血流が阻害され薬剤における最大充血状態に達しないため圧較差が過小評価される（▶図38）．

▶図37　カテーテル圧が鈍った状態

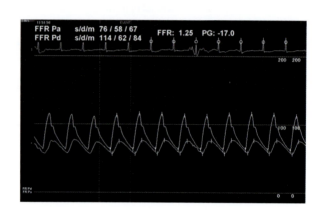

▶図38　カテーテルのWedgeでの計測とWedge解消後の測定値の差

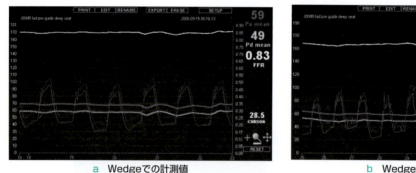

　　　a　Wedgeでの計測値　　　　　　　　　　b　Wedge解消後の測定値

奥深く挿入した場合や，Wedgeした状態では，冠血流が阻害され薬剤における最大充血状態に達しないため圧較差が過小評価される．

②使用薬剤（▶表13）
●最大充血の誘導にはATP（アデノシン三リン酸），塩酸パパベリンが使用される．ATP静脈内投与の副作用として，10～15％の血圧の低下，ほてり，胸痛を自覚することがあり，気管支喘息の既往のある患者や重度の閉塞性肺疾患（気管支痙攣）の患者では症状が憎悪する恐れがある．塩酸パパベリン冠動脈内投与ではQT延長がみられ，まれにtorsade de pointesをきたすことがあるため除細動器を準備しておく（▶図39）．

▶表13　最大拡張誘発薬剤

薬　剤	投与経路	LCA投与量	RCA投与量
塩酸パパベリン	冠動脈内投与	12 mg	8 mg
ATP/アデノシン	冠動脈内投与	30〜50 μg	20〜30 μg
ATP/アデノシン	経静脈投与	140〜150 μg/kg/分	

▶図39　塩酸パパベリン投与によるtorsade de pointesの出現

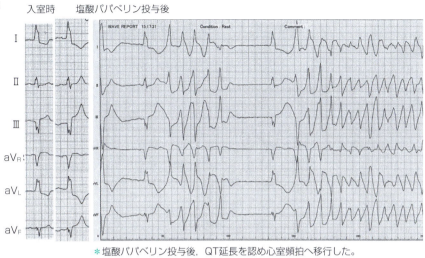

＊塩酸パパベリン投与後，QT延長を認め心室頻拍へ移行した。

③FFRにおける臨床工学技士の役割

● FFR値0.75以下（0.8〜0.75：border line）で虚血を惹起しうる有意狭窄血管のどの部位にどの程度の圧較差が存在しているのか認識することが重要である。そのためには，最大充血状態でpressure wireを末梢からゆっくり引き抜くことで，造影像とガイドワイヤの位置を照らし合わせ，圧較差の開大が大きなところをjump upした部位と認識し，治療部位を同定する。臨床工学技士は，レビューに活用できるよう綺麗に記録する必要がある（▶図40，41）。

▶図40　RCAのタンデム病変

最大充血時はFFR＝0.8とボーダーラインであり，distalの病変（❶）ではjump upを認め，proximalの病変（❷）では緩やかな上昇を認める。

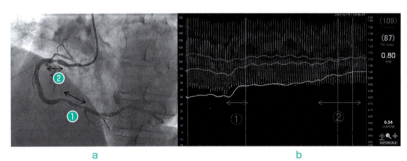

a　　　　　　　　　　b

▶図41　LADでのFFR

造影上❶，❷の中等度の狭窄を2箇所確認した。引き抜きを行うと，❶では圧較差の変化は大きくなく，大部分は❷でjump upが認められた。

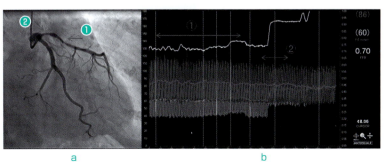

a　　　　　　　　　　b

④Physiological PCI

- 多枝病変患者1,005例をランダムにアンギオガイドまたはFFRガイド（FFR 0.8以下の場合のみPCI）でPCIを行い，その後の経過をみたFAME試験[3]の2年後フォローアップデータがFAME Ⅱ試験として報告された[21]。2年間での死亡または心筋梗塞例は，アンギオガイド群の12.9 %，FFRガイド群の8.4 %に認められた（p＝0.02）。PCIまたはCABGによる血行再建は，両群に差を認めなかった（12.7 % vs.10.6 %，p＝0.30）。多枝病変患者に対して，ルーチンでFFRガイド下にDESを用いたPCIを行うことにより2年間の死亡，心筋梗塞を減少できると結論づけている。FFRで虚血を評価し病変を治療すること（FFR guide）は，心筋梗塞の予防になり，逆にFFRで異常がない病変に対するステント治療は，心筋梗塞の発生率をあげる可能性があるということになる。
- FFR guide PCIの1例を以下に紹介する。
- LADの造影上❶と❷の2箇所に狭窄を確認できる（▶図42）。FFRでは，RestがFFR＝0.86，ATP負荷後，Hyperemiaの状態でFFR＝0.76を示した。pressure wireの引き抜きを行うと，❶の部分では0.76 → 0.9へjump upを認め，❷では0.9 → 1.0へjump upを認め，患者が日常生活で胸痛を伴うことを考慮しPCI適応と判断された。
- ▶図42の❶へステント留置を行い，再度FFRを行うとRestがFFR＝0.84，ATP負荷後，Hyperemiaの状態でFFR＝0.87を示した。pressure wireの引き抜きを行うと，❷の部分では0.9 → 1.0へjump upを認めた。❶へステント留置を行うことによりLAD領域の虚血は改善されたため，❷の狭窄部位はDeferとし薬物療法で経過をみることとなった（▶図43）。

▶図42　FFR guide PCI（LAD）

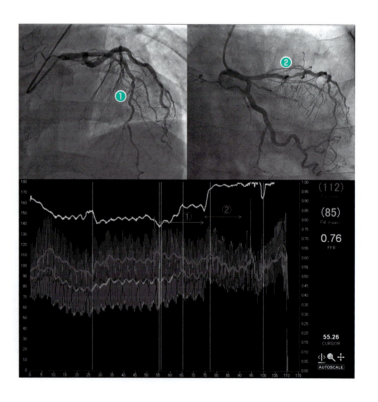

▶図43 ステント留置後の
　　　FFR(LAD)

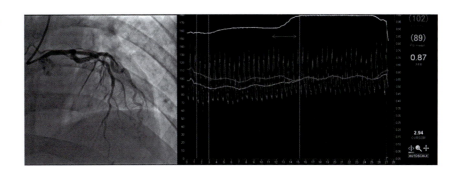

⑤ドリフト補正（ステント留置後のFFRの評価例）（▶図44）

- 造影上は良好な拡張を得たが，大きな圧較差が残存した。Pa＝110 mmHg，Pd＝86 mmHgであり，FFR＝86/110＝0.78と拡張不十分が示唆された。しかしその後，pressure wireを冠動脈入口部まで引き抜くと，ガイディングカテーテル先端圧（Pa）＝126 mmHg，圧センサ（Pd）＝113 mmHgと13 mmHgの差，すなわちリニアシフトを認めた。

▶図44　ステント留置後のFFRの評価例

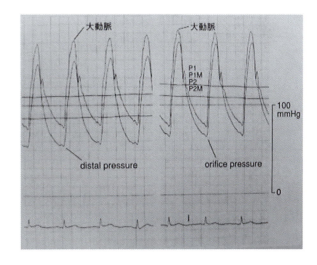

- この場合，FFR＝86/110＝0.78を最終評価にすることは誤りであり，補正が必要となる。pressure wireの圧が13 mmHg下方にシフトしたと判断し，冠動脈遠位部で計測した値にシフト分を加えて補正を行う。補正後のFFR＝(86＋13)/110＝0.90となり，良好な拡張であることが示唆された。

⑥FAME試験[3]とは

- FFR vs. Angiography in Multivessel Evaluationは，FFRガイド下で治療を受けた群と，血管造影のみで治療を受けた群の治療結果を比較したものである。FFRガイド下で治療を受けた群では，標準血管造影のみの場合と比較して主要有害心事故（major adverse cardiac events：MACE）が28 %減少したことが示された。2年間の結果からは，FFRガイド下の治療を受けた群では，死亡または心臓発作のリスクが34 %減少し，良好な治療結果がその後も経時的にみられることが示された。

⑦FAME Ⅱ試験[21]とは

- FFR Guided Percutaneous Coronary Intervention Plus Optimal Medical Treatment vs. Optimal Medical Treatment Alone in Patients with Stable Coronary Artery Diseaseでは，1つ以上の血管を対象とした安定冠動脈疾患治療におけるFFRの役割についてさらに検討を加えた。2012年，同試験の効果安全性評価委員会（Data and Safety Monitoring Board：DSMB）が，最適な薬物療法（Optimal Medical Therapy：OMT）単独群に患者の無作為割り付けを継続することは非倫理的と判断したことを受け，試験登録を終了した。EuroPCRで提示された予備調査結果から，1つ以上の重要な病変をもつ群ではOMT単独群の血行再建術のための再入院のリスクが7.6倍，また，予定外の緊急血行再建術のための再入院リスクは11.2倍高いことが明らかになった。

3 心臓弁膜症治療関連業務の実際

- 心臓カテーテル室で行われる心臓弁膜症の治療は，バルーンカテーテルを使用する経皮経静脈的僧帽弁交連切開術（percutaneous transvenous mitral commissurotomy：PTMC）や経皮的バルーン大動脈弁形成術（percutaneous transluminal aortic valvuloplasty：PTAV）がある。

❖PTMC（percutaneous transvenous mitral commissurotomy）

- 僧帽弁狭窄症の治療法であるPTMCは，バルーンの拡張により癒合した僧帽弁交連部を切り離し，弁の開放を改善する。井上らによると，外科的な交連切開術と比較しても，同程度に癒合した交連部を切り裂くことが可能と報告している[22]。
- PTMC適応は前述のとおりであるが，症状を有する重症僧帽弁狭窄症の妊婦や心原性ショックの僧帽弁狭窄症では救急救命処置となりうる[23]。

1 イノウエ・バルーン[*14]

- PTMCのアプローチ法としては，順行性経中隔法が一般的である。バルーンの拡張手技はダブルバルーン法とイノウエ・バルーン法があるが，現在ではイノウエ・バルーン法が世界のスタンダードとなっている。
- バルーンサイズの選択は身長により選択基準が設けられているが，弁の病態などの臨床的判断を考慮したうえで医師によりサイズが選択される。バルーンは低圧帯と高圧帯を有する容積調整型である。容量で調整されるため，使用前にバルーンが目的のバルーンサイズになるよう注射筒内の希釈造影剤を調整する。最大径28 mmのバルーンであれば，24 mm（低圧帯），26 mm（低圧帯），28 mm（高圧帯）の3段階でバルーン調整ができ，各段階ともにバルーン径の充填量を事前に確認する。同じバルーン拡張径であっても低圧帯で拡張した方が高圧帯で拡張するよりも僧帽弁逆流の発生が少ないとされている[24]。

用語アラカルト

＊14 イノウエ（井上）・バルーン
ナイロンとラテックスが細かい網状構造になっており，段階的な拡張特性をもつ。圧をかけると遠位端が先に拡張し，さらに圧を加えると近位端が拡張し砂時計状になる。さらに圧を加えることでバルーン中央のくびれ部分が完全に拡がる（▶図45，46）。イノウエ・バルーンは最大拡張時径で22 mm，24 mm，26 mm，28 mmの4種類のサイズがある。

▶図45 PTMC

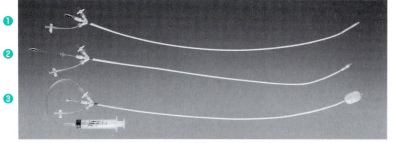
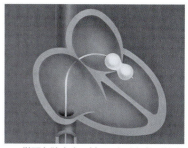

a　イノウエ・バルーンカテーテル

❶心房中隔を通過させるときバルーンを細くした形状
❷通常の形状
❸バルーンを拡張した形状

b　僧房弁狭窄症に対する経皮経静脈的僧帽弁交連切開術の模式図

(東レ・メディカル社提供)(許可を得て掲載)

▶図46　PTMCでのイノウエ・バルーンの拡張

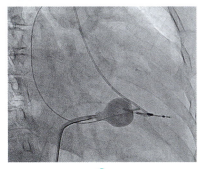
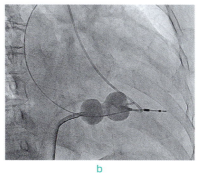
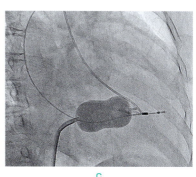

a　　　　　　　　　　　b　　　　　　　　　　　c

バルーンに圧を加えると先端部が拡張し(a)，さらに拡張すると砂時計上になり(b)，さらに圧を加えると中央のくびれ部分が完全に拡がる(c)。

2 PTMCでの臨床工学技士の業務と役割

● PTMCでの臨床工学技士の業務は，治療に必要な機器の準備，治療中のモニタリング，治療前後の血行動態評価や弁口面積評価(ポリグラフによる圧較差測定や弁口面積測定)，緊急時の対応などである。以下に，PTMCでの業務の流れを述べる。

①患者入室前の準備

● 患者入室前に，スワン・ガンツカテーテル，ピッグテールカテーテル，心腔内超音波カテーテル，イノウエ・バルーンカテーテル，超音波診断装置，体外式除細動器を準備する。

②患者入室後

● 心臓カテーテル室に患者が入室し検査台に横になれば，心電図とSpO_2のモニタリングを開始し，圧トランスデューサのゼロ点を較正する。

③動脈圧測定・心腔内超音波カテーテル操作

● 医師は，内頸静脈を穿刺後，スワン・ガンツカテーテルを右心に留置する。また，大腿動脈にシースを留置し動脈圧のモニタリングを開始する。大腿動脈からピッグテールカテーテルを左室に留置する。大腿静脈からBrockenbrough心房中隔穿刺法によりイノウエ・バルーンカテーテルを左房に挿入する。

V　心臓カテーテル・不整脈治療領域

> **用語アラカルト**
>
> ＊15 AcuNav™
> （▶図47）
> Brockenbrough心房中隔穿刺に用いられるのは，2011年に薬事承認され，先端に64個の素子を配したphased array走査方式の超音波カテーテルである。

- 以前，Brochenbrough心房中隔穿刺の際は右房造影を行い，透視下でカテーテルを操作して卵円窩の位置（心房中隔穿刺部位）を決定してきたが，現在では，心腔内超音波カテーテル**AcuNav™**＊15が普及し，超音波による穿刺部の描出により，安全にBrockenbrough心房中隔穿刺が施行できる。なお，心腔内超音波カテーテルを使用する際は，清潔野に筒状のビニール袋を出し，超音波装置のプローブと心腔内超音波カテーテルを接続する。筒状のビニール袋の内側にプローブを通し外側は清潔を保ったままプローブとケーブル全体を覆う（▶図48）。

④治療前の弁口面積，圧較差の測定

- 前述のカテーテルにより，治療前の心拍出量の測定，左房左室の同時圧測定（圧較差測定）を行う。この値を用いて弁口面積を算出する（▶図49）。

▶図47　心腔内超音波カテーテルAcuNav™による心房中隔穿刺

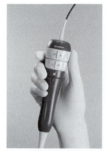
a　心腔内超音波カテーテルAcuNav™

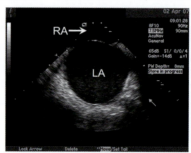
b　心房中隔の描出

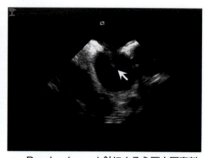
c　Brockenbrough針による心房中隔穿刺

（ジョンソン・エンド・ジョンソン社提供）（許可を得て掲載）

▶図48　AcuNav™の接続

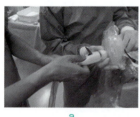
a

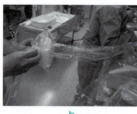
b

カテーテルの清潔を保ちながら，超音波診断装置と接続し（a），清潔ビニールを覆う（b）。

▶図49　PTMC前後の血圧測定

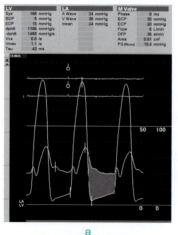
a
PTMC前，弁口面積は0.81 cm²，平均圧較差は10.4 mmHg

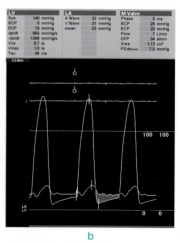
b
PTMC後，弁口面積は1.13 cm²，平均圧較差は7.3 mmHg

⑤Brockenbrough中隔穿刺時やバルーン拡張時のバイタルサイン観察
- Brockenbrough中隔穿刺針による心房中隔穿孔時，近接する大動脈基部，冠動脈洞，左房側の心腔内壁を穿孔する可能性があり，僧帽弁でのバルーン拡張時には，腱索断裂などによる重症僧帽弁逆流が起こりうる。また，左室にアプローチする際にもワイヤやカテーテルによる左室心尖部穿孔に伴う心タンポナーデが起こりうる。医師は透視画像のワイヤやカテーテル，またはバルーン操作を確認しながら複雑な手技に集中しているため，医師以外の医療スタッフは患者のバイタルサインを監視し，変化が生じた場合は速やかに医師に報告しなければならない。血圧や心電図だけではなく，ときには透視下の心臓のシルエットも心タンポナーデの情報となる。

⑥PTMC施行後の弁口面積，圧較差の測定，エンドポイントの確認
- PTMCは小さめのバルーン径から開始される。バルーン拡張後はその拡張により十分な弁口面積を得られたこと，左房と左室の圧較差の減少を得たかを確認する。拡張が不十分であればバルーンをサイズアップする。
- PTMCでは，弁口面積が1.5〜2 cm^{2}以上となった場合や平均圧較差が5 mmHg以下に減少（心拍出量の低下を伴わない）した場合にエンドポイントを考慮する。また，カラードプラ法や左室造影にて僧帽弁逆流が生じた場合，もしくは悪化した場合は手技を終了する。

❖PTAV（percutaneous transvalvular aortic valvuloplasty）
1 PTAVとは
- PTAVは，大動脈弁狭窄症（aortic valve stenosis：AS）の治療法であるが，大動脈弁の拡張術はMSや肺動脈狭窄症（pulmonary valve stenosis：PS）のバルーン拡張術と同じレベルの結果は望めない。ASの標準的治療法は，外科的手術による大動脈弁置換術であり，PTAVは，高齢，がんや肺疾患などの合併症，大動脈の高度な硬化など外科的手術が不可能なケースに対して施行される。
- アプローチ法は逆行性アプローチと順行性アプローチがあるが，逆行性アプローチはショック状態など緊急時や高度な心不全患者に選択され，基本的には順行性アプローチで施行される。

2 臨床工学技士の業務・役割
- PTAVの順行性アプローチでは，PTMCで使用されるイノウエ・バルーンが使用される（▶図50）。アプローチ法としては，PTMCと同様に中隔穿刺法で行われ，僧帽弁と左室を経て大動脈弁にバルーンが運ばれる。バルーンの拡張時，体外式ペースメーカによる高頻度ペーシングが行われる。これはバルーンが拍出する血液に押し流されバルーンがスリップすることを防ぐために行われる。なお，高頻度ペーシングは，医師，または熟練した臨床工学技士が実施する。臨床工学技士は，体外式ペースメーカを準備し，あらかじめペースメーカリードの先端位置の確認や閾値を測定したうえでペーシング出力を調整しておく。バルーンを拡張する直前に180/min程度の高頻度ペーシングを行い，脈圧がなくなったところでバルーンを一気に拡張する。バルーン拡張中はペーシングを継続し，バルーンが収縮し終えたタイミングでペ

ーシングを停止する．バルーンの拡張後，弁口面積，圧較差の測定を行い有効な値が得られたかを確認し，不十分であれば，一連の流れを繰り返し行う（▶図51）．大動脈弁逆流の発生や悪化が認められた場合，圧較差が1/2以上に減少，もしくは2倍程度の弁口面積が得られた場合は，エンドポイントを考慮する．

▶図50　PTAV

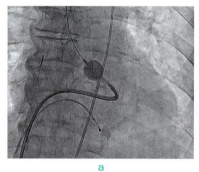
a

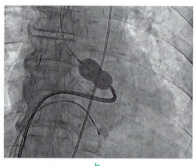
b

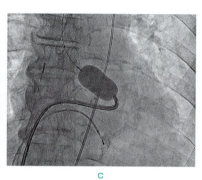
c

バルーンの拡張中は，心室ペーシングによりバルーンの移動を防ぐ．

▶図51　PTAV前後の血圧測定

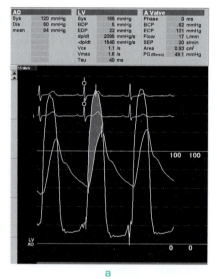
a
PTAV前，弁口面積は0.93 cm²，圧較差（Mean）は49.1 mmHg

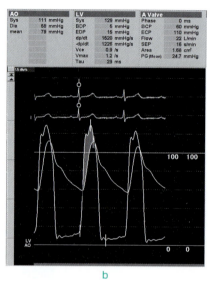
b
PTAV後，弁口面積は1.68 cm²，圧較差（Mean）は24.7 mmHg

【伊藤朋晃】

4 末梢血管カテーテル治療関連業務の実際

●末梢血管カテーテル治療関連業務においても，前述の心臓カテーテル業務と同様に，「臨床工学合同委員会」が策定した「臨床工学技士基本業務指針2010」における指針を順守して行われることが望ましい。また，施設によって人員や環境により臨床工学技士が行う業務も異なるため，本項では，下肢末梢血管治療の概要と関連業務について述べる（▶図52）。

▶図52　カテーテル室の風景

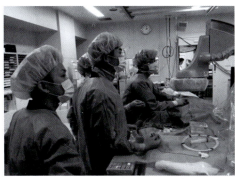

a　小倉記念病院 カテーテル室

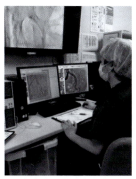

b　済生会 横浜市東部病院 臨床工学技士による解析

❖血管内治療（EVT：Endovascular Treatment）

●EVTとは血管に対する血管内治療の総称を指し，透析のシャントPTAのように，バルーン拡張のみで狭窄の解除を図ることをPTA（Percutaneous Transluminal Angioplasty）と呼び，PTAのほかにSTENT留置，ロータブレータ，血栓除去，血栓溶解その他諸々が含まれると，PPI（Percutaneous Peripheral Intervention）と呼ばれることが多い。また，わが国においては閉塞性動脈硬化症（ASO：arteriosclerosis obliterans）という呼称に馴染みがあるが，バージャー病などの閉塞性血栓性血管炎（TAO：thromboangiitis obliterans）と区別して世界的には末梢動脈疾患はPAD（peripheral arterial disease）と呼称されることが多い。本項においても末梢動脈疾患はPADと表記する。

❖PAD（末梢動脈疾患）とは

●現在，食生活の変化，運動不足を原因とした生活習慣病から動脈硬化疾患が増加している。動脈硬化は，頭部の頸動脈，心臓の冠動脈，下肢動脈をはじめとした末梢動脈いずれにおいても進行する。2006年に報告された，REACH Registry[25]では，末梢動脈疾患（peripheral arterial disease：PAD）の約54％は虚血性心疾患，約24％は脳血管障害を伴っており，PADのみを有する者はわずか36.9％ほどであった。PAD患者のおよそ73％が冠動脈疾患（CAD：coronary artery disease），脳血管疾患（cerebral vascular disease：CVD）を合併している[26]ということで，"poly-vascular disease"という病態があると指摘され始めた。

補足

閉塞性動脈硬化症
主に下肢，大血管が慢性に閉塞することによって，軽い場合には冷感，重症の場合には下肢の壊死にまで至ることがある病気である。

バージャー病
末梢動脈に閉塞性の内膜炎を起こし，末梢部に潰瘍や壊疽を引き起こす病気である。

補足

REACH study
アテローム性血栓症に関する世界的規模の登録研究。REACH Registryに登録された日本人5,193人のサブ解析においても冠動脈疾患，脳血管疾患，末梢動脈疾患のいずれかのアテローム血栓症をもっていることがわかり，日本でもアテローム血栓症の危険因子に対する管理および治療は不十分であることが知られた。

用語アラカルト

＊16　間欠性跛行
歩行などで下肢に負荷をかけると，次第に下肢の疼痛・しびれ・冷えを感じ，一時休息することにより症状が軽減し，再び運動が可能となること。

＊17　重症虚血肢（CLI）
動脈硬化をベースに血流障害が起き，靴擦れや深爪などによりできた傷の治りが悪く，潰瘍形成，壊死に至る。とくに糖尿病を基礎疾患とした透析患者は，動脈硬化が進みやすい病態のケースが多いので，下肢のチェックを行うことが大切。

補　足

TASC Ⅱ
trans-atlantic-society-consensus（TASC）としてまとめられたPADの診療指針を，わが国も参加して2006年に再度まとめたものである。内容は全身疾患としての意義，疫学，診断手順，治療法選択基準などが書かれている

補　足

末梢閉塞性動脈疾患の治療ガイドライン
http://www.jcirc.or.jp/guideline/pdf/JCS2010_shigematsu_h.pdf

● 下肢血流が低下し，臨床症状として**間欠性跛行**＊16，安静時疼痛，重症化した場合には組織欠損（潰瘍形成，壊死）へと経過をたどる。重症化した状態を**重症虚血肢**＊17（CLI：critical limb ischemia）といい，6カ月以内にその30％が下肢切断を余儀なくされ，さらに20％が死に至るといわれている[27]。

▶図53　REACH registry：PAD患者のCAD，CVD合併症

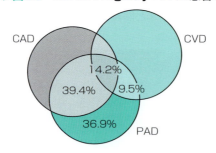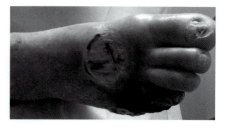

❖末梢血管治療におけるガイドライン

● 日本循環器学会から「末梢閉塞性動脈疾患の治療ガイドライン」が出されており，そのなかでは，末梢血管（動脈）の定義は一般的に心臓および冠動脈以外の動脈とされ，腹部大動脈や腸間膜動脈，腎動脈などが含まれる。

● 2007年に発表されたPADの診断と治療についての詳細なガイドラインTASC-Ⅱ[27]との整合性を保ったものとなっている。

● このように，さまざまなガイドラインができたことにより血管内治療（EVT：endovascular treatment）の適応が拡大した。

❖TASC-Ⅱの要約

● TASCⅡの定義では，
　①70歳以上の高齢者
　②50〜70歳であっても喫煙歴や糖尿病がある場合
　③足の症状がある場合，すなわち運動負荷による下肢症状や身体機能の低下がある場合
　④下肢血管検査で異常がある場合
　⑤動脈硬化性疾患の指標である心血管リスクの評価が悪い場合
　を診断の対象としている。

● 以上にあげたような高リスクの患者において，TASC-ⅡのPAD診療では足関節／上腕血圧比（ABI）の測定が推奨されている。動脈硬化性疾患がなければ足関節と上腕の血圧はほぼ同じ数値であり，ABIは1.0になると考えられる。TASCⅡでは0.91〜1.40までが正常値とされている。0.9以下の場合は下肢動脈疾患，すなわちPADが疑われる。逆に1.4以上という高い数値の場合は，下肢動脈の石灰化が強いため測定カフにより血管が圧迫されず，実際の血行動態を反映していないと考えられる。この場合，ABI測定は適していないため，ほかの画像診断などで血管検査を行うことを推奨している（▶図3）。

▶図54 TASC-Ⅱ PAD診療のアルゴリズム

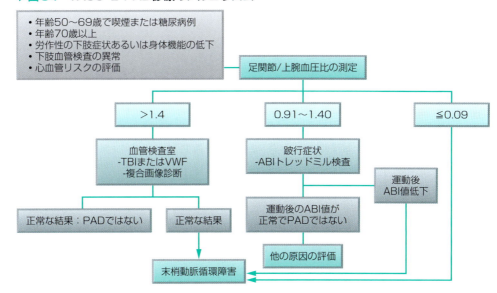

❖治療の適応
● TASC-Ⅱでは，病変形態（狭窄，閉塞，分枝との関係），両側病変，片側病変などを考慮し4段階に病変を分類し，EVT，バイパス治療の治療方針における提唱を行い，分類により推奨分けを行っている[27]。

■大動脈腸骨動脈病変のTASC分類（▶表14）[27]

▶表14 大動脈腸骨動脈病変のTASC分類

A型病変
- CIAの片側あるいは両側狭窄EIAの片側あるいは両側の短い（≦3 cm）単独狭窄

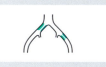

B型病変
- 腎動脈株大動脈の短い（≦3 cm）狭窄片側CIA閉塞
- CFAには及んでいないEIAでの3～10 cmの単独あるいは多発性狭窄内腸骨動脈またはCFA起始部を含まない片側EIA閉塞

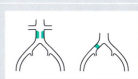

C型病変
- 両側CIA閉塞CFAには及んでいない3～10 cmの両側EIA狭窄
- CFAに及ぶ片側EIA狭窄
- 内腸骨動脈および／またはCFA起始部の片側EIA閉塞
- 内腸骨動脈および／またはCFA起始部あるいは起始部でない，重度の石灰化片側EIA閉塞

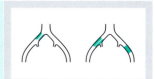

D型病変
- 腎動脈下部大動脈腸骨動脈閉塞治療を要する大動脈および腸骨動脈のびまん性病変片側CIA，EIAおよびCFAを含むびまん性多発狭窄
- CIAおよびEIA両方の片側閉塞
- EIAの両側閉塞治療を要するがステントグラフト内挿術では改善がみられないAAA患者，あるいは大動脈または腸骨動脈外科手術を要する他の病変をもつ患者の腸骨動脈狭窄

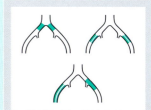

2 大腿膝窩動脈病変のTASC分類(▶表15)[27]

▶表15　大腿膝窩動脈病変のTASC分類

A型病変
- 単独狭窄≦10 cm長さ
- 単独狭窄≦5 cm長さ

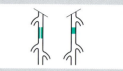

B型病変
- 多発性病変(狭窄または閉塞),各≦5 cm膝下膝窩動脈を含まない
- ≦15 cmの単独狭窄または閉塞末梢バイパスの流入を改善するための脛骨動脈に連続性をもたない単独または多発性病変
- 重度の石灰化閉塞≦5 cm長さ単独膝窩動脈狭窄

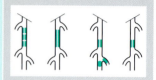

C型病変
- 重度の石灰化があるかあるいはない,全長＞15 cmの多発性狭窄または閉塞
- 2回の血管内インターベンション後に,治療を要する再発狭窄または閉塞

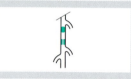

D型病変
- CFAまたはSFA(＞20 cm,膝窩動脈を含む)の慢性完全閉塞
- 膝窩動脈および近位三分枝血管の慢性完全閉塞

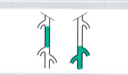

> **用語アラカルト**
>
> **＊18　Fontaine分類**
> 慢性下肢虚血の自覚症状による分類。
>
> **＊19　Rutherford分類**
> Fontaine分類での,寝たきりの老人や歩かない人では跛行の程度はわからない,糖尿病など神経症状がある人や認知症では安静時疼痛が基準にならないなどといった欠点をトレッドミルを使った付加試験やAP(足関節圧)などの客観的な理学的な所見も含んだ基準。

❖臨床評価方法

- PADの典型的な症状の間欠性跛行は,症状を呈するのは約10％程度で,50％がしびれなどの非典型的下肢痛を訴え,40％は下肢症状を呈しないともいわれている。
- 重症度分類は,臨床症状による患肢の血流不全の程度を予測するFontaine分類[＊18](▶表16)が広く使用されていたが,現在はFontaine分類よりさらに細分化した客観的で再現性の高いRutherford分類[＊19](▶表16)が使用されている。

▶表16　Fontaine分類とRutherford分類

Fontaine分類		Rutherford分類		
度	臨床所見	度	群	臨床所見
Ⅰ	無症候	0	0	無症候
Ⅱa	軽度の跛行	Ⅰ	1	軽度の跛行
Ⅱb	中等度から重度の跛行	Ⅰ	2	中等度の跛行
		Ⅰ	3	重度の跛行
Ⅲ	虚血性安静時疼痛	Ⅲ	4	虚血性安静時疼痛
		Ⅲ	5	小さな組織欠損
Ⅳ	潰瘍や壊疽	Ⅲ	6	大きな組織欠損

＊Fontaine分類ではⅢ,Ⅳ度,Rutherford分類では4,5,6群がCLIとなる。

❖足関節上腕血圧比(ABI)(Ankle-Brachial-Index)(▶図55)

- ABIは,足関節と上腕間の最高血圧の比率で,安静時に足関節と上腕で血圧値を得ることによって測定できる。アテローム性動脈硬化により,下肢の血流が悪くなることが原因で,心臓から遠位にある足関節の血圧が上腕に比べ低下する。

▶図55　ABI基準値と検査結果例

$$ABI = \frac{足関節収縮期血圧}{上腕収縮期血圧（左右どちらか高い方）}$$

ABIの評価基準（安静時）

ABI＜0.9	狭窄または閉塞の疑いあり
ABI＜0.8	高率で狭窄または閉塞の疑いあり
0.5＜ABI＜0.8	閉塞が一箇所ある可能性あり
0.5＜ABI	閉塞が複数箇所ある可能性あり
ABI＞1.3	動脈に石灰化の疑い

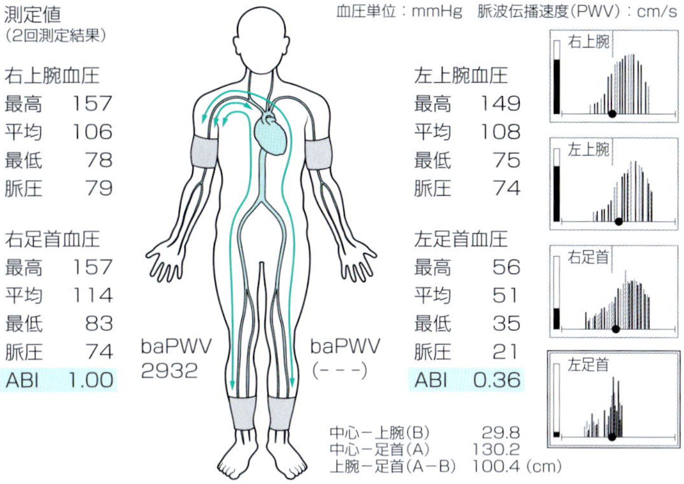

測定値（2回測定結果）

血圧単位：mmHg　脈波伝播速度（PWV）：cm/s

右上腕血圧
最高　157
平均　106
最低　78
脈圧　79

右足首血圧
最高　157
平均　114
最低　83
脈圧　74
baPWV 2932
ABI　1.00

左上腕血圧
最高　149
平均　108
最低　75
脈圧　74

左足首血圧
最高　56
平均　51
最低　35
脈圧　21
baPWV（---）
ABI　0.36

中心－上腕（B）　29.8
中心－足首（A）　130.2
上腕－足首（A－B）　100.4（cm）

右上腕
左上腕
右足首
左足首

ABIの概念と検査レポート例（ABI右1.0/左0.36）
左下肢に閉塞が複数箇所ある可能性ありと解析。

❖EVTの実際

● EVTは，病変部（狭窄や閉塞）に対しカテーテルを挿入し，ガイドワイヤを病変部に通過させ，バルーンによって拡張し，必要があればステントを留置して血流を改善させることで症状の改善や症状の悪化を予防する治療法である。

❖カテーテル室における業務

１入室準備

① 患者の入室前の確認

● 末梢血管は，検査・治療対象が下肢（総腸骨動脈，深大腿動脈，浅大腿動脈，膝窩動脈，前脛骨動脈，膝下領域），腎動脈，鎖骨下動脈，内頸動脈などさまざまなので，検査または治療血管はどこで，穿刺アプローチ，消毒箇所などは「**タイムアウト**[20]」に準じたようなかたちで**スタッフ間での情報共有が必要**となる。

● 重症下肢虚血（CLI：critical limb ischemia）の患者では，患部の痛みが常時あることで安静が保てないこともあるので，清潔域を保つドレープも患部に触れないように工夫が必要となる（▶図56）。穿刺アプローチによって，患者が透視台に寝る向きが異なり，清潔ドレープが顔を覆うかたちになることがあるので，頭部防護，呼吸が行いやすいなどの目的で離被架を使用するとよい（▶図57）。

用語アラカルト

[20]　**タイムアウト**
ある時点で一時すべての作業を中止し，今回の手術について確認する作業である。手術室では，関係者がすべて集まり確認作業をすることで手術室の事故防止を図る。

▶図56　重症虚血肢と痛み軽減の工夫

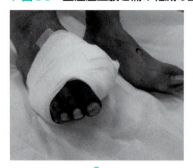
a
右下肢第1指を中心に広い範囲に壊死が進んでいる。

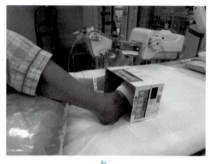
b
ドレープが下肢に触れるだけでも痛みを伴うので箱を被せる工夫。

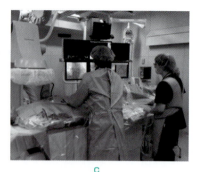
c
ドレープが下肢に直接触れず検査がスムーズに行うことが可能。

▶図57　離被架

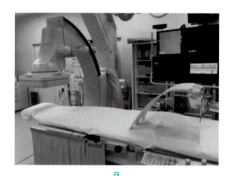
a

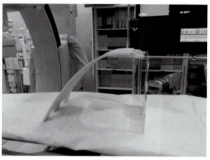
b

顔に直接ドレープがかかることで不安感，頭部の防護，口元を覆い呼吸がしにくいことを防ぐ。

②入室後の流れ

●穿刺アプローチがさまざまで，橈骨動脈，上腕動脈，大腿動脈がおもに使用される（▶図58）。また，大腿動脈では，総大腿動脈逆行性穿刺，総大腿動脈順行性穿刺，総大腿動脈に病変がある場合は逆行性膝下動脈穿刺が選択される。穿刺は局所麻酔下で行われるが，痛みを伴い，ときに迷走神経反射（vagotony）をきたすことがある。動脈穿刺が成功するまでは，心拍数や非観血血圧（NIBP：Non Invasive Blood Pressure）にてバイタル観察を行う必要がある。

▶図58　穿刺アプローチ部位

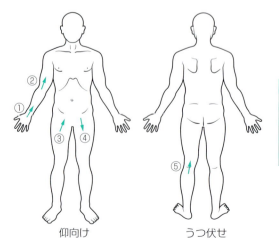

穿刺アプローチ箇所例
①橈骨動脈穿刺
②上腕動脈穿刺
③総大腿動脈逆行性穿刺
④総大腿動脈順行性穿刺
⑤逆行性膝下動脈穿刺

仰向け　うつ伏せ

- 非観血血圧を測定するのにカフを巻く必要があるが，例えば右下肢の狭窄，閉塞があるときは右足首での測定は当然ながら低く測定されることが想定され，同じく右鎖骨下動脈に狭窄，閉塞がある場合には右上腕にカフを巻くのは測定値の信頼性を欠くことになる。適切な血圧を非観血で測定する場合は，患部の影響がない，あるいは少ない箇所を選択する必要がある。
- 穿刺困難時は，エコーガイド下に穿刺を行うこともあるので，必要に応じて超音波診断装置の準備も必要となる。

2 治療準備

- 心臓・末梢血管治療の準備は同様で，施設で決められた専用ディスポーザブルカテーテルキットを清潔操作で開封する（▶図59）。病変（関心領域）の場所と造影カテーテルの位置にもよるが，下肢動脈の全容を造影するためには腹部大動脈，総腸骨動脈，大腿動脈，膝下動脈，脛骨動脈，腓骨動脈，足背動脈の観察が必要で，**造影剤自動注入器**[*21]（▶図59）が使用されることで造影剤注入量，注入速度が規定できるので綺麗な撮像が可能となる。

> **用語アラカルト**
>
> [*21] **造影剤自動注入器**
> 造影剤注入における術者の手の負担を激減し，術者が変わっても鮮明な造影像や画質の統一性が得られる。造影剤の自動充填機能，造影剤使用量の軽減などのさまざまな臨床的な利点が期待される。

▶図59 専用ディスポーザブルカテーテルキット

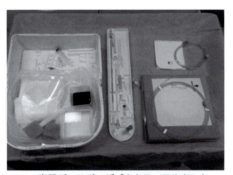

a 専用ディスポーザブルカテーテルキット

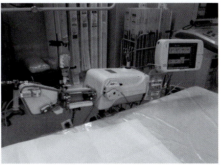

b 造影剤自動注入器

- 穿刺部位と治療箇所によって，ガイドワイヤ（PCIは0.014径対応のデバイスがほとんどだが，EVTは0.014，0.018，0.035と多くの対応デバイスが存在する），バルーン，ステントなど長さ，対応径が異なる。外回りで物品出しを行うときは，確認し封を切ることが大切。バルーンでは，径によって対応シース径も異なり，各社の対応シース径，ガイドワイヤ径，カテーテル長などパッケージのどこにどのように記載されているか確認し，施設にあったかたちで物品管理を行うことが望ましい（▶図60）。

▶図60　物品棚（バルーンカテーテル）

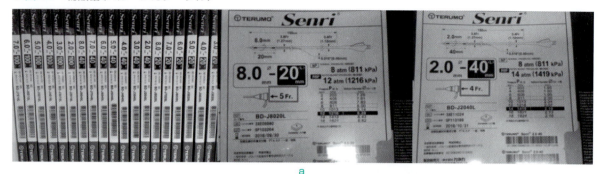

a
バルーン径により対象シース径が異なる．8 mm径では5Frだが2 mm径では4Fr対応となる．

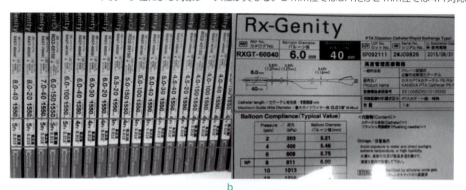

b
バルーンのパッケージには，径，長さ，カテーテル有効長，対応シース径，対応ガイドワイヤ径が記載されているが，各社記載箇所などが異なる．

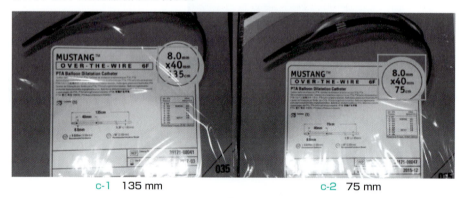

c-1　135 mm　　　c-2　75 mm

c
同じ径，長さであってもカテーテル有効長が異なる．穿刺箇所と治療対象部位により使い分けされる．

3 治療中業務

- おもに清潔介助，外回り，IVUSなどの画像診断装置の操作・読影が行われる．IVUSの操作・読影は「冠動脈インターベンションの実際」のIVUSの項を参考にして戴きたい．
- IVUS読影は，Angio画像との対比を必ず行い，側枝や石灰化などの血管内ランドマークを探す（▶図61）．

▶図61　左外腸骨動脈から総腸骨動脈にかけての病変のIVUS像

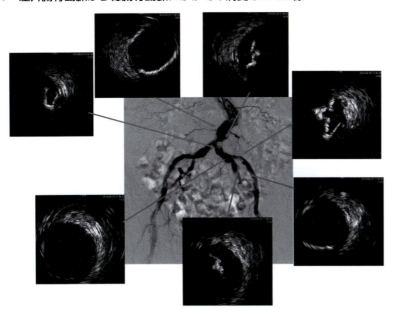

石灰化像に合わせ，器質化血栓像も認められる。

- バルーンやステントサイズを決めるのに病変部の遠位側（distal）と近位部（proximal）の血管内腔径がそれぞれdistal reference，proximal referenceとなる。
- 末梢血管での注意点は，とくに腸骨動脈は血管系が大きく，IVUSなどのイメージングモダリティ装置の深度（Depth）設定を適切に行わないと，関心領域がフレームアウトしてしまうことがある。pullback後にデジタル処理でDepthを変更できる機種もあるが，多くの装置はプルバック後の変更はできないので，記録開始時にはDepthの確認を行う（▶図62）。

▶図62　IVUS像

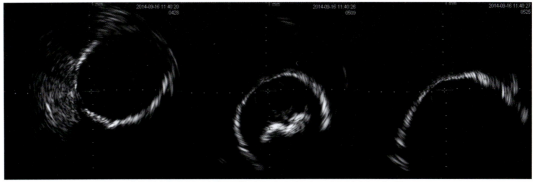

左から右にかけて血管径がかなり大きくフレームアウトしている。

❖さいごに
- 末梢血管カテーテル治療は，下肢動脈，頸動脈，鎖骨下動脈，腎動脈と対象がある。
- 心臓カテーテル治療の歴史と同様，デバイスの進化，適応の拡大の一途を辿っている。

- 下肢ステントは，ベアメタルステント〔SMART® STENT（▶図63），Misago® STENT（▶図64）から薬剤溶出性ステント Zilver PTX®（▶図65）〕，今後は DCB（drug coating balloon），ステントグラフトの登場が待たれる。
- 臨床工学技士は，業務の一貫で，さまざまなモニタリングの記録・監視，清潔野での補助を行うが，デバイスの理解に合わせ，ガイドラインやエビデンスを知ることも大切となる。患者の検査・治療に参加するチーム医療においては職種の垣根を越え多くのことを習得していく必要がある。

▶図63 SMARTR®

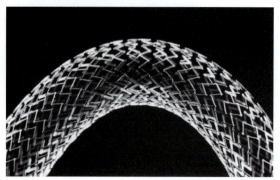

（Cordis社）（許可を得て掲載）

▶図64 Misago®

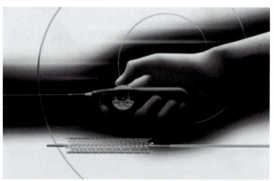

（TERUMO社）（許可を得て掲載）

▶図65 Zilver PTX®

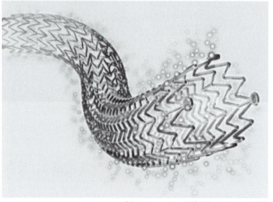

（Cook medical社）（許可を得て掲載）

【文　献】

1) Weintraub WS, et al.: COURAGE Trial Research Group. Effect of PCI on quality of life in patients with stable coronary disease. N Engl J Med, 359: 677-687, 2008.
2) Daemen J, et al.: Long-term safety and efficacy of percutaneous coronary intervention with stenting and coronary artery bypass surgery for multivessel coronary artery disease: a meta-analysis with 5-year patient-level data from the ARTS, ERACI-II, MASS-II, and SoS trials. Circulation, 118: 1146-1154, 2008.
3) The FAME Study Investigators: Fractional flow reserve versus angiography for guiding percutaneous coronary intervention. N Engl J Med, 360: 213-224, 2009.
4) Inoue K, et al.: Clinical application of transvenous mitral commissurotomy by a new balloon catheter. J Thorac Cardiovasc Surg, 87: 394-402, 1984.
5) 日本循環器学会 弁膜疾患の非薬物治療に関するガイドライン(2007年改訂版)
6) Leon MB, Smith CR, Mack M, et al.: Transcatheter aortic-valve implantation for aortic stenosis in patients who cannot undergo surgery. N Engl J Med, 363: 1597-1606, 2010.
7) Oho S, Ishizawa A, Akagi T, et al.: Transcatheter closure of atrial septal defects with Amplatzer septal occluder. A Japanese clinical trial. Circ J, 66: 791-794, 2002.
8) Goldhaber SZ, Kessler CM, Heit JA, et al.: Recombinant tissue-type plasminogen activator versus a novel dosing regimen of urokinase in acute pulmonary embolism : a randomized controlled multicenter trial. J Am Coll Cardiol, 20: 24-30, 1992.
9) 日本循環器学会 急性冠症候群の診療に関するガイドライン(2007年改訂版)
10) 日本循環器学会 安定冠動脈疾患における待機的PCIのガイドライン(2011年改訂版)
11) Smith SC Jr, et al.: ACC/AHA/SCAI 2005 guideline update for percutaneous coronary intervention – summary article: a report of the American College of Cardiology/American Heart Association Task Force on Practice Guidelines(ACC/AHA/SCAI Writing Committee to Update the 2001 Guidelines for Percutaneous coronary intervention).
12) Kubo T, et al.: Assessment of culprit lesion morphology in acute myocardial infarction: ability of optical coherence tomography compared with intravascular ultrasound and coronary angioscopy. J Am Coll Cardiol, 50(10): 933-939, 2007.
13) Casella G, et al.: Impact of intravascular ultrasound-guided stenting on long-term clinical outcome: a meta-analysis of available studies comparing intravascular ultrasound-guided and angiographically guided stenting. Catheter Cardiovasc Interv, 59(3): 314-321, 2003.
14) Tanaka A, et al.: Morphology of exertion-triggered plaque rupture in patients with acute coronary syndrome: an optical coherence tomography study. Circulation, 118(23): 2368-2373, 2008.
15) 日本循環器学会 慢性虚血性心疾患の診断と病態把握のための検査法の選択基準に関するガイドライン
16) Pijls NH, et al.: Fractional Flow Reserve-Guided Intervention of Angiographically Nonsignificant Coronary Stenoses. J Am Coll Cardiol, 49: 2105-2111, 2007.
17) 冠動脈疾患におけるインターベンション治療の適応ガイドライン(冠動脈バイパス術の適応を含む)－待機的インターベンション－. Japanese Circ J, 64(Suppl Ⅳ): 1009-1022, 2000.
18) 2010年循環器疾患診療実績調査報告書：JCRACデータセンター, 2012.
19) Field JM, Hazinski MF, Sayre MR, et al.: Executive summary: 2010 American Heart Association Guidelines for Cardiopulmonary Resuscitation and Emergency Cardiovascular Care. Circ, 122 (18 Suppl 3): S640-656. 2010.
20) Morton J, Kern MD: The cardiac Catheterization Handbook 5th Edition. FSCAI FACC FAHA, 2011.
21) De Bruyne B, Pijls NHJ, Kalesan B, et al.: Fractional Flow Reserve-Guided PCI versus Medical Therapy in Stable Coronary Disease. N Engl J Med, 28: 991-1001, 2012.
22) Inoue K, Feldman T: Percutaneous transvenous mitral commissurotomy using Inoue balloon catheter. Cathet Cardiovasc Diagn, 28: 119-125, 1993.
23) Lokhandwalla YY, Banker D, Vora AM, et al.: Emergent balloon mitral valvotomy in patients presenting with cardiac arrest, cardiogenic shock or refractory pulmonary edema. J Am Coll Cardiol, 32: 154-158, 1998.
24) Yamabe T, Nagata S, Ishikura F, Kimura K, Miyatake K: Influence of intraballoon pressure on development of severe mitral regurgitation after percutaneous transvenous mitral commissurotomy. Cathet Cardiovasc Diagn, 31: 270-276, 1994.
25) Steg PG, et al.: REACH Registry Investigators. One-year cardiovascular event rates in outpatients with atherothrombosis. JAMA, 297: 1197-1206, 2007.
26) Yamasaki T, et al.: Prevalence, Awareness and Treatment of Cardiovascular Risk. Circ J, 71: 995-1003, 2007.
27) L. Norgren, et al.: Inter-Society Consensus for the Management of Peripheral Arterial Disease (TASC II)Journal of Vascular Surgery Volume 45, Issue 1, Suppl: S5-S67, 2007.

2 不整脈治療の適応

堺　美郎

> **業務のポイント**
> - 植込みデバイスは，患者ごとにモード，レートなど設定を検討しなければならない。各メーカー別にアルゴリズムに相違があるため，十分な理解が必要である。
> - 昨今，ICDはショックリダクション（除細動治療回避）の方向性が強い。日本は自動車運転免許制限もあるため，1次予防患者に対してはICD検出設定を考慮しながら設定検討が必要である。

1　植込みデバイス治療（Cardiac Implantable Electronic Devise：CIEDs）に使用される機器の構造・原理と治療の実際

- 一般的に循環器分野で，植込みデバイスと称されているものは，ペースメーカ（Implantable Pacemaker Generator：IPG），植込み型除細動器（Implantable Cardioverter Defibrillator：ICD），両心室ペースメーカ（Cardiac Resynchronization Therapy Pacemaker：CRTP），両心室ペースメーカ機能付き植込み型除細動器（Cardiac Resynchronization Therapy：CRTD），ループレコーダ（Implantable Loop Recorder：ILR）になる。本項では，各デバイスの構造，原理，治療の実際について紹介する。

❖CIEDsの構造
- CIEDsは，本体（Generator）と呼ばれている電気刺激を発生する回路や発生させるための電池，電圧を増幅させるためのコンデンサ回路などを装備しているものと，電気刺激を心筋に伝導するためのリードから構成されている。

1 本体（Generator）
- IPG，CRTPの本体は，電気刺激を発生する発振回路，心筋の自発興奮を検出するための増幅回路，これらを駆動させるための電池，外部の操作機器（プログラマ）と交信するための通信回路，装置の作動状況，頻脈性不整脈の発生頻度または，リードより検出された心内心電図を記憶するためのメモリ回路，リードとの接続回路から構成されている。
- ICD，CRTDの本体は，前述の構成に加えて除細動を行うため電流を蓄えるためのコンデンサ回路が内蔵されている。コンデンサ回路は経時的に酸化アルミニウムが変化するため，充電により元の状態へ戻すことが必要なため，定期的なコンデンサ充電が必要になる。また，コンデンサは劣化すると充電時間が延長するため，前述のような定期的なコンデンサ充電が重要である。
- ILRに関しては，徐脈性および頻脈性不整脈の発生を記録するためのデバイスであるため，発振回路およびコンデンサ回路は内蔵されていない。
- これらの回路，部品などはステンレス，チタニウム合金などの金属ケースに梱包されている。また，電池は，おもにパナジウムリチウム電池が使用され

ているが，電池容量に関してはデバイスそれぞれに相違がある。
- 一部であるが，最近ではMRI(核磁気共鳴画像装置)撮影が可能な植込みデバイスが承認されており，これらは回路に使用されている磁性体部品を可能な限り取り除き，磁場の影響を受けにくい構成となっている。

2 リード

- リードは，ペーシングセンシングリード，左心室専用ペーシングリード，ショックコイルリードに分類される。
- ペーシングセンシングリードと左心室ペーシング専用リードは，心筋と接触する電極部位と電線，それを保護する絶縁体被膜から構成される。絶縁体被膜には，生体適合性が高いとされるシリコン，ポリウレタンなどが使用されている。左心室専用ペーシングリードは，多くが冠静脈内に留置するため，リード内腔にガイドワイヤが通過できる構造となっている。また，リードを冠静脈内に留置し，dislodgment(移動)しないようにするため，リード形状がS字状，ヘの字状など工夫がされている。
- ショックコイルリードに関しては，前述の構成に加え，除細動を行うための除細動コイルが上大静脈と右心室部位に装着しているもの(デュアルコイルリード)と，右心室部位のみに装着しているもの(シングルコイルリード)がある。このコイル部位は経過とともに心筋癒着が進行し，リード抜去が困難になるため，現在は右心室部位のみコイルが装着されているリードが使用される傾向が高い。また，心筋癒着を防ぐためにコイル部位に，より生体適合性の高いゴアテックなどを被膜させているショックコイルリードもある。当初は除細動閾値(DFT)の観点から，デュアルコイルリードが使用されていたが，除細動閾値に差がないことが判明し，現在は，一般的にリード抜去の観点から，シングルコイルリードを使用する傾向が多い。
- ショックコイルリードは，true バイポーラとintegrated バイポーラの2種類に分類される。前者はリード先端バイポーラ電極にてセンシングを行うが，後者はリード先端電極とショックコイル間でのバイポーラ電極にてセンシングを行う。integratedバイポーラの利点は，電極面積，電極間がtrueバイポーラよりも大きくなるため，広い範囲での心室心筋興奮を感知しやすい半面，それ以外の雑音(T波)をも感知しやすくなる可能性がある。しかし，先端電極が1個しかないため，リード内構造はtrueバイポーラと比べて単純構造となり，リード内短絡の可能性が低い。
- そのほかに1本のリードで，リード先端に電極，心房センシング専用浮遊電極を有したVDD専用リードがある。

❶極性の違い

- ペーシングセンシングリードは，リード先端に1個の電極を有するユニポーラタイプと，リード先端に2個の電極を有するバイポーラタイプがあり，それぞれメリット，デメリットがある(▶表1)。現在多くは，ペーシングセンシングリードはバイポーラタイプの使用率が高い傾向にある。
- 左心室専用ペーシングリードは，冠静脈の形状により両方を使い分けている。また，ショックコイルリードに関してはバイポーラタイプのみしかない。

- バイポーラタイプはリード内構造が複雑で，2本の導線を別々に通すparallel構造，2本の導線を内，外層別々に通すcoaxial構造，2本の導線を1つのコイルにするsingle coil multi conductor構造がある。ペーシングセンシングリードはcoaxial構造が一般的で，ショックコイルリードに関しては，parallel構造が多く使用されている。

▶表1　バイポーラ，ユニポーラのメリット，デメリットのスライド

	ユニポーラとバイポーラの特徴
ユニポーラ極性の特徴	・電磁障害（干渉）……………受けやすい ・筋電位による障害…………受けやすい ・twitching…………………起こすことがある
バイポーラ極性の特徴	・電磁障害（干渉）……………受けにくい ・筋電位による障害…………受けにくい ・twitching…………………起こさない

❷先端構造の違い
- ペーシングセンシングリードの先端構造には種類がある。船のアンカー（碇）のような形状をし，心臓内の肉柱などに引っ掛けて固定する受動的リード（タインドタイプ），先端部からネジのような金属を回転させ，心筋にねじ込み固定する能動的リード（スクリュータイプ）がある。また，外科的植込みを行う場合，心外膜へ直接打ち込んで固定する心筋リードもある（▶図1）。
- スクリュータイプは電極の固定が良好で，患者の術後安静期間が短縮でき，またリード留置部位を自由に選択できる利点がある。しかし，心筋へねじ込んだ直後は，ペーシング閾値が上昇しやすく，ペーシング閾値が安定するまで時間を要する場合がある。また，心内膜へ直接ねじ込むため，心穿孔の合併症に注意が必要である。

▶図1　リード先端構造の写真

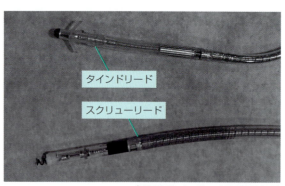

（4092/タインド　：MEDTRONIC）
（5076/スクリュー：MEDTRONIC）

❸リードコネクタの違い
- リードと本体との接続部をリードコネクタと呼び，ペーシングセンシングリードに関して，現在コネクタ構造は国際規格ISOに準じたIS-1，IS-4共通規格に統一されている。しかし古いリードになると，共通規格に適応していないリードがあるため，本体交換の手術を行う際などは注意が必要である。
- ショックコイルリードに関しても同様に，国際規格でDF-1，DF-4共通規格で統一されている。

❖IPG(Implantable Pacemaker Generator：ペースメーカ)の原理と治療の実際

1 ペーシング出力

- IPGよりペーシング出力は，電圧が約0.5 Vから7.5 V，パルス幅が約0.1 msecから1.5 msec程度で行われている。これら出力を決定するためにはペーシング閾値測定が必要となる。ペーシング閾値とは，心筋を興奮させるために必要な最低限の刺激の強さのことをいう。
- 心室側では，ペーシング後の心筋アフターポテンシャルを感知することで，定期的もしくは1心拍ごとにペーシング補足の有無を確認，自動でペーシング閾値を測定し，ペーシング出力を自動調整可能な機能が装備されている。心房側では，心筋アフターポテンシャルの検出が難しいため，自己房室伝導の有無，自己調律の有無にてペーシング補足を確認して定期的に自動ペーシング閾値測定，出力自動調整を行っている。
- 当施設では，ペーシング出力の決定に関しては，フローを作成し，それに伴って出力変更を行い管理している（▶図2）。これに関しては，当施設不整脈専門医師と協議結果，作成したフローである。

▶図2　ペーシング出力設定フロー図

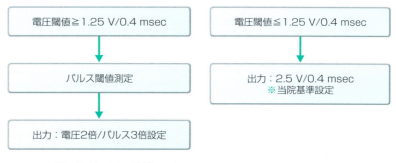

2 センシング感度

- IPGが自己心筋の興奮を認識するため，リード電極から心内心電図を採取し，波高値を確認している。その最低に認識可能な設定がセンシング感度という。実際に認識が必要なのは，心房・心室収縮の興奮であり，それ以外のT波，筋電位，雑音(ノイズ)を識別するため，波高値によるセンシング感度だけではなく，バンドパスフィルタ(一定周波数帯域のみの信号を通過させるフィルタ)やスルーレート(心内波高値の時間変化率)により除外されるような仕組みになっている(▶図3)。
- センシング感度に関しても，当施設ではセンシング感度設定のフローを作成しており，それに伴って感度変更を行い管理している(▶図4)。

▶図3　心内心電図周波数分布と強度，センシングフィルタ曲線

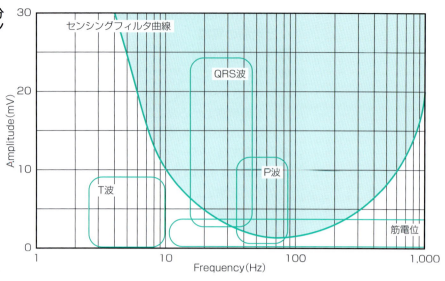

▶図4　センシング感度設定フロー図

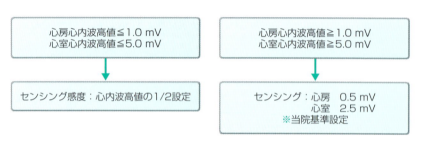

※以下の場合は上記が絶対ではない
・unipolar極性設定の場合
・Far-Rオーバセンスを認める場合
・心房細動アンダーセンスを認めた場合

3 ペーシングモード

- IPGの機能を表示するため，統一されたICHD(Inter-Society Commission for Heart Disease Resource)コードが一般的に使用されている．3もしくは4文字アルファベットで表現され，1文字目はペーシング刺激部位，2文字目はセンシング部位，3文字目はデマンド機能(自己の心筋興奮を認識した場合の抑制機能)，4文字目は心拍応答機能の有無となっている(▶図5)．
- 心拍応答機能とは，心身活動時に必要に応じてペーシング心拍数を増加，減少させ，変動させる機能である．心身活動時を感知するためセンサとして，体動センサ，加速度センサ，分時換気量センサ，QT時間センサなどが使用されている．最近では心室リード電極とIPG本体間でのインピーダンス変化と心筋収縮性の関連性をアルゴリズムとしたClosed Loop Sensor(CLS)という機能を搭載したIPGも使用されており，これに関しては，精神的な心拍変動にも対応できるセンサで有用性が認められている(▶図6)．
- 一般的に多く用いられているペーシングモードは，AAI，VVI，DDI，DDD，VDDである．また，現在では，DDD-AAIという新しいペーシングモードも使用されている．

▶図5　ICHDコード表

V	V	I
心室ペーシング	心室センシング	センシング時ペーシング抑制
第1文字 ペーシング部位 A：心房 V：心室 D：心房・心室 O：なし	第2文字 センシング部位 A：心房 V：心室 D：心房・心室 O：なし	第3文字 センシング時作動 T：同期 I：抑制 D：P波同期・抑制 O：なし

※第4文字はレートレスポンス機能

▶図6　CLS資料

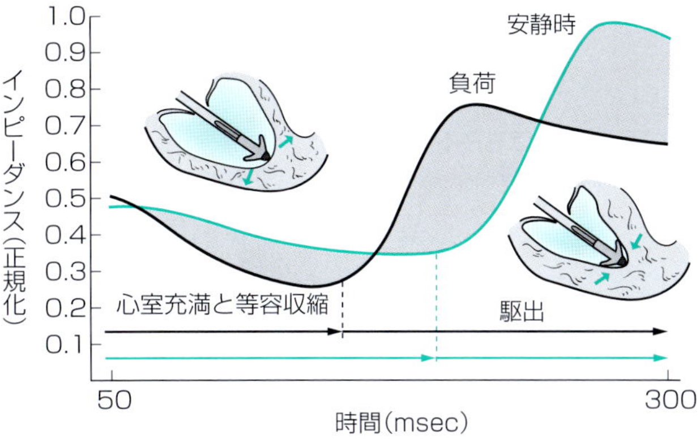

❶ AAI
- 洞結節機能不全症候群で房室ブロックを伴わず，心房ペーシングのみを必要とする症例で多く使用される。

❷ VVI
- 慢性心房細動徐脈，心房リードを留置不能など，心室ペーシングのみを必要とする症例で多く使用される。

❸ DDI
- 洞結節機能不全症候群で房室ブロックを伴わず，心房ペーシングのみを必要とする症例で多く使用されており，心室ペーシングに関しては，緊急時（心房リード不全など）に補助的に使用する場合が多い。DDDとの相違は，心房同期心室ペーシングが行えないことであり，房室ブロック症例には適していない（▶図7）。

▶図7　DDIモードと心電図

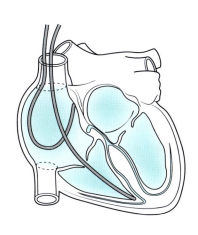
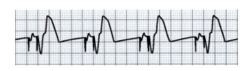
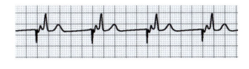
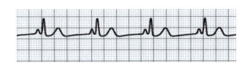

❹ DDD
- 房室ブロックで，心房同期心室ペーシングを必要とする症例で多く使用される。心房ペーシングに関しては，洞結節機能不全症候群を伴う，また，薬剤依存性洞徐脈などの症例で使用される。

●心房興奮を感知すると心房ペーシングを抑制し，設定房室伝導時間内に心室興奮を感知すると心室ペーシングを抑制するが，心室興奮を感知しないと心房興奮に同期して設定房室伝導時間で心室ペーシングが挿入される（▶図8）。

▶図8　DDDモードと心電図

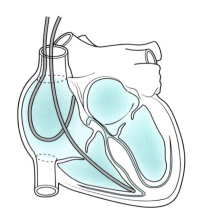
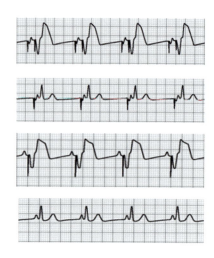

❺ VDD

- 房室ブロックで，心房同期心室ペーシングを必要とする症例で使用される。DDDと違い，心房ペーシングは行えないため，洞結節機能不全症候群に対しては使用しない。おもにはVDD専用リードを使用，設定されるが，デュアルタイプIPG使用時，心房ペーシング閾値が高値などの症例の場合，使用されることもある。
- DDD同様，心房興奮を感知すると，設定房室伝導時間内に心室興奮を感知すると心室ペーシングを抑制し，心室興奮を感知しないと心房興奮に同期して設定房室伝導時間で心室ペーシングを挿入される。また，設定レート間隔内に心房・心室興奮を感知しないと心室ペーシングが挿入される。

❻ DDD-AAI

- 洞結節機能不全症候群で，房室ブロックを伴わず，心房ペーシングのみを必要とする症例で使用されることが多い。このペーシングモードに関しては，すべてのIPGに搭載されているものではなく，またアルゴリズムに関しても相違がある。基本的には，自己房室伝導による心室興奮が確認された場合にペーシングモードがDDDからAAIに変更し，不必要な心室ペーシングの挿入を抑制する。逆に設定された房室伝導時間（AV delay）内で，自己心室興奮が確認されなかった場合に，ペーシングモードAAIからDDDに変更することで房室ブロックの対処を行うが，アルゴリズムが完璧ではないため，一般的には房室ブロックを伴う症例に関しては使用されていない。

４ レート

- IPGにおいて最低心拍数設定をロワーレートと呼び，最大心房同期心拍数をアッパートラッキングレートと呼んでいる。一般的にロワーレートは60 ppm，アッパートラッキングレートは120〜130 ppmで設定される。

5 AV delay

- IPGは心房心室協調性により，生理的ペーシングとなっている。心房心室協調性を維持するため必要なものが，AV delayである。とくに，ペーシングモードがDDD，VDDの場合はAV delayが重要となってくる。
- AV delayとは，心房センシングもしくはペーシングから心室ペーシングを挿入するまでの待機時間を表す。AV delayに達した際には，設定された出力のペーシングが挿入されるが，AV delay内で心室興奮を感知した場合はペーシングを抑制する。設定に関しては各IPGにて若干相違はあるが，最短で30 msecから最長350 msecである。
- AV delayにはセンスAV delayとペースAV delayの2種類存在し，後者を30 msecから50 msec長く設定するのが一般的である。これは，センスAV delayの場合は，心房興奮過程をセンシングしてからの時間となるが，ペースAV delayは心房ペーシングが挿入され心房興奮が開始した時間となるため生じる差である。
- AV delayに関しては，間欠的房室ブロック症例などで自己房室伝導を優先させる場合に，自動でAV delayを延長，短縮（元に戻る）させる機能が搭載されている。これは，一定期間ごとにAV delayを延長，自己房室伝導の有無を確認，確認された場合は，AV delay延長を保持，自己房室伝導で心室興奮を行う。自己房室伝導が消失した場合は，延長されたAV delay時間で心室ペーシングを挿入後，AV delayを延長前の設定へ戻す機能である。一般的にはSearch AV，VIPなど各メーカーで呼称，アルゴリズム詳細は異なるが，考え方は同じである。本機能は，自己房室伝導を有する間欠的房室ブロック症例に多く使用されている。
- 当施設では，不整脈専門医師との協議の結果，大規模臨床試験MOST STUDYの結果より，不必要な心室ペーシング挿入を行わないようにするため自己房室伝導優先機能を活用している。また，AV delay設定に関してもフローを作成しており，それに伴って管理を行っている（▶図9）。

▶図9　AV delay設定フロー図

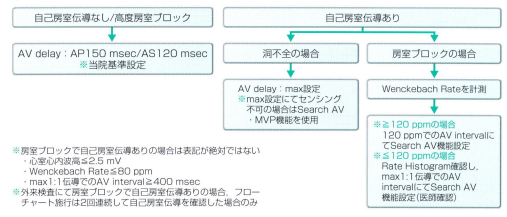

6 IPG不応期

- 心臓生理での不応期とは，刺激伝導系を電気的刺激が通過した後，もしくは心筋が収縮期に興奮した後に，電気的刺激が加えられても反応しない期間のことをいう。これには，

  > ①相対不応期（RRP）
  > - 期外刺激による興奮伝導が基本刺激に比べて遅れる最長の連結期である。
  >
  > ②機能的不応期（FRP）
  > - 組織を連続して伝導する2個の興奮最短間隔である。
  >
  > ③有効不応期（ERP）
  > - 期外刺激よって興奮が生じない連結期である。

  がある。

- 一般的にIPG不応期と呼ばれているものは，前述のものとは違い，IPG動作に影響を与える不必要な心筋興奮および電気信号などを隠すための期間のことをいう。大きく分類すると，IPGが心筋興奮および電気信号などを認識はしているが，IPG動作に影響しない期間であるリフラクトリ-ピリオドと，IPGが心筋興奮および電気信号などを全く認識しない期間であるブランキングピリオドがある。
- リフラクトリ-ピリオドは，以下に分類される。

❶心房リフラクトリ-ピリオド
- ペーシングモードAAI時に設定される不応期で，心房側で心室ファーフィールド電位のオーバーセンシングを予防するためのものである。

❷心室リフラクトリ-ピリオド
- ペーシングモードVVI時に設定される不応期で，心室側で心室心内心電図のT波のオーバーセンシングを予防するためのものである。

- 心房，心室リフラクトリ-ピリオド設定に関しても設定フローを作成し，それに伴って管理を行っている（▶図10）。

▶図10　心房・心室リフラクトリ-ピリオド設定フロー図

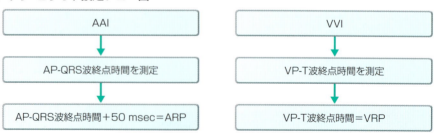

❸PVARP（Post Ventricular Atrial Refractory Period）

● ペーシングモードDDD，VDD時に設定される不応期で，心室ペーシング挿入後もしくは心室興奮センシング後に発生する心房側での不応期である（▶図11）。

▶図11　PVARP模式図

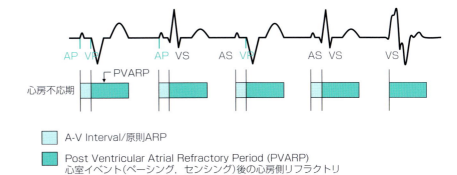

● これは長いAV delay後の心室ペーシングまたは心室興奮で，房室結節の逆伝導（室房伝導）が発生し，それによる心房興奮を認識しないようにするための期間であり，ペースメーカ介在性頻拍（PMT：Pacemaker Mediated tachycardia）を予防するためのものである。PMTは，DDDペーシングにおいて，房室結節の逆伝導があると室房逆行性心房興奮に同期してペースメーカを介して頻拍発作が発生する現象である（▶図12）。

● 当施設では，植込み手術時に室房伝導の有無を心室ペーシング下で確認して，PVARP設定を行っている。また，外来管理中にPMTを頻回に確認した場合や患者がPMTによる症状を有する場合は，再度確認を行い，再設定を行っている（▶図13）。

▶図12　PMT心電図

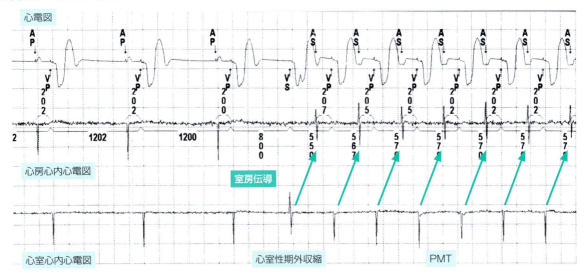

▶図13 PVARP設定フロー図

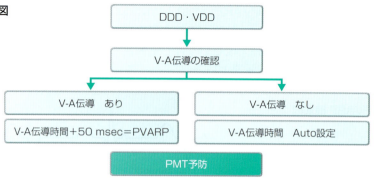

※AV delayとupper rateとの相互関係に注意

❹TARP(Total Atrial Refractory Period)
●ペーシングモードDDD，VDD時に考慮する必要性がある不応期であり，AV delay時間とPVARPの加算したものになる(▶図11)。これは，アッパートラッキングレートインターバルより長く設定することはできない。

●リフラクトリ-ピリオドにおいては，特殊機能が2つ搭載されている。それぞれ説明する。

❶ノイズレスポンス機能

●IPGは，リフラクトリ-ピリオド期間内で一定時間以内の早期信号を感知した場合，原則すべてノイズと認識し，ノイズが感知された場合，リフラクトリ-ピリオドがその時点から延長され，ノイズが感知されなくなるまで同様の行為が繰り返される。ロワーレートインターバルまで，リフラクトリ-ピリオドが延長された場合は，IPGは非同期ペーシングが挿入される機能をいう。これは外部からの電磁干渉などによりIPGが影響を受けた場合に，電磁干渉ノイズによりペーシング抑制を予防するための機能である(▶図14)。

▶図14 ノイズレスポンス機能資料

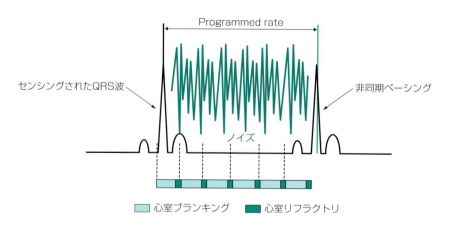

❷PVC（心室性期外収縮）レスポンス機能

● ペーシングモードDDD，VDD時に設定され，PVCが発生した際に，PVARPを400 msec程度へ延長する機能である。これは，室房伝導を有する症例でPVCが発生した場合，房室結節の特有機能である伝導遅延が発生し，室房伝導時間が延長する可能性があるため，リフラクトリーピリオドを延長して室房逆行性心房興奮を認識させず，PMTの発生を予防する（▶図15）。

▶図15 PVCレスポンス機能資料

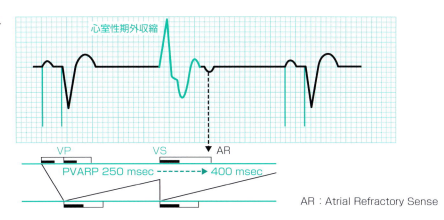

● PVARPやPVCレスポンス機能にてPMTは予防されるが，完璧ではない。そのためIPGには，PMT interventionと呼ばれる機能が搭載されている。この機能は，PMTの発生をIPGが検出した場合，一定期間後（一般的には8から10心拍）に，PVARPを強制的に延長（一般的には400 msec）することで，PMTを停止させる（▶図16）。

▶図16 PMT intervention心電図

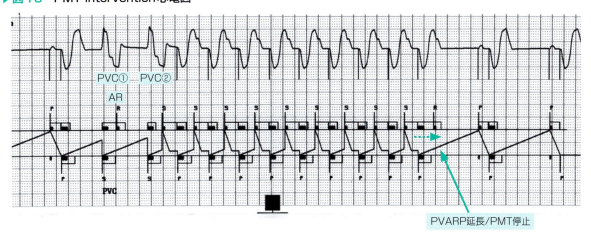

- 次にブランキングピリオドについて説明する。ブランキングピリオドは，大きく4つに分類される。

❶ **心房ペーシング後心房ブランキングピリオド**

❷ **心室ペーシング後心室ブランキングピリオド**
- これらは，心房，心室ペーシング後にブランキングピリオドを設定することで，ペーシング後心筋遅発興奮電位のオーバーセンシングを予防するためのものである。

❸ **心房ペーシング後心室ブランキングピリオド**
- ペーシングモードDDD，DDI時に設定される期間であり，一般的にはクロストークブランキングと呼ばれている。心房ペーシング後の心室でのブランキングピリオドが設定されることにより，心房ペーシングスパイクの心室側でオーバーセンシング予防のための期間である。これが設定されていないと，クロストークと呼ばれる現象（▶図17）が発生し，心室ペーシングが抑制される可能性があり，房室ブロックなど自己心室調律がない症例においては危険性が高まる。

▶**図17 クロストーク心電図**

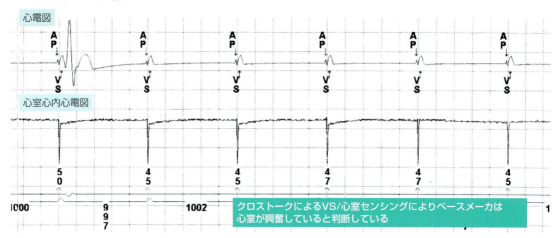

❹ **PVAB（Post Ventricular Atrial Blanking）**
- ペーシングモードDDD，VDD，DDI時に設定され，心室ペーシング挿入後，もしくは心室興奮センシング後に心房側で設定される期間である。これは心房側でFFRW（Far-Field R Wave）オーバーセンシングを予防するためのものである。FFRWをオーバーセンシングによりIPG作動状況に直接的に影響はしないのだが，FFRWオーバーセンシングが継続され，ブランキングピリオドにて除去されていない場合は，IPGは心室イベント間で2個の心房イベントとして認識するため，上室性頻拍と誤認識してしまう場合が発生する可能性がある。上室性頻拍と認識するとIPGはAuto Mode Switch機能によりペーシングモードをDDD，VDDからDDI，VDIに変更する場合があり，心房同

期ペーシングが行われなくなる場合が発生するため，房室ブロック症例では問題となる。PVABを適正な設定にすることにより，Auto Mode Switch機能の不適切動作を予防できる。
- 当施設では，植込み手術時にDDDモードで心室ペーシングを挿入した状態で，FFRWの確認を行い，PVAB設定を行っている。また，外来管理中，記録されたホルター心内心電図機能より，FFRWが確認された場合は，再設定を行っている（▶図18）。

▶図18 PVAB設定フロー図

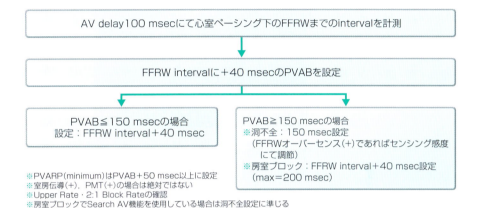

7 Auto Mode Switch機能（心房頻拍時モード変更機能）

- Auto Mode Switch機能とは，DDD，VDDに設定される機能で，心房細動，粗動などの上室性頻拍が発生した場合，心房レートが上室性頻拍検出設定レート以上になり，条件を満たした際に，モードをDDD，VDDからDDI，VDIへ変更するものをいう（▶図19）。上室性頻拍が停止した場合は，確認後DDI，VDIからDDD，VDDへ戻る。この機能がない場合，上室性頻拍に同期し，アッパートラッキングレートにて心室ペーシング挿入される現象が発生し，患者が頻拍発作症状等を訴える可能性がある。

▶図19 Auto Mode Switch機能図

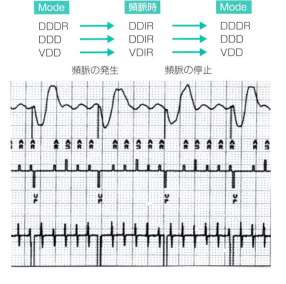

❖ICD(Implantable Cardioverter Defibrillator)の原理と治療の実際

- 基本的には，IPGの原理，徐脈に対する治療機能はほぼ搭載されている。ICDは心室細動（VF），心室頻拍（VT）などの心室性不整脈に対して自動的に検出を行い，治療を行う装置である（▶図20）。

▶図20 ICD写真

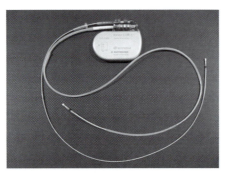

(Lumax 540：BIOTRONIC)

1 センシング感度

- ICDはIPGと違い，認識対象がVF，VTであり，とくに心室細動波は0.2～0.5 mVと微小な電位である。また，オーバーセンシング，アンダーセンシングが発生すると致命的な危険性がある。
- ICDのセンシング感度は一定ではなく，心室波を感知するとセンシング感度設定が一時的に引き上げられ，T波など余分な信号感知を回避し，その後徐々にセンシング感度を減衰させ，心室細動波などを検出できるようになっている（▶図21）。心房側でも同様なアルゴリズムである。

▶図21 ICDセンシング感度図

（例：MEDTRONIC ICDの場合）

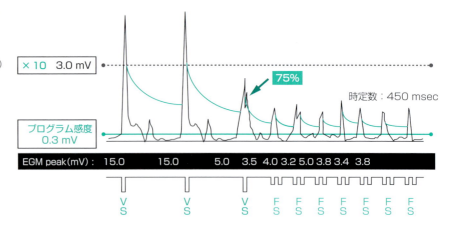

- センシング感度ではないが，現在は各機種で，バンドパスフィルタを変更できる機能や，周波数帯域によってSN信号比を変化させ，周波数が高い波形を増幅，周波数が低い波形を減衰させる機能が搭載され，T波オーバーセンシングを予防できるようになっている。
- ICDではすべてバイポーラセンシングであり，ユニポーラセンシングは使用されない。これはユニポーラでは大胸筋筋電位など，オーバーセンシングになる可能性のため使用されない。

2 頻拍検出

- ICDの頻拍検出には，レート（頻拍周期）と持続時間で決定され，それと同時にVT，VFに区分され，VTであれば，洞性頻脈，心房細動頻脈などの上室性頻拍との鑑別機能にて判断され，VT，VFの治療が行われる。

❶検出レート，ゾーン設定，カウンタ条件

- ICDの頻拍検出において重要なのは，心室性不整脈をいくつ以上の心拍数とするかいう定義を決定することであり，間違ってしまうと，全く検出されないという現象が発生してしまう可能性がある。また，VTとVFでは治療内容が異なる場合があるため，ゾーン設定というVTゾーン，VFゾーンの検出レートも重要である。1次予防目的でICDを植え込まれている症例では，VFゾーン設定のみが多い傾向にある。
- 検出レート，ゾーン設定に検出されたら，すぐに治療になるのではなく，持続時間，カウンタ条件を満たされた場合に治療が行われる。
- 各機種により条件は異なるが，現在はショックリダクション目的で，カウンタ条件を延長させることで，非持続性心室不整脈に対する不必要と想定される治療を回避することが行われている傾向である。当施設でも，1次予防目的で植え込まれた症例では臨床試験結果より独自のフローを作成し，管理している（▶図22）。

▶図22 当施設ショックリダクション設定図

非適応
・心室細動，持続性心室頻拍の既往がある。
・EPS検査において，180 bpm以下の持続性心室頻拍が誘発されている。

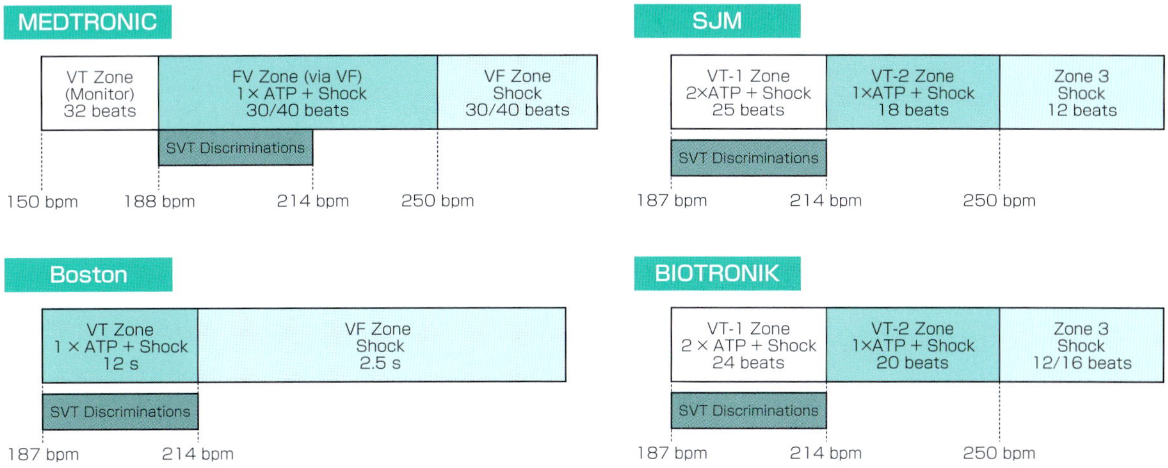

MEDTRONIC
VT Zone (Monitor) 32 beats	FV Zone (via VF) 1×ATP + Shock 30/40 beats	VF Zone Shock 30/40 beats
	SVT Discriminations	
150 bpm 188 bpm	214 bpm	250 bpm

SJM
VT-1 Zone 2×ATP + Shock 25 beats	VT-2 Zone 1×ATP + Shock 18 beats	Zone 3 Shock 12 beats
SVT Discriminations		
187 bpm	214 bpm	250 bpm

Boston
VT Zone 1×ATP + Shock 12 s	VF Zone Shock 2.5 s
SVT Discriminations	
187 bpm	214 bpm

BIOTRONIK
VT-1 Zone 2×ATP + Shock 24 beats	VT-2 Zone 1×ATP + Shock 20 beats	Zone 3 Shock 12/16 beats
SVT Discriminations		
187 bpm	214 bpm	250 bpm

＊secondary患者においても，af tachy, sinus tachyで，VF Zone検出による不適切作動時には，上記設定を考慮（カウンタなど）して設定を検討。

❷上室性頻拍との鑑別機能

- ICDの検出に関しては，VTと上室性頻拍との鑑別が大きな課題であり，各装置さまざまな特徴をもった鑑別機能が搭載されている。今回は，共通しているVTと上室性鑑別機能で，心房/心室レート鑑別機能，スタビリティ機能，サドンオンセット機能，波形識別機能に関して紹介する。

①心房/心室レート鑑別機能
- デュアルチャンバICDの場合は，心房，心室レートを観察できるため，頻拍発生時にそれぞれレートを確認し，心房レートが心室レートより高い場合は心房細動性頻脈と鑑別，心室レートが心房レートより高い場合は心室頻拍と鑑別，心房，心室レートが同等であれば，洞性頻脈，発作性上室性頻脈（PSVT）と鑑別する機能である。
- 心房細動とVTが同時に発生するDual Tachycardia，VTで室房伝導を有する場合などがあり注意が必要である。

②スタビリティ機能
- 頻拍レートの安定性により，VTと上室性頻拍を鑑別する機能である。おもに心房細動性頻脈との鑑別に使用される。
- レート間隔が安定している場合はVT，レート間隔が不安定な場合は心房細動性頻脈と鑑別される（▶図23）。
- 多形性VTの場合は，レート間隔が不安定になる場合があり注意が必要である。

▶図23 ICDスタビリティ機能図

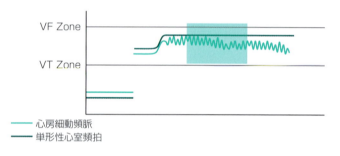

③サドンオンセット機能
- 頻拍検出が開始された際のレート変化具合により，VTと上室性頻拍を識別する機能である。おもに洞性頻脈との鑑別に使用されている。
- 徐々にレート上昇を伴い検出レートへ達し，検出された場合は洞性頻脈，突然のレート上昇を伴い検出された場合はVTと鑑別される（▶図24）。
- 発作性上室性頻拍（PSVT）も同様に突然のレート上昇を伴うため注意が必要である。

▶図24 ICDサドンオンセット機能図

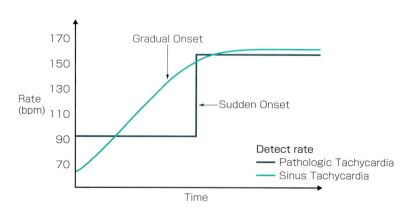

④波形識別機能
- 前に述べた鑑別機能で，それぞれ注意が必要な不整脈である心房細動とVTのDual Tachycardia，室房伝導を有するVT，多形性VT，PSVTを鑑別するために必要なものが波形識別機能である。
- これは，洞調律時の房室結節を介した心室興奮波形を心室リードもしくは心室リードICD本体の間での擬似心電図を記録，これを基準として頻拍検出時の同部位での心内心電図波形と比較して，一致していれば上室性頻拍，一致していなければVTと鑑別する（▶図25）。

▶図25　ICD波形識別機能図

ベクトルのタイミングと相関
・レートEGM
　・RVチップ → RVコイル
・ショックEGM
　・RVコイル → SVCコイル + 本体

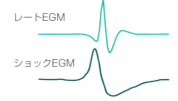

レートEGM

ショックEGM

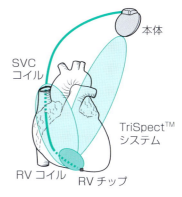

本体
SVCコイル
TriSpect™システム
RVコイル　RVチップ

【例】Boston ICD 波形識別機能

- しかし，この機能も完全ではなく，自己心室興奮波形がない房室ブロック，脚ブロックなどの伝導障害，両心室ペーシングが挿入される症例などでは使用に注意が必要である。

3 頻拍治療
- 頻拍治療に関しては，抗頻拍ペーシング治療，Cardioversion，除細動治療の3つに分類される。Cardioversionに関しては，VT時の同期除細動のことを呼んでいるが，本質的なものは除細動治療と変わらない。

❶抗頻拍ペーシング治療
- 抗頻拍ペーシング治療は除細動と比較して電気ショックによる疼痛，苦痛がない，心機能に対する影響が少ない利点がある。頻拍治療成功率に関しても一定条件の心室頻拍に有効である報告はあるが，除細動治療と比較すると頻拍停止まで時間を要することや，頻拍を促進する場合もあるもあるため注意が必要である。
- 抗頻拍ペーシング治療の設定として，Burst，Rampなどのパターンやペーシング挿入パルス数，回数があるが，抗頻拍ペーシング治療の設定に関してエビデンスはないが，筆者はBurstパターンを基本選択している（▶図26）。

▶図26　抗頻拍ペーシング図

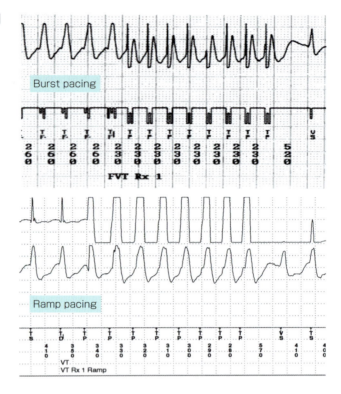

❷Cardioversion，除細動治療

●VT，VFに対して最大40Jまたは約800Vの直流通電で除細動を行う（▶図27）。ショックパルスに関しては除細動閾値の観点から，二相性（Biphasic Pulse）が使用されている。通電部位としては，ICD本体とショックコイルリードの上大静脈コイル，右室コイルの間で行われる。一般的には通電ベクトル（方向）に関しては右室コイルからICD本体およびSVCコイルへのベクトルが有用であるといわれている。しかしながら，症例および除細動テストの結果に応じて，通電ベクトルは考慮する必要性があるが，筆者も右室コイルからICD本体，SVCコイルへのベクトルを選択している。

▶図27　ショックパルス図

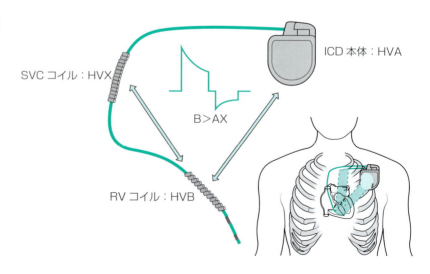

❖CRT（Cardiac Resynchronization Therapy）の原理と実際

- CRTはCRTPとCRTDに分けられ除細動機能の有無が違いである。その他機能に関して相違はほとんどない（▶図28）。

▶図28 両心室ペーシング模式図とリード留置画像

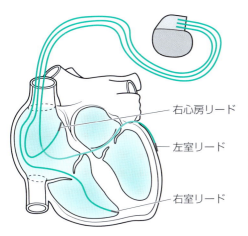
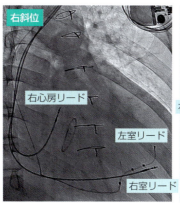
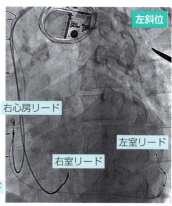

- 重症心不全になると，Ⅰ度房室ブロック，左脚ブロックによる幅広いQRS波形，左心室収縮協調性の消失が生じる。これにより，心房と心室間での同期性の欠如，左右両心室間での同期性の欠如，左心室内での同期性の欠如が起こる。
- 心房と心室間の同期性欠如により，等容収縮期の延長，僧房弁逆流，左房圧上昇，左室充満時間の短縮が起こる。また，両心室間同期性欠如で，右室心拍出量の低下，左室充満量の低下が起こる。また，左心室内同期性欠如で，心拍出量・心駆出率の低下，左室拡張末期容積増加，僧房弁逆流，左房圧上昇も起こる。これらが発生，持続することで心不全が悪循環していく。同期性欠如を改善していく治療がCRTとなる。AV delayで心房と心室間同期を改善，両心室にリードを留置し，ペーシングすることにより両心室間同期を改善，VV delayにて左心室内同期を改善する。

1 左室ペーシング

- 冠静脈側壁枝内へ専用リードを挿入，心外膜側から心筋興奮遅延部位である左室側壁領域をペーシングにより早期に興奮させる。また，リード留置に関しては外科的に心筋リードを植え込む場合もある。
- 左室ペーシング閾値は高値な場合が多く，ペーシング出力調節に苦慮する場合がある。左室ペーシング出力を高出力に設定する場合は，anodal pacing（陽極ペーシング）（▶図29）と phrenic nerve stimulation（横隔膜神経刺激）の問題を考えなければならない。

- anodal pacingとは，バイポーラペーシングにて陰極側だけで心筋捕捉するのではなく，陽極側でも心筋捕捉を行ってしまう現象である（▶図29）。通常は陽極ペーシング閾値が陰極ペーシング閾値より高いため現象は起きないが，CRTの場合は高出力設定にする場合が多いため，発生しやすくなる。また，電極面積が小さいと発生しやすくなり，大きいと発生しにくくなる。とくに問題な場合は，左室ペーシング時に右室ペーシング電極を陽極として使用したときにanodal pacingが発生しやすくなり注意が必要である。
- phrenic nerve stimulationとは，左室ペーシングにより横隔膜神経を刺激することで，横隔膜収縮されてしまう現象で，発生すると患者は症状を訴える場合がある。これはペーシング出力を調整することで回避可能であるが，ペーシング閾値が高値な場合などは，ペーシング極性変更，最悪は左室リード位置変更が必要な場合がある。現在，左室リードは4極と電極数の選択肢が増えたため，極性変更でほとんど対処可能となっている。

▶図29 anodal pacing図

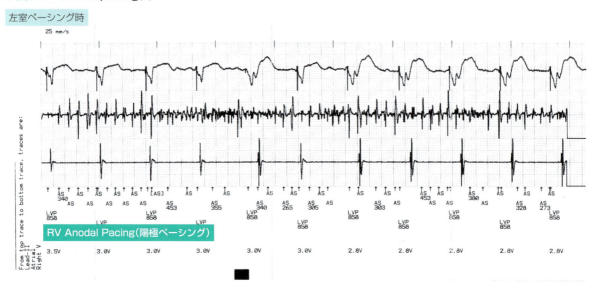

▶図30 AV delay調整，E/Aの図

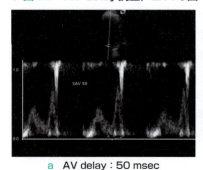

a AV delay：50 msec
短すぎるAV delay：E波とA波が分離しているが，A波が減高している。

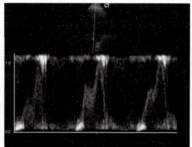

b AV delay：150 msec
長すぎるAV delay：E波とA波が融合しており，充満時間が減少している。

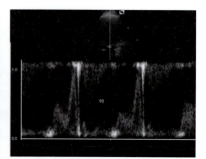

c AV delay：150 msec
「ちょうどよい」AV delay：両室ペーシングが維持され，能動的充満が維持されている。

2 AV delayの至適化

- CRTにおいてAV delayの至適化は重要である。心機能低下症例ではAV delayを短縮すると心拍出量が増加する場合が多い。しかし，極端に短縮すると逆に心拍出量は低下することもあるので注意が必要である。基本は左房-左室間のAV delayの至適化が重要であり，設定上のAV delayは右房-右室間で調節するため，通常の設定よりも短縮した設定になる場合が多い。AV delay調整には心臓超音波検査でのドプラー法による僧帽弁血流パターンによる方法が一般的である(▶図29)。

3 VV delayの至適化

- 両心室ペーシングの効果は左右心室内伝導遅延の改善よりも，左室内伝導遅延の改善を中心として考える必要性があり，それに関して第一は左室リード留置部位によるものが大きいが，VV delay調整により改善する場合もある。
- VV delay調整時は，anodal pacing(陽極ペーシング)に注意が必要である。左室ペーシング閾値は平均的に若干高値傾向であり，ペーシング出力も高出力傾向である。しかし，高出力設定で，左室ペーシングに右室リード電極を使用している場合は，anodal pacingにより右室心筋も同時に補足されてしまう場合があり，このような際には，VV delayを調整しても意味がない場合があるので，確認が必要である。
- VV delay調整には心臓超音波検査パルスドプラー法での左室流出路のVTI測定評価が一般的である。しかし，AV，VV delay至適化は時間が要するため，外来で頻繁に行うことは困難である。そのため現在は，CIEDs本体内にAV，VV delayの至適化を自動測定が可能である機能が搭載されている機種もある。

4 ベッドサイドモニタ

❖ILR(Implantable Loop Recorder)の原理と治療の実際

- 失神発作の原因として，多くは血管迷走神経性失神などNeurally- Mediated Reflexが多くを占めるが，心原性のものも少なくはない。しかしながら，2007 JCS ガイドラインでも示すように失神症例の約30%は原因が不明である。ILRは失神の原因に徐脈，頻脈性不整脈で関与するかを診断するための装置であり，単純には植込み型心電計と類似するものである。
- 原理は簡単で，ILR本体が電極となり，左胸部第1肋間から第4肋骨の間で左鎖骨傍線から左鎖骨中線の間で皮下に植込み，電極から採取される心電図を，徐脈，頻脈の心拍数基準値と設定し記録する装置である(▶図31)。患者の失神発作症状があった際に，不整脈発作が関与しているかの有無を確認できる(▶図32)。

▶図31　ループレコーダの写真

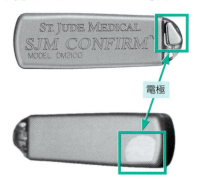

（DM2100：ST. JUDE MEDICAL CONFIRM）
（許可を得て掲載）

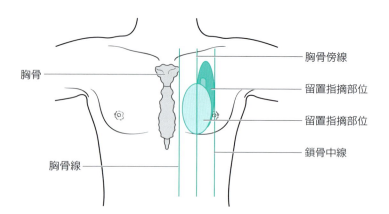

▶図32　ループレコーダの心電図

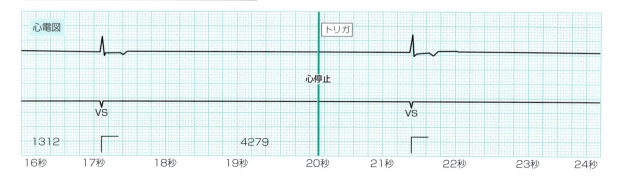

【文献】
1）石川利之：心臓ペーシングのすべて，中外医学社，2012.
2）井上　博，奥村　謙：臨床心臓電気生理検査 第2版，医学書院，2007.
3）中島　博，奥村　謙 編：心臓リズムマネージメントを究める，メジカルビュー社，2009.

3 カテーテルアブレーション治療の適応

柴田正慶

> **業務のポイント**
> - 現在のカテーテルアブレーションの発展に伴い，不整脈を解析するためのEPラボシステムや3次元マッピング装置などの発展もめまぐるしい。これらの機器のほとんどが，臨床工学技士が操作可能であり，医師の指示に基づき安全かつ正確に取り扱わなくてはならない。また，医師その他の医療職種と緊密な連携をとり，カテーテルアブレーションが安全に遂行されるために努めなくてはならない。そのためには各不整脈に関する知識，治療手技に関する理解が必要となる。
> - カテーテルアブレーションの解析では，微小な電位を解析しなくてはならない場合が少なくない。そのためノイズ環境などへの配慮も必要であり，これらを管理するのも臨床工学技士としての重要な役割である。

1 カテーテルアブレーション関連機器

- カテーテルアブレーション治療（RFCA：Radiofrequency Catheter Ablation）とは，経静脈的ないし経動脈的に電極カテーテルを心臓血管内に挿入し，カテーテルを通じて体外から焼灼エネルギーを不整脈発生源である心筋組織に加え，これを焼灼・破壊する治療法である。原理はカテーテル電極と背中に張った対極板との間に高周波（350〜750 kHz）を流すことで，電極に接する心筋細胞に熱を発生させ心筋を焼灼する。
- アブレーションが行われるようになった1980年代前半は，使用されたエネルギーが現在の高周波ではなく直流電流を用いていたため[1〜4]，全身麻酔が必要であり重篤な合併症も少なくなかった。しかし，今日のRFCAは治療法が確立されつつあり，さらに使用するデバイス，EPラボシステム，3次元マッピングシステムなどの発展はめまぐるしい。そして，その治療効果は著しく，RFCAの適応範囲は拡大し，発作性上室性頻拍（PSVT：paroxysmal supraventricular tachycardia）などで症状のある患者に対しては，第1選択治療として用いられることが多い。日本循環器学会がまとめる「不整脈の非薬物治療ガイドライン（2012年改訂版）」の適応基準は▶表1のとおりであるが，その意についてはガイドラインを参照されたい[5]。

補足

高周波通電の3要素
高周波通電の3要素は，
① 抵抗熱
② 伝導熱
③ 冷却（クーリング）
である。高周波通電により発生した抵抗熱に伝導熱が加わり組織に熱が発生する。そして心腔内の血流や組織内の血管内の血流による冷却効果が発生した熱と均衡して組織の熱が一定となる。

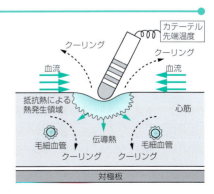

▶表1　カテーテルアブレーション治療適応 Class 分類

	wolff-Parkinson-White（WPW）症候群（房室回帰性頻拍を含む）	房室結節回帰性頻拍	心房細動	心房粗動（通常型・非通常型）
Class I	1 生命の危険がある心房細動発作または失神等の重篤な症状や，軽症状でもQOLの著しい低下を伴う頻拍発作の既往がある場合 2 早期興奮の有無にかかわらず，頻拍発作があり患者がカテーテルアブレーションを希望する場合 3 早期興奮があり，頻拍発作はないがパイロットや公共交通機関の運転手等，発作により多くの人命に関わる可能性がある場合	1 失神等の重篤な症状やQOLの著しい低下を伴う頻拍発作の既往がある場合 2 頻拍発作があり，薬物治療の有無にかかわらず患者がカテーテルアブレーションを希望する場合	1 高度の左房拡大や高度の左室機能低下を認めず，かつ重症肺疾患のない薬物治療抵抗性の有症候性の発作性心房細動で，年間50例以上の心房細動アブレーションを実施している施設で行われる場合	1 頻拍や失神，心不全等の症状，QOLの低下を伴う心房粗動 2 心房細動に対する薬物治療中に出現した通常型心房粗動 3 心房細動アブレーション中に出現するか以前に記録されている通常型心房粗動
Class IIa	1 早期興奮があり，頻拍発作はないが説明を受けた上で患者がカテーテルアブレーションを希望する場合	1 頻拍発作の心電図が確認されている患者で，電気生理検査で頻拍が誘発されず二重房室結節伝導路のみが認められた場合 2 他の頻拍に対する電気生理検査またはカテーテルアブレーション治療中に偶然誘発された房室結節リエントリー性頻拍	1 薬物治療抵抗性の有症候性の発作性および持続性心房細動 2 パイロットや公共交通機関の運転手等職業上制限となる場合 3 薬物治療が有効であるが心房細動アブレーション治療を希望する場合	1 他の頻拍に対するカテーテルアブレーション治療中に偶然誘発された通常型心房粗動 2 薬物治療抵抗性の非通常型心房粗動 3 パイロットや公共交通機関の運転手等職業上制限となる場合
Class IIb	無し	1 頻拍発作の心電図が確認されていない患者で，電気生理検査で頻拍が誘発されず二重房室結節伝導路のみが認められた場合	1 高度の左房拡大や高度の左室機能低下を認める薬物治療抵抗性の有症候の発作性および持続性心房細動 2 無症状あるいはQOLの著しい低下を伴わない発作性および持続性心房細動	1 他の頻拍に対するカテーテルアブレーション治療中に偶然誘発された非通常型心房粗動
Class III	無し	1 頻拍発作の既往のない患者において，電気生理検査中に二重房室結節伝導路が認められるが，頻拍は誘発されない場合	1 左房内血栓が疑われる場合 2 抗凝固療法が禁忌の場合	無し

クラスI　：有益であるという根拠があり，適応であることが一般に同意されている。
クラスIIa：有益であるという意見が多いもの。
クラスIIb：有益であるという意見が少ないもの。
クラスIII　：有益でないまたは有害であり，適応でないことで意見が一致している。

次ページに続く

▶表1の続き

		心房頻拍		心室期外収縮		心室頻拍
Class I	1	症状を有する頻拍起源の限局した再発性の心房頻拍で薬物治療が無効な場合	1	心室期外収縮が多形性心室頻拍あるいは心室細動の契機になり，薬物治療が無効または副作用のため使用不能な場合	1	心機能低下または心不全に伴う単形性心室頻拍で，薬物治療が無効または副作用のため使用不能な場合
			2	QOLの著しい低下または心不全を有する頻発性心室期外収縮で，薬物治療が無効または副作用のため使用不能な場合	2	植込み型除細動器が頻回に作動し，薬物治療が無効または副作用のため使用不能な場合
	2	インセサント型心房頻拍	3	頻発性心室期外収縮が原因で心臓再同期療法の両室ペーシング率が低下して十分な効果が得られず，薬物治療が無効または副作用のため使用不能な場合	3	単形性心室頻拍が原因で心臓再同期療法の両室ペーシング率が低下して十分な効果が得られず，薬物治療が無効または副作用のため使用不能な場合
					4	症状がありQOL低下を有する特発性心室頻拍で，薬物治療が有効または未使用でも患者がカテーテルアブレーションを希望する場合
Class IIa	1	症状を有する頻拍起源の限局した心房頻拍で薬物治療が有効な場合	1	心機能低下を伴うか，または器質的心疾患に伴う流出路起源の頻発性心室期外収縮	1	無症状の流出路起源の特発性心室頻拍で，心拍数が著しく速い場合
	2	症状のない心房頻拍で心室機能低下を疑う場合	2	流出路起源の頻発性心室期外収縮で，薬物治療が有効または未使用でも患者がカテーテルアブレーション治療を希望する場合	2	流出路起源の特発性心室頻拍で，薬物治療が有効または未使用でも患者がカテーテルアブレーションを希望する場合
Class IIb		無し		無し		無し
Class III		無し		無し		無し

● 電気生理学的検査（EPS：Electro Physiological Study）およびRFCAに使用される関連機器は下記のとおりである。これらを検査開始前にセットアップしなくてはならない。セットアップの内容は，機器の配置・接続，各機器の設定確認である。機器の配置および接続の配線は術者，他職種の動体を考慮して行わなくてはならない。また，各施設のカテーテル検査室の環境下におけるノイズ（▶図1）に対する対策を施す必要がある（▶図2）。これら機器の詳細操作およびプログラミングについては，次項の「カテーテルアブレーション治療の実際」で述べる。

■EPSとRFCAに使用される関連機器

- 心臓電気生理検査システム（EPラボシステム）
- 高周波発生装置（ジェネレータ）
- バイタルサイン確認用装置（SpO$_2$，血圧，12誘導心電図など）
- 体表，心腔内除細動器
- ACT測定器
- 呼吸補助装置（NPPV，CPAP，ASVなど）
- 電気刺激装置（スティムレータ）
- 3次元マッピング装置
- バイスペクトラルインデックス（BIS）モニタ
- 酸素
- 心腔内，体表超音波装置

など

補足

BISモニタ
BISは脳波を解析し，患者の鎮静度を0から100の数字で表示する。通常，BIS値が100〜90が覚醒状態，65〜80が鎮静で，全身麻酔では65〜40の間に維持することが推奨されている。

▶図1　ノイズ伝播経路と形態

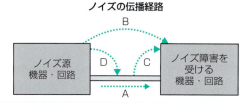

経路	伝導経路	具体的な伝播経路例
A	導体	電源・接続ケーブル・回路基板
B	空間	電磁波，静電・電磁結合
C	導体 ⇒ 空間	電源・接続ケーブル 回路基盤 ⇒ 電磁波 静電・電磁結合
D	空間 ⇒ 導体	電磁波 静電・電磁結合 ⇒ 電源・接続ケーブル 回路基盤

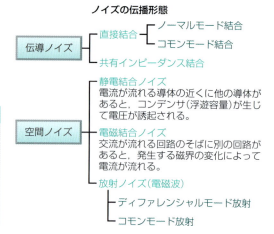

▶図2　ノイズ対策

ノイズ対策の基本

■ノイズ障害・規制の課題認識
（機器開発・設計段階）
　①ノイズ発生の低減
　②ノイズ伝播の抑制

■ノイズ対策
　①グランド強化
　　・伝導／結合／放射ノイズの抑制
　②シールド強化
　　・放射ノイズの遮へい，抑制
　③ノイズ対策部品
　　・ノイズ発生，伝播の低減，抑制

ノイズ対策の手順

①ノイズレベルの測定
　・ノイズ状況把握（対規格，障害）
②ノイズ発生源・伝播経路の調査
　・発生源，伝播経路の調査，特定
③ノイズ対策実施
　・発生源，伝播経路に応じた対策実施
④ノイズ対策の評価・確認
　・対策結果の確認（規格合否判定，妨害）
⑤機器の機能確認
　・機器の本来機能，品質の確認

❖心臓電気生理検査システム（EPラボシステム）

● 心臓電気生理検査システム（EPラボシステム）は，心内に挿入されたカテーテルから心内電位図を取得し記録する機器である。現在（2014年），日本で使用されるEPラボシステムの種類と特徴は▶表2に示すとおりである。

● EPラボシステムにおけるフィルタ設定は適正に行い，CARTOシステムおよびEnSiteシステムを使用する場合は，さらにフィルタ設定を考慮する必要がある。EPラボシステムは記録以外にスティムレータによる刺激部位を選択する機能，焼灼時のジェネレータ信号を表示する機能があり，必要に応じて操作が必要となる。さらに，心内電位入力信号のプログラミング操作，前述したフィルタ設定も大事な仕事である。これらの操作に関しては各機器により異なり，煩雑であるため詳細は各機器の操作マニュアルを参照されたい。

▶表2　心臓電気生理検査システム（EPラボシステム）の各社比較（2014年現在）

機種名	Bard LabSystem Pro	EP-WorkMate V4.3	Prucka CardioLab Ver.6.8	Cardio Master (RMC4000)
国内取扱会社	ボストン・サイエンティフィック	セント・ジュード・メディカル	GEヘルスケア	日本光電工業
刺激装置	外部刺激装置	内蔵刺激装置EP-4または，外部刺激装置	外部刺激装置	自社製刺激装置との接続
CPU	Intel® Core™2 Duo Processor E8400	Pentium Xeon Dual Core以上	Pentium Xeon	Intel Celeron440 2.0 GHz
メモリ	4 GB	2 GB	3 GB	2 GB
OS	Windows7	WindowsXP	WindowsXP	WindowsXP Enbeded
ハードディスク	250GB + 300 GB	160GB×2	160GB×2	320GB(RAID)
メディア	DVD + RW 4.7 GB	DVD + R 8.5 GB	DVD-RAM 9.4 GB	DVD-RAM 4.7 GB/ Blu-ray 25 GB or 50 GB
ディスプレイ	21.3インチLCDモニタ(EIZO S2100) 24.1インチLCDモニタ(EIZO S2433)	21インチ液晶モニタ	20,21インチ液晶モニタ	21インチ液晶モニタ
ディスプレイ解像度	1,600×1,200	1,600×1,200	1,600×1,200	1,600×1,200
体表面心電図	12誘導	12誘導	12誘導	12誘導
観血血圧	最大4ch	最大4ch	最大4ch	最大4ch
CH数	160 CH, 120 CH, 80CH	最大448 CH	32, 64, 96, 128 CH	12/60/92 ch
心内ピン入力	320極, 240極, 160極	56, 120極	32, 96, 160, 224極	24, 80,158極
心拍数表示	表示あり	表示あり	表示あり	表示あり
CPU-アンプ接続	LANケーブル	LANケーブル	光ケーブル	専用ケーブル
ハイパスフィルタ	DC/0.01/0.05/0.1/0.5/1.0/10/30/100Hz	DC/0.05/0.5/1/2/5/10/20/30/40/50/60/80/100/200 Hz	DC/0.05/0.5/5/30/100 Hz	0.05/0.2/0.5/1.6/5.0/16/50/160 Hz
ローパスフィルタ	10/25/50/100/250/500/1000/2000 Hz	10/20/30/40/50/60/80/100/200/300/400/500 Hz	150/500/1000 Hz	10/30/100/300/600
A/D変換	16bit	32bit	12bit	16bit
アンプ形式	デジタルアンプ	デジタルアンプ	アナログアンプ	デジタルアンプ
レコーディング方式	Bipolarレコーディング	Unipolarレコーディング	Bipolarレコーディング	Bipolarレコーディング
サンプリングレート	1, 2, 4 kHz (通常1 kHz)	2 kHz	1, 2, 4 kHz (通常1 kHz)	1, 2, 4 kHz (通常1 kHz)
1ページ最大波形表示	184 ch, 144 ch, 104 ch(×ページ無制限)	64 ch(×7ページ)	64 ch(×8ページ)	40 ch(×8ページ×6レイアウト)
リアルタイム自動インターバル解析	不可	可能	不可	不可
アライメントウィンドウ	不可	不可	可能	不可
トリガー機能	可能	可能	可能	可能(2画面)
FFT解析	可能	可能(最大8秒)	外部出力後専用ツールで解析	可能
リアルタイム2画面表示	可能(トリガーモード)	可能	不可	可能(4画面まで)
リアルタイムスクロール	不可	可能	不可	不可
シネ画像取り込み	可能(標準) 静止画, 動画	可能(標準) オプションで4系統(動画)まで可	可能	可能
波形データ出力	Binary or ASCII	Binary or ASCII	Binary or ASCII	ASCII
外部へのデータ出力	JPEG, BMP, AVI(シネ画像)	JPEG, BMP, AVIファイル	HL7形式, Tiffファイル, Word Report	DICOM(JPEG, BMP), XML, CSV
日本語	不可	不可	可能	可能
EnSiteインターフェイス	不可	可能	不可	不可
血行動態解析機能	不可	不可	ComboLabで可能	可能

Ⅴ　心臓カテーテル・不整脈治療領域

❖電気刺激装置（スティムレータ）

- 電気刺激装置（Stimulator）は，EPラボシステムと接続して心内に挿入された任意の電極カテーテルに電流を流すことで，興奮性をもった細胞に一定の反応を引き起こさせる装置である。スティムレータにより刺激を入れるタイミングなどをプログラミングして伝導機能検査，診断ペーシング，期外（早期）刺激，不整脈の誘発などに用いられる。
- ▶図3はスティムレータの基本的な使用機能を説明したものである。実際の設定については，次項の「カテーテルアブレーション治療の実際」にて説明する。

▶図3　電気刺激装置（スティムレータ）

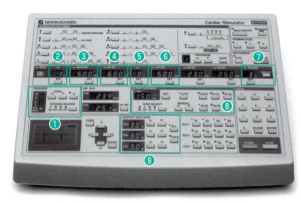

❶ペーシング選択サイトのトリガーチャンネルを選択し，トリガーレベルを決定する。
❷トリガーしてから，S1の刺激を入れるまでの回数を決定する。
❸トリガーからS1までの間隔を決定する。
❹S1-S1間隔（基本周期）を決定する。
❺S1を入れる回数を決定する。
❻S1-S2（期外刺激）の間隔を決定する。
❼繰り返しを行うか決定し，繰り返しまでのインターバルを決定する。
❽繰り返しを行った際に，自動的にS1-S2（またはS2-S3，S3-S4など）を短縮させる設定を行う。短縮設定は，5，10，20，50 msと決定でき，さらにLimitを設定できる。
❾各チャンネルの出力Voltageを決定する。

（Cardiac Stimulator：日本光電社）（許可を得て掲載）

> **補足**
> 高周波発生装置のコントロール
> ①温度コントロール：非灌流型カテーテルの場合は，先端の温度を測定しながら設定した温度によって出力を制限し通電する。
> ②出力コントロール：灌流型カテーテルの場合は，カテーテル先端の電極温度は組織温度を反映せず，出力コントロールを中心とした通電を行う。

❖高周波発生装置（ジェネレータ）

- 高周波発生装置（generator）は高周波を発生させ，それを専用のアブレーションカテーテルを通じてエネルギーを心臓まで到達させ，不整脈の原因およびリエントリ性不整脈のターゲットとなる心筋細胞を焼灼させる装置である。使用するアブレーションカテーテルの種類で使用するジェネレータが異なるため確認が必要である。さらに，出力，温度，時間の信号をEPラボシステムで表示させるための接続および設定確認が必要となる。また，ジェネレータによってはカテーテルの種類を選択しなくてはならないものもある。
- ジェネレータの設定は出力，温度，時間が基本的となり，さらにイリゲーションカテーテルにおいては通電中のポンプ流量，通電開始から実際に高周波発生までの時間（RF delay time），通電終了から流量低下までの時間（post RF time）の設定の確認も必要となる。

▶図4　各社の高周波発生装置（ジェネレータ）

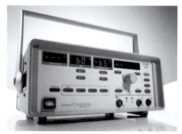
（Stockert：J & J社）

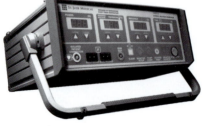
（IBI-1500T12：SJM社）

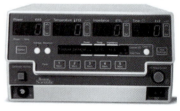
（EPT：Boston社）

（すべて許可を得て掲載）

❖3次元マッピング装置

- 現在(2014年10月)，日本で使用されている**3次元マッピング装置**は，**CARTOシステム**および**EnSiteシステム**の2機種であり(▶図5)，各装置の特徴を▶表3に示す。
- これらアブレーション支援技術の進歩により，イメージしにくかった心臓の構造を描出することができ，さらに通電ポイントを記録することでより安全な手技が可能となった。また，手技の時間短縮，透視時間の短縮，さらに今まで治療困難であった複雑不整脈，特に心房細動，心室頻拍などの難治性不整脈に対しても，さまざまな観点からの解析が可能となりRFCA治療の適応範囲が拡大している。

▶表3　CARTOシステムとEnSiteシステムの比較

医療機器　名称	3次元マッピングシステム	
メーカー名	St. Jude Medical社	Biosense Webster社
型式など	エンサイトシステム　Velocity	CARTO 3
性能・仕様の比較		
オペレーティングシステム	Linux 搭載	Windows 7搭載
ノンコンタクトマッピング機能	○　EnSite Array システム	×
ジオメトリ構築	・すべてのカテーテル ・メーカー問わず	・Navistar ・LassoNAV ・PentaRayNAVeco ・SOUNDSTAR
echo cardiography	なし	SOUNDSTAR
マッピング精度	平均誤差　±1 mm	平均誤差　±1 mm
マップ種類	・LAT ・Voltage(Uni/Bipolar) ・CFE ・Non-Contact(Array)	・LAT ・Voltage ・CFAE ・Impedance ・Force
ジオメトリ作成中に，位置情報と電気的情報の同時取得	○	○
電位情報の記録	心腔内に挿入されているすべてのカテーテル電極から，複数本同時に電位情報の取得が可能	専用カテーテルからのみ可能(複数本同時の取得：×)
電位とカテーテルロケーションの記録	○ 記録データより10拍分遡っての解析可能	○ 記録データより9拍分遡っての解析可能
位置情報	磁場	磁場＋電界
ポジションリファレンス	システムリファレンスもしくは心内カテーテル電極選択可能	体外パッチ
カテーテル・ナビゲーション (本数と電極表示数)	・制限なし ・メーカー問わず	・CARTO3専用カテーテル 　(NAVISTAR)×1本 　(SOUNDSTAR)×1本 ・診断カテーテル×6本
	・最大132極まで表示可能 ・本数制限なし	・最大78極まで入力可能 　ただし，表示については制限あり
心内心電図チャネル	制限なし	78チャンネル
ロケーション検出	電気的フィールド	ACL(電界＋磁界のハイブリッド)
呼吸の補完機能	○	×
CT/MRI画像の取込み	DICOM3.0データでの取込み可能	DICOM3.0データでの取込み可能

▶図5　3次元マッピング装置

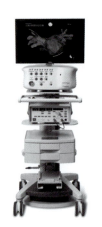
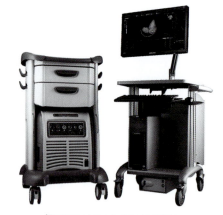

（CARTO® 3 system：J＆J社）　　（EnSite Velocity™：SJM社）

（すべて許可を得て掲載）

補　足
手技中の呼吸管理 不整脈治療をする患者で，睡眠時無呼吸症候群を合併する患者は少なくなく，とくに心房細動の治療の際には，静脈麻酔をかけて手技を行うことが多く，NPPVやCPAPなどによる手技中の呼吸管理が必要となる場合がある。また，心不全を伴っている患者ではチェーン・ストークス様の呼吸となる場合があり，このような患者に対してはASV（Adaptive Servo Ventilation）による呼吸管理が有効なことが多い。

❖モニタリングシステムおよびその他周辺機器

●EPラボシステムには，生体モニタ（血行動態解析機能など）の入力が不十分なものもあり（▶表2参照），施設の環境などの問題もあると思われるが，血圧，SpO_2，ST-T変化を十分に確認できる12誘導（もしくは四肢のみ）心電図は最低限用意することを推奨する。また，安全に手技を遂行するために必要な機器として，体表除細動器および心腔内除細動器（Shock AT），催眠レベルを測定するバイスペクトラルインデックス（BIS：bispectral index）モニタ，ACT測定器，酸素および呼吸補助装置（NPPV，CPAP，ASVなど），心腔内エコー装置および体表エコー装置などがある。

2 カテーテルアブレーション治療の実際

●第3項で述べた関連機器のほとんどは臨床工学技士が操作可能であり，これらの機器を安全かつ正確に取り扱わなくてはならない。そのためには各不整脈に関する知識・治療手技などが必要となる。この項では，その基本的な知識を深め，機器操作の基本を学ぶため，心房粗動，発作性上室性頻拍（房室回帰性頻拍，房室結節回帰性頻拍），心房細動に絞り解説する。

❖心房粗動（AF：Atrial Flutter）

●**心房粗動**は「通常型」と「非通常型」に分類される。通常型心房粗動は三尖弁輪を大きく旋回する頻拍であり，それ以外の回路による心房粗動を非通常型としている。また，三尖弁輪を反時計方向に旋回する（心房中隔：上行，自由壁：下行）頻拍をCounter Clock Wise（CCW）common AFL（orthodromic common AFL）（▶図6a），時計方向に旋回する（心房中隔：下行，自由壁：上行）頻拍をClock Wise（CW）common AFL（antidoromic common AFLまたはreverse common AFL）（▶図6b）と定義される。

●▶図6の透視画像は心房粗動の手技における電極カテーテルの位置と解剖を示したものである。三尖弁輪に沿わせるかたちでHaloカテーテルを挿入しており，CS内にCSカテーテルを挿入している。CCW common AFLの場合

は，Haloカテーテルのproximalからdistalへと興奮伝播が起こり，▶図6aに示したシーケンスとなる。CW common AFLの場合は，Haloカテーテルのdistalからproximalへと興奮伝播が起こり，▶図6bに示したシーケンスとなる。

▶図6 電極カテーテルの位置関係とCCW common AFL，CW common AFLの心内電位

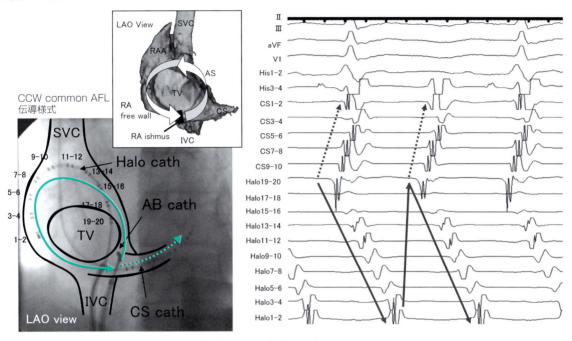

a 反時計方向回転 通常型心房粗動：CCW common AFL

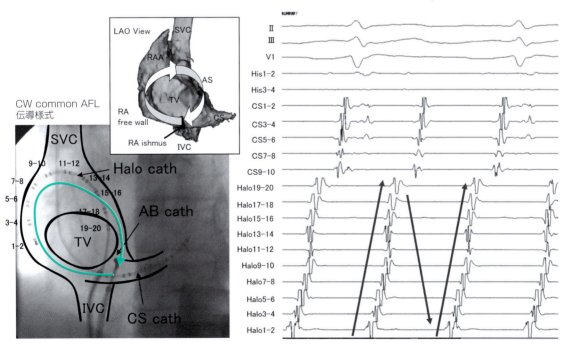

b 時計方向回転 通常型心房粗動：CW common AFL

（文献6より引用）

■通常型心房粗動の証明検査：Entrainment pacing

- まず，通常型と非通常型の心房粗動を診断する必要がある。Entrainment pacingは，ペーシングを行ったカテーテル電極位置が頻拍回路に含まれる部位であるか否かを証明するものである[7,8]。つまり，通常型心房粗動の頻拍回路である右心房の解剖学的峡部（RA isthmus），三尖弁輪などで，Entrainment pacingを行いRA isthmusや三尖弁輪を含む頻拍回路であれば通常型心房粗動，含まなければ非通常型心房粗動である。

- Entrainment pacingの実際は，電極カテーテルから頻拍周期より若干早い周期でペーシングを行うものであり，そのペーシング中の電位の流れ（sequence）と，ペーシング後の復元周期（PPI：post pacing interval）が頻拍周期に一致するか確認し，カテーテル電極位置が頻拍回路上にあるかを判断する[9,10]（▶図7）。

- ▶図7③は粗動周期210 msecに対してCS入行部付近にあるCSカテーテル9-10（proxmal）より190 msecでEntrainment pacingを行っている。ペーシング時のsequenceは頻拍時のsequenceと同様で，PPIは210 msecと粗動周期に一致している。▶図7④は粗動周期210 msecに対してRA自由壁よりHaloカテーテル1-2より190 msecでEntrainment pacingを行っている。このときのsequenceも頻拍時のsequenceと同様で，PPIは210 msecと粗動周期に一致し，CS os，RA自由壁でconcealed entrainment[*1]が観察された。以上の所見よりCS osおよびRA自由壁は頻拍回路に含まれており，頻拍中のsequenceから，この頻拍はCCW common AFLという診断となる。なお，Entrainment pacing時のスティムレータの設定は▶図8のとおりである。

補足
Constant fusionとProgressive fusion
① Constant fusion：頻拍中に頻拍のレートより速い一定のレートでペーシングを行うと，体表心電図で一定の融合波形が認められる。
② Progressive fusion：2つ以上の一定のレートでペーシングを行うとそれぞれのレートで融合波形の程度が異なる。

用語アラカルト
＊1 Concealed Entrainment
Concealed Entrainmentとは，頻拍中に頻拍周期よりやや短い周期でペーシングを行うと，頻拍周期はペーシング周期となり，頻拍波形とペーシング波形が一定の融合波形を形成し，ペーシング停止後は頻拍周期に戻ることをいう。

▶図7　entrainment pacingによる回路の同定と実際

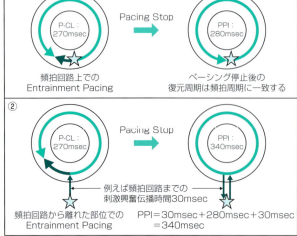

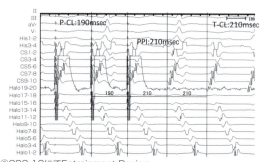

③CS9-10にてEntrainment Pacing
ペーシング後の復元周期はT-CLに一致しConcealed Entrainmentが観察された。

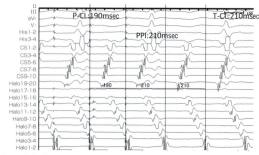

④RA自由壁のHalo1-2にてEntrainment Pacing
ペーシング後の復元周期はT-CLに一致しConcealed Entrainmentが観察された。

（文献6より改変引用）

▶図8 entrainment pacing時のスティムレータの設定

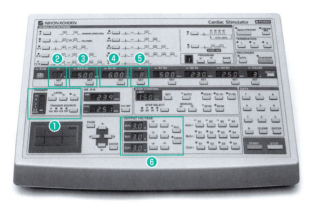

❶ペーシング選択サイトのトリガーチャンスを選択し，トリガーレベルを決定する。
❷トリガーしてからS1の刺激を入れるまでの回数を決定する。
❸S1が入るタイミングによっては異なる頻拍に移行したり，頻拍が停止することがあるため，トリガーからS1までの間隔をペーシング周期（190 msec）と同様に設定する。
❹S1-S1間隔を190 msecに設定する。
❺S2は入れないので，99回とエンドレスに設定する。
❻Far FieldをCaptureさせないため，出力Voltageはなるべく閾値レベルで行う。

（Cardiac Stimulator：日本光電社）（許可を得て掲載）

2 心房粗動の治療

● リエントリ性の頻拍治療は，リエントリ回路の一部を遮断することで根治できる。common AFLの場合はRA isthmus（解剖学的峡部）に対してライン焼灼を行う[11]（▶図9）。

▶図9 common AFLに対する焼灼部位

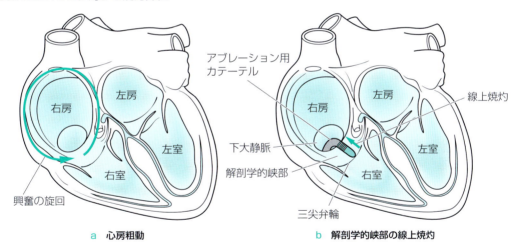

a 心房粗動
b 解剖学的峡部の線上焼灼

3 治療成功ポイントと治療後の確認検査（CW & CCW両方向性block lineの確認）：Differential pacing

● 治療中はcommon AFLが起こっていれば頻拍中に治療をするが，ほとんどの場合RA isthmus block lineの形成が不十分な状態で頻拍が停止する。そのため，頻拍が停止または治療開始時点から洞調律の場合は，CS 入口部（CS-os）からの連続刺激を行いながら治療する。RA isthmusのblock lineが形成されていない状態でCS osペーシングをしている際の興奮伝播は，中隔と自由壁を伝わり最終的に右心耳入口部付近で衝突する。そのため，HaloカテーテルではHalo1-2とHalo19-20から興奮伝播が起こり，Halo7-8付近で衝突するsequenceとなる（▶図10a）。これが，RA isthmusのblockラインが形成されると，Halo19-20からHalo1-2への反時計回りの興奮伝播となる（▶図10b）。

▶図10　CTI block line形成前後の心内電位

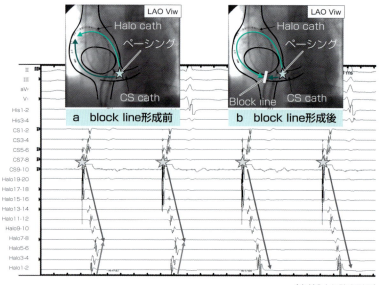

- 上記CS os pacingではCS（中隔）→ RA isthmus → 自由壁（CW方向）への伝導blockの証明となる。しかし，この1方向性blockのみの場合は高確率で再発する。そのため，反対方向の自由壁 → RA isthmus → CS（中隔）（CCW方向）への伝導blockの証明を，Differential pacingという手技を用いて行う[12]。
- Differential pacingはHalo1-2とHalo3-4からpacingを行い，各pacingにおけるCS osまでの伝導時間の測定，またはRA isthmusのblock line上に電極カテーテル（アブレーションカテーテル）を留置して，得られたdouble potentialの間隔を測定して，CCW方向のblock lineが形成されているか確認する。CCW方向のblock lineが形成されていれば，CS osまでの伝導時間は，Halo1-2よりHalo3-4からpacingした方が短くなる（▶図11a）。また，RA isthmusに留置したカテーテルのdouble potential間隔はHalo1-2よりHalo3-4からpacingした方が短くなる（▶図11b）。

▶図11　Differential pacing

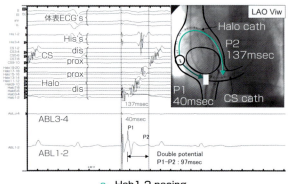

a　Hab1-2 pacing

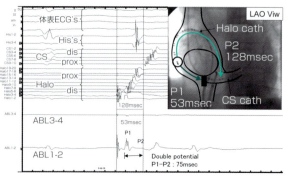

b　Hab3-4 pacing

（文献6より引用）

❖発作性上室性頻拍（PSVT）：房室結節回帰性頻拍（AVNRT）と房室回帰性頻拍（AVRT）

- 発作性上室性頻拍（PSVT）の大部分はnarrow QRSの頻拍発作で，その頻拍の95％以上がAVNRTとAVRTである．そのため，PSVTの場合はAVNRTとAVRTの鑑別が重要となる（▶表4）．ここでは，AVNRTとAVRTの鑑別に必要な各手技の意義と解説を行う．鑑別は，それぞれ例外もあり，1つの所見が当てはまるからといって診断がつくわけではなく，逆に当てはまらないものを除外して診断していくことが大切である．

▶表4　AVNRTとAVRTの鑑別

	jump up	VA conduction	PVC scan (His波の直前)	ParaHisian pacing
房室結節回帰性頻拍（AVNRT）	あり	あり 減衰伝導を認める fast pathway　His → CS slow pathway　CS → His	リセットなし	wideQRSとnarrowQRSでVA伝導時間が異なる
房室回帰性頻拍（AVRT）	なし or あり	あり 通常は減衰伝導を認めない A Type　CS → His → (High RA) B Type　(High RA) → His → CS C Type　His → (High RA) → CS　or His → CS → (High RA)	リセットあり（Mitral Lateral KENTではない場合もある）	wideQRSとnarrowQRSでVA伝導時間が同じ

（文献6より引用）

補足

心房頻拍と上室頻拍
心房頻拍は房室接合部より上の心房側で発生する頻拍であり，心房と房室接合部の両方を含む頻拍を上室頻拍という．

1 common type AVNRTとorthodromic AVRT

- common type AVNRTは伝導が遅く不応期の短いslow pathwayを順行性に，伝導が速く不応期の長いfast pathwayを逆行性に介した（slow-fast）リエントリ性の頻拍である[13, 14]（▶図12）．uncommon type AVNRTはfast-slowをリエントリする頻拍であり，slow-slowも報告されている[15]．orthodromic AVRTは正常伝導路である房室結節を順行性に，KENT束を逆行性に介したリエントリ性の頻拍である（▶図13）．antidromic AVRTは，逆にKENT束を順行性に，房室結節を逆行性に介したリエントリ性頻拍である．ここでは，頻度の多いcommon type AVNRTとorthodromic AVRTについて手技および治療に関する事項を解説する．なお，本項ではcommon type AVNRTはAVNRT，orthodromic AVRTはAVRTとして表記する．

2 VA conduction（室房伝導）

- VA conductionは心室から心房への逆行性伝導のことで，通常RVに挿入したカテーテルからペーシングを行い，そのsequenceから，どの伝導系を介して心室から心房へ伝導しているかを見極める．また，房室結節などの結節細胞は，心房・心室細胞，His束，KENT束などの伝導系と異なり，減衰伝導特性（decrementality）が確認される．▶図14aは心房最早期興奮部位が

His 1-2でdecrementalityがあり，fast pathwayを介しての逆行性伝導と判断される．▶図14bは心房最早期興奮部位がCS7-8でdecrementalityがあり，slow pathwayを介しての逆行性伝導と判断される．▶図15aは心房最早期興奮部位がCS 1-2でdecrementalityを認めず，左側（後壁-側壁）KENT束を介しての逆行性伝導と判断される．▶図15bは心房最早期興奮部位がHalo 13-14でdecrementalityを認めず，右側（側壁）KENT束を介しての逆行性伝導と判断される．

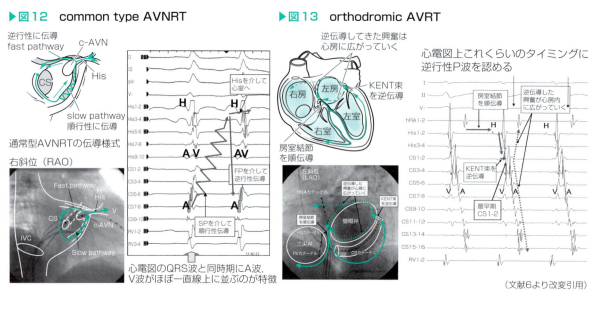

▶図12　common type AVNRT

▶図13　orthodromic AVRT

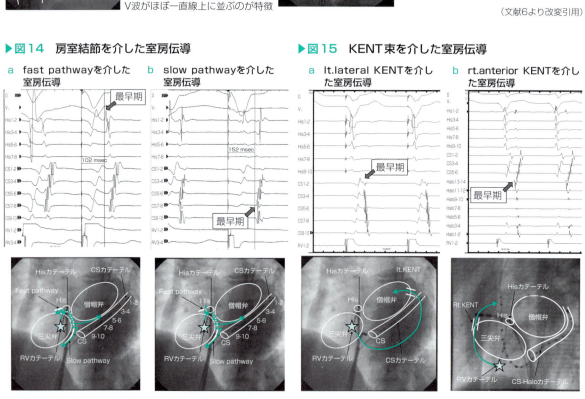

▶図14　房室結節を介した室房伝導
a　fast pathwayを介した室房伝導
b　slow pathwayを介した室房伝導

▶図15　KENT束を介した室房伝導
a　lt.lateral KENTを介した室房伝導
b　rt.anterior KENTを介した室房伝導

（文献6より改変引用）

3 jump up現象 & one echo現象

●jump up現象の有無は，房室結節二重伝導路の存在の証明となる。心房期外刺激法（A-Extra pacing）を行い，期外刺激のS1-S2間隔を10 msec短縮させた際に，房室結節伝導時間（A2-H2）が50 msec以上延長した場合に房室結節二重伝導路の存在があると診断される。jump up現象が起きるのは，伝導速度が速く不応期が長いfast pathwayを介して房室結節（c-AVN）へ興奮が伝わっていたのが（▶図16①），連結期を短くすることでfast pathwayの不応期にかかり，伝導速度が遅く不応期が短いslow pathwayを介してc-AVNへ興奮が伝わるためである[16, 17]（▶図16②）。また，slow pathwayを介してc-AVNへ興奮が到達した際に，fast pathwayが不応期を脱していれば，fast pathwayを介して逆行性に心房へ興奮が伝わるone echo現象が確認できる（▶図16③）。

▶図16 jump up現象のメカニズム

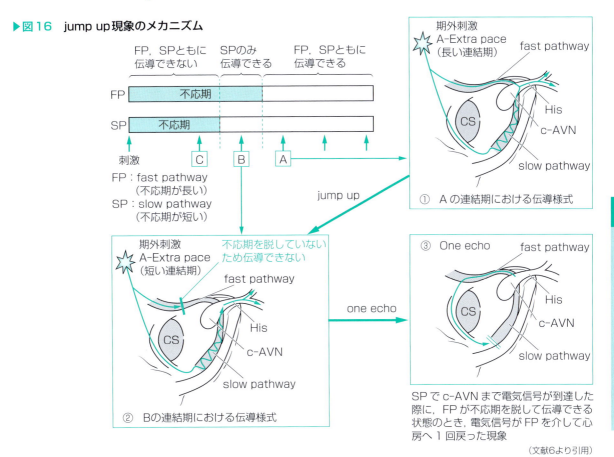

(文献6より引用)

●▶図17aは，基本周期が600 msec，S1-S2が330 msecのA-Extra pacingで，A2-H2が250 msecであった。次に▶図17bは，先ほどのA-Extra pacingからS1-S2を10 msec短縮させ320 msecとすると，A2-H2が300 msecと50 msec延長し，jump up現象を認め，さらにone echo現象も認めている。AVNRTは，slow pathwayとfast pathwayが頻拍のreentry回路となるため，必ず二重伝導路がある（安静状態で二重伝導路が確認できない場合はISP負荷を行う）。しかし，AVRTの場合でも二重伝導路が存在する場合もあるため注意が必要である。

▶図17　jump up現象 & one echo現象の実際

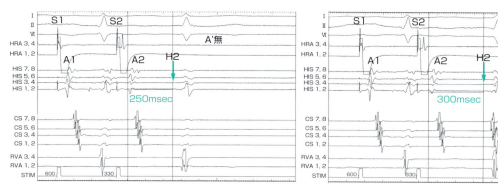

　　　a　▶図16のAの連結期　　　　　　　　　　　b　▶図16のBの連結期
　A-Extra pacing基本周期：600 msec　　　　A-Extra pacing基本周期：600 msec
　S1-S2：330 msec，A2-H2：250 msec　　　S1-S2：320 msec，A2-H2：300 msec

▶図18　extra pacing時のスティムレータ設定

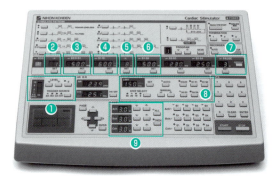

（Cardiac Stimulator：日本光電社）（許可を得て掲載）

❶ペーシング選択サイトのトリガーチャンネルを選択し，トリガーレベルを決定する。
❷トリガーしてからS1の刺激を入れるまでの回数を決定する。
❸自己の脈拍数を考慮し，S1の1拍目からペーシングがしっかり入るタイミングに（不応期に入らないようにする），トリガーからS1までの間隔を決定する。
❹S1-S1間隔（基本周期）を決定する（この場合は600 msec）。
❺S1を入れる回数を決定する（医師からの指示に従う。また，連動するEPラボシステムによっては必須のS1回数が決定されているものもあり，注意する）。
❻S1-S2（期外刺激）の間隔を決定する（医師の指示に従う）。
❼繰り返しまでのインターバルを決定する（医師の指示に従う）。
❽S1-S2の漸減を10 msecに設定する（jump up現象を証明するため）。limitは医師の指示に従う（あまり短くすると心房細動を誘発するので注意する）。
❾各チャンネルの出力voltageを決定する。

4　心室プログラム刺激法によるPVC scan

● PVC scanは頻拍（PSVT）が起こった状態で，RVから頻拍周期より若干短い連結期から単発刺激を入れ，その連結期を徐々に短くしていき（scan），His束電位が出現しているタイミングのRV pacingで心房resetを確認する手技である。

● AVNRTとAVRTの大きな違いは，AVNRTは心房のみの頻拍回路に対して，AVRTは心房と心室を含んだ頻拍回路であるということである（▶図19）。そのためPVC scanは，AVNRTの場合はHis束電位が出現しているタイミングでRV pacingを入れても，pacingの興奮伝播は心房へ逆行性に入り込むことができず，頻拍回路に影響を与えない（心房reset ⊖：▶図19a）。しかし，AVRTの場合はHis束電位のタイミングでRV pacingを入れると，そのpacingによる興奮は頻拍の興奮より先にKENT束へ入り心房を早期捕捉する[18]（心房reset ⊕：▶図19b）。

▶図19 PVC scanによる心房resetの有無

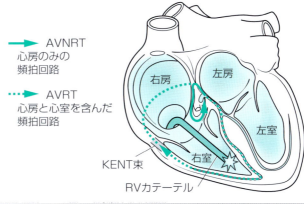

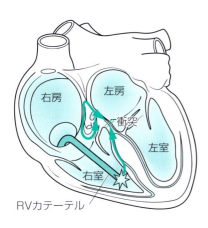
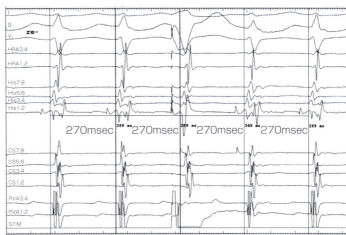

a AVNRT時のPVC scan(心房reset⊖)
頻拍回路から出た電気信号とRVペーシングによる電気信号が衝突して心房側に入り込めないため,頻拍周期には影響がない。

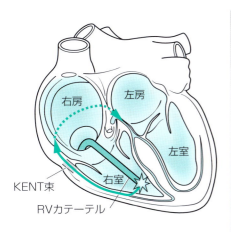
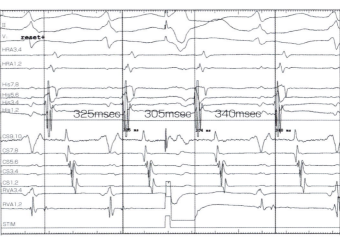

b AVRT時のPVC scan(心房reset⊕)
RVペーシングによる電気信号が頻拍回路の電気信号より先回りして心房に電気信号が速く到達して,頻拍周期を変化させている。

(文献6より改変引用)

▶図20 PVC scan時のスティムレータ設定

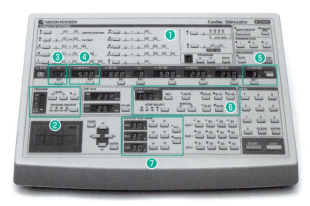

❶プログラムを心電図トリガーよりS1を1拍入れるプログラムにする（Cardiac Stimulatorの場合はD-1）。
❷ペーシング選択サイトのトリガーチャンネルを選択し，トリガーレベルを決定する。
❸トリガーしてからS1の刺激を入れるまでの回数を決定する。
❹スタートは頻拍周期より10 msec程度短い間隔に設定する。
❺繰り返しまでのインターバルを決定する（医師の指示に従うが，あまり短いとスキャンを判断できなくなるので，十分なインターバルをとることを推奨する）。
❻ECG-S1の漸減を10 msecに設定する。
❼各チャンネルの出力Voltageを決定する。

（Cardiac Stimulator：日本光電社）（許可を得て掲載）

5 ParaHisian pacing（傍His束ペーシング）

- ParaHisian pacingは，His束近傍より高出力と低出力でpacingを行い，各出力におけるVA conduction時間を計測して，中隔KENTの存在を確認する手技である[19]。
- 高出力でpacingを行うとHis-Purkinje系を捕捉しnarrow QRSとなり，低出力でpacingを行うとHis束を捕捉せず作業心筋のみ捕捉するためwide QRSとなる。この2つのpacingでVA conduction時間に変化がなければ中隔KENTの存在が疑われる（▶図21a）。しかし，中隔KENTが存在しない場合は，低出力pacingの際には作業心筋 → 末梢Purkinje線維 → 脚 → His束 → 房室結節となるのでVA conduction時間は長くなり，高出力pacingの際にはHis束 → 房室結節となるためVA conduction時間は短くなる（▶図21b）。

▶図21 ParaHisian pacingの実際

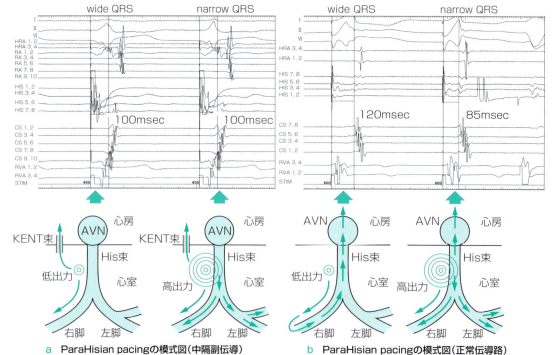

a ParaHisian pacingの模式図（中隔副伝導）　　b ParaHisian pacingの模式図（正常伝導路）

（文献6より改変引用）

▶図22　ParaHisian pacing時のスティムレータ設定

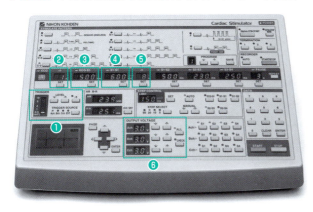

❶ペーシング選択サイトのトリガーチャンネルを選択し，トリガーレベルを決定する。
❷トリガーしてからS1の刺激を入れるまでの回数を決定する。
❸自己の脈拍数を考慮し，S1の1拍目からペーシングがしっかり入るタイミングに（不応期に入らないようにする），トリガーからS1までの間隔を決定する。
❹S1-S1間隔（基本周期）を設定する（医師の指示に従う）。
❺S2は入れないので，99回とエンドレスに設定する。
❻出力voltageを最大（または最小）から行い，徐々にvoltageを下げていく（または上げていく）。その際にEPラボシステムにより心電図のQRSがwideからnarrowへ変化するのをモニタし，変化した時点でペーシングを停止する。

（Cardiac Stimulator：日本光電社）（許可を得て掲載）

補足

AVNRT治療における通電部位による房室ブロック発生率と再発率

標的部位	前中隔	中中隔	後中隔
患者数	177	189	620
成功率	89%	98%	98%
房室ブロック誘発率	8.0%	2.6%	0.8%
再発率	9.6%	0.6%	3.7%

（文献22，日本循環器学会：カテーテルアブレーションの適応と手技に関するガイドライン，p.19, 2012. より引用）

「房室ブロックの発生は通電部位に密接に関係している。後中隔領域の通電に比べ中中隔，前中隔と前方になるほど房室ブロック誘発率は高くなる。一方，これらのリスク部位では通電エネルギー量，通電時間が不足しがちとなり，再発率も高くなりやすい」（文献23，日本循環器学会：カテーテルアブレーションの適応と手技に関するガイドライン，p.19, 2012. より引用）

❻ AVNRTの治療の実際

【至適通電部位】

●AVNRTの治療はfast pathwayを焼灼すると高確率でAV blockの合併症を引き起こすため，slow pathwayに対して焼灼を行う。カテーテルをアプローチする部位は▶図23に示すとおりで，最大H波記録部位に近づくにつれAV blockを引き起こすリスクが高くなるため，最大H波記録部位より下方（▶図23の1部位）からアプローチする。至適通電部位のカテーテル電位は，A波とH波の間のタイミングにfractionationした電位（slow pathway potential）を認め[20, 21]，A波とV波の比（A/V）は0.1以下であることが望ましい。compact AVNは▶図23に示すとおり下方へ垂れ下がるようにあり，A/Vが0.1以上になる場合はより心房側で，このc-AVNを焼灼しAV blockになる確立が上がるため注意が必要である。

【通電中の反応】

●通電中はカテーテルの焼灼熱などにより，通電部位近傍の刺激伝導系の自動能が亢進し，accelerated junctional rhythmが出現する[24, 25]（▶図24a）。このaccelerated junctional rhythmが出現しない場合は，最大H波記録部位の方へstep upしていく。また，accelerated junctional rhythmが出現した際は，fast pathwayを介した逆行性のA波が出現する。通電中にこの逆行性A波が消失した場合は，fast pathwayも焼灼されている可能性があり通電を即座に中止する必要がある（▶図24b）。

【治療後のend point】

●治療後はslow pathwayを焼灼し二重伝導路がなくなるため，前述したjump up現象を認めなくなる。しかし，完全になくならず修飾される場合もある。
●ISP負荷下のA-Extra pacing（ダブルまで）でjump up⊕，one echoまでは，治療成績がよいとされているが，jump up⊕，two echo以上では再発のリスクが高くなるため，追加焼灼が必要となる。また，房室結節近傍での通電を数十回以上行うと，治療後2〜3日後に房室結節近傍の細胞が修飾され遅延性のAV blockを発症したという報告[26]もあり注意が必要となる。

▶図23　AVNRTにおける至適通電部位

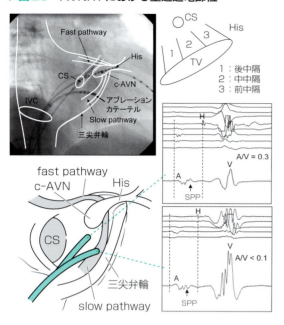

▶図24　通電中の反応

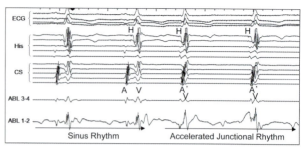

a　Slow pathway焼灼中の反応accelerated junctional rhythm

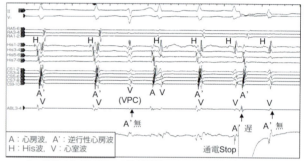

A：心房波，A'：逆行性心房波
H：His波，V：心室波

b　焼灼中に逆行性のA波が消失し直ちに通電を中止した例

（文献6より引用）

7 AVRTの治療の実際

●AVRTはKENT束を焼灼する。右側KENTの場合は弁上からのアプローチがほとんどであるが，左側KENTの場合は，大動脈からの弁下アプローチと，心房中隔穿刺による弁上アプローチがある。manifest WPW症候群の場合は，体表12誘導心電図からaccessory pathwayの位置を推測（▶図25）して，検査・治療を進めることが大切である。

▶図25　WPW症候群における体表12誘導心電図からのAccessory Pathwayの推定

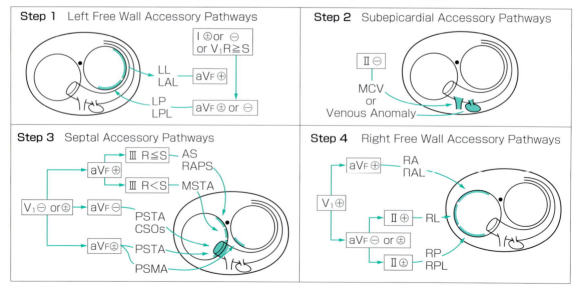

（文献27より引用）

【至適通電部位と治療成功ポイント】

● ▶図26aはB type Manifest WPW症候群に対してKENT束離断に成功した時のアブレーションカテーテル先端電位である。A-V間隔は40 msecで，局所のV波がECGの⊿波の立ち上がりより15 msec先行している。通電後約1秒で心電図上⊿波は消失し，PR間隔も90 msecと短縮していたのが120 msec → 180 msecと正常化している（▶図26b）。

▶図26　Manifest WPW症候群におけるKENT束離断時の心内電位

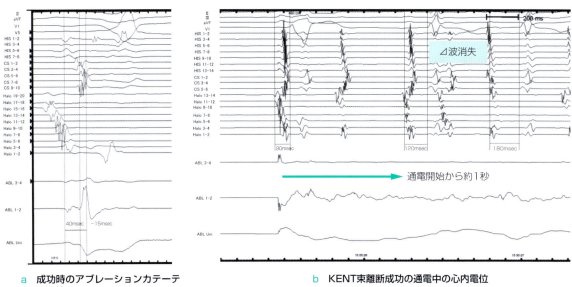

a　成功時のアブレーションカテーテル電位

b　KENT束離断成功の通電中の心内電位

● ▶図27aはKENT束の離断に成功した際のアブレーションカテーテル先端電位である。V波とA波がfusionしており，心房最早期興奮部位であるCS1-2よりアブレーションカテーテル先端のA波は17 msec先行している。

▶図27bはKENT束離断成功時の心内電位である。Pacing-A間隔は通電開始時120msec前後であったが（▶図27b：★1），通電後徐々に延長して通電開始から約5秒でKENT束の離断に成功している。成功した際にVA conductionが残存しているが，KENT束離断前の最早期興奮部位はCS1-2であったのに対して，離断後はHis5-6（or CS5-6）へ移りsequenceが変化していることから，KENT束から房室結節を介してのVA conductionに変化したと考えられる（▶図27b：★2）。

Coffee Break

Cardiac memory

● Cardiac memoryとは，洞調律以前のリズムで認めたT波の異常が，洞調律に復した以後も認められる心電図の現象のことである。これは，脱分極異常に伴う再分極異常であるT波の異常が，脱分極機序が正常化した後も暫く持続するためである。洞調律以前のリズムとしては，ペースメーカリズム，発作性上室性頻拍，顕性WPW症候群などがあり，顕性WPW症候群ではカテーテルアブレーション治療後にNarrow QRSの洞調律と復した際に，暫くT波の異常が認められる。

▶図27　Concealed WPW症候群におけるKENT束離断成功時の心内電位

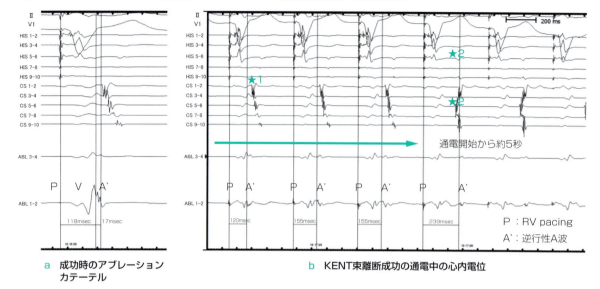

a　成功時のアブレーションカテーテル

b　KENT束離断成功の通電中の心内電位

P：RV pacing
A'：逆行性A波

補足

肺静脈内などにトリガー発生源が多い理由

心房細動により左房の拡大とストレッチが起こり，これにより肺静脈もストレッチを受けると考えられている。このストレッチによって伸展活性化チャンネルが開放することで，Caイオンの過負荷をきたし撃発活動や異常自動能を発現すると推察されている[29]。

❖心房細動（AF：atrial fibrillation）

● 心房細動は，心房が規則的な収縮を行っている洞調律時とは異なり，心房内で350～600回/分程度の不規則な電気信号が発生している状態である。その不規則で多数の興奮が房室結節である程度間引かれ，ランダムに心室に伝わるため，心室のリズムも不規則となる（絶対性不整脈）。心房細動は持続時間や器質的心疾患の有無などでRFCA治療の適応および戦略が異なる。下記に心房細動の経過による分類を示す。

> **MEMO**
>
> **心房細動の経過による分類**[28]
> ① 発作性心房細動（Paroxysmal Atrial Fibrillation）
> 　7日以内（多くは24時間以内）に心房細動が自然に停止する
> ② 持続性心房細動（Persistent Atrial Fibrillation）
> 　自然停止せずに7日以上持続し，除細動や薬物により停止する
> ③ 慢性心房細動（Chronic Atrial Fibrillation）
> 　治療によっても停止しないか停止してもすぐに心房細動となる

1 発火現象（firing）

● 心房細動は，心房が電気的に不安定なタイミングでの心房刺激をきっかけに発生する。その原因となる上室性期外収縮の発生源は，多くの場合，肺静脈内に存在するとされており[29]，心房細動に移行する際には発火現象（firing）と呼ばれる高周波の異常興奮を肺静脈内に認めることがある（▶図28）。

▶図28 発火現象(firing)

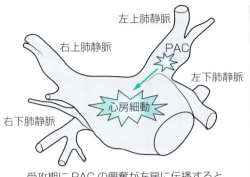
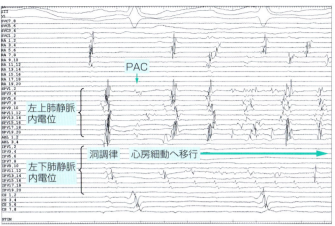

受攻期にPACの興奮が左房に伝播すると心房細動を誘発する場合がある

2 肺静脈隔離術(PVI：Pulmonary Vein Isolation)

- 肺静脈隔離術は，原因となる上室性期外収縮の発生源である肺静脈を電気的に隔離する手技である[30]。▶図2に左房造影と焼灼ラインの模式図を示す。4本の肺静脈それぞれについて隔離を行う個別肺静脈隔離に対し，最近では焼灼による肺静脈の狭窄を予防するため，また肺静脈内の焼灼ラインより左房側に存在する期外収縮の発生源を逃さないよう，肺静脈前庭部(開口部から1cm程度はなれた部位)を含めた広範囲肺静脈隔離術が主流である[31〜33]。
- 肺静脈隔離術では，肺静脈内に専用のカテーテル(リングカテーテル)を挿入し，得られる肺静脈電位を指標に通電を行う。通電は▶図29に示すとおり，左右の上下肺静脈を同時に囲むことで，肺静脈が電気的に隔離される。
- ▶図30は，肺静脈が電気的に隔離され，肺静脈電位が消失した瞬間の心内電位である。リングカテーテルを右の上下肺静脈に挿入しており，1拍目では肺静脈内電位を認めているが，2拍目でこの電位が消失していることがわかる。

▶図29 広範囲肺静脈隔離術

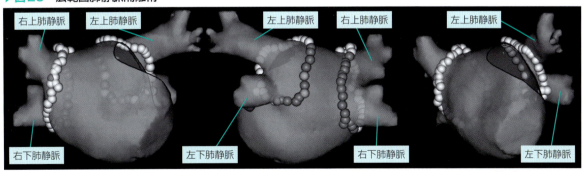

a 左房正面図　　b 左房背面図　　c 左前斜位(LAO)

▶図30　肺静脈の電気的隔離成功時の電位

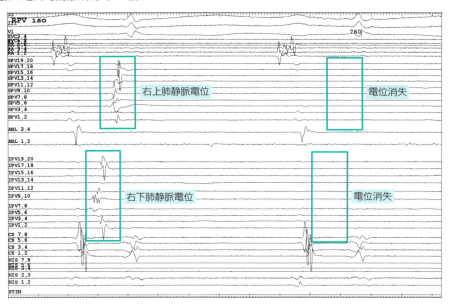

3 肺静脈隔離後の確認

●肺静脈電位が消失したということは，左房から肺静脈への興奮伝播が消失した証明となるが，心房細動の原因となるfiringを抑制するためには，肺静脈から左房への興奮伝播が消失していることを確認することが大切である。これを証明するためには，肺静脈内のリングカテーテルよりペーシングを行い，肺静脈の心筋が捕捉され，その興奮が左房に伝播せず，洞調律が維持されることを確認する（▶図31a）。また，肺静脈隔離後に肺静脈内からPACが出現した場合は，その興奮が左房へ伝播せず洞調律を維持して，肺静脈と洞調律の自動能が解離（dissociation）している現象もこの証明となる（▶図31b）。

▶図31　肺静脈隔離後の確認

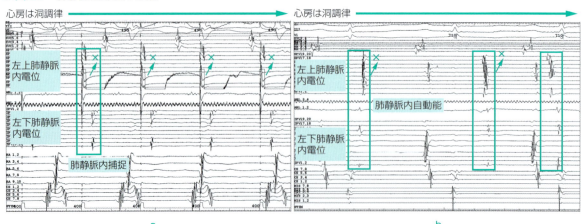

a　肺静脈内よりペーシングを行い肺静脈内の心筋が捕捉され，肺静脈から心房への興奮伝播がないことが確認された。

b　肺静脈内より自動能が出現しており，肺静脈から心房への興奮伝播がないことが確認された。

- まれではあるが，肺静脈内のみ心房細動となり，心房は洞調律を維持する現象（focal fibrillation）を認める場合もある（▶図32）。

▶図32　肺静脈内のみ心房細動（focal fibrillation）

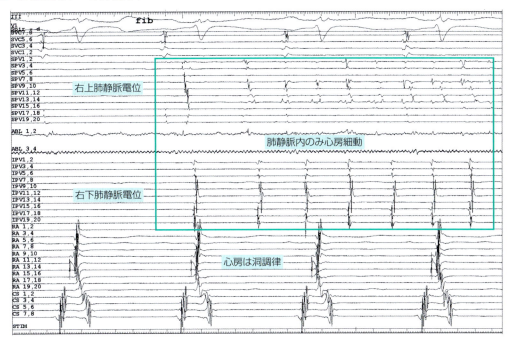

【参考文献】
1) Scheinman MM, Morady F, Hess DS, et al.: Catheterinduced ablation of the atrioventricular junction to control refractory supraventricular arrhythmias. JAMA, 248: 851-855, 1982.
2) Gallagher JJ, Svenson RH, Kasell JH, et al.: Catheter technique for closed-chest ablation of the atrioventricular conduction system. N Engl J Med, 306: 194-200, 1982.
3) Jackman WM, Friday KJ, Scherlag BJ, et al.: Direct endocardial recording from an accessory atrioventricular pathway: localization of the site of block, effect of antiarrhythmic drugs, and attempt at nonsurgical ablation.Circulation, 68: 906-916, 1983.
4) Weber H, Schmitz L: Catheter technique for closed-chest ablation of an accessory atrioventricular pathway. N Engl J Med, 308: 653-654, 1983.
5) カテーテルアブレーションの適応と手技に関するガイドライン, 2012.
6) 中川義久, 貝谷和昭, 柴田正慶: カテーテル・アブレーションの治療とケア, メディカ出版, 2010.

【AFL】
7) AL Waldo, et al.: Entrainment and interruption of atrial flutter with atrial pacing: studies in man following open heart surgery. Circulation, 56: 737-745, 1977.(Entrainment)
8) K Okumura, AL Waldo, et al.: Further observations on transient entrainment: importance of pacing site and properties of the components of the reentry circuit. Circulation, 72: 1293-1307, 1985.(Entrainment)
9) JM. Kalman, et al.: Activation and Entrainment Mapping Defines the Tricuspid Annulus as the Anterior Barrier in Typical Atrial Flutter. Circulation, 94: 398-406, 1996.(PPI)
10) TA Hadjis, T Harada, WG Stevenson, et al.: Effect of Recording Site on Postpacing Interval Measurement During Catheter Mapping and Entrainment of Postinfarction Ventricular Tachycardia. J Cardiovascular Electrophysiology, 8: 398-404, 1997.(PPI)
11) AD Costa, et al.: Effect of Isthmus Anatomy and Ablation Catheter on Radiofrequency Catheter Ablation of the Cavotricuspid Isthmus. Circulation, 110: 1030-1035, 2004.(CTI ablation)
12) Dipen Shah, et al.: Differential Pacing for Distinguishing Block From Persistent Conduction Through an Ablation Line. Circulation, 102: 1517-1522, 2000.(Differential P)

【PSVT】
13) GR Mines: On Dynamic equilibrium of the heart. J Physiology, 46: 349-382, 1913.(AVNRT)
14) GK Moe, et al.: Physiologic Evidence for a Dual A-V Transmission System. Circulation Research, 4: 357-375, 1956.(AVNRT)
15) CT Tai, et al.: Multiple anterograde atrioventricular node pathways in patients with atrioventricular node reentrant tachycardia. J Am College Cardiology, 28: 725-731, 1996. (slow-slow AVNRT)
16) AD Kistin, et al.: Multiple pathways of conduction and reciprocal rhythm with interpolated ventricular premature systoles. Am Heart J, 65: 162-179, 1963.(Dual AV-node)
17) RM Schuilenburg, D Durrer: Ventricular Echo Beats in the Human Heart Elicited by Induced Ventricular Premature Beats. Circulation, 40: 337-347, 1969.(Dual AV-node)
18) GN Kay, AE Epstein, et al.: Resetting of ventricular tachycardia by single extrastimuli. Relation to slow conduction within the reentrant circuit. Circulation, 81: 1507-1519, 1990.(PVC scan)
19) H Heidbuchel, et al.: Use of Only a Regular Diagnostic His-Bundle Catheter for Both Fast and Reproducible "Para-Hisian Pacing" and Stable Right Ventricular Pacing. Journal of Cardiovascular Electrophysiology Vol.8 No.10, 1121-1132, 1997.(paraHisian)
20) WM Jackman, et al.: Treatment of supraventricular tachycardia due to atrioventricular nodal reentry, by radiofrequency catheter ablation of slow pathway conduction. N Engl J Med, 327: 313-318, 1992.(SPP)
21) M Haï(‥)ssaguerre, et al.: Elimination of atrioventricular nodal reentrant tachycardia using discrete slow potentials to guide application of radiofrequency energy. Circulation, 85: 2162-2175, 1992.(SPP)
22) Scheinman MM, Morady F, Hess DS, et al.: Catheter induced ablation of the atrioventricular junction to control refractory supraventricular arrhythmias. JAMA, 248: 851-855, 1982.
23) Naccarelli GV, Shih HT, JalaL S.: Catheter ablation for the treatment of paroxysmal supraventricular tachycardia. J Cardiovascelectrophysiol, 65: 951-961, 1995.
24) KJ Lipscomb: Slow pathway modification for atrioventricular node re-entrant tachycardia: fast junctional tachycardia predicts adverse prognosis. Heart, 85: 44-47, 2001.(AJR)
25) P Poret, et al.: Junctional Rhythm During Slow Pathway Radiofrequency Ablation in Patients with Atrioventricular Nodal Reentrant Tachycardia: Beat-to-Beat Analysis and Its Prognostic Value in Relation to Electrophysiologic and Anatomic Parameters. J Cardiovascular Electrophysiology Vol.11 No. 4, 405-412, 2000.(AJR)
26) G Pelargamo, et al.: Late occurrence of heart block after radiofrequency catheter ablation of the septal region: Clinical follow up and outcome. J Cardiovascular Electrophysiology, 12: 56-60, 2001.(late AV block)
27) MS Arruda, et al.: Development and Validation of an ECG Algorithm for Identifying Accessory Pathway Ablation Site in Wolff-Parkinson-White Syndrome. J Cardiovascular Electrophysiology, 9: 2-12, 1998.(AP ECG algorithm)

【AF】
28) ACC/AHA/ESC Guidelines for the Management of Patients With Atrial Fibrillation: A Report of the American Heart Association Task Force on Practice Guidelines and the European Society of Cardiology Committee for Practice Guidelines and Policy Conferences. Circulation, 104: 2118-2150, 2001.
29) Haïssaguerre M, Jais P, Shah DC, et al.: Spontaneous initiation of atrial fibrillation by ectopic beats originating in the pulmonary veins. N Engl J Med, 339: 659-666, 1998.
30) Haissaguerre M, Jais P, Shah DC, et al.: Electrophysiological end point for catheter ablation of atrial fibrillation initiated from multiple pulmonary venous foci. Circulation, 101: 1409-1417, 2000.
31) Oral H, Scharf C, Chugh A, et al.: Catheter ablation for paroxysmal atrial fibrillation: Segmental pulmonary vein ostial ablation versus left atrial ablation. Circulation, 108: 2355-2360, 2003.
32) Pappone C, Rosanio S, Augello G, et al.: Mortality, morbidity, and quality of life after circumferential pulmonary vein ablation for atrial fibrillation: Outcomes from a controlled nonrandomized longterm study. J Am Coll Cardiol, 42: 185-197, 2003.
33) Ouyang F, Ernst S, Chun J, et al.: Electrophysiological findings during ablation of persistent atrial fibrillation with electroanatomic mapping and double lasso catheter technique. Circulation, 112: 3038-3048, 2005.

4 不整脈診断・治療後における心電図モニタリング

前川正樹

業務のポイント
- 心電図モニタリングシステムの構成を理解し，導入設置に関与する。
- 無線工学的知識を基に混信防止に留意した機器配置を行う。
- 波形認識や不整脈鑑別システムを理解し，実際のモニタリングを行う。

- 心電図モニタリングシステムは，簡便かつ非侵襲な機器でありながら非常に多くの情報を提供してくれる。また，心電図信号は小型の機器で無線伝送が可能であり，循環器診療のみならず患者モニタリングの基礎的手段として各科で広く用いられている。
- しかし，ほとんどの施設で多くの台数が同時併用され，その運用実態の中心が各部の看護師らに担われていることから，専門の臨床工学技士の関与が不足しがちな一面ももち合わせている。とくに不整脈治療などを初めとする循環器疾患患者にあっては不整脈発作やCIEDs作動など波形認識が重要な場面も多く，機器の使用や設定には専門的な知識が不可欠である。

1 モニタリングシステム構成と構造

❖モニタリングシステムの種類
- 心電図モニタリングシステムは以下の3種類(**1**～**3**)に大別される。昨今の技術的進歩によって汎用的な機器も開発されているが，使用目的を認識したうえで必要な機能を備えたモニタリング機器の導入，更新，配置にあたるべきである。

1 ベッドサイドモニタ
- 原則的にベッドサイドに固定して使用するモニタ機器。心電図以外にSpO_2，$ETCO_2$，観血式血圧，非観血式血圧，など多種の項目をモニタリングが可能な機種が一般的で，高機能，価格も高価であり，HCUやICUといった重症ユニットで使用される。

2 搬送用モニタ
- ERや手術室などからの患者移動時やドクターカー・ドクターヘリなどの搬送時に使用されるモニタ機器。小型で堅牢であり，バッテリー駆動によるモニタが可能であるが，解析や保存機能は低機能な機種が一般的で一時的使用に限られる。

3 医療用テレメータ式モニタ
- 小型の送信機を患者本人に携帯させるなどしてモニタリングを行う。送信機が小型なため，モニタリング項目は心電図，SpO_2などに限られるが，信号

補足

小電力医用テレメータの運用規定
心電図モニタリングに使用される医療用テレメータの実際の運用について詳細に規定した「電子情報技術産業協会規格」。付録として運用の手引きが掲載されている。各メーカーから発売される機器はこの運用規定に従うよう製造されており，院内ではこれらを守って運用すべきである。

を無線伝送することでナースステーションなど離れた場所でモニタリング可能であることが利点で，心電図モニタリングで最も多用される機器である。

❖モニタリングシステムの構成と運用

●本来，電波を利用した機器は免許制度でその利用を規定されるが，医療用テレメータは電波法施行規則第6条に規定される特定小電力無線局として認可されており，免許不要で利用することができる。しかし，医療用テレメータも他の無線局設備と同様に電波特有の現象が発生する。臨床工学技士は工学的知識を理解したうえで運用を行う必要がある。

■1 医療用テレメータの電波システム

●医療用テレメータに使用される周波数は400 MHz帯でその形式によってA型～E型に分類されているが，現在，流通している機器はほぼすべて12.5 kHzごとにチャンネル[*1]分けされたA型のデジタル変調方式が採用されている。

●A型は占有周波数帯域[*3]が狭く，最も多くのチャンネルを使用することができる。医療用テレメータに許可された周波数内で原理的には480チャンネルが存在するが，実際にはチャンネル間での干渉，相互変調[*4]などの対策を考慮した推奨配置を行うと使用できるチャンネルは減少する。

●過去にはアナログ方式の変調方式も使用されていたが，現在はほぼすべてデジタル変調方式が採用されている。デジタル変調で多くの情報を圧縮し，伝送することによりA型の狭い周波数帯域でも心電図だけでなく，SpO_2など多数の情報を1チャンネルで伝送することができる。

■2 チャンネルとゾーン配置

●無線伝送システムにおいてチャンネル間で混信を予防することは極めて重要である。とくに医療用テレメータは等間隔に並んだ周波数を使用しており，相互変調などによる影響を考慮し使用するチャンネルを決定する必要があり，同じチャンネルを使用しないだけでは混信は予防できないことに注意すべきである。

●しかし，臨床現場では患者のベッド移動などは昼夜を問わず多発し，その都度チャンネル間での影響を考慮することは現実的に不可能である。とくに使用送信機数の多い施設ではゾーン[*5]配置を適切に行い，送信機を配置することが重要である。各機器メーカーからはゾーン配置の補助を行うツールが提供されているので利用できる。

用語アラカルト

＊1 チャンネル
一組の送受信組合せで使用する周波数のこと。医療用テレメータA型では4桁のチャンネル番号が付与されている。上1桁はバンド[*2]を表し，下3桁は低い周波数から順に付けられる。バンドは1～6まであり，チャンネルは1001から始まり，6080番まで存在する。

＊2 バンド
同様の目的で電波を使用する場合には連続した周波数にチャンネルを配置する。これら連続したチャンネルの配置された周波数の集合帯をバンドと呼ぶ。

＊3 占有周波数帯域
電波によって音声や信号などを伝送する場合には搬送用基礎電波の上下の周波数の電波を使用する。使用する電波や機器の方式によって使用する周波数の幅には違いがあり，これを占有周波数帯域と呼ぶ。例として，一般的なアナログ変調方式で音声を伝搬する場合には，同方式では音質を高くすると占有周波数帯域が広くなり，音質を低くすると狭くなる。

＊4 相互変調
等間隔に並んだチャンネルと，目的とは別のチャンネル送信機とアンテナの距離が近い場合に発生する。電波はお互いに干渉し，離れた周波数のチャンネルに歪みを生み出す。相互変調は目的のチャンネル以外の2チャンネルによって発生し，とくに問題となる3次相互変調歪みの発生する組み合わせは以下の計算から予測できる。

発生元の2つの周波数
$f1, f2$

3次相互変調歪みの周波数
（干渉してしまう周波数）IM

$IM = 2 \times f1 - f2$
$IM = 2 \times f2 - f1$

用語アラカルト

＊5 ゾーン
相互変調による混信の可能性のある組合せを計算し，同時に使用しても相互変調の可能性が低いチャンネルの組合せを行う。これら組み合わされたチャンネルの送信機は，とくに考慮せずに同一病棟内で使用しても混信の可能性が低いと考えられる。一般スタッフにも容易に理解できるよう，この同時利用可能な送信機のグループをゾーンと呼ぶ。同一ゾーンの送信機には同じ色のラベルを貼付するよう規定されている。相互変調を考慮し計算された送信機の配置については，小電力医用テレメータ運用の手引きに掲載されている。

用語アラカルト

＊6　漏洩同軸ケーブル

アンテナ用同軸ケーブルは中心に芯線があり，その周囲に絶縁体とシールド，網線が巻かれたアンテナ接続に用いられる高周波用ケーブルである（▶図1）。漏洩同軸ケーブルはこのシールドがなく，ケーブル自体が全長に渡ってアンテナの役目をする特殊な同軸ケーブルである。トンネル内や鉄道の線路沿いのアンテナとしても敷設し使用されている。固定アンテナと移動する送受信機アンテナの距離は遠くないが，長く広い範囲をカバーする必要がある場合に適したアンテナ設備といえる。

＊7　マルチパスフェージング

壁などに反射するなどして電波が伝搬するとアンテナまでの経路が複数（マルチパス）となる。経路それぞれの長さが異なる場合には伝搬時間に時間差が発生し，干渉によって電波強度が強弱を繰り返す現象（フェージング）が発生する。

＊8　無線設備の技術基準適合証明

本来，無線設備を使用する場合には免許の際に機器の仕様などもその都度申請しなければならない。技術基準適合証明制度は製造者が証明を得た製品に証明ラベルを貼付することで，使用者が機器1台ごとに申請することが不要になる（▶図2）。また，証明ラベルは再発行することができず，汚染などに注意が必要である。医療用テレメータを含む特定小電力無線設備の技術基準では，筐体を容易に開けることができないよう規定されている（▶図3）。

③ アンテナ設備

- 医療法テレメータに許可された特定小電力無線局の出力は1 mW以下と規定され，到達距離は短い。また，運用される病棟の構造によって個室や壁などに阻まれ，見通し圏内であることはまれである。とくに多人数用監視装置を用いた方式では病棟に受信用のアンテナ設備を施設する必要があり，複数のホイップアンテナか漏洩同軸ケーブル＊6システムを設置するのが一般的である（▶図1）。病棟の構造など配置によって適切な方式を選択する。
- 病棟建設時など設置の際にエリアを想定してアンテナ設置を行うが，運用中に受信できない事例がないか情報を看護師などから集約し，必要に応じてアンテナ設備は見直しを行う。マルチパスフェージング＊7現象によってアンテナとの距離がさほど遠くないのに受信不能な場合もあるので注意が必要である。

▶図1　漏洩同軸ケーブルの構造

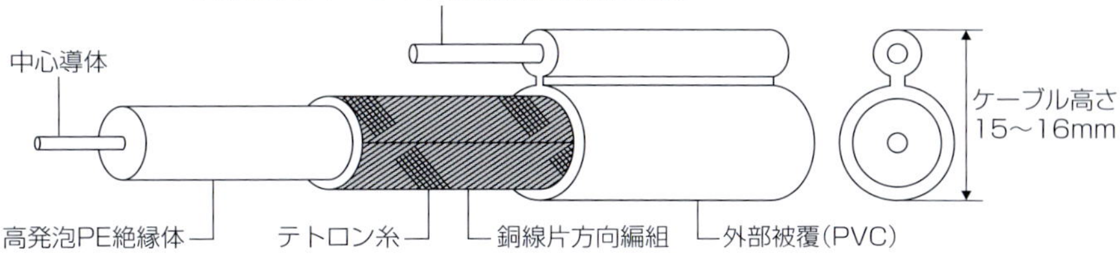

メッセンジャーワイヤ（鋼線または綱より線）
中心導体
ケーブル高さ 15〜16mm
高発泡PE絶縁体　テトロン糸　銅線片方向編組　外部被覆（PVC）
PE：ポリエチレン，PVC：塩化ビニル

④ 送信機

- 医療用テレメータは，特定小電力無線局の無線設備の技術基準適合証明＊8に関する規則に従って製造されている無線設備である。無線設備部分を他の機器のように分解するなどして修理，調整することは許されない。原則的には送信機の不具合が発生した場合には代替え機に変更し，送信機をメーカーで修理，調整する。修理中に送信機が不足する場合には前述した混信予防に留意し，代替え機を使用する。ただし，電源や生体情報入力部など無線設備以外の部分に限定して交換可能なパーツは施設で採用しているメーカーなどに事前に確認しておく必要がある。

▶図2　技術適合マークの例

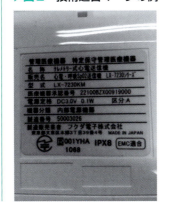

▶図3　容易に開けられないネジ

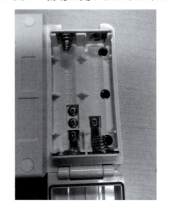

用語アラカルト

＊9 ファイリングサーバシステム
生体モニタ機器用ファイリングサーバシステムは，セントラルモニタのデータを別サーバシステムに長期間保存し，ネットワーク上で閲覧できるなどの機能を備えている。セントラルモニタは看護師詰所などでの利用しやすさを目的にタッチパネル操作が一般的であるが，サーバにアクセスするパソコン上の操作はマウスなどを使用でき，大容量のデータにアクセスする場合にはタッチパネル操作よりも利便性が高く，迅速に情報を取得できる。

5 セントラルモニタ

●一般的に看護師詰所などに配置され，24時間いつでも容易に監視できることが望ましい。機種によって同時モニタ可能な送信機の台数に違いがあり，一度運用を開始すると容易に変更することができない。チャンネルゾーン分けによって使用可能なチャンネル数や，病棟の運用システムを勘案し，導入時に設計に関与することが重要である。また，停電時などに患者モニタリングが途絶せぬよう，瞬時無停電電源やUPSシステムを使用し電源を確保する。

●不整脈発生時や患者急変時などセントラルモニタに保存された記録は長期間保存される必要がある。とくに訴訟などの際にはモニタ記録が重要視される。しかし，通常のセントラルモニタ本体は一定の期間の経過や患者退床処理を実施すると消去されるため，プリントアウトによる保管やデータ連携による電子カルテシステム上での画像保管など院内での運用を病院全体で連携し，規定しておく。また，**ファイリングサーバシステム**＊9の利用も効果的である。

❖不整脈解析システムの原理と構造

●心電図モニタリングシステムによる患者状態監視は同時多人数であること，常に全モニタリング波形をスタッフが観察し続けることが困難なことから，自動認識によるアラームシステムに頼る部分が大きい。残念ながら，急変したにも係わらず，対応が遅れる事故も発生している。解析システムの原理を臨床工学技士が理解し，モニタリング機器設定に役立てるべきである。

用語アラカルト

＊10 AD変換
音声や心電図など自然界に存在するアナログ信号波形をデジタルデータに変換すること。コンピュータなどで信号を扱う場合には，最終的に0と1で表されるデジタルデータでなければならない。

1 波形認識システム（▶図4）

●一般病室などで使用される心電図モニタリングシステムの波形には種々のノイズが含まれる。心電図モニタ装置が波形を分析する前にフィルタ処理され，加工される。この際に心電計などに比べて低周波，高周波部分の波形が喪失していることは認識しておかねばならない。処理された心電図波形は**AD変換**＊10され，デジタルデータとして心電図モニタ装置でQRS波形が検

▶図4 解析フロー例

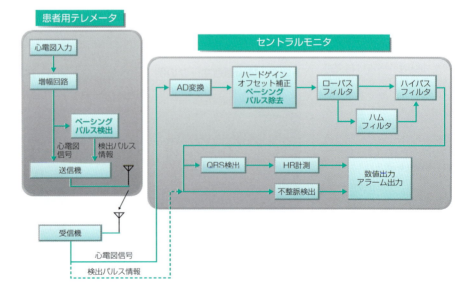

出される(▶図5)。一般的な心電計も同様にAD変換を行っているが，この際の**サンプリングレート**[*11]も心電図モニタ装置と心電計では大きく差がある。

> **用語アラカルト**
>
> ＊11 サンプリングレート
> AD変換を行う際に信号波形を数値に変換する細かさ，回数をいい，単位は周波数と同じHz（ヘルツ）で表す。多い回数サンプリングを行うほど再現性の高いデジタルデータとなるが，データ容量も増加する。例えば，心電図モニタ装置のサンプリングレートは250〜500 Hzであり，心電計は4〜8 kHzである。

▶図5　心電図波形のデジタルサンプリング模式図

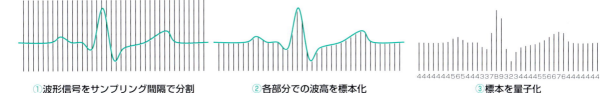

① 波形信号をサンプリング間隔で分割　② 各部分での波高を標本化　③ 標本を量子化

④ CPUによる解析

2 アラームシステムの原理

- 心電図モニタ装置はデジタルデータとして認識し，検出したQRS波形から，波高値やQRS幅などを基に繰り返し登場する波形を**基準QRS波形**として設定する(▶図6)。基準QRS波形を基に各拍のQRS波形を通常QRS波形か，PVCや心室ペーシングによる波形かを識別分類していき，これらの繰り返しや回数を基に不整脈アラームを発出する。波形識別分類と同時にこれら認識された波形の間隔を持続的に計測し，心拍数を計算している。

▶図6　基準QRSの設定

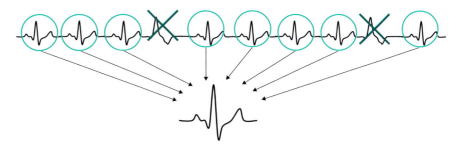

- 現在のほとんどの心電図モニタリングシステムはQRS波形のみを解析対象としており，**P波は認識していない**。各種の不整脈アラームもQRS波形のみを基にしている。
- 例えば，循環器病棟で多く観察される心房細動波形は心電図モニタリングシステムには認識されない。心房細動発作をモニタするには心拍数上昇やRR間隔の不整や長いRR間隔などで検出し，その後12誘導心電図検査などによって確定する必要がある。

❖ペーシング解析

- 前述したように，心電図モニタリングシステムの周波数特性やデジタルサンプリングではペーシングスパイクを波形として描出することはできない。とくにCIEDsのバイポーラペーシングスパイクのような周波数が高く，幅の狭い波形は認識が困難である。しかし，心電図モニタリングシステムは0.1～2.0 msecのスパイクを検出することが仕様性能として求められている。
- そこで，各社の波形認識アルゴリズムではAD変換によるデジタル解析の前にペーシングスパイクを検出し，その後のデジタル波形認識と組み合わせて解析し，モニタには疑似ペーシングスパイク[*12]を表示する方法を採用している（▶図4，7）。
- ペーシングスパイクが認識され，その後一定時間の間にQRS波形が出現した場合，心室ペーシング補足と認識し，前述のようにP波は認識していないため，ペーシングスパイクからQRS波形までの時間が一定より遅い場合には心房ペーシング補足として認識する（▶図8）。
- 心電図モニタ装置は単純にスパイクとQRS波形のタイミングのみで認識を行っており，センシング／ペーシングロストや各種ペーシングアルゴリズムを認識することはできない。心電図モニタリングシステムのペーシング認識機能の限界を理解し，実際の波形による判読を随時実施することが必要である。

用語アラカルト

*12 疑似ペーシングスパイク
解析前にペーシングスパイクを検出するとモニタ装置には認識されるものの，解析後に出力される心電図波形にペーシングスパイクが描出されない。そのため，心電図モニタリングシステムは疑似ペーシングスパイクと呼ばれる線をスパイクが検出された部分に表示させ，画面上で認識しやすいようにしている。

▶図7 疑似ペーシングパルスの実際

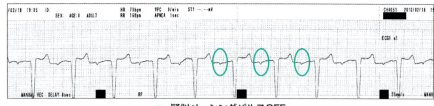

a 疑似ペーシングパルスOFF

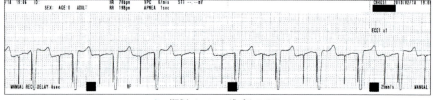

b 疑似ペーシングパルスON

※同一患者の心電図モニタ波形

▶図8 ペーシング拍の認識

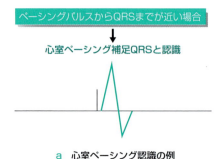

a 心室ペーシング認識の例 　　 b 心房ペーシング認識の例

2 診断・治療後のモニタリングの実際

- 心電図モニタリングの実施にあたっては，まず，装着と除去について明確な基準を設定する必要があり，医師・看護師を含めたチームによる検討が推奨される。不必要な患者に長期間モニタ機器を使用していてはチャンネル不足や機器不足の原因になり，必要な患者にモニタリングが実施されない事態をまねく。また，活動性が高い患者への漫然とした心電図モニタリングの実施継続は，体動による誤アラームの頻発の原因になる。このような事態はアラームに対するスタッフの認識低下をまねき，実際の重大アラーム時の見落としが発生する危険性がある。

❖アラーム設定・対応の実際

- 実際の臨床では多くの不整脈アラームが頻発し，実際の緊急状態との鑑別に苦慮する。また，不必要なアラームが鳴り続けることによってアラームに対する認識が低下することが最も危険である。前述のように，不整脈アラームの鑑別の原理はQRS波形の認識にある。つまり，アラームを適切に作動させるために最も重要な設定は，その患者にとってモニタリングに理想的なQRS波形の導出である。
- 心電図モニタリングは通常のⅠ～Ⅲ誘導のほかにNASA誘導やCM5誘導などがあるが，実際には患者個々の心電図波形を基に実際に貼り付けし，モニタを実施してみることが最も有効である。
- 原則として波形認識に有利なQRS波形は単相性でQRS幅が狭く，P波やT波が小さいものである。ペーシングと自己QRS波形が混在する場合などは両者のQRS幅が大きく異なり，スパイクが認識しやすい誘導によって認識精度が高くなる。

❖CIEDs植込み患者のモニタリング

- 心電図モニタリングシステムによって認識可能なのはごく単純なペーシングスパイクとQRS波形のみである。各種CIEDs機器の作動は年々複雑さを増しており，そのモニタリングには院内の臨床工学技士関与が極めて重要である。

1 ペースメーカ

- 閾値自動計測機能や心室自己優先機能はAV delayの変動や心室ペーシングの脱落など，各社アルゴリズムによってさまざまな作動様式を呈する。心電図モニタリングにあっては植込み機種，メーカー，設定を植込み直後より病棟スタッフに申し送りし，なにか異常と思われるような波形が発生したときにはプリントアウトなどで保存し，臨床工学技士などにコンサルトする体制をとってもらう。

2 心臓再同期療法デバイス（CRT-P・CRT-D）

- とくに植え込み後の急性期は左室リードの脱落や移動などのイベントが発生しやすい。最も迅速に発見できるのはQRS波形の変化である（▶図9）。通常のペースメーカと異なり，ペーシングスパイクの後にQRS波形があるだ

けでは確実ではないことを病棟スタッフに認識してもらう。心電図モニタリングのQRS波形の変化があればすぐに12誘導検査を実施するなど，波形認識の習慣をつけることも重要である。

▶図9　CRTペーシングキャプチャロスの例

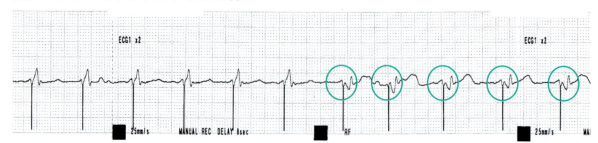

LVペーシングがロストしQRSが変化

3 植込み型除細動器（ICD・CRT-D）

- 入院中の心電図モニタリングは体表面心電図波形とデバイス本体の心内心電図（EGM）によるリズム鑑別結果を比較できる貴重な機会である。とくに心室頻拍などはデバイスの検出ゾーン・カウンタ設定を病棟スタッフに把握してもらい，心電図モニタリングで記録した頻拍がICD/CRT-Dの検出基準を満たすかどうかを認識してもらう。その記録をデバイステレメトリチェックの際の参考とする。

❖ 不整脈アブレーション治療患者のモニタリング

- 形態的診断方法のある冠動脈インターベンションに比べ，不整脈アブレーションは実際に不整脈が発生しない限り，疾患の最終同定ができない特徴がある。術前の発作時心電図や術後の不整脈発作の有無確認は極めて重要である。心室頻拍やPVCのような心室性不整脈は，心電図モニタリングシステムの解析で発見が可能で有用である。

- しかし，前述のように不整脈アブレーションの大部分を占める上室性不整脈に対してP波の認識を行わない心電図モニタリングシステムでは鑑別は困難である。不整脈アブレーション前後の発作確認の重要性を認識し，急激なレート変動やRR間隔の不整などを検出した場合にはすぐに12誘導を実施するよう認識してもらうなど，とくに繊細なモニタリングの必要性がある。

【文　献】
1) 社団法人電波産業会　「小電力無線局解説書　ARIB TR-T18 1.0版」．
2) 社団法人電波産業会　「特定小電力無線局　医療法テレメーター用無線設備　標準規格　RCR STD-21 2.1版」．
3) 社団法人電子情報技術産業協会　「小電力医用テレメータの運用規定　EIAJ AE-5201A」．
4) 日本光電工業株式会社　ｅｃ１　不整脈モニタリング解析アルゴリズムパフォーマンスレポート（Ver.4）　0604-903522．
5) 日本看護協会　「一般病棟における心電図モニタの安全使用確認ガイド」．
6) 日本工業規格　「JIS T-1304 心電図監視装置」．

5 デバイス外来と遠隔モニタリングシステム

岡原重幸

業務のポイント

- デバイスチェックの結果や設定変更は，医師によって承認または指示されなければならない。
- 患者とデバイスの双方への配慮が必要であることは，デバイス外来特有であり，デバイスの正常作動の確認とともに，患者に最良の状態であるかを把握する。
- 植込み型デバイス治療の目的は，植込みではなく，デバイス外来での患者の病態に合わせたデバイス設定および薬剤調整などの適切なフォローアップが本質となることを理解し，対応しなければならない。

1 デバイス外来と遠隔モニタリングの概要

❖ デバイス外来の意義

- デバイス外来とは，ペースメーカー，ICD（Implantable Cardioverter Defibrillator：植込み型除細動器），CRT-D（Cardiac Resynchronization Therapy-Defibrillator：両室ペーシング機能付き植込み型除細動器）などの植込み型デバイスを植込んだ患者の定期外来受診をいう。
- ペースメーカーは年間約4万人，ICDおよびCRT-Dは約6千人の患者に植込まれており，国内でのデバイスの植込み患者は約30～40万人と推定される（2013年一般社団法人日本不整脈デバイス工業会調べ）。
- デバイス外来の目的は，▶表1に示すように大別できる[1]。
- デバイス外来では，事前の検査として，胸部X線撮影，12誘導心電図，そしてデバイスの状況把握や設定変更を主としたデバイスチェックが行われる。その後，それらの結果に基づいて，医師による診察が行われる。
- デバイス外来の頻度については，植込み手術退院後2カ月以内に，植込み創部の状態把握も兼ねて最初のデバイス外来，その後は，ペースメーカー植込み患者では6～12カ月ごと，ICDおよびCRT-D植込み患者においては3～6カ月ごとにデバイス外来を受診することが一般的である。

補足
デバイス外来の頻度については，デバイスに関連する不安定なパラメータ状況を伴う場合のほか，不整脈症状，抗不整脈薬の使用，心不全管理など患者に関連することにおいても，広いバリエーションを有することがある。

Coffee Break

- デバイスチェックは外来だけの話ではない。例えば，救急外来に搬送されてくる患者さん，手術や放射線治療を受けるために設定変更を必要とする患者さんなど，私たちは，常に患者さんの状況に応じたデバイスチェックができるよう準備しておかなければならない。
- さらに，最近ではMRI検査に対応したデバイスが国内でも登場した。これについては，デバイス，撮像部位そして施設の条件など複雑である。
- また，数カ月単位で新しい技術が導入され，これらの条件が改良されたデバイスが植え込みされているため，対応する私たちは，しっかりとした理解が必要である。新規での植え込みでは，このデバイスを選択する患者さんが9割程度ということからも，今後，ほとんどの患者さんがMRI対応デバイスということになりそうである。

▶表1 デバイス外来の目的

患者に関連すること	QOLを重視しデバイス設定を適切に調整する
	患者さんの臨床的要求を満たすデバイス設定に最適化する
	危険な状態にある患者さんを識別して，デバイス作動を安全に修正すること，セーフティーアラートによる適切なフォローアップを開始する
	デバイスに関連しない健康問題を分類し，適切な紹介をする
デバイスに関連すること	適切なデバイス機能を確認する
	正常な作動でないデバイス設定を修正する
	安全な作動を維持し，バッテリー寿命を最大にする
	バッテリー寿命に応じてリード状態も確認し，適切なデバイス交換の計画を立てる
疾病に関連すること	経時的に不整脈の性質と頻度を考証し，それに対するデバイス反応が適切か判断する
	心不全モニタリングの一部として，経時的に胸腔インピーダンス，患者アクティビティなどの生理的パラメータを考証する
	デバイス治療に対する効果を監視する
コミュニケーションに関連すること	患者記録のデータベースを維持する
	患者に適時，デバイスと疾病に関連した情報を提供する
	患者およびスタッフに対して，技術的，専門的知識を教育する

(文献1)より改変引用)

> 補足
> これらには患者への安心と教育の提供なども含まれる。

❖ プログラマ

● デバイスチェックには，▶図1に示す，各デバイスの製造業者に対応したプログラマが必要である。

> 補足
> プログラマは各社，タッチパネルでの操作であるが，画面構成や操作方法などが大きく異なる。さらには，使用されている言語，用語および略語は，必ずしも統一されていない。

▶図1 各製造業者のプログラマ

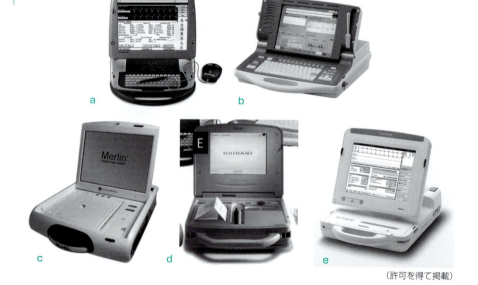

a：日本メドトロニック提供
b：ソーリン・グループ
c：セント・ジュード・メディカル
 "Merlin@home, Merlin, Merlin.net and St. Jude Medical are trademarks of St. Jude Medical, Inc. or its related companies. Reprinted with permission of St. Jude Medical, ©2014. All rights reserved."
d：ボストン・サイエンティフィックジャパン
 "©2014 Boston Scientific Corporation. All rights reserved."
e：バイオトロニックジャパン

(許可を得て掲載)

- プログラマは特殊なソフトウェアがインストールされたコンピュータであり，デバイスと通信を行うハードウェアである。デバイスからリアルタイムまたは保存された情報を受け取って，さらにはデバイスへ設定をプログラムするため，双方向テレメトリを採用している。伝統的に有線でプログラマに接続されている「ワンド」を，患者のデバイス植込み部位の体表面にのせてテレメトリを行う。近年では，いくつかのデバイスとプログラマの通信はワイヤレスでも可能となってきている。ほとんどのプログラマでは，体表面での四肢誘導心電図を備えていて，EGM（心内心電図）と同時にリアルタイム表示が可能である。
- プログラマはプリンタを搭載していて，デバイスチェックデータなどを各社固有のフォーマットで印刷をすることが可能である。このほか，多くのプログラマはUSBポートをもち，USBフラッシュメモリなどに，PDFにてデバイス設定，デバイスチェック結果などの保存が可能である。

❖デバイス外来診察室

- デバイス外来の診察室は，診察台，心電計，体外式除細動器が備えられていることが望ましく，プログラマへの交流ノイズの混入を防ぐために，3Pコンセントが設置されていなければならない。

❖デバイス外来のワークフロー

- 各施設のデバイス外来患者数や外来形態によって，デバイス外来の流れはいくつか考えられる。▶図2に外来フローの例を示す。
- デバイスチェックが，医師が同席のもと診察室で行われる場合（A）と，診察室とは別の場所で行った後，診察室へ報告のため移動する場合（B）が行われる。デバイスチェックと診察が平行して行われるBの方が効率的であるが，Aの場合は，患者の移動がないことや設定変更などがある場合に直ちに対応できる点などに有利である。

注意点
デバイスチェック中は徐脈などで気分不良となる可能性もあるため，原則として，患者を診察台に寝かせて行う。

補足
デバイス外来日前に，医師とデバイスチェックについての注意事項や設定変更の可能性などについてカンファレンスなどをもち，事前に協議しておくことでスムーズなデバイス外来となる。

▶図2 デバイス外来のワークフローの例

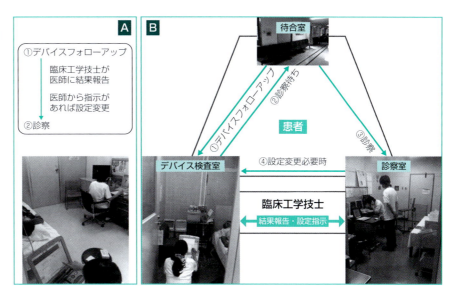

用語アラカルト

*1 デバイス手帳
デバイス手帳には，患者自身に関する個人情報，デバイス，リードなどの植込み時情報のほか，デバイス外来でのチェック記録が記載されている。患者へ，外出時には必ず携帯するよう説明しなければならない。

*2 インタロゲーション（interrogation）
プログラマへのデバイス情報読み込み。

❖デバイスチェック

- デバイス手帳[*1]を患者から預かり，本人確認を含めて記載された情報を確認して進める。心電図を体表面から導出した後，ワンドを使用して，患者のデバイス植込み部位の体表面上からインタロゲーション[*2]を行う。
- インタロゲーションが完了すると，▶図3に示すようなリアルタイムのデバイス作動状況が心電図，EGMおよびマーカーにて表示されているホーム画面となる。このときにデバイスの作動状況に問題がないことを確認しておく。
- デバイスチェックの基本的な評価項目を▶表2に示す。
- 評価項目の測定には，インタロゲーションをすることで自動測定されている項目と手動測定を要する項目がある。プログラマの操作による手動測定が可能な項目には，リード抵抗，ペーシング閾値およびセンシング波高値があげられるが，とくにペーシング閾値およびセンシング波高値の測定には，EGMや心電図から視覚的に判断するテストが行われる。このほかにも製造業者または機種によって，さまざまなオプション機能を有しており，これらについても必要性があるものについては評価しなければならない。
- デバイスチェック結果の評価および設定変更の有無は，患者状態およびデバイスの技術的因子に基づいて，患者個々に判断する必要がある。各施設でのマニュアルなどに応じて医師の承認を得ることで，デバイスチェックを完結させる。なお，デバイス手帳にデバイスチェックデータを記載し，デバイスの設定変更が生じた場合にはそれも記載する。

▶図3　プログラマのホーム画面の例

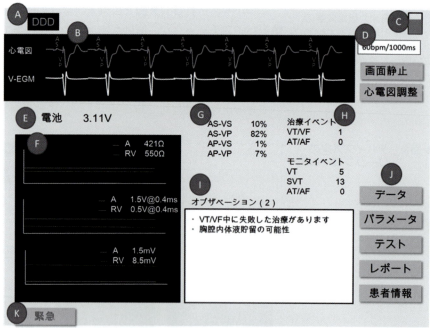

ホーム画面では，デバイスの設定や状態の概略を得ることが可能である。多くのプログラマでは，ホーム画面にてアラート表示機能を有しており，これによってデバイスが検出した異常あるいは重要な情報が示唆されるため，注意して確認する。

A：設定モード
B：リアルタイム心電図およびEGM
C：ワンドの通信状況
D：現在のレート
E：バッテリーステータス
F：自動測定項目
G：ペーシング率
H：イベント情報
I：特記事項
J：各画面への移動ボタン
K：緊急ボタン（VVIなど）

▶表2 デバイスフォローアップの評価内容

ペースメーカー・CRT-P	①バッテリー電圧とバッテリー抵抗
	②マグネットレート
	③ペーシングリード抵抗
	④ペーシング閾値
	⑤センシング波高値
	⑥イベントエピソード(モードスイッチ，ハイレートなど)
	⑦ペーシング率
	⑧設定パラメータのレビュー
	⑨安全機能とアラートのレビュー
	⑩利用可能であれば血行力学的なパラメータのレビュー(胸腔インピーダンス，心拍バイアビリティ，患者アクティビティなど)
ICD・CRT-D	①バッテリー電圧とバッテリー抵抗
	②チャージタイム
	③ペーシングリード抵抗
	④ショック抵抗
	⑤ペーシング閾値
	⑥センシング波高値
	⑦イベントエピソード(モードスイッチ，ハイレートなど)
	⑧ペーシング率
	⑨除脈設定パラメータのレビュー
	⑩頻拍検出・治療設定パラメータのレビュー
	⑪安全機能とアラートのレビュー
	⑫利用可能であれば血行力学的なパラメータのレビュー(胸腔インピーダンス，心拍バイアビリティ，患者アクティビティなど)

> **注意点**
> デバイスの作動状況によっては，徐脈やペーシングリズムを誘発するため，患者によっては不快感を覚えることもある。これからどのような作動状態となるかなど，その都度，患者とコミュニケーションをとりながら実施しなければならない。

> **注意点**
> 手動測定と比較した自動測定におけるデータの信頼性については，すでに確立された技術であるといえるが，実際には製造業者または機種によって，その特徴はさまざまであり，正しい認識をもっていなければ安全性の向上にはつながらない場合もある。

> **補足**
> プログラマからデータベースまでの容易で効率的なデータ転送方法が存在しないことに加え，製造業者によってフォーマットが異なることにも要因がある。そのため，プログラマからプリントアウトしたデータをデータベースなどに転記する必要がある。

● 近年のデバイスでは，デバイスチェックの簡易化，バッテリー寿命延長，遠隔モニタリングの有効利用など[2,3]を目的として，デバイスチェック評価項目のうち，リード抵抗，ペーシング閾値，センシング波高値などの自動測定，さらには自動で設定値を調整する機能が搭載されている。これらの機能を発揮してデバイス外来を効率的に行う。

❖デバイスチェックデータの管理

● デバイスチェックデータは，デバイス手帳への記載とは別に，情報共有を目的として施設内で電子カルテへの保存または記録簿，データベースなどで管理することが一般的である。ただし，標準的な管理方法がなく，各施設でオリジナルのデータベースなどを使用しているのが現状である。

● 管理されるデータは，植込みデバイスおよびリードの情報などが含まれた患者登録情報をベースとして，デバイスチェックデータおよびデバイス設定など，最新のものに更新していかなければならない。重要なことは情報の正確性であり，その維持のために，保管データの形態については各施設の運用に則して工夫されるべきである。

❖遠隔モニタリングシステム

● 遠隔モニタリングシステム(RMS：Remote Monitoring System)とは，患者

用語アラカルト

*3　トランスミッタ
トランスミッタは、デバイスと電話回線までの中継器であり、手動での送信を要するタイプのトランスミッタにはワンドを備えている。自動型では、予定されたデバイスとトランスミッタの通信は夜間に行われるため、通常、トランスミッタは患者寝室付近に設置される。

自宅などからトランスミッタ*3（▶図4）と電話回線を通じて、サーバへデバイス情報を送信することで、ウェブサイト上で、デバイスチェックデータ、不整脈イベントなどの閲覧が可能な遠隔医療システムである。

▶図4　各製造業者のトランスミッタ

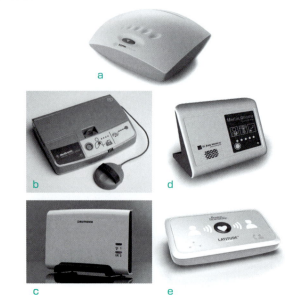

a：ソーリン・グループ
b：日本メドトロニック提供
c：バイオトロニックジャパン
d：セント・ジュード・メディカル
"Merlin@home, Merlin, Merlin.net and St. Jude Medical are trademarks of St. Jude Medical, Inc. or its related companies. Reprinted with permission of St. Jude Medical, ©2014. All rights reserved."
e：ボストン・サイエンティフィックジャパン
"©2014 Boston Scientific Corporation. All rights reserved."

（許可を得て掲載）

補　足

最新情報（施設設置型遠隔モニタリングシステム）
現在、CareLink® と Merlin.net™ では、医療施設内にてトランスミッタを利用することで、プログラマがなくてもデバイスからデータを読み取るシステムの運用が開始された。データはサーバに保存され、RMSウェブサイトで閲覧することが可能であるため、デバイス外来ではデータ蓄積の効率化、プログラマを設置していない遠隔地などでは遠隔医療などの可能性が期待されている。

● RMSを利用することで、デバイス外来を補完し、デバイスの状態や臨床症状の変化が早期に診断可能になり、より綿密で安全なデバイス管理、外来時間の短縮、経済面などにおいても有用なシステムである[4]。
● 現在、国内では、以下の5社のRMSの運用が可能である。
　①CareLink®（日本メドトロニック株式会社）
　②Home Monitoring®（バイオトロニックジャパン株式会社）
　③Merlin.net™（セント・ジュード・メディカル株式会社）
　④Latitude™（ボストン・サイエンティフィック ジャパン株式会社）
　⑤SMARTVIEW™（ソーリン・グループ株式会社）
● ▶表3に示すように、各社でさまざまな特徴を有するが、基本的にはデバイスチェック（▶図5）とアラートモニタリング（▶図6）の側面を併せもつ。なお、日々送信が行われるRMSを除いては、患者自身が異常を感じたときに患者自身による送信も可能である。
● デバイスチェックについては、医療スタッフがデバイス外来の前日までに送信スケジュールの作成（スケジューリング）をすることで、予めデバイスチェックデータの確認が可能であり、外来時間の短縮に効果がある。一方、アラートモニタリングについては、デバイスの不具合、不整脈イベントなどのアラートを検出した場合に、スケジュール外であってもデータを送信のうえ、電子メールなどで医療スタッフに通知されるため、迅速に対応することができる[5]。さらには、デバイスを使用した心不全モニタリングが可能な機種もあり、心不全管理の新たなツールとしても注目されている[6]。
● 現在、多くの施設でデバイス外来は飽和状態の様相を呈している。デバイス

外来が完全にRMSにて置き換わるわけではないが，今後，デバイス外来のいくらかをRMSでのデバイスチェックにて代替えさせるなどの活用方法が期待されている。

▶表3　遠隔モニタリングの各社の特徴比較

	Medtronic	Biotronik	St. Jude Medical	Boston Scientific	Sorin Group
	CareLink®	Home Monitoring®	Merlin.net™	Latitude™/ LATITUDE NXT	SMARTVIEW
国内での開始年	2009	2009	2011	2012	2013
データ送信方法	電話回線/3G	3G	3G	電話回線/3G[※7]	電話回線
トランスミッタ	固定型	固定型	固定型	固定型	固定型
自動または手動	自動，手動[※1]	自動	自動	手動/自動[※7]	自動
送信頻度	指定日・アラート	毎日・アラート	指定日・アラート	指定日・アラート	指定日・アラート
遠隔デバイスチェック	○	○	○	○	○
遠隔アラートモニタリング	○	○	○	○	○
医療スタッフ連絡方法	e-mail・SMS・FAX	e-mail・FAX	e-mail・SMS・FAX	FAX・電話・e-mail[※4]	e-mail・SMS・FAX
IEGM表示	○	○	○	○	○
IEGM表示（アラート時）	○	○	○	○	○
アラートモニタリング内容の変更	○[※2]	○	○	○	○[※2]
ペースメーカーの遠隔モニタリング	○[※3]	○		○[※4]	‒
胸腔インピーダンスモニタリング機能	○[※5]	ー	○[※6]	ー	‒
その他			・STモニタリング機能	・体重計/血圧計測定データの送信（オプション） ・健康質問機能	

※1：ペースメーカーおよび非対応のICD・CRT-D　※4：LATITUDE NXTのみ対応　※7：対応したICD・CRT-D
※2：プログラマーでの設定が必要　※5：OptiVol™
※3：手動型のみ対応　※6：CorVue™

▶図5　RMSのデバイスチェック

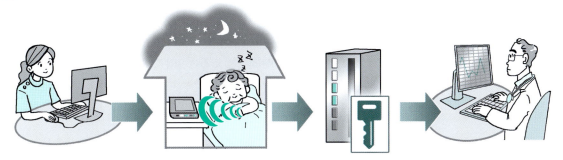

医療スタッフは，病院専用ウェブサイトでデータ送信日をスケジューリングする → スケジューリングされたデータ送信日に自動で植込みデバイスのチェックデータを読み取り送信する → 送信されたデータは専用のRMSサーバに蓄積される → 医療スタッフは病院専用ウェブサイトから送信データを閲覧する。
※手動型では患者自身が送信作業をする。

▶図6　RMSのアラートモニタリング

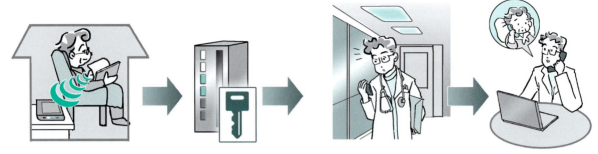

デバイスのアラート情報を監視し，アラートが発生した場合は自動的にアラートデータを送信する → 送信されたデータは専用のRMSサーバに蓄積される → アラートデータが送信された場合，登録されたEメールアドレス，FAXなどにアラート内容が送信される → 病院専用ウェブサイトから送信されたアラートデータを確認し，必要な診断を行う．現状では，トランスミッタの限界からも患者に対して緊急的な使用を限定しなければならないが，運用次第では強力な患者安全ツールと成り得る可能性もある．

2 デバイス外来の実際

- 本項では，デバイス外来でのデバイスチェックにて，実際に注視する点をあげる．

❖バッテリーステータス

- デバイスのバッテリー残量の評価方法は各社で異なる．残りの年月数が目安として表示されるものも多いが，基本的にはマグネットレート，バッテリー電圧，バッテリー内部抵抗などを参考に，選択的交換指標（ERI：Elective Replacement Indicator）に到達する直前にデバイス交換をすることが理想的である．各機種のERI，電池特性などを要約した資料を各プログラマと一緒に備える．
- ペーシング出力，リード抵抗，デバイスの作動状況などで，患者個々に消費電流は異なること，さらにはERIになると，自動的にVVIなどのモードに変更される場合もあるため，バッテリーの残量が低下してきたら，次回以降のデバイス外来予定が短期的となるよう医師に提案する．
- デバイス交換が必要と判断した場合は，デバイス交換時にリードの追加が必要ないか，リード抵抗，ペーシング閾値などをトレンドから詳細に検討し，合わせて自己脈の有無を確認する．
- ICDおよびCRT-Dにはショック時のエネルギー貯留のためにコンデンサ（キャパシタ）が用いられており，これは電気化学的特性によって経年的な劣化は避けられない．劣化の評価には充電時間が指標とされ，各社で評価基準は異なるが，これが一定の時間をこえるとERIに到達していなくても，デバイス交換の対象となる場合がある．

❖リード抵抗

- リード抵抗の異常はリードの被膜損傷，断線，リード脱落などのリード不全を示唆する．重篤なリード不全では，ペーシング不全，オーバーセンシング，twitchingなどを引き起こす．リード抵抗は，使用リードの特性や心筋への接触状態などで，その値は患者個々で異なるため，経時的な変化を異常

注意点

近年のデバイスに搭載されている無線技術，それを利用したRMS通信についても電池消耗は影響されるため，不要な通信は避けなければならない．

補足

ICDおよびCRT-Dにおいては，ショックの残回数なども考慮する．

注意点

多くの場合，リード不全は経年劣化として起きるが，突然の断線，リードの脱落などのケースも存在する。

補足

センシング極性を変更することで，ノイズを確認できれば，リード損傷極性の特定および一時的な対応が可能な場合もある。

として判断する必要がある。
- リード抵抗異常の評価としては，数回測定したうえで，前回のデータと比較し，30％以上の変化があるような場合にはリード不全を疑う。
- リード抵抗が上昇している場合は不完全断線，リード抵抗が低下している場合は被膜損傷の可能性がある。しかしながら，これだけでリード不全の確定には至らないことも多いため，胸部X線画像（▶図7），イベントエピソード（▶図8），などから，多角的に判断する必要がある。
- リード断線の発生部位は，鎖骨下静脈付近，ポケット内などが比較的多く，植込み側の上肢の運動（▶図9）によってノイズを確認することもある。

▶図7　リード断線

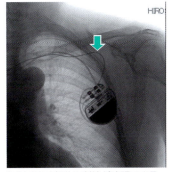

矢印で示す部分に断線が確認できる。
（許可を得て掲載）

▶図8　リード断線時のノイズ

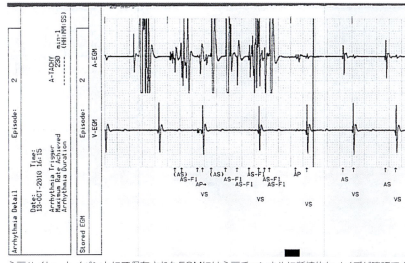

心房ハイレートイベントにて保存されたEGMには心房チャンネルに断続的なノイズが確認できる。

▶図9　ノイズ確認のための上肢運動

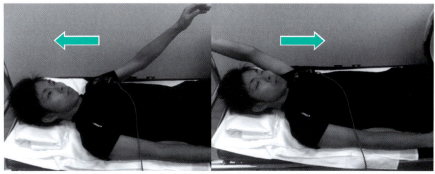

デバイス植込み側の上肢を矢印のように動かす。このときに，ノイズ発生の有無をプログラマ画面で確認しながら行うが，リアルタイムEGMの印刷をしておく。

> **注意点**
> ペーシング閾値の上昇には，投与されている抗不整脈薬が影響することもあるため，留意しておく。

❖ペーシング閾値

- ペーシング閾値の測定は，ペースメーカーの作動状況を考慮して行う。
- ▶表4に，DDDモード設定患者のテスト時における作動状況別の設定変更の有無を簡易的に示す。
- 各プログラマにてテストの方法は異なるが，基本的にはペーシングが捕捉不能となるまで，電圧もしくはパルス幅を漸減することで，心電図またはEGMにて視覚的にペーシングが捕捉可能な最低値をペーシング閾値と判断する。
- ペーシング閾値が上昇していた場合は，ペーシング不全となる可能性があるため，現在のペーシング出力設定と比較する。一般的に，ペーシング閾値に対して電圧では2倍，パルス幅では3倍のセーフティマージンをとるよう設定する。
- ペーシング出力が増加すると消費電流も増加し，バッテリー寿命を短くするため，Strength-Duration曲線（▶図10）で示されるよう，電圧とパルス幅の関係においては，<u>安全で効率的なペーシング出力設定</u>を考慮する。ペーシングごとの出力エネルギーは次の式から導き出せるが，電圧は2乗であるため，設定電圧が極端に高くなる場合では，出力エネルギーが抑えられるようパルス幅を調節する。

$$J = \frac{V^2 t}{R}$$

J：出力エネルギー（J）　　　V：設定電圧（V）
R：リード抵抗測定値（ohm）　t：設定パルス幅（sec）

▶表4　テスト時の作動別設定変更表

ペーシング閾値測定 A	ペーシング閾値測定 V	開始時点 ECG	センシング波高値測定 P波	センシング波高値測定 R波
Mode ✓ LR ✓ AV ✓	Mode ✓ LR ✓ AV ✓	AP-VP	Mode ✓ LR 30～40bpm AV ✓	① Mode ✓　② VVI LR ✓　　　30bpm AV 最大　　—
Mode ✓ LR 自己脈+10～20bpm AV ✓	Mode ✓ LR ✓ AV ✓	AS-VP	Mode ✓ LR ✓ AV ✓	① Mode ✓　② VVI LR ✓　　　30bpm AV 最大　　—
Mode ✓ LR ✓ AV 最大	Mode ✓ LR ✓ AV 100msec	AP-VS	Mode ✓ LR 30～40bpm AV ✓	Mode ✓ LR ✓ AV ✓
Mode ✓ LR 自己脈+10-20bpm AV 最大	Mode ✓ LR ✓ AV 100msec	AS-VS	Mode ✓ LR ✓ AV ✓	Mode ✓ LR ✓ AV ✓

LR：Lower Rate　AV：AV間隔　✓：変更なし

▶図10 Strength-Duration曲線

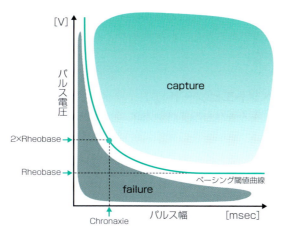

通常，パルス幅が0.5 msec程度より短くなれば，電圧は急勾配となっていく。一方でパルス幅が1.0 msec程度より長くなれば電圧は変化しなくなる。この変化しなくなった電圧は心筋脱分極させるための最小の電圧でありRheobase（基電圧）と呼ばれる。この基電圧の2倍の電圧で心筋脱分極をさせるパルス幅をChronaxie（時値）といい，これは最も効率的なパルス幅となる。重要な解釈として，パルス幅でのセーフティマージンを3倍とったとしても，設定パルス幅が1.0 msec以上である場合などでは実際は電圧が変化しない領域であるため，確実なセーフティマージンを得られているとは限らないことを注意しなければならない。

❖センシング波高値

- センシング波高値の測定も，ペースメーカーの作動状況を考慮して行う（▶表4）。
- 多くの機種では，実際にセンシングされる心内電位をプログラマで測定値として表示する。
- 心室側のセンシング波高値が，設定感度までのセーフティマージンが1/2未満である状況は，アンダーセンシングとなる可能性があるため，測定値の1/2～1/3程度となるように感度調整を行う。
- 心房側においては，十分な測定値を得られたとしても，心房細動時は洞調律時のP波より低いことが多い。心房側での鈍すぎる感度設定は心房細動のアンダーセンシングとなる可能性がある。心房側は，筋電位，ファーフィールドR波，その他オーバーセンシングがないことを確認し，0.3～0.5 mV程度の感度になるよう設定する[7]。

❖ペーシング率・ヒストグラム・心房性不整脈サマリー

- ペーシング率は，前回フォローアップ時と比較し大きく変化している場合はその原因を追究するが，実際の心電図・EGMおよび後述する心房性不整脈サマリーなども参考にして，最適な設定を行う。
- 近年では，不必要な心室ペーシングを最小にすることの重要性[8]に基づいて，AAIとDDDでのモードスイッチやAVインターバルをより長くするなどの新しいモードが主流となっている。各社で特徴が異なるので，その作動条件などを十分に理解しておく。そして，これらを安全に使用するためにもペーシング率の変化には注意しなければならない。
- CRT-Dでは両心室ペーシング率が100%に近いことを確認し，ペーシング率が減少していればその原因究明を行う。
- ヒストグラムには，心拍数の分布が表されている。ペーシングまたはセンシングがどのレート帯で行われているのかを知るうえで役に立つ。とくにレートレスポンス機能を設定している場合には，患者の症状と相談しながらこれを解釈することで，レートレスポンス機能の評価または見直しを行う。
- 各社で心房細動などの評価を行うための心房性不整脈サマリーをもってい

注意点
センシング波高値測定の際，ペーシングに依存している患者では，自己脈が出ない場合も多い。この場合は，"測定不可"として，無理に長時間，徐脈とならないようにする。

補足
最適な設定モードおよびAVインターバルを維持するうえで，ペーシング率の評価は重要である。

補足
CTOP試験，MOST試験，DAVID試験などの結果から，不必要な右室ペーシングが同期不全をもたらし，心機能低下，心房細動の発生率上昇，生命予後悪化などに影響することが問題となっている。

補足
これらは，前回のインタロゲーション以降のデータであることが一般的であるが，製造業者によっては，デバイスチェック終了時にリセットが必要な場合もある。

> **補足**
> 心房細動となっていた時間，割合，モードスイッチの回数など詳細が把握可能である。

> **補足**
> 一般的に，ペースメーカーでは心室ハイレートイベントは単に設定レートをこえた場合に検出されるため，実際にはイベントとして捉えられていたとしても，上室性頻拍である場合も経験する。EGMが閲覧できなければ，イベントログで頻拍時の心房と心室のピークレートを比較し，上室性頻拍または心房細動などの推測は可能である。判断が困難な場合や重篤な不整脈の可能性が示唆された場合は，ホルター心電図で補完する。このほかにもモードスイッチの回数やPVC（心室性期外収縮）などの回数も記録されている機種もある。

> **用語アラカルト**
> *4 EMI
> EMI（電磁干渉）とは，電子機器が発する電磁波ノイズが，電子機器や人体に影響を与えることをいう。とくに，デバイスが影響を受けると，オーバーセンスやリセット作動などを引き起こす可能性がある。近年のデバイスでは，電磁干渉から保護するための機能が組み込まれてくるようになり，日常生活ではほとんど影響は少なくなってきた。それでも，IH調理器，電動工具など患者の日常生活に関わるものにおいても，使用上，注意を要するものは多い。

> **注意点**
> EGMの記録にはメモリに制限があること，記録設定していなければすべてが保存されてないことに注意する。

る。ここから得られる情報はデバイスの管理のほか，診察時にも極めて有用な情報であるため，心房細動などが確認された場合はこれを含めて医師に報告する。

❖イベントエピソード

- ペースメーカーのイベントエピソードは，通常，心房性，心室性およびペースメーカー起因性の頻拍に分けられて，発生日時，持続時間，頻拍時のピークレートなどが記載されたイベントログと合わせてEGMが保存される。
- まれに，ノイズ様のEGMをもったエピソードに遭遇するが，これは**EMI（Electro Magnetic Interference）**[*4]，リード不全，筋電位オーバーセンシングなどを原因としペーシング不全を引き起こす可能性がある。通常，EMIではすべてのチャンネルにノイズが発生し，リード不全ではリード抵抗の変化を伴う。筋電位では深吸気，バルサルバ法，拝み姿勢などでのテスト（▶図11）を行うことで判断できる。
- ICDおよびCRT-Dでは，イベントエピソードのもつ意味がより重要となってくる。頻拍は心房性と心室性に大別されるが，さらに治療の有無，検出頻拍の鑑別など詳細な解析を要する。不整脈を適切に検出して治療が作動されたものであれば，その治療が成功しているかの判断を行う。有効な治療でなかった場合は治療の設定変更を考慮する。▶図12に心室頻拍に対するAntitachycardia pacing（ATP）治療の無効症例，▶図13に心室細動に対するショック治療の無効症例を示す。このような場合にも，抗不整脈薬が影響している可能性もあるため留意する。

▶図11 拝み姿勢テスト

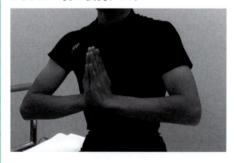

両手を合わせ，手の平に力をいれてもらうことで，筋電位の混入を誘発する。

▶図12 ATP治療の無効症例

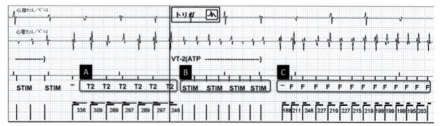

心室頻拍に対して，初回のバースト治療が無効であったため，心室頻拍を再検出（A）した後，バースト治療（B）を施行している。これによってアクセラレートしてVFゾーン（C）に入った。初回バーストのバーストサイクルレングス（BCL）を短く，パルス回数を増やす修正をしたことで，次回以降，初回のバースト治療で心室頻拍の停止を得られている。一般的にBCLは，検出した心室頻拍に対しての割合（%）で設定される。このため，BCLを修正する場合は，実際にどの程度の速さとなるか計算したうえで設定する。

▶図13　ショック治療の無効症例

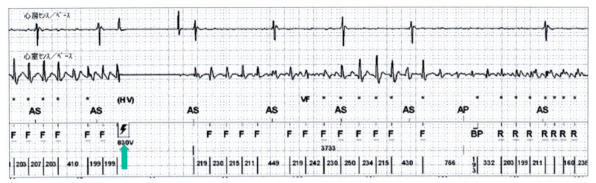

心室細動を適切に検出後，矢印（→）で36 Jのショック治療が行われたが，心室細動は止まっていない．合計6回のショックが送出されたが有効な治療にならず，救急搬送のうえ体外式除細動器にて心室細動停止を得た．除細動閾値の上昇した場合，極性の変更もしくは機種によってはショック波形などの変更も可能であるが，その効果判定のために除細動閾値（DFT）テストが必要となる場合もある．

- とくに問題となるのが，不適切作動と呼ばれる心室性頻拍ではない不適切な検出であり，これにショック治療が作動してしまうと患者のQOLを著しく低下させる．不適切な検出となる原因にはSVT誤検出とオーバーセンシングがある（▶図14）．これらは不必要な治療となる可能性があるため，検出インターバル，検出インターバル回数，さらには各社で搭載されている識別診断機能の強化を考慮し回避できるようにするが，抗不整脈薬の投薬などを検討する場合もある．▶図15～20に代表的な不適切作動の事例を示す．また，電磁波など，生体外からのノイズによる不適切作動があった場合は，患者の生活環境などの調査を行う．
- まれに，検出インターバル，検出強化設定などが有効に設定されていない場合や，感度設定が悪い場合に検出すべき不整脈を検出しない，または保留してしまうこともあるため，モニタされていたイベントエピソードももれなく確認する．

▶図14　不適切作動の分類

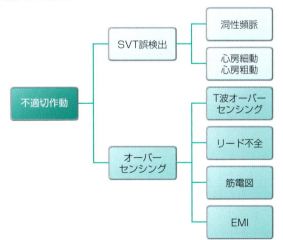

▶図15　洞性頻拍の不適切作動

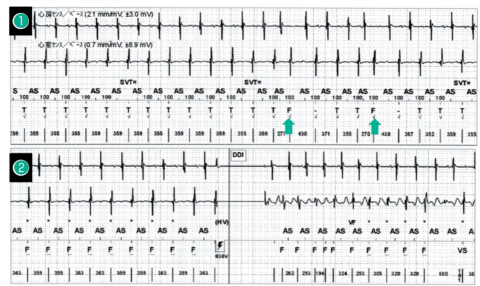

VTモニタ検出インターバルに入った洞性頻拍が，識別診断機能によってSVT（上室性頻拍）と適切に判断されていた．しかしながら，矢印（➡）が示すように，時折，心房性期外収縮が心室へと伝わり，VF検出インターバルに入ったことで，VFカウントが積算され，遂にはVF検出基準を満たしショック治療が送出された（❷）．これに対しては，VTモニタ検出インターバルを速くすることで対応した．洞性頻拍における識別診断機能は，1対1であるP波とR波の関係性，オンセット基準を満たさないことなどを判断材料とする場合が多い．しかしながら，V-Vインターバル内のP波の位置関係や，ファーフィールドのオーバーセンシングなどでずれが生じた場合，容易に保留を中断して，VTまたVFを検出することがある．最近の識別診断機能については，精度の高い心室波形認識やP波の関係性について詳細な設定が可能なデバイスも普及している．

▶図16　心房細動による不適切作動

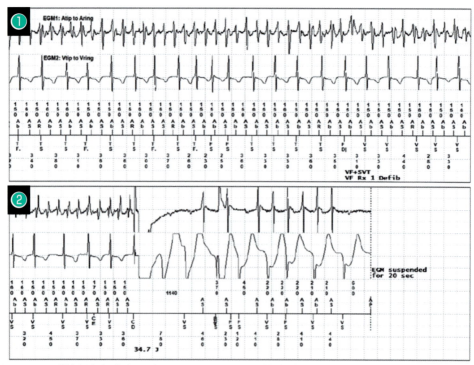

心房レートは150 msec程度と速く，心室レートは300〜400 msecと比較的規則的であったため，鑑別診断機能はダブルタキと見なしたうえ（❶），VF検出の基準を満たしショック治療が行われている（❷）．通常，心房細動時は心室レートが不規則な場合が多いため，識別判断機能は心房細動と判断し治療の保留を行うが，症例ではそれが行われなかったため不適切作動となっている．心房細動に対する不適切作動の場合，検出インターバルやスタビリティの変更を行うこともあるが，デバイスの識別判断機能だけでは，再発防止は難しいことが多く，心房細動の抑制，心拍数のコントロールなどのために薬剤の投与などが検討される．

▶図17 T波オーバーセンシングによる不適切作動

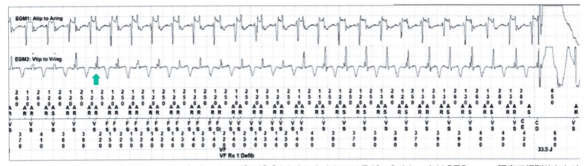

心房レートはファーフィールドR波のオーバーセンシングでダブルカウントされているが，心室レートは370 msec程度で規則的なため，洞性頻拍である．しかしながら，矢印（→）が示すところからR波高値が低下しセンシング感度が鋭敏になったため，T波のオーバーセンシングがダブルカウントされ，VF検出の基準を満たしショック治療が行われている．R波のセンシング波高値は，体位，レート上昇などで変動しやすいため，センシング波高値が十分でない場合や不安定な場合はセンシング極性の変更を行うが，それでも不十分な場合はリードの追加も検討される．最近のデバイスではT波オーバーセンシングに対しての識別診断機能も搭載されており，この類の不適切作動の減少となる可能性がある．

▶図18 筋電位のオーバーセンシング

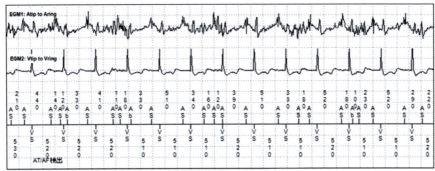

心房側チャンネルに高周波，低振幅のノイズをオーバーセンシングして心房細動と判断されている．ノイズが片側チャンネルのみに発生していることから，リード断線の可能性も考えられるが，リード抵抗に変化がないことに加え，深吸気，バルサルバ手技などのテストによってノイズが発生されたことから，肋間筋，横隔膜などから発生する筋電位によるものと判断した．とくに心室側での発生は，不適切作動に直結するため，センシング極性の変更などを試みる．

▶図19 リード不全による不適切作動

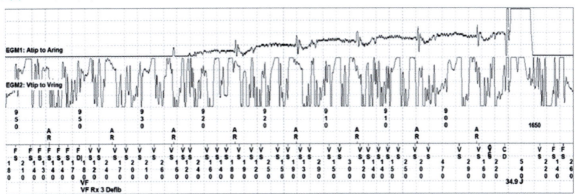

心室側に高周波の断続的なノイズが発生しており，これをオーバーセンシングしてVF検出の基準を満たしショック治療が行われている．リード不全は，一般的に長期的な合併症であるため，デバイスチェックでは，この予兆を見逃さないようリード抵抗，イベントなどに注意しておく．この場合は，連続的な不適切作動となることもあるため，速やかにリードの追加を実施する必要がある．心室頻拍検出をOFFとすることで，不適切作動は回避できるが，原則として入院のうえモニタ監視下に行わなければならない．

▶図20　EMIによる不適切作動

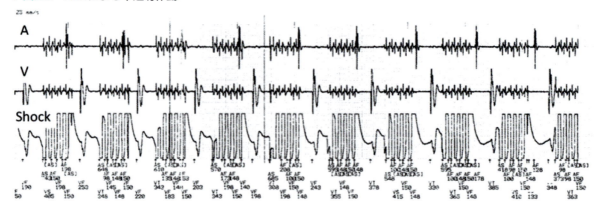

心房と心室の双方のチャンネルに連続的なノイズが発生して，これをオーバーセンシングしてVF検出の基準を満たしショック治療が行われている．イベントが発生した日時について，患者の行動を確認したところ，整骨治療院にて低周波治療器を施術されていた．EMIは数種類の機序をもっているが，通常，ノイズは高周波で連続的であり，すべてのチャンネルに発生する特徴があり，その判断は容易である．しかし，その原因はイベントの発生日時から患者の行動を調査してみなければわからない．原因が特定できれば，同様の環境を避けるよう指導するが，原因が特定できない場合などは職場，住居などへ，EMIの環境調査が必要な場合もある．

❖チェックの完了

- デバイス手帳への記入が終了したら，テスト中に誤って設定変更などが行われていないか確認をする．
- 最後に，デバイスチェックデータをプログラマから印刷する．各プログラマでは，デバイスチェックデータがまとめて記載されたサマリーが印刷可能である．このサマリーで評価項目の多くはカバーできているが，イベントログなど患者個々で必要なものをそれに追加して印刷する．
- 医師へデバイス手帳を渡し，提案または報告事項などあれば伝え，設定変更などあれば指示を受ける．

Coffee Break

- デバイス外来ではさまざまな患者に出会う．そのなかでも印象に残った女性がいる．開心術と併用して，ペースメーカ植込みがされた1カ月後フォローの方で，なんと御歳95歳！ レートレスポンス機能を設定する際の話である．女性は運動を実演しながら，最適な設定にしてほしいとの要望であった．最初は，軽い柔軟体操だったが，次第にハイレベルなものになっていった．なんとも綺麗な海老反りをして，思わず周りのスタッフから拍手がでるくらい背筋のとおった綺麗なフォームで，完璧な腕立て伏せを軽々と始めた．流石に腕立て伏せはドクターストップがかかったが，聞けば彼女は現役の体操の先生で，生徒さんを何人も抱えているとのことであった．早くみんなと一緒に，今までと変わることなく運動を楽しみたいという思いがあったそうである．人は歳だけでは計れないこともあることを学んだ一日であった．

3 遠隔モニタリングシステム管理の実際

❖遠隔モニタリングシステムの運用と管理

●RMSの円滑な運用には，各施設に応じた運用体制をスタッフ間で取り決めておくことが重要である。RMS運用における業務内容（▶表5）を抽出してから，各スタッフでの役割分担を行い，アラートモニタリングにおける電子メールなどの受信先や勤務時間外での対応も協議しておく。

補足

継続的なRMSの運用には，個人にかかる作業負担を軽減できるよう，チーム医療の実践が不可欠である。このため，RMSチームは，医師および臨床工学技士のほかにも，看護師，事務職員などで構成する場合もある。

表5　遠隔モニタリングシステム運用時における役割例

役割	業務内容	医師	CE	看護師	事務職員
RMSリーダー	同意書の取得	○	△	△	-
	トランスミッタ取扱い説明	○	○	○	-
	受信データの承認・対応	○	-	-	-
webマネージャー	ユーザー登録	△	○	△	△
	患者登録	△	○	△	△
	送信データのスケジューリング	△	○	△	△
	閲覧状況の更新	△	○	△	△
	未送信患者の把握	△	○	○	△
	手動送信患者への連絡	△	○	○	○
webユーザー	データの閲覧・解析	○	○	△	-
	レポート作成	○	○	△	-
	アラート確認	○	○	○	-

○：最適　△：適　-：不適

❖患者への導入説明

●RMSを患者に導入する最初のステップは，患者の同意を得ることである。同意書の取得は医師によって行われるか，RMSの利用方法などの説明とあわせて，臨床工学技士や看護師が実施する場合がある。説明作業の標準化として，▶表6で示すようなチェックリストを活用する方法も有効である[9]。

●とくにトランスミッタの設置については重要であり，患者自身または同居人などが設置しなければならない機種もあるため，説明時には，デモ機を使用して実際に触れて理解してもらう必要もある。

●多くの場合，デバイスからトランスミッタまでの通信は無線技術が採用されているため，患者がトランスミッタを操作することなく自動的にスケジュールに沿って，またはアラートに対応した通信が行われる。一部の無線技術に対応していないデバイスでは，患者自身がワンドを使用して手動送信を行う。この場合，患者にはRMSの必要性および外来前，異常を感じたときなどの送信するタイミングが十分に理解できるよう説明しなければならない。

補足

RMS開始当初は設置できないなどの理由から，十分な有効利用ができない症例も少なからず経験した。現在では，すべての製造業者でRMSについてのコールセンターが提供されているため，導入したにも係わらず，全く送信がないなどのトラブルは，ほとんどなくなってきている。

注意点

トランスミッタは基本的には屋内での設置型であり，外出時などにアラートが発生した場合には，直ちにアラート情報が送信されないため，緊急対応のツールとして使用するものではないことを患者側でも認識しておかなければならない。

▶表6 RMS説明のチェックリスト例

	チェック項目	内容／注意点
必要物品／各部名称	□必要部品の確認 □ボタン・スイッチの説明 □ランプの説明	本体(アンテナ)・電話コード・ACアダプタ スタート／ストップボタン・回線切り替えスイッチ 読み込み／送信ランプ
環境／設置について	□使用電話の確認 □電話の設置場所の確認 □電話の回線の接続の確認 □電話回線の確認	黒電話NG 生活環境3ｍ圏内か(寝室がbest) 電話／インターネット使用の確認 トーン(T)，パルス(P)回線　光の場合トーン(T)
データ読み込み／送信	□AC電源の確認 □データ読み込み □データ送信	ランプが点灯 手動読み込み／自動読み込みについて 送信方法と送信完了
アラートについて	□アラート音の確認 □アラートの設定	Demoの音を聞いてもらう(Higher Low) Clinical Management Alerts／Lead／Device Integrity AlertsをYesにし各設定をOnにする
トラブルシューティング	□送信エラー □外泊時 □コールセンター	電話回線の設定を変更する(T/P)・接続の確認 長期，家を空ける場合は設定変更が必要 (ケアアラートOff) コールセンターのシールを渡す

補足

ユーザーは送信されたデータから正常または異常などを判別するフィルタとしての役割を担うが，RMSからの送信データは，通常のデバイス外来でのチェックと同様に扱う必要があるため，解析に当たるユーザーはデバイスチェックについて熟知しておく必要がある。

❖ウェブサイト管理の実際

● RMSのおもな管理はウェブサイトでの作業である。ここで，臨床工学技士はマネージャーおよびユーザーを担う。

● ウェブサイトへは，IDを取得しているユーザーがアクセス可能であるが，実際の管理には，マネージャーを1名，割り当てておく必要がある。マネージャーは，ユーザー登録，患者登録，スケジューリング，閲覧状況の更新などを行い，ユーザーは，送信データの閲覧およびレポートの作成・解析を行う。

● ▶表7に示すように，各社によって，ウェブサイト管理上の特徴を有しており，その方法は大きく異なる。

● ▶表8にRMS運用の週間フローの一例を示す。登録患者数が増えると，日々，なんらかの送信データがあるため，各RMSウェブサイトを毎日，閲覧しなければならない。スケジューリングとレポート作成は，週に一度まとめて行うことが効率的である。

● 患者個々のスケジューリング間隔の決定は，効率的なRMS運用のポイントとなるため，各施設で協議して取り決める。当施設では，ICD・CRT-Dデバイスについては，デバイス外来受診日の1週間前から起算して，短期(1カ月)または長期(3カ月)のみの間隔とし，共通のフローで運用している(▶図21)。各間隔への振り分けには，外来データを基にデバイス状態および症状についてのディシジョン・ツリー（▶図22）を使用して，医師と決定している[10]。

● 送信データやアラートの閲覧およびPDFでのレポート作成・解析を一連の流れとしたデータ処理作業は，複数のユーザーで担当する。スケジューリングによって送信されたすべてのデバイスチェックデータは，▶表9に示すような基本セットでレポートを作成する。これに追加して，アラートなどの情報があれば合わせて作成する。マネージャーは送信されたデータが未確認でないことを確認し，送信データ表示一覧から閲覧表示の更新または消去を行う。

▶表7　RMSウェブサイトの比較

	CareLink®	HomeMonitoring®	Merlin.net™	Latitude™/NXT	SMARTVIEW
トランスミッタ名称	ケアリンクモニタ	CardioMessenger	Merlin@home	Latitudeコミュニケーター	スマートビュー・モニター
ユーザータイプ	全権限 患者登録可 閲覧のみ	アドミニストレーター ユーザー	医師 コメディカル 助手	医師 医療施設スタッフ 医療従事者	全権限 医師 アシスタント 紹介医
担当患者の割り当て	病院単位	（医師）グループ単位	患者単位で任意に割り当て	医師単位/グループ単位	医師単位
トランスミッタの調達	患者登録後，指定の住所へ配送	患者登録後，自動的に自宅へ配送	患者およびトランスミッタシリアルNo.を登録後，手渡し	患者およびトランスミッタシリアルNo.を登録後，手渡しまたは自宅へ配送	退院後，患者からヘルプデスクに連絡して，都合のよい日に配送
送信データの表示場所	"送信データ"	"確認が必要な患者"	"最新の送信"	"確認を要する患者リスト"/"要確認"	"送信"
送信データの一覧	・予定送信およびアラート送信の患者を表示 ・イベントサマリー，電池電圧などが表示されている	・確認が必要な患者のみ表示（ステータス有：アラートおよび定期IGM受信など） ・ファインディングに要確認項目を表示	・予定送信およびアラート送信の患者を表示 ・アラートタイプにカーソルをあてるとアラート内容表示	・予定送信，アラート送信，患者主導による送信を表示 ・アラートフラグ"＋"でアラートサマリーを表示	・新規のイベントおよび新規のフォローアップ送信を表示 ・送信内容の詳細を表示
閲覧状況の更新	権限者が閲覧することで閲覧済みとなる	権限者が"確認済み"とする（ただし一覧からも消去される）	いずれのユーザーでも閲覧すれば"Y"マークが表示される	いずれのユーザーでも閲覧することで，"確認開始"となる	いずれのユーザーでも「保留」あるいは「完了」ボタンを選択すると反映される
閲覧者の確認	送信詳細情報の「履歴」で確認可能	不可	最終閲覧者名もカーソルを当てると表示する	"確認開始"にカーソルを当てると閲覧者を表示	「保留」ボタンを押した（同時にコメントを添えることも可）日時，ユーザーがコメント欄に表示
送信データの一覧からの削除	確認済みにすることでアクティブ送信データから外される	権限者が確認済みにすることで消去される	権限者がアーカイブすることで一覧から消去される	いずれのユーザーでもアーカイブすることで一覧から消去される。/ NXTでは"読み取り専用"を設定することが可能	いずれのユーザーでも「完了」ボタンを選択した場合に一覧から消去される
過去の送信データの閲覧	送信データ単位でのすべての閲覧が可能	過去の送信データの閲覧	送信データ単位でのすべての閲覧が可能	18カ月以内の送信データの閲覧が可能（それ以前のものはメーカーへ依頼が必要）/ 制限なし	送信データ単位でのすべての閲覧が可能
過去の送信データの閲覧方法	患者の"全送信"から送信データを選択する	"履歴"から送信データ，"ホルター"からエピソードを選択する	患者の"全送信"から送信データを選択する。DirectTrend™ Viewerを使用し，予定送信，アラート，エピソードなどのトレンドグラフから選択も可能	"フォローアップ履歴"から選択する	患者ごとの管理画面より「伝送履歴」を選択するとこれまでの送信履歴確認が可能
スケジュール送信日の指定	指定日，反復間隔	不要	指定日，反復間隔	指定日，反復間隔（手動のためトランスミッタが点滅で送信日をお知らせ）	指定日，反復間隔

次ページに続く

▶表7の続き

	CareLink®	HomeMonitoring®	Merlin.net™	Latitude™/NXT	SMARTVIEW
送信データID付与	可能	不可	不可	不可	不可
患者主導の送信	可能	不可	可能	可能	可能
未送信および未設置の把握	ホーム画面の"送信予定日を過ぎた患者","モニタが常時接続されていない患者"で一覧を表示	"データの確認が必要な患者"のメニュー画面"データ受信関連"からデータ未受信患者の一覧を表示 お知らせメールでも確認可能	"最新の送信"の画面右下,"メッセージ"にて送信予定の過ぎた患者,とMerlin@homeの通信されていない患者を表示	"確認を要する機器リスト"からコミュニケータ未設定患者の一覧を表示／"モニタリングされていません"と表示	ホーム画面の"レポート"で一覧から,未設置は"モニタリングされていない"と表示
レポート形式	PDF	PDF CSV	PDF	PDF	PDF
レポート作成方法	• "レポートを印刷する"から,病院設定レポート,ユーザー設定レポート,カスタムレポートが選択可能 • カスタムレポートではPDF化する項目がその都度選択できる	• "PDFを作成する"からPDF化したい項目を選択する • "履歴"から"CSVファイルをダウンロードする"を選択する	閲覧画面がPDFであるため必要項目をそのまま印刷する	"レポートメニュー"から,PDF化する項目を選択する	イベントを選択するとすでに作成されたPDFを閲覧可能
アラートの送信	可能（PMは不可）	可能	可能	可能（一部,1週間に一度患者が手動で行う）	可能
アラートの分類	レッド・イエロー・ウェブオンリー	レッド・イエロー	緊急・標準・選択しない	レッド・イエロー	レッド・イエロー
アラートの設定	アラート分類の設定は病院単位にてウェブで可能であるが,アラート内容はプログラマーでの操作が必要	• アラートの分類および内容をウェブで設定可能 • アラートメールの有無も選択可能	• アラートの分類および内容をウェブで設定可能 • 患者への通知の有無も選択可能	アラートの分類および内容はイエローのみウェブで設定可能／NXTはアラートメールの有無を選択可能	アラートの分類は設定不可（レッド→デバイスの作動および機能を阻害するイベント,イエロー→臨床イベントで定義）,アラート項目のパラメータなどはプログラマーでの操作が必要
アラートメール通知の分類	病院単位で1つのメールアドレスのみ	（担当医師）グループ単位で複数名のメールを選択可能	病院単位で1つのメールアドレスのみ（患者への通知も併せて,複数名可能）	• レッドはTEL • イエローはFAX（1回線のみの指定）／NXTはメールアラート,患者グループ単位で3つまで可能	病院単位で1つのメールアドレスのみ
患者一覧ページのカスタマイズ	可能	可能	不可（Ver.8.0より可能）	不可	不可

▶表8 遠隔モニタリングシステム運用の週間フローの一例

	月	火	水	木	金
マネージャー業務	閲覧	閲覧	閲覧	閲覧 スケジューリング 閲覧状況の確認と消去	閲覧
ユーザー業務	閲覧	閲覧	閲覧	閲覧 レポート作成・解析	閲覧
スケジューリング	A社スケジュール送信日	B社スケジュール送信日	C社スケジュール送信日		
外来・カンファレンス	デバイス外来				デバイスカンファレンス

※デバイス外来日やデバイスカンファレンス日を基準に，前週までにスケジューリングをしておく．

▶図21 デバイス外来とRMSフォローアップの一例

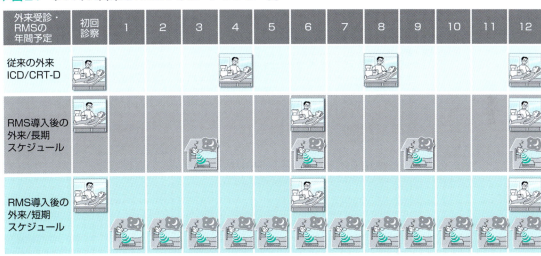

 デバイス外来 　　 RMSフォローアップ

▶図22 RMSスケジューリングについてのディシジョンツリー

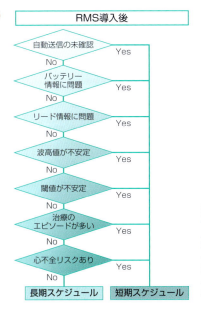

デバイスの性能維持などに問題がある患者については，短期的なスケジューリングをすることで，より綿密な管理を行い，問題を有していなかった患者については，長期的なスケジューリングをすることでRMSチームの作業負担を軽減させる目的をもっている．

▶表9　レポート作成時の基本セット

CareLink®	HomeMonitoring®	Merlin.net™	Latitude™	SMARTVIEW
QuickLooK II	クイックビュー	FastpathTMサマリー	Quick Notes™	スマートビュー
送信時EGM	定期IEGM	リアルタイムEGMフリーズ	直近のEGM	送信時EGM
電池およびリード情報				電池およびリード情報

補足
定期的に手動送信が必要な患者には，電話，ハガキなどで送信日を通知することが有効である。

● RMSの問題として，手動送信を要する患者や自動送信であってもトランスミッタを設置していない患者においては，必要時に送信できていない状況に遭遇する。マネージャーは未送信患者の把握に努め，送信が不完全な場合は電話などで連絡を行い送信を促すが，トランスミッタ設置が困難であると判断した場合は，コールセンターを利用して解決するよう患者に説明する。

【文　献】

1) Wilkoff BL, Auricchio A, Brugada J, et al.: Heart Rhythm Society(HRS); European Heart Rhythm Association(EHRA); American College of Cardiology(ACC); American Heart Association(AHA); European Society of Cardiology(ESC); Heart Failure Association of ESC(HFA); Heart Failure Society of America(HFSA): HRS/EHRA Expert Consensus on the Monitoring of Cardiovascular Implantable Electronic Devices(CIEDs): Description of Techniques, Indications, Personnel, Frequency and Ethical Considerations. Europace, 10(6): 707-725, 2008.
2) Rosenthal LS, Mester S, Rakovec P, et al.: CAPTURE Trial Investigators: Factors influencing pacemaker generator longevity: results from the complete automatic pacing threshold utilization recorded in the CAPTURE Trial. Pacing Clin Electrophysiol, 33(8): 1020-1030, 2010.
3) Alings M, Vireca E, Bastian D, et al.: AUTOMATICITY Study Investigators: Clinical use of automatic pacemaker algorithms: results of the AUTOMATICITY registry. Europace, 13(7): 976-83, 2011.
4) Varma N, Epstein AE, Irimpen A, et al.: Efficacy and safety of automatic remote monitoring for implantable cardioverter-defibrillator follow-up: the Lumos-T Safely Reduces Routine Office Device Follow-up(TRUST) trial. Circulation, 122(4): 325-332, 2010.
5) Crossley GH, Boyle A, Vitense H, et al.: CONNECT Investigators: The CONNECT (Clinical Evaluation of Remote Notification to Reduce Time to Clinical Decision) trial: the value of wireless remote monitoring with automatic clinician alerts. J Am Coll Cardiol, 57(10): 1181-1189, 2011.
6) Brachmann J, Böhm M, Rybak K, et al.: OptiLink HF Study Executive Board and Investigators: Fluid status monitoring with a wireless network to reduce cardiovascular-related hospitalizations and mortality in heart failure: rationale and design of the OptiLink HF Study (Optimization of Heart Failure Management using OptiVol Fluid Status Monitoring and CareLink). Eur J Heart Fail, 13(7): 796-804, 2011.
7) Kolb C, Aratma S, Zrenner B, et al.: Preventricular far-field sensing in the atrial channel of dual chamber pacemakers an occasional cause of inappropriate mode switch. J Interv Card Electrophysiol, 10 (3): 231-235, 2004.
8) Wilkoff BL, Kudenchuk PJ, Buxton AE, et al.: The DAVID (Dual Chamber and VVI Implantable Defibrillator) II trial. J Am Coll Cardiol, 53(10): 872-880, 2009.
9) Satoshi Miyamoto, Yukiko Nakano, Shigeyuki Okahara, et al.: Examination of the Effective Utilization of the CARELINK® Remote Monitoring System after its Introduction. Journal of Arrhythmia, 26 (2): 126-130, 2011.
10) 岡原重幸，中野由紀子，宮本聡史，ほか：遠隔モニタリングシステム「CARELINK」におけるスケジュール管理．日本臨床工学技士会会誌 43号，96-101，2011．

Chapter VI

高気圧酸素治療領域

1 高気圧酸素治療の適応

右田平八

> **業務のポイント**
> - 高気圧酸素治療は外部から隔絶した空間に患者を収容し，高い気圧下で高濃度の酸素を吸入させる特殊な環境で治療が行われる。このため，治療装置内で不具合が生じた場合には即座の対応が難しい。
> - 治療前の患者状態把握と持ち物点検は二重三重で行うこと。
> - 高気圧酸素治療の絶対的適応は少なく，主たる治療と併用して効果を期待する治療である。
> - 緊急時の連絡網や対応マニュアルを整備して治療業務を開始する。

1 はじめに

- 1986年の保険適用をきっかけに高気圧酸素治療は虚血病巣の治療を主体として全国的に広まり，救急的適応12分類，非救急的適応8分類が適応疾患としてあげられる。高気圧酸素治療は，2.0〜3.0絶対気圧（ATA：atmosphere absolute）下で100％酸素を60分間以上吸入することで生体組織の酸素化を強力に行うものである。このことから，低酸素症や虚血病巣を誘因とする病態が適応疾患となる。2014年に行われた診療報酬改定では，高気圧酸素治療の診療報酬点数に変動なく今日に至っているが，新たな適応疾患やエビデンスが完全に示されていないのが現状である。具合的適応疾患として，日本高気圧環境・潜水医学会が「高気圧酸素治療の安全基準」で治療指針のなかに適応疾患を記載している。しかし，適応疾患は，急性期・慢性期の高気圧酸素治療において治療指針として改正すべき箇所があり，総説やシンポジウム報告で書かれている適応疾患もあるが全疾患を網羅するものではないとしている。また，近年では医学的根拠に乏しい1.3気圧環境の「健康気圧療法」いわゆる"酸素カプセル"が体調の回復や疼痛性疾患に対し健康志向的に広がり，高気圧酸素治療の適応疾患と混同されている。
- 本項では，治療の根幹である生体酸素化の機序を概説し，高気圧酸素治療関連学会と保険診療に示された適応疾患と副作用について述べる。

2 全酸素量（arterial O_2 content：CaO_2）

- 生体に存在する酸素は，ヘモグロビンと結合した「oxyhemoglobin：O_2Hb」と血漿中に溶解した「dissolved O_2」があり，この2型を合計したものが「total oxygen content of the arterial O_2：全酸素量 CaO_2」である。
- 計算式では，

$$CaO_2 = (\text{grams Hb} \times 1.34\ ml\ O_2 \times SaO_2) + (PaO_2 \times 0.0031)$$

で表され，基準値を代入すると

$$(Hb:15\ g/dl \times 1.34 \times 98\ \%) + (100\ Torr \times 0.0031) = 19.7 + 0.31 = 20.0\ vol\%$$

となる。

- 高気圧酸素治療（2.0 ATA）の場合では，高濃度酸素吸入によって血中のHbは完全飽和されるので$O_2Hb \times 1.34 \times 100\ \% = 20.1\ vol\%$，また，溶解酸素は$PO_2$（1520 Torr）から肺内水蒸気分圧（$PH_2O$：47 Torr）と肺内炭酸ガス分圧（$P_ACO_2$：40 Torr）を引いて結合係数を掛けた4.4 vol%で$CaO_2 = 24.5\ vol\%$となり，増加分は4.5 vol%でさほど増加していないように感じるが，有名なDr.Boerema "Life without blood"の生命維持に必要な酸素量に近似し，酸素分圧の上昇は大気圧下の14倍で著しく拡散スピードを上げる。また，溶解酸素も14倍に増加し，合わせて28倍もの強力な生体酸素化力となって低酸素症や虚血病変に有効に作用するというのが機序である（▶図1）。そして，酸素薬効と圧力特性を加味して治療が行われる。しかし，肺機能の低下した病態や極度の貧血が存在する場合には効果が低減することも忘れてはならない。

▶図1 高気圧酸素治療の作用機序と適応病態

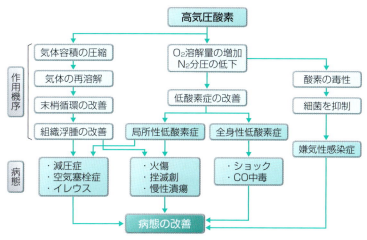

（高気圧酸素治療法入門 第5版, p.81, 日本高気圧環境・潜水医学会, 2008.より改変引用）

3 適応疾患の症例と解釈

1）保険診療における適応疾患（医科点数表の解釈，平成26年）
 a．救急的適応の医科点数
  イ　1人用高圧酸素治療　　5,000点
  ロ　多人数用高圧酸素治療　6,000点
 b．非救急的適応の医科点数　200点
【注】酸素を使用した場合は，その価格を10円で除して得た点数（酸素と併せて窒素を使用した場合は，それぞれの価格を10円で除して得た点数を合算した点数）を加算する。酸素および窒素の購入価格は，別に厚生労働大臣が定める。

2)保険診療適応症例で救急的なもの(発症7日以内に行う場合に，1日につき所定点数を算定する)
 ア　急性一酸化炭素中毒その他のガス中毒(間欠型を含む)
 イ　ガス壊疽，壊死性筋膜炎または壊疽性筋膜炎
 ウ　空気塞栓または減圧症
 エ　急性末梢血管障害
　　　a．重症の熱傷または凍傷
　　　b．広範挫傷または中等度以上の血管断裂を伴う末梢血管障害
　　　c．コンパートメント症候群または圧挫症候群
 オ　ショック
 カ　急性心筋梗塞その他の急性冠不全
 キ　脳塞栓，重症頭部外傷もしくは開頭術後の意識障害または脳浮腫
 ク　重症の低酸素性脳機能障害
 ケ　腸閉塞
 コ　網膜動脈閉塞症
 サ　突発性難聴
 シ　重症の急性脊髄障害

3)保険診療適応症例で非救急的なもの(救急的適応疾患で発症後の期間が1週間をこえたものを含み，1日につき所定点数を算定する)
 ア　放射線または抗癌剤治療と併用される悪性腫瘍
 イ　難治性潰瘍を伴う末梢循環障害
 ウ　皮膚移植
 エ　スモン(subacute myelo-optico-neuropathy：SMON，亜急性脊髄視神経症)
 オ　脳血管障害，重症頭部外傷または開頭術後の運動麻痺
 カ　一酸化炭素中毒後遺症
 キ　脊髄神経疾患
 ク　骨髄炎または放射線壊死

【注】2 ATA以上の治療圧力が1時間に満たないものについては，1日につきJ024酸素吸入により算定する。高気圧酸素治療を行うに当たっては，関係学会より留意事項が示されているので，これらの事項を十分参考とすべきものである。また，喀痰吸引，気管支分泌物吸引，間欠的陽圧吸入法，鼻マスク式補助換気法，高気圧酸素治療，インキュベータ，人工呼吸，持続陽圧呼吸法，間欠的強制呼吸法，気管内洗浄(気管支ファイバスコピーを使用した場合を含む)，ネブライザまたは超音波ネブライザを同一日に行った場合は，主たるものの所定点数のみにより算定する。

4)日本高気圧環境・潜水医学会安全基準(平成22年11月26日校正)
 a．救急的適応(第4節　第56条)

①急性一酸化炭素中毒および間欠型一酸化炭素中毒ならびにこれに準じる中毒症
　②重症感染症（ガス壊疽，壊死性筋膜炎，壊疽性筋膜炎など）
　③急性脳浮腫（重症頭部外傷，開頭術後もしくは急性脳血管障害を原因とし，他覚的に脳浮腫を認めたもの）
　④急性脊髄障害（重症脊椎外傷，脊椎または脊髄術後もしくは急性脊髄血管障害を原因とし，他覚的にも急性脊髄性麻痺を認めたもの）
　⑤急性動脈・静脈血行障害
　⑥急性心筋梗塞
　⑦重症外傷性挫滅創，コンパートメント症候群，重症外傷性循環障害
　⑧重症空気塞栓症
　⑨腸閉塞（急性麻痺性および癒着性腸閉塞）
　⑩重症熱傷および重症凍傷（Burn Index 15以上の熱傷ならびにこれに準じる凍傷）
　⑪網膜動脈閉塞症（網膜中心動脈およびその分枝閉塞を確認したもの）
　⑫重症の低酸素性脳機能障害
　⑬突発性難聴
　⑭顔面神経麻痺
　⑮減圧症（再圧治療）

b．非救急的適応（第4節　第57条）
　①遷延性一酸化炭素中毒
　②難治性潰瘍ならびに浮腫を伴う末梢循環障害
　③皮膚移植後の虚血皮弁
　④慢性難治性骨髄炎
　⑤放射線（障害）性潰瘍
　⑥重症頭部外傷または開頭術もしくは脊椎・脊髄手術後あるいは脳血管障害後の運動麻痺および知覚麻痺
　⑦難治性脊髄・神経疾患
　⑧放射線治療または抗癌剤治療と併用される悪性腫瘍
　⑨熱傷および凍傷

5）日本臨床高気圧酸素・潜水医学会治療ガイドライン（平成17年7月制定）
　a．救急的適応（51.1.）
　　救急的適応疾患は，通常の酸素投与によっては症状を改善できないが，大気圧をこえる高分圧酸素吸入によれば症状の改善を期待でき，かつ，救急救命的急性期以内の各号の疾患および病態とする。尚当該疾患は，病状および病態より高気圧酸素治療中の患者に対処するため，第2種装置による治療を原則とする。
　①急性一酸化炭素中毒ならびにこれに準じる急性ガス中毒および間欠型一酸化炭素中毒

②ガス形成菌感染症(ガス壊疽など)ならびに壊疽性筋膜炎
③挫滅症候群およびコンパートメント症候群ならびに急性末梢循環不全を伴う重症外傷
④重症熱傷および重症凍傷(体表面積20％をこえる第2度熱傷および第3度熱傷ならびにこれに準じる凍傷)
⑤急性期脳梗塞および重症低酸素性脳症ならびに頭部外傷もしくは開頭術後の意識障害または脳浮腫
⑥ショック
⑦腸閉塞
⑧減圧症(筋・骨格型，呼吸・循環器型もしくは中枢神経型の症状を示すもの)
⑨動脈空気塞栓(中枢神経系障害および呼吸循環障害を認めるもの，広範囲の肺血管床を閉塞して動脈血の酸素分圧もしくは酸素飽和度の著明な低下を認めたもの)
⑩急性動脈・静脈血行障害(動脈若しくは静脈に閉塞を認め，かつ当該動脈若しくは静脈の末梢組織に壊死を認めたもの若しくは壊死の恐れのあるもの)
⑪網膜動脈(網膜中心動脈およびその分岐閉塞を確認したもの)
⑫急性心筋梗塞
⑬急性脊髄障害(重症脊髄外傷，脊椎または脊髄手術後もしくは急性脊髄血管障害を原因とし，他覚的に急性脊髄性麻痺を認めたもの)
⑭術後肝不全
⑮皮膚移植(有柄または遊離)
⑯突発性難聴

b．非救急的適応(51.2.)
　非救急的適応疾患は，通常の酸素投与によっては症状を改善できないが，大気圧をこえる高分圧酸素吸入によれば症状の改善を期待できる各号の疾患および病態ならびに救急的適応疾患のうち，発生後救急救命的急性期をこえて治療を必要とするものとする。尚当該疾患は，第2種装置または第1種装置による治療とする。
①放射線または抗癌剤治療と併用される悪性腫瘍
②遷延性一酸化炭素中毒ならびに一酸化炭素中毒後遺症
③難治性潰瘍ならびに浮腫を伴う末梢循環障害および褥創
④皮膚移植ならびに皮膚移植後の虚血皮弁
⑤慢性難治性骨髄炎
⑥放射線性潰瘍および放射線性出血性膀胱炎ならびに骨壊死
⑦脳血管障害，重症頭部外傷または開頭手術後の運動麻痺および知覚麻痺
⑧脊髄神経疾患ならびに脊椎または脊髄手術後の運動麻痺および知覚麻痺
⑨スポーツ外傷

⑩顔面神経麻痺

6）発症の定義

　医科点数による診療報酬請求では，発症の起算日が重要となる。とくに，救急的適応疾患では，発症7日以内に行う場合に所定点数を算定することから，発症の定義について確認しなければならない。

　一般的に傷病の発病時期は，自覚的，他覚的に症状が認められたときとするのが原則であるが，潜在的な発病がなく，検査で異常が発見されたときにも該当する。臨床現場での診療の目的は，病気の治療・病態改善であり，「いつ発症したか」が診断の重要な要素になるが，「発症日」を特定できない場合もあることから，問診・臨床症状から見た「発症日」と患者を診察し，医師が当該疾患・症状の異常を初めて認識し，診断を行った日の保険診療（レセプト）上の「発症日」が混在し，発症日の一般的定義が困難であるので起算日の算定では医師に確認しておくことが肝要である。

4 高気圧酸素治療の副作用

● 高気圧環境では，Boyle（ボイル）の法則による物理的圧力と高酸素分圧によって生体に種々の障害と副作用を誘発する場合がある。気圧による外傷（barotrauma）と酸素中毒（oxygen toxicity）に大別されるが，不測の事態に対応するために副作用について理解する必要がある（▶表1）。

▶表1　高気圧酸素治療における代表的な副作用

高気圧酸素治療の2大副作用	
1　気圧外傷（含気体腔）	
・中耳気圧外傷 ・内耳気圧外傷 ・副鼻腔気圧外傷 ・肺気圧外傷	気体の容積は圧力に反比例するという法則から，生体での含気体腔が外界との閉鎖状態のときに圧力の影響を受け，容積変化量が大きいと組織に影響を与える
2　酸素中毒	過剰な酸素によってもたらされる障害作用
・中枢神経系酸素中毒 ・肺酸素中毒	酸素毒性による中枢神経細胞の過剰興奮・筋肉のけいれん 長時間の酸素曝露による気管支炎様の症状・肺機能低下

❖気圧外傷

● 1 ATA（760 Torr）から治療圧の2 ATA（1520 Torr）まで加圧すると含気体腔の気積は1/2まで減少する。また，逆に高気圧下で取り込まれた気体は減圧に伴って膨張する。このとき，含気体腔隔が圧力に耐えられずに破綻することを気圧外傷（barotrauma）という。気圧外傷は発生部位によって呼称される。

❶中耳気圧外傷：中耳の気圧外傷は最も一般的な合併症であり，上咽頭と連絡している耳管に異常があると耳管通気はブロックされ周囲との圧差が生

じて耳痛を伴い，圧差が是正されないままさらに加圧を行うと鼓膜穿孔などの中耳気圧外傷を起こす（▶図2）。
❷内耳気圧外傷：耳管が完全にロックされた状態でvalsalva法などの強制的な耳抜き操作を行うと内耳の過剰な上昇をもたらし，正円窓の破裂を起こす。
❸副鼻腔気圧外傷：上気道感染，アレルギー性鼻炎，または副鼻腔炎などがあると，粘膜が腫脹しているため，副鼻腔と鼻腔の交通が断たれ，加圧中に副鼻腔スクイーズを起こすことがある。
❹肺気圧外傷：減圧中に気胸をきたすと膨張した空気が行き場を失い血管中に入り塞栓を起こす。

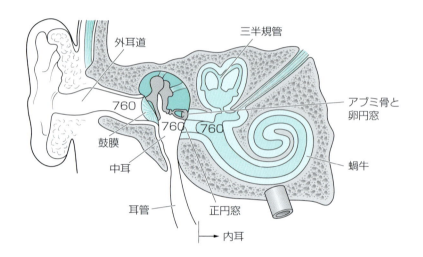

▶図2　各耳腔の大気圧平衡状態

❖酸素中毒

- 過剰な酸素が生体の解毒機能をこえて有害な作用をきたした状態で，超高分圧の酸素を摂取した場合，または高分圧の酸素を長期にわたって摂取し続けることによって発症する。酸素中毒は酸素分圧が問題であるため，大気圧で純酸素を吸入した場合であっても制限時間内（F_IO_2：1で24時間以内，F_IO_2：0.6で48時間以内）であれば問題ない。
- 酸素中毒の影響は，①脳酸素中毒（中枢神経系），②肺酸素中毒（間質性肺炎），③網膜症の3つの主要な症状を呈する（▶図3）。

▶図3 酸素中毒の臨床症状

酸素中毒：oxygen toxicity or poisoning
過剰な酸素による生体臓器への障害を酸素中毒と呼ぶ

●脳酸素中毒（中枢神経系酸素中毒）　Paul Bert：1878.

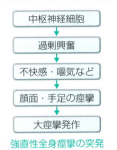

強直性全身痙攣の突発

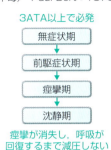

3ATA以上で必発
痙攣が消失し，呼吸が回復するまで減圧しない

●肺酸素中毒（間質性肺炎）　Lorain Smith：1899.

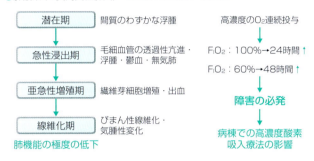

5　高気圧酸素治療の絶対的禁忌

- 高気圧酸素治療の禁忌は，適応症例であるか，緊急であるか，急変時に対応できる環境であるか，などによって異なることが考えられる。しかし，リスクをこえた治療は避けるべきである。とくに，**絶対的禁忌例**として以下があげられる。

❶**開放性気胸**：未脱気の気胸は減圧中に緊張性気胸となるため，絶対的禁忌と考えられている。

❷**重度の急性気管支痙攣**：肺内に捕捉されたガスが減圧中に膨張する危険性のため，絶対的禁忌となる。

❸**ドキソルビシンの併用，ブレオマイシンの併用または最近の使用**：いくつかの薬剤は酸素中毒を増悪させることがわかっているため，高気圧酸素治療との併用は絶対的禁忌となる。

❹**患者安全性を脅かすリスク**：治療装置と医療機器，医療スタッフが整備され，患者管理に適合する場合にのみ治療されるべきであることから，不整備環境での治療は絶対的禁忌である。

2 高気圧酸素治療装置の構造と原理

右田平八

> **業務のポイント**
> - 装置の基本的原理は，医療ガスの in-out を制御して環境圧力の上昇と排気による保圧・減圧操作である。このことから，気体の容積と分圧の変化に追従した保守・管理技能が求められる。
> - 第2種治療装置は，装置本体，コンプレッサ装置，制御バルブ，酸素供給源，各種計測モニタが主となるが，空調設備や消火設備，電気系統の管理についても同様に行わなければならない。
> - 第1種装置では，金属製装置と視認性の高いアクリル製装置があり，その装置の特性をよく理解して保守に努めなければならない。
> - 装置に係る規定には JIS を始めとする各種規制が附随するので，個々の内容について理解することが重要である。

1 第1種治療装置(Monoplace Hyperbaric Oxygen Chambers)

- 高気圧酸素治療を行う装置は「日本工業規格JIS T 7321-1989」で2分類されており，患者1名だけを収容する小型装置を**第1種治療装置**，2名以上の患者または医療職員を同時に収容する大型装置を**第2種治療装置**と規定して区別している。
- 装置内の加圧には，酸素供給源を用いる**酸素加圧方式**と，圧縮空気を用いて加圧し専用吸入チューブから酸素のみを吸入する**空気加圧・酸素吸入方式**がある。また，装置を設置する建物の構造は「建築基準法(第2条第7号)および建築基準法施行令(第107条)」に定める耐火構造で特定防火設備を設けなければならないと規定されており，装置の電気系では，JIS T 1001医用電気機器の安全通則，JIS T 0601-1医用電気機器の規定をクリアしなければならない。このように，医療法以外に装置規定がなされているので装置を取り巻く関係法規についても理解しておく必要がある。

(1)高気圧酸素治療装置の適用規格範囲
　　a．引用規格：JIS B 7505　ブルドン管圧力計
　　b．関連規格：JIS B 8243　圧力容器の構造
　　　　　　　　JIS Z 8203　国際単位系(SI)およびその使い方
　　c．関連法規：労働安全衛生法
　　d．労働安全衛生法施行令
　　e．労働省令ボイラおよび圧力容器安全規則
　　　①第一種圧力容器：次に掲げる容器(ゲージ圧力0.1 MPa以下で使用する容器で，内容積が0.04 m^3以下のもの，または胴の内径が200 mm以下で，かつ，その長さが1000 mm以下のもの，およびその使用する最高のゲージ圧力をMPaで表した数値と内容積

をm³で表した数値との積が0.004以下の容器を除く)をいう。
②第二種圧力容器：ゲージ圧力0.2 MPa以上の気体をその内部に保有する容器(第一種圧力容器を除く)のうち，次に掲げる容器をいう。
　ア．内容積が0.04 m³以上の容器
　イ．胴の内径が200 mm以上で，かつ，その長さが1000 mm以上の容器
　f．消防法
　g．消防法施行規則

(2) 高気圧酸素治療装置で使用される用語の意味
　a．高気圧酸素治療：2絶対気圧以上の気圧環境の中に患者を収容し，この患者に高濃度の酸素を適用することによって病態の改善を図ろうとする治療。社会保険診療報酬点数表では「2 絶対気圧以上の治療圧力が1時間以上のものを高気圧酸素治療として算定する」としている。
　b．気積：装置の内容積(m³)。
　c．最高使用圧力：国で定める圧力容器規定による第二種圧力容器として使用できる装置の最高圧力。
　d．最高治療圧力：装置を治療に使用する場合の最高圧力。

(3) 高気圧酸素治療装置の種類
　a．第1種装置：1名の患者を収容する装置
　b．第2種装置：同時に2名以上の患者，または患者と共に治療に従事する医療職員を収容する装置

(4) 最高使用圧力
　装置の最高使用圧力は，ゲージ圧力0.54 MPa(5.5 kgf/cm²)をこえないものとする。

(5) 高気圧酸素治療装置の寸法
　第1種装置の気積：第1種装置の気積は，2 m³以下とする。

(6) 高気圧酸素治療装置本体の構造
　a．装置加圧部本体の形状は，原則として円筒形またはだ円筒形とする。
　b．第1種装置は，原則として単室構造とする。
　c．装置の扉は，容易な操作で完全に閉鎖し，開放できるものとする。また，装置内部の圧力が大気圧より高い場合には，扉を開放できない安全装置を設けるものとする。
　d．第1種装置の観察用窓には，可視部の直径が100 mm以上の内部観察用窓を2個以上，またはこれと同等以上の視野を得ることができる内部観察用部分1個以上を設けるものとする。

(7) 第1種装置の送気系は，次のとおりとする。
- a．高圧ガスを充填した容器から装置へ送気を行う場合には，2段以上の減圧方式による調整器を使用する。
- b．空気圧縮機を使用して装置へ送気を行う場合には，無油式空気圧縮機を使用し，かつ，送気される空気を清浄にするための空気清浄装置を設ける。
- c．酸素による加圧および空気による加圧の両者を可能とする装置においては，空気送気系も酸素送気系に準じた材料を使用する。気体清浄装置もこれに準じるものとする。
- d．圧力は0.98 MPa（10 kgf/cm^2）以上の酸素を充填した高圧ガス容器から患者に酸素を投与する場合には，2段以上の減圧方式による調整器を使用する。
- e．加圧の速度は，毎分0.078 MPa（0.8 kgf/cm^2）以下とし，速度を任意に，かつ，微細に調節できる構造とする。
- f．送気弁は，これを排気に使用できない構成とする。

(8) 第1種装置の排気系は，次のとおりとする。
- a．排気弁は，送気弁とは別にこれを設ける。
- b．減圧の速度は，毎分0.078 MPa（0.8 kgf/cm^2）以下とし，速度を任意に，かつ，微細に調節できる構造とする。
- c．第1種装置の排気系には，通常使用される排気弁のほかに，最高使用圧力から0.0098 MPa（0.1 kgf/cm^2）まで60秒以内に減圧できる緊急減圧用排気弁またはこれに代わる緊急減圧装置を備えるものとする。この緊急減圧用排気弁は一操作で全開できるものとし，不必要なとき誤って使用されることがないよう，必要な保護装置および銘板を附属するものとする。

(9) 第1種装置の換気系は，次のとおりとする。
- a．換気系は，換気流量を微細に調節できる構造とする。
- b．換気系は，患者1名を収容して空気または酸素によって加圧し，患者の呼気を装置内に放出する場合に，装置内の二酸化炭素分圧が0.00098 MPa（0.01 kgf/cm^2）をこえない構造とする。
- c．換気系には，流量計またはこれに代わる換気確認装置を取り付ける。

(10) 第1種装置の酸素系は，次のとおりとする。
- a．装置内全体を空気で加圧し，患者だけに酸素を投与する方式または装置内全体を酸素で加圧する方式とする。
- b．酸素の供給圧力を表示する計器を医療職員の見やすい位置に取り付ける。

(11) 第1種装置の安全弁，装置内圧表示圧力計は，次のとおりとする。

a．第1種装置には，ばね式安全弁またはこれに代わる安全装置を備える。その吹出圧力は，装置内部の圧力が装置の最高使用圧力をこえないように設定する。
　　b．安全弁は，検査しやすい位置に取り付け，かつ，弁軸を鉛直に取り付ける。
　　c．装置内の圧力を表示するための圧力計を取り付ける。
　　d．圧力計の目盛盤の最大示度は，最高使用圧力の1.5倍以上，3倍以下の圧力を示す示度とする。ただし，圧力計が治療に必要な圧力の精度を満足しない場合には，この目的に適合する精度等級および最大示度をもつ圧力計を別に設ける。この圧力計の最大示度が装置の水圧試験圧力以下のときには適当な安全対策を講じるものとする。
　　e．圧力計の目盛盤の径は，75 mm以上とする。
　　f．圧力計精度等級は，JIS B 7505(ブルドン管圧力計)の1.5級以上とする。
　　g．圧力計は，装置の送気，排気および換気の各操作を行う場合に見やすく，かつ，取扱いの容易な位置に取り付ける。

(12) 第1種装置内環境の監視装置は，次の環境条件を監視できるものとする。
　　a．圧力
　　b．温度
　　c．換気流量
　　d．第1種装置内雰囲気の酸素および二酸化炭素濃度についても監視できることが望ましい。

(13) 第1種装置の消火設備について，特定の場所に固定して使用する第1種装置においては，装置内での発火に対する消火設備として，装置の外側または内側の任意の一側での一操作で作動する散水弁の開放によって，直ちに内部へ散水できる消火設備を設置する。

(14) 第1種装置の電気部品および電気配線は，次のとおりとする。
　　a．電気火花を発生するおそれがない材料および部品を使用する。
　　b．装置内部の電気配線には，すべて保護配管を施す。
　　c．装置内に電力供給用の配線，端子および電源を設けない。

(15) 第1種装置の通話および通信系について，装置内の患者と外部との通話および通信のため，少なくとも1系統の通話装置および内部で発信できる警報用電鈴を設ける。

(16) 生体情報計測装置について，第1種装置内の患者の生体情報の計測のため，心電図および頭皮脳波を外部に誘導することができる

専用貫通端子を設ける。

(17) 第1種装置の内装材料は，次のとおりとする。
　a．装置内面の塗装は，金属溶射または難燃性塗料を使用して行う。
　b．金属以外の内装材料は，難燃性試験に合格したものを使用しなければならない。また，その使用量は必要最小限にとどめるものとする。
　c．装置を構成する各部分は，完全に接地できるものとする。また，内部に収容された人体も完全に接地できる構造とする。
　d．第1種装置の内装は，容易に消毒および洗浄ができるものとする。

(18) 第1種装置の検査項目，および方法は，次のとおりとする。
　a．耐圧検査：本体について国で定める圧力容器規定(1)に基づく水圧検査を行う。
　b．気密検査：本体，配管など受圧部分について最高使用圧力と同等の圧力で気密性能を確認する。
　c．外観検査：装置全般について完成状態で有害なキズ，変形などの異状がなく，かつ，所要の表示を確認する。
　d．配線検査：電気系統全般について誤配線がないことを確認する。また，導通確認および絶縁抵抗測定を行う。
　e．性能検査：装置の加圧，減圧および換気性能について各諸条件を満足していることを確認する。

(19) 各種の表示
　a．第1種装置には，国で定める圧力容器規定による事項のほか，その装置の最高使用圧力と最高治療圧力とが異なる場合には最高治療圧力を表示しなければならない。
　b．注意事項の表示　装置外部の見やすい場所には，次の事項を表示しなければならない。
　　①禁止所持品：マッチ，ライタ，たばこ，カイロ，湯たんぽその他の保暖器具，時計，ラジオその他の電気器具，セルロイド製品その他の引火性物品などの所持を禁止すること。
　　②衣類の制限：合成繊維製品の着用を禁止することおよび所定の防炎または不燃加工を施した衣類を着用しなければならないこと。
　　③異常時の連絡：内部に収容された患者が体調の異常を自覚し，または装置内部に異常を認めた場合などの緊急連絡の通報方法。

❖第1種治療装置の種類

●第1種治療装置加圧部本体は鉄鋼製とアクリル製の2つのタイプがある。鉄鋼製の耐圧はアクリル製よりも高く設計されているが，患者観察は観察窓から目視で行うためアクリル製に比べて採光と視認性に劣り，細部の観察ができない。また，装置に付属する装具も少ない。現在673台が稼動している。

▶図1　鉄鋼製装置，使用圧力0.2 MPa

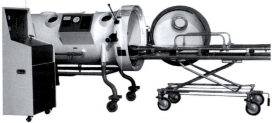

（KS-202-0：バロテックハニューダ社製）
（許可を得て掲載）

▶図2　ステンレス鋼製装置，設計圧力0.45 MPa

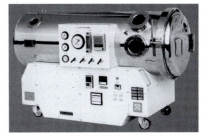

（NCH-230型：中村鐵工所社製）
（許可を得て掲載）

▶図3　アクリル樹脂製装置，設定圧力0.18 MPa

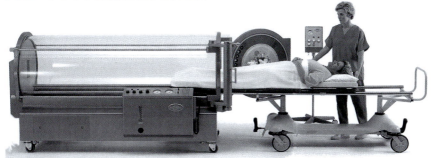

（Model 2800J：SECHRIST社製，エアウォーター社）
（許可を得て掲載）

❖加圧方式と換気量調節

- 加圧，減圧の基本的メカニズムは，密閉した装置内に圧力ガスを送気して加圧し，設定条件になると排気して保圧する。減圧はガスの送気量をこえた排気量で減圧する。機械的には送気弁と排気弁の開度調節でin-outのガス流量を調節している。
- 機械的機構には次の3方式が一般的である。

①定量排気方式

- 排気系の流量計と半固定オリフィスで設定した一定量を排気しながら，送気系の調節弁で圧力調節を行う。

▶図4　定量排気方式

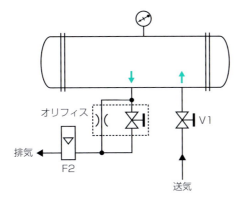

2 換気量設定方式

●排気系と並列に設けた換気系の流量計と調節弁で換気量を設定し，送・排気系の調節弁で圧力調節を行う。

▶図5　換気量設定方式

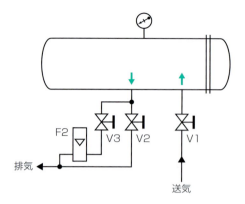

3 排気量設定方式

●設定した換気量を送・排気系に設けた流量計と調節弁でガス量を調整して圧力調節と換気量設定を同時に行う。

▶図6　排気量設定方式

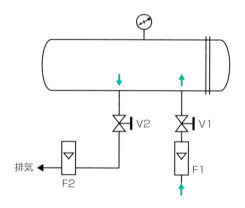

4 緊急減圧用排気弁

●治療中の患者が急変，もしくは緊急の事態が発生した場合に速やかに大気解放する目的で用いられる。開放弁は手動でボール弁を操作するか，ピストン弁を遠隔で操作する。弁開放から概ね1分以内にドアが開放される。

2 第2種治療装置(Multiplace Hyperbaric Oxygen Chambers)

- 高気圧酸素治療を行う装置は前述の日本工業規格(JIS)で2分類されて区別している。

❖装置の構成

- 第2種装置は,装置本体,高圧空気源装置(空気圧縮機),計測調整装置(生体情報監視装置),各種ガス供給装置,通信監視装置,空気調和装置(温湿度制御装置),消火散水装置,各系配管,電気配線および付属医療機器などで構成し,各ユニットの統合的なシステムから成り立っている(▶図7)。
- 第2種装置の気積は,内部に収容される人員1名について4 m^{3}以上と規定されることから,収容人数によってその専有面積と装置規模が大きく相違する。国内では内容積が8〜165 m^{3}の装置が導入されて,現在49基が稼働している。

▶図7　第2種装置系統概略図

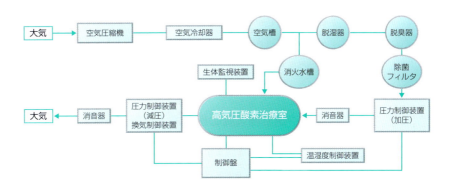

▶図8　装置本体とメディカルロックおよび制御盤

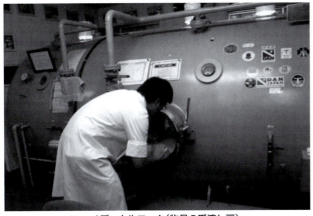

a　メディカルロック(物品の受渡し扉)

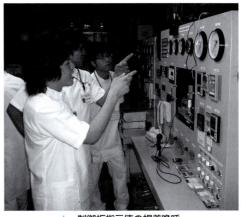

b　制御板指示値の視差喚呼

(川嶌整形外科病院高気圧治療部の許可を得て掲載)

▶図9 副室（手前）と主室（奥側），主室での治療風景

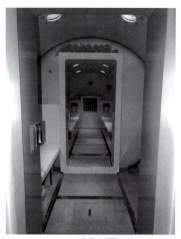

a 出入口扉

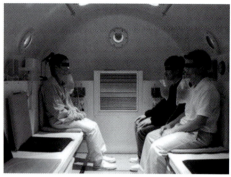

b マスクによる酸素投与

（川嶌整形外科病院高気圧治療部の許可を得て掲載）

❖装置の作動原理

●加圧・換気の基本的なメカニズムは設定量の給気排気方式で第1種装置と同様であるが，加減圧には治療パターンのプログラム自動制御が用いられている。安全規準では，第2種装置の火災リスクを低減する目的で空気加圧のみを許可し，純酸素加圧を絶対に行ってはならない。

❖第2種装置の使用および管理

> a．第2種装置は，医師の具体的指示を得た専任の臨床工学技士，看護師または准看護師が操作しなければならない。操作に際しては，次の項目が適応される。
> b．専門医および専任職員は，装置の操作に習熟していなければならない。
> c．診療の補助行為について「保健師助産師看護師法」第31条2項の規定を準用する。
> d．診療業務について「臨床工学技士法」第39条1項の規定を準用する。
> e．第2種装置を設置した医療機関は，第2種装置の管理と操作を行わせるために，第2種装置1台につき2名以上の専任職員を常勤させておかなければならない。

❖本体の構造

> a．第2種装置は，少なくとも主室および副室の2室構造とする。主室は，少なくとも単独に加圧でき，また，主室と副室とを同時に加圧でき，かつ，主室の加圧された状態において副室を加圧し，減圧できる構造とする。
> b．装置の扉は，容易な操作で完全に閉鎖し，開放できるものとする。また，装置内部の圧力が大気圧より高い場合には，扉を開放できない安全装置を設けるものとする。

c．第2種装置には，外部の装置を操作する場所において，内部に収容された患者の状況および医療職員の作業状態を完全に観察し，監視できる内部観察用窓などを取り付けるものとする。
　　d．第2種装置には，装置内部と外部の間に物品の出納授受ができる設備（インターロック）を取り付けるものとする。この物品授受設備には，誤って使用されることのないよう，必要な安全装置および防護装置を設けなければならない。

❖ 送気系

　　a．高圧ガスを充てんした容器から装置へ送気を行う場合には，2段以上の減圧方式による調整器を使用する。
　　b．空気圧縮機を使用して装置へ送気を行う場合には，無油式空気圧縮機を使用し，かつ，送気される空気を清浄にするため除じん（塵），除菌および油分除去のできる空気清浄装置を設ける。
　　c．圧力 0.98 MPa（10 kgf/cm^2）以上の酸素を充てんした高圧ガス容器から患者に酸素を投与する場合には，2段以上の減圧方式による調整器を使用する。
　　d．送気弁は，これを排気に使用できない構成とする。
　　e．加圧の速度は，毎分 0.078 MPa（0.8 kgf/cm^2）以下とし，速度を任意に，かつ，微細に調節できる構造とする。

❖ 排気系および換気系

　　a．排気弁は，送気弁とは別にこれを設ける。
　　b．減圧の速度は，毎分 0.078 MPa（0.8 kgf/cm^2）以下とし，速度を任意に，かつ，微細に調節できる構造とする。
　　c．換気系は，換気流量を微細に調節できる構造とする。
　　d．換気系は，患者および医療職員を収容して空気によって加圧し，患者および医療職員の呼気を装置内に放出する場合に，装置内の二酸化炭素分圧が 0.00098 MPa（0.01 kgf/cm^2）をこえない構造とする。
　　e．換気系には，換気流量計を取り付ける。

❖ 酸素系および空気呼吸系

　　a．患者に対する酸素投与の方式は，マスク，気管内挿管，人工呼吸器またはその他の方法によって患者だけに酸素を投与する方式とする。
　　b．患者の呼吸のために供給する酸素系は，その最高供給圧力を装置の最高使用圧力に 0.39 MPa（4 kgf/cm^2）を加えた圧力とする。
　　c．医療職員の呼吸のために供給する酸素系は，その最高供給圧力は 0.57 MPa（5.8 kgf/cm^2）とし，装置内の圧力が 0.18 MPa（1.8 kgf/cm^2）以下の状態で使用されるものとし，内部のすべての医療職員の呼吸

のために十分な流量を維持できるものとする。
d．装置内の空気が汚染された場合などに対処するため，内部のすべての医療職員の呼吸のために十分な供給圧力と流量を維持できる医療職員呼吸用空気系を備える。
e．装置に供給される突気および酸素の各系の供給圧力を表示する計器を外部の装置を操作する場所に取り付ける。

❖安全弁

a．第2種装置には，主室および副室の各1室につき，それぞれ1個以上のばね式安全弁またはこれに代わる安全装置を備える。その吹出圧力は，装置内部の圧力が装置の最高使用圧力をこえないように設定する。
b．安全弁は，検査しやすい位置に取り付け，かつ，弁軸を鉛直に取り付ける。

❖装置内圧表示圧力計

a．第2種装置には，装置内の圧力を表示するため主室および副室の各室に圧力計を取り付ける。
b．圧力計の目盛盤の最大示度は，最高使用圧力の1.5倍以上，3倍以下の圧力を示す示度とする。ただし，圧力計が治療に必要な圧力の精度を満足しない場合には，この目的に適合する精度等級および最大示度をもつ圧力計を別に設ける。この圧力計の最大示度が装置の水圧試験圧力以下のときには適当な安全対策を講じるものとする。
c．圧力計の目盛盤の径は，75 mm以上とする。
d．圧力計精度等級は，JIS B 7505（ブルドン管圧力計）の1.5級以上とする。
e．圧力計は，装置の送気，排気および換気の各操作を行う場合に見やすく，かつ，取り扱いの容易な位置に取り付ける。

❖装置内環境の監視装置

a．圧力，温度および換気流量
b．装置内雰囲気の酸素濃度
c．装置内雰囲気の二酸化炭素濃度
d．装置内雰囲気の湿度

❖消火設備

a．装置室内消火栓　国で定める消防用設備などの規定に適合する装置室内消火栓を1個以上設ける。

b．装置内散水装置　装置内有効床面積 1m² について毎分 50 l の放水を1分間維持できるスプリンクラ設備もしくは水噴霧消火設備またはこれらと同等以上の放水能力をもつ装置内散水装置を設ける。この消火装置は，装置の外側または内側の任意の一側での一操作で作動する散水弁の開放によって，直ちに内部へ散水できる消火設備を設置する。

c．規格放水量　装置の最高使用圧力で装置が使用されている場合における放水量とする。

❖電気部品および電気配線

a．電気火花を発生するおそれがない材料および部品を使用する。

b．装置内部の電気配線は，事故による断線を完全に防止できるものとする。

c．装置内部で使用される電気機器は，十分な機械的強度をもち，かつ，その使用材料が高圧空気の化学作用に耐えることができるものとする。

❖電話および通信系

a．通話装置　外部の装置を操作する場所と，装置の内部との間に少なくとも1系統の通話装置を設ける。

b．警報通信系　装置内の各室にそれぞれ1箇所以上の発信装置をもち，外部の装置を操作する場所に受信装置をもつ警報電鈴系その他の警報通信系を備える。

❖生体情報計測装置

　第2種装置内の患者生体情報モニタの監視，計測および記録を外部で行うため，必要とされる生体情報のそれぞれについて必要な個数の専用貫通端子を設ける。

❖内装材料など

a．装置内面の塗装は，金属溶射または難燃性塗料を使用して行う。

b．金属以外の内装材料は，難燃性試験に合格したものを使用しなければならない。また，その使用量は必要最小限にとどめるものとする。

c．装置を構成する各部分は，完全に接地できるものとする。また，内部に収容された人体も完全に接地できる構造とする。

d．第2種装置の床は，導電性材料を使用する。

❖ **検査項目**

a．耐圧検査
b．気密検査
c．外観検査
d．配線検査
e．性能検査

❖ **検査方法**

a．耐圧検査　本体について国で定める圧力容器規定に基づく水圧検査を行う。
b．気密検査　本体，配管など受圧部分について最高使用圧力と同等の圧力で気密性能を確認する。
c．外観検査　装置全般について完成状態で有害なきず，変形などの異状がなく，かつ，所要の表示を確認する。
d．配線検査　電気系統全般について誤配線がないことを確認する。また，導通確認および絶縁抵抗測定を行う。
e．性能検査　装置の加圧，減圧および換気性能について 6.5~6.7 を満足していることを確認する。

❖ **表示**

a．第2種装置には，装置の定員数および国で定める圧力容器規定による事項のほか，その装置の最高使用圧力と最高治療圧力とが異なる場合には，最高治療圧力を表示しなければならない。
b．注意事項の表示　装置外部の見やすい場所には，次の事項を表示しなければならない（▶図10）。
　（ア）禁止所持品　マッチ，ライタ，たばこ，カイロ，湯たんぽその他の保暖器具，時計，ラジオその他の電気器具，セルロイド製品その他の引火性物品などの所持を禁止すること。
　（イ）衣類の制限　合成繊維製品の着用を禁止することおよび所定の防炎または不燃加工を施した衣類を着用しなければならないこと。
　（ウ）異常時の連絡　内部に収容された患者が体調の異常を自覚し，または装置内部に異常を認めた場合などの緊急連絡の通報方法。

▶図10 高気圧酸素治療安全協会（患者さんへの注意ポスター）

(高気圧酸素治療安全協会より引用)

3 高気圧酸素治療業務の実際

右田平八

業務のポイント

- 医療機器のクラス分類では，高度管理医療機器・特定保守管理医療機器に属するので，保守点検計画の適切な実施が求められる。
- 装置内部で使用される医療機器は，高気圧環境下または高濃度酸素雰囲気下で安全にかつ誤作動なく作動することが大前提である。よって，確認できない機器を使用してはならない。
- 治療業務では，装置側と患者側の両面から安全性を確保してオペレーションを開始する。
- 治療に際しては，操作条件および患者管理等について医師の具体的な指示を受けなければならない。また，業務の遂行に当たり，疑義がある点についてはその都度医師に確認を求めなければならない。

1 保守点検とその記録

- 医療の安全を確保するために，医療法が改正されて医療機器の保守点検を行うことが法の下に明文化され，保守点検について具体的な実施が義務づけられた。この医療法改正（平成18年6月公布，平成19年4月施行）の概要を以下に示す。

(1) 医療機器の保守点検に関する計画の策定および保守点検の適切な実施

① 保守点検計画の策定
 a．保守点検に関する計画の策定に当たっては，薬事法の規定に基づき添付
  文書に記載されている保守点検に関する事項を参照すること。また，必要に応じて当該医療機器の製造販売業者に対して情報提供を求めること。
 b．保守点検計画には，機種別に保守点検の時期等を記載すること。

② 保守点検の適切な実施
 a．保守点検の実施状況，使用状況，修理状況，購入年等を把握し，記録すること。
 b．保守点検の実施状況等を評価し，医療安全の観点から，必要に応じて安全面に十分配慮した医療機器の採用に関する助言を行うとともに，保守点検計画の見直しを行うこと。
 c．医療機器の保守点検を外部に委託する場合も，法第15条の2に規定する基準を遵守すること。なお，外部に委託する際も保守点検の実施状況等の記録を保存すること。

(2) 医療機器の安全使用のために必要となる情報の収集その他の医療機器の安全使用を目的とした改善のための方策
- 新省令第1条の11第2項第3号ニに規定する医療機器の安全使用のために必要となる情報の収集その他の医療機器の安全確保を目的とした改善のための方策の実施については，次の要件を満たすものとする。

①添付文書等の管理

医療機器安全管理責任者は，医療機器の添付文書，取扱説明書等の医療機器の安全使用・保守点検等に関する情報を整理し，その管理を行うこと。

②医療機器に係る安全性情報等の収集
- 医療機器安全管理責任者は，医療機器の不具合情報や安全性情報等の安全使用のために必要な情報を製造販売業者等から一元的に収集するとともに，得られた情報を当該医療機器に携わる者に対して適切に提供すること。

③病院等の管理者への報告
- 医療機器安全管理責任者は，管理している医療機器の不具合や健康被害等に関する内外の情報収集に努めるとともに，当該病院等の管理者への報告等を行うこと。また，情報の収集等に当たっては，薬事法において，
- ア．製造販売業者等が行う医療機器の適正な使用のために必要な情報の収集に対して病院等が協力するよう努める必要があること等（薬事法第77条の3第2項および第3項），
- イ．病院若しくは診療所の開設者または医師，歯科医師，薬剤師その他の医薬関係者は，医療機器について，当該品目の副作用等の発生を知った場合において，保健衛生上の危害の発生または拡大を防止す

▶図1　医薬品，医療機器に関する安全対策

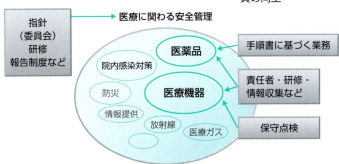

（厚生労働省資料：www.mhlw.go.jp/shingi/2007/11/dl/s1105-2b.pdf）

るため必要があると認めるときは，厚生労働大臣に対して副作用等を報告することが義務付けられていること（薬事法第77条の4の2第2項）に留意する必要がある。

（3）点検用語の解説
①**日常点検**：医療機器の使用ごとに行われる比較的簡単な点検で，使用開始前に行われる始業時点検，使用中に行われる使用中点検，使用後に行われる終業時点検がある。しかし，医療機器管理室等において集中管理されている場合には，機器の使用後に臨床工学技士等の専門職により詳細な終業時点検が行われ次回の使用に備えて保管することにより始業時点検を簡略化する方法が取られることがある。

②**始業時点検**：使用前に機器の基本性能や安全確保のために行う点検で，外観と機器の基本性能・各種安全装置・警報装置の確認，同時に使用する消耗品の点検等の作動点検を行う。また医療機器をいわゆる医療材料と呼ばれる消耗品と組み合わせて使用される場合には，これらを組み合わせた後使用前の最終点検としてチェックリスト等を用いて点検を行う。

③**外観点検**：目や手でME機器やコード類などの外観の傷や凹凸などを確認する。また，他の医療機器と組み合わせて使用される場合には，組み合わせ状況（取り付け状況）を確認する。

④**作動点検**：使用前に機器の基本性能や安全確保のために行う点検で，各種安全装置・警報装置の確認，動作点検を行う。

〔社団法人日本臨床工学技士会：医療機器の保守点検に関する計画の策定及び保守点検の適切な実施に関する指針Ver 1.02. 2007-2（2007 MAY）〕

2 保守管理

■使用前・終了後点検
●装置は，点検簿を設けて操作者が毎回使用前および当日の使用終了後に点検を行い，修理その他必要な措置を講じなければならない。

【点検項目】
　①通話および通信装置
　②送気系，排気系，換気系および酸素系
　③空気圧縮機および空気清浄装置
　④酸素源および空気源の供給圧力または残量ならびに圧力調整装置
　⑤圧力計，温度計，湿度計，酸素流量計，換気流量計，酸素濃度計および二酸化炭素濃度計
　⑥内部観察用装置および窓ならびに扉開閉装置
　⑦物品授受装置

⑧電気系統
⑨接地
⑩発火源，易燃物およびその他の危険物の有無
⑪消火設備

2 使用記録

●操作者は，点検を行った場合および修理その他必要な措置を講じた場合は，そのつど，その概要を記録しておかなければならない。なお，この記録は5年間保存するものとする。

【使用記録の内容】
①使用年月日
②患者の氏名
③患者の病名
④患者の主治医の氏名
⑤患者以外の入室者の氏名
⑥治療の開始および終了時刻
⑦治療圧力および治療時間
⑧治療中における患者，その他の入室者の異常の有無および異常を認めた場合には異常の概要と行った処置
⑨装置の操作を行った職員の氏名
⑩監督と指導を行った管理医または指示医の氏名

3 定期点検

●装置は，毎年1回の定期検査および整備を行い，修理その他必要な措置を講じなければならない。

【点検項目】
①圧力計
②安全弁
③送気，排気，換気および酸素系に所属する各弁ならびに圧力調整器
④空気圧縮機および空気清浄装置
⑤各系管内の清浄化
⑥扉開閉装置
⑦電気配線および接地
⑧電気配線および電気機器の絶縁抵抗
⑨通話および通信装置ならびに映像監視装置
⑩装置各部の耐圧性
⑪各種計測器
⑫消火設備
⑬物品授受設備
⑭気密性
⑮作動確認

4 具体的な定期点検と項目例

■定期点検実施項目・点検結果(例)

❶外観点検

(判定欄には○印:異常なし,△印:要修理,×印:要交換で示す)

名 称	点検項目・内容	数 量	判 定
本体	総合点検,清掃	1式	
	アクリルシリンダー		
	エンドプレート		
	補修塗装		
ドア	ガスケットおよび当たり面点検,清掃	1式	
	開閉装置作動状況		
	鏡板		
	補修塗装		
本体装着部品	人工呼吸器用ドア・パススルー	1個	
	輸液用パススルー　□2個　□4個	左記	
	モニタ用レセプタクル	1個	
	酸素供給フィルタ　□外観点検　□分解点検	1個	
付属部品	モニタ用19ピンプラグ	2本	
	バッテリーパック(内蔵)	1個	
	バッテリーチャージャー	1個	
ドーリー&ストレッチャーほか	ドーリー&ストレッチャー	1組	
	マットレス	1枚	
サイクル・カウンタ	外観,点検着手前:　　　　回	1個	
	作動,点検終了時:　　　　回		

❷設置状況点検

名 称	点検項目・内容	数 量	判 定	記 事
酸素供給配管	変形・損傷,ねじ緩みなど	1式		
	供給圧力 1次側:　　　　2次側:　　　　MPa			
	減圧弁　□外観　□ストレーナ　□分解点検			
	減圧弁作動試験(出流れ,バイブレーション)			
排気配管	変形・損傷,ねじ緩みなど	1式		
	放出口位置,防虫網点検			
電源	配線乱れ,プラグ接続緩みなど	1式		
	バッテリー充電機能確認(充電時電圧　　　V)			
	絶縁抵抗試験			
	漏れ電流測定			
接地	配線外観,結線ねじ緩み点検	1式		
	接地抵抗測定			

名 称	点検項目・内容	数 量	判 定	記 事
ME系統(生体電気計測用配線)	導通試験	1式		
	絶縁抵抗試験			
銘板および看板	製造銘板	1式		
	輸入銘板			
	取扱注意銘板			
	その他注意看板			

❸各部作動試験

名　称	点検項目・内容	数　量	判　定	記　事
設定圧力計	作動試験	1式		
	示度試験			
チャンバ内圧力計	作動試験	1式		
	示度試験			
安全弁	作動試験	2個		
	分解点検，清掃			
操作バルブ	マスターバルブ作動試験	1個		
	レートセットバルブ作動試験	1個		
	セットプレッシャーバルブ作動試験	1個		
	換気流量調節弁作動試験	1式		
インジケータ	供給圧力用作動試験（黒→緑）	1個		
	チャンバ内圧力用作動試験	1個		
換気流量計	作動試験	1式		
	分解点検，清掃			
ドア・セイフティデバイス	圧力スイッチ作動試験（三方弁）	1式		ON．OFF
	ドアロック			
インターカム	交話状況点検	1式		
	ボリューム・イン作動試験			
	ボリューム・アウト作動試験			
	外部音声入力試験			
圧力調整器	テストポート圧力測定	1式		
	作動試験			
緊急減圧装置	作動試験	1式		
	性能試験			

❹漏洩試験

名　称	点検項目・内容	数　量	判　定	記　事
外部配管※	酸素供給配管（チャンバ設置室内）	1式		
	排気配管	1式		
	減圧弁および供給元弁	各1		
チャンバ本体	ドア・ガスケット	1式		
	シリンダガスケット	2組		
本体廻り配管※	供給および排気配管	1式		
	制御チューブ	1式		
	各調整器	1式		
	各バルブおよび酸素供給フィルタ	1式		
	ドア・セイフティデバイス	1組		
計器類※	圧力計	2個		
	インジケータ	2個		
	インターカム	1式		
	安全弁	2個		
	換気流量計	1個		
付属品（試験圧力25.6 psi）	人工呼吸器用パススルー	1個		
	輸液用パススルー	2個		
	モニタ用パススルー	1個		

❺ 性能・機能試験

【圧力計示度試験】

基準値	設定圧力計（S/N　　　）		チャンバ圧力計（S/N　　　）	
	Mpa		Mpa	
MPa	UP	DOWN	UP	DOWN
0				
0.0483				
0.0965				
0.145				
0.193				
0.241				
0.289				
示度試験判定	□合　□要修理	□合　□要修理	□合　□要修理	□合　□要修理
記事	±　　加圧実施，試験後復旧			

試験器具（基準器）：デジタル・マノメータ　　DM3500型：コスモ計器㈱製　S/N

❻ 加・減圧速度試験

RATE	加圧試験（圧力設定0→22.04 PSI）			減圧試験（圧力設定22.04→0 PSI）		
PSI/min	測定範囲 PSI	基準値 sec	測定値 sec	測定範囲 PSI	基準値 sec	測定値 sec
3	3→6	60±10		21→18	60±10	
	10→13			13→10		
	18→21			6→3		

測定条件：換気量240 LPM
　　　　　酸素供給圧力（減圧弁2次圧を加圧時に計測する）　　　　　　　MPa

❼ 換気量試験

項目・区分	基準値	最低（換気弁全閉）	常用（換気弁調節）	最高（換気弁全開）
換気流量計読み	−	LPM	LPM	LPM
チャンバ内圧力	14PSI	PSI	PSI	PSI
酸素供給元圧	−	Mpa	MPa	MPa
酸素供給二次圧		Mpa	MPa	MPa

測定条件：チャンバ内圧力設定値は定値とする。
最高流量は，参考データとする。

❽ テストポート圧力測定

ポートNo.	標準設定値 kPa	許容差 kPa	測定値 kPa 調整前	測定値 kPa 調整後	参考データ
T2	310.3	±6.9			スイッチOFF　　　kPa
T4	13.8	±3.4			RATE1：　　kPa RATE5：　　kPa
T5	310.3	±13.8			チャンバ内圧：　　PSI スイッチOFF：　　kPa
	241.3	±6.9			RETE3で加圧中に計測 （チャンバ内圧5〜10PSI）
記事					

❾緊急減圧試験

測定範囲 PSI	基準値*1 sec	所要時間測定結果		sec	記事 処置の記録 など
25.6→1.4PSI	≦60	設置状態	排気ホース取り外し状態*2	圧力調整後*3	

*1：「高気圧酸素治療の安全基準」およびJIS T 7321（高気圧酸素治療装置）による。
*2：最初に設置状態で試験を行い，基準値以内であればその結果を記録して終了する。
　　設置状態で基準値をこえる場合は，チャンバの排気接続口でホースを外して再試験を行い，結果が30秒以下のときは，屋外への排気配管のサイズ・アップなどの背圧低減処置が必要。
*3：背圧低減処置完了までの応急対応としては，緊急減圧系の圧力調整器（HB305-05）3台の設定圧力を変更（最高1PSIまで）して，再試験を行う方法がある。
　　なお，設定変更は事前にユーザー立合者と協議のうえで行い，本紙に経過と結果を記録するとともに，チャンバの排気接続口に「緊急排気圧力の設定変更を行ったこと，背圧低減処置後または装置を移設の際は，必ず再調整し復元する必要があることおよび実施日」を記載する。

❿電気的試験

【漏れ電流試験】

●測定は，いずれも保護設置配線を外して行う。

試験項目・区分		測定個所	状　態	基準値 mA	測定値 mA	備　考
充電器	外装漏れ電流	充電器を包んだアルミ箔と大地間	正常	≦0.1		
			故障	≦0.5		
装置本体	外装漏れ電流	本体金属露出部（操作パネル，クランプレバー，ドア把手）と大地間	正常	≦0.1		
			故障	≦0.5		
	患者漏れ電流	チャンバ内のレールと大地間	正常	≦0.1		
			故障	≦0.5		

大地は，壁付けの設置端子とする。
状態欄の「正常」は正常状態を，「故障」は単一故障状態を示す。
【試験器具】
　漏れ電流測定回路：　　　　　　　製（JIS T 1001準拠）
　デジタル・マルチメータ：　　　　　　製　　　　　　　　型　S/N

⓫各種電気的試験

試験項目	測定箇所	基準値	測定値	備　考
絶縁抵抗試験（ME学会暫定安全基準による）試験電圧：AC500 V	充電器の電源プラグの非接地側極と接地極間	5MΩ以上	MΩ以上	充電器のプラグ部で測定する
	MEプラグ（19ピン）を接合し，各リード線とレセプタクル間	5MΩ以上	MΩ以上	レセプタクルとプラグを組合せ測定する
接地抵抗試験	チャンバ接地端子より接地線を外し，接地線側を測定	10Ω以下	Ω	接地抵抗計で測定する
導通試験	MEプラグ（19ピン）を接合し，リード線各相の両端で試験	導通あること	□異常なし □処置要す	導通ブザーによりチェックする
接地回路抵抗（簡易的試験）	ストレッチャー上のマットレスとチャンバ本体接地端子間	10MΩ以下	MΩ	絶縁抵抗計により5箇所を計測する

【試験器具】
　絶縁抵抗計：　　　　　　　製　　　　　型　S/N　　　　　　（500 V/100 MΩ）
　接地抵抗計：　　　　　　　製　　　　　型　S/N　　　　　　（0～10～100～1000 Ω）

3 指示書などの確認

●高気圧酸素治療装置その他必要な生命維持管理装置（回路などを含む）および操作に必要な薬剤および操作条件（監視条件を含む）の指示書などの確認は必要である。様式の例を示す。

▶図2　治療依頼伝票（例）

Pt.code No.（　　　　）

高気圧酸素治療〔HBOT〕指示・依頼票

　　　　　科　　　　　○外来・ER　　　病棟　　　　　号室

指示医師　　　　　　　　　印　　　担当技士　　　　　　　　印

患者氏名	様・男・女　生年月日・M・T・S・H　年　月　日生（　才）
依頼年月日　平成　年　月　日	診 断 名：
治療開始日：□同日　□後日　／　〜	診断年月日：平成　年　月　日

　　指　　示　　□標準治療2.0 ATA 60分 ⇒ 1クール10回　　Ⅰ：毎日　Ⅱ：隔日　Ⅲ：1日2回
（治療パターン）　□処方治療（　）ATA（　）時間（　）回

□救急的適応　（発症または診断日から1週間以内の適応）保険点数：〜7日まで　5,000点/1回の治療
　　1□ 脳塞栓（心原性）
　　2□ 急性脳浮腫（重症頭部外傷，開頭術後若しくは急性脳血管障害を原因とし，他覚的に脳浮腫を認めたもの）
　　3□ 重症の低酸素性脳機能障害
　　4□ 腸閉塞（急性麻痺性及び癒着性腸閉塞）
　　5□ 重症外傷性挫滅創，コンパートメント症候群，重症外傷性循環障害
　　6□ 急性一酸化炭素中毒及び間歇型一酸化炭素中毒並びにこれに準ずる
　　　　 ガス中毒症（硫化水素，青酸カリ中毒，メトヘモグロビン血症等）
　　7□ 重症空気塞栓症
　　8□ 急性脊髄障害（重症脊椎外傷，脊椎又は脊髄術後若しくは急性脊髄血管障害を原因とし，他覚的にも急性脊髄性麻痺を認めたもの）
　　9□ 重症感染症（ガス壊疽等）
　 10□ 重症熱傷及び重症凍傷（Burn Index 15以上の熱傷並びにこれに準ずる凍傷）
　 11□ 急性動脈・静脈の断裂による血行障害
　 12□ 網膜動脈閉塞症（網膜中心動脈及びその分枝閉塞を確認したもの）
　 13□ 突発性難聴（聴力欠損が60dB以上のもの）
　 14□ 急性心筋梗塞
　 15□ ショック
　 16□ 減圧症（第1種装置ではⅠ型減圧症のみ，緊急避難的にⅡ型を対応）
　　　　重症のⅡ型減圧症：脊髄型，脳型，肺型は第2種装置施設へ

□非救急的適応　　　　　　　　　　　　　　　保険点数：×200点/1回の治療
　　1□ アテローム血栓性梗塞
　　2□ ラクナ梗塞
　　3□ 重症頭部外傷又は開頭術若しくは脊椎・脊髄手術後あるいは脳血管障害
　　　　 後の運動麻痺及び知覚麻痺
　　4□ 遅延性一酸化炭素中毒
　　5□ 難治性脊髄・神経疾患
　　6□ 慢性難治性骨髄炎
　　7□ 難治性潰瘍並びに浮腫を伴う末梢循環障害
　　8□ 皮膚移植後の虚血皮弁
　　9□ 放射線（障害）性潰瘍
　 10□ 熱傷及び凍傷
　 11□ 救急的適応で1週間を経過した症例

※治療に際して特に注意を要すること　　　　【不明な適応症例に関してはお問い合わせ下さい】

（許可を得て掲載）

4 薬剤・治療材料など必要物品の準備

- 高気圧酸素治療装置その他，毎回の治療に必要な薬剤・治療材料の準備を行う。

5 操作条件（加圧時間，加圧条件，換気条件など）の設定および変更

- 高気圧酸素治療装置その他，使用する生命維持管理装置の監視条件を含む操作条件（加圧時間，加圧条件，換気条件など）の設定および変更を行う。

6 装置内入室者の圧変化への対応の観察と報告

- 治療中の患者を経時的，かつ連続して観察しなければならない。とくに耳痛障害は気圧外傷を生じる恐れがあるので，慎重に耳抜き指導や圧力調整で対応する。また，治療中の経過を治療録に記入して担当医に報告する。

7 操作と監視（加圧時間，加圧条件，換気条件など）および患者観察とその記録

- 装置の監視項目のほかに患者生体情報モニタでは，装置内に設置できるモノが限られており，心電計および脳波計の電極，通話・通信装置のマイクロホン，スピーカおよび警報用ブザーのスイッチのほか，本質安全防爆構造などにより防爆性能を有したものに制限されており，現在，ほとんどのモニタが高気圧酸素治療環境での使用を禁止しており，使用可能なモニタが限定されている。
- 第1種装置の内部には電気機器以外のものを使用する目的で電力供給用の配線，端子または電源回路などを設けてはならない。

8 消毒および洗浄など

- 金属装置では，付着した薬液や体液などの汚れを拭き取り，掃除機などで除塵後にモップや雑巾で清拭する。装置内の消毒は，薬液による清拭，散布を行い，紫外線照射などを行う。清掃後は十分なエアレーションを行う。
- アクリル樹脂製装置では，水に浸して固く絞った柔らかい布で清拭する。消毒は薬液で行うが，装置メーカーの指定品を指定濃度で使用する。ストレッチャ，マットレス，その他の付属品も装置本体と同様に行う。清掃後は十分なエアレーションを行う。

9 装置の操作

1 第1種治療装置：アクリル製，空気加圧・酸素吸入方式操作の実際
❶ 装置の操作者

- 医師，または医師の指示を得た臨床工学技士，看護師または准看護師が行い，装置1台について，上記資格者1名以上を装置の管理と操作のために配置しなければならない。

▶図3　第1種装置のオペレーション

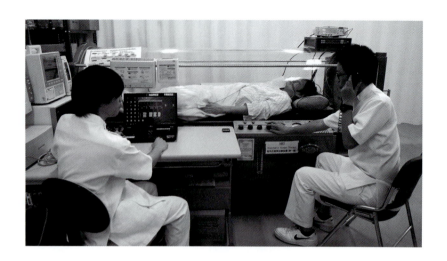

❷圧力操作
- 加圧と減圧の速度は，毎分0.774 ATA（0.078 MPa）以下の速度で行い，装置内のCO_2が3.68 Torr（490 Pa）をこえないように操作しなければならない。ただし，不測の事態のために装置内の者を待避させ，または救出しようとする場合には減圧の速度を速め，減圧の停止時間を短縮することができる。

❸接地
- 装置は，装置に収容された者が接触する部分を含み，堅固に接地された状態で使用しなければならない。

❹送気系操作
- 病院中央配管から，専用の医療ガス供給装置を介して送気弁に酸素または空気が送られ加圧される。このとき，治療圧力は，2.0 ATA以上2.8 ATA以下とし，いかなる場合も治療圧力は2.8 ATAをこえてはならない。酸素によって加圧する場合には，常用治療圧力は2 ATAとする。

10 排気系操作

- 通常の減圧操作に使用する排気系のほか，不測の事態に即応するための緊急排気系の2系統が必要である。また，排気弁は送気弁とは別に設けなければならない。排気の要件では，直接屋外に誘導，放出し，排気の場所に火の気がなく，火気厳禁の表示を行うこと。

11 その他

- 臨床工学技士が治療にあたってとくに留意しなければならないことを示す。
  ①患者などの圧力および酸素濃度変化に対する準備等危険防止のための医学的患者評価は医師が行い，臨床工学技士は，医師その他の医療職との連携で毎回治療開始前に患者の身辺の点検を行い，危害が生じる恐れがあると認めた場合は必要な措置を講じなければならない。また，その確認内容を

記録し，医師へ報告しなければならない。
②静電気防止のため帯電防止能を有する木綿または木綿と同等以上の衣類や寝具への変更と不適当な所持品の除去を行う。
③医師の決めた高気圧酸素治療装置の操作条件および薬剤の投与量などに従い，臨床工学技士はこれらの条件などの設定および変更を行う。こうした指示については操作前に医師から受ける書面などによる指示のほか，操作中の指示についても，具体的に受けなければならない。
④治療開始前に，高気圧酸素治療装置の操作に必要な薬剤・治療材料および使用する機器などの操作条件（監視条件を含む）の指示を医師から受けている場合であっても，業務を遂行するに当たり機器などの操作に関して疑義のある点については治療に先立ち，改めて医師の最終確認を受けなければならない。
⑤身体に直接針を穿刺して行う血管からの採血および血管内への輸血などを，臨床工学技士は行ってはならない。
⑥留置カテーテル採血は医師の具体的な指示を受けなければならない（動脈ラインなどを含む）。

▶図4　患者接地の実際

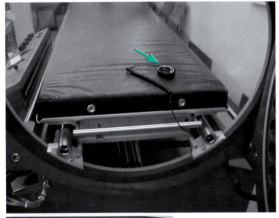
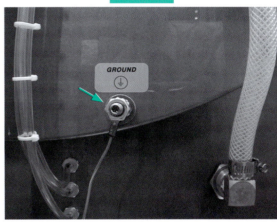
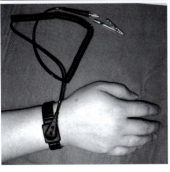

リストバンド（リストストラップ）を装置本体へ接地する。
第1種治療装置は，患者〜装置間に接地線（アース）を取り付けることが必要である。

4 高気圧酸素治療業務の注意事項

右田平八

業務のポイント

- 患者・家族などへの治療説明と同意（インフォームドコンセント）を得た後，再度，酸素は強い支燃性を有するため，微小な点火源によって容易に可燃物に着火することを十分に説明し，これを確実に理解させること。
- 当該患者には，禁止所持品，衣類の制限，異常時の通知方法，患者チェックなどの治療安全について説明すること。
- 治療中の患者急変時対応では，大気圧解放が第一選択で速やかに医師および関連部署に連絡して適切な処置を講じること。
- 治療で必発するのが「耳痛」であることから，水を飲んだり，あくびをしたり，低圧で行うバルサルバ法を試みたりして耳抜き動作を行う。事前に練習することや自己耳管通気器具を使用することも一助となる。
- オペレッタの技量を超えた治療を行ってはならない。

1 第1種治療装置（Monoplace Hyperbaric Oxygen Chambers）

1 患者管理

- 患者の身体状態と確認は以下の項目について実施する。
  ① 意識レベル
  ② 体温，血圧，脈拍のバイタルチェック
  ③ 治療直前の血糖値が高・低値の有無
  ④ 禁忌薬剤服用の有無
  ⑤ 身体に接続する医療材料の有無と対応
  ⑥ 病状や身体状態に応じて予め医師，看護師と治療を行える条件を確認する。
  ⑦ 現疾患・既往歴・合併症から想定される症状（発熱・発汗・循環動態・呼吸状態など）
  ⑧ 使用薬剤から想定される症状
  ⑨ 治療実施前の患者状態（例）を示す。
  　a．外観：異常な発汗がないこと
  　b．血圧：収縮期血圧 80 mmHg ≦ 150 mmHg または，治療開始より 50 mmHg の変動または 180 mmHg 以上の高血圧の場合は医師に治療継続の確認を行う。
  　c．心拍数：50回/分 ≦ 150回/分または，治療開始より30の変動または30回/分以下の徐脈の場合は医師に治療継続の確認を行う。
  　d．呼吸回数：呼吸困難・努力性呼吸がなく $f < 30$ 回/分または，治療開始より10以上の変動または30回/分以上の頻呼吸の場合は医師に治療継続の確認を行う。
  　e．ECGモニタ：VPC < 10回/分，多源性VPC，short run など，重要不整脈がないこと
  　f．体温：≦ 39℃

▶図1　患者点検の実際

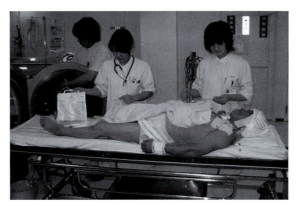

ダブルまたはトリプルチェックで行う。

2 装置管理

- 高気圧酸素治療は高気圧環境下で高濃度の酸素を連続して吸入する特殊な酸素療法である。したがって，装置内で火災が発生すると高濃度酸素の支燃性（助燃性）によって爆発的燃焼を極短時間にきたし，ほぼ消火することが不可能となる。わが国での過去の事故事例では4件が発火源の持ち込みが原因である（▶表1）。

▶表1　高気圧酸素治療装置の事故事例

発生年	場所	装置別	加圧方式	原因	死傷者
1961（S.36）年??月	日本（詳細不明）	第2種装置	空気	投光器の火災	患者1名死亡
1967（S.42）年10月	岐阜市（M病院）	第1種装置	酸素	桐灰カイロの火災	患者1名死亡
1969（S.44）年04月	東京都（T大学病院）	第2種装置	酸素	電気ショート	患者2名医師2名死亡
1989（H.01）年07月	福島市（A病院）	第1種装置	酸素	白金カイロの火災	患者1名死亡
1992（H.04）年12月	茨城県（N病院）	第1種装置	酸素	白金カイロの火災	患者1名死亡
1996（H.08）年02月	山梨県（Y病院）	第1種装置	酸素	使い捨てカイロ燃焼・爆発	患者1名，付添人，技士の計3名死亡

- 火災の成因課程は，高濃度酸素環境下へ発火源が持ち込まれ，その周囲に可燃物があり，可燃物に着火すると酸素の支燃性によって爆発的燃焼が数秒以内に起きる。この間に減圧操作や消火作業，患者退避などの処置を行うことは不可能である。装置内火災を防ぐには，発火の原となるライター，燃焼カイロ，使い捨てカイロ，油脂の持ち込みを制限し，電気・静電気のスパーク，消毒用エタノールのガス化によるライター現象などが起きないように対処することが最も重要である（▶図2）。
- 患者持ち物点検については，ポケットのない専用治療着の更衣を基本に下着の中に使い捨てカイロなどの保暖具が潜んでいないかボディチェックを行う（▶図3）。

▶図2　火災の成因

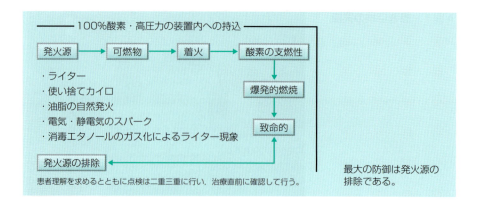

▶図3　専用治療着

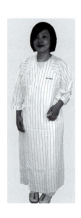

3 装置内へ持ち込めるもの

- 第1種治療装置では，装置内へ持ち込み可能なものはない。なにかを持ち込むことによってリスクが増加するからである。しかし，治療に必要な装具や埋め込み器具などは排除できないことがあるので，障害とならないように配慮する。
- 例えば，オムツについては紙オムツ，オムツカバーと両方とも装置内での使用は可能であるが，オムツカバーはそのほとんどがビニール製品であり，装置内の体動などによるマットとの摩擦，装置内に吹送される乾燥した酸素ガスとの摩擦などによってオムツカバーからなにがしかの静電気の発生を免れない。したがって，治療装置本体および患者自体を完全・確実に接地（アース）し，患者の帯電防止と発生する静電気を逃がすことで静電気が着火のエネルギーとなることを完全に阻止することが重要になる。
- ギプスについては，ギプス包帯は焼石膏粉末と綿布を組み合わせ，それを水に浸すことで水和反応により凝固する性質を利用したものである。現在では医療現場からの要求により技術開発が進み，ガラス繊維製の基布に水硬性ポリウレタン樹脂を浸含させたグラスファイバキャスティングテープが主流となっており，石膏ギプスは義肢装具の採型用として使われる程度となりつつある。治療中は適度な湿度を与えるために水に濡らしたタオルなどでギプスをカバーするなどして対応する。装具については，使用される材料を吸湿性の高い綿製品に代用するなどの工夫が必要である。

4 患者への治療説明

- 治療に際しては，医師によるインフォームド・コンセントが得られた後に治療が開始されるが，高気圧酸素治療同意に関する基本的な説明概要を確認しておく。
- 高気圧酸素治療同意に関する基本的な説明概要（例）として，以下のものがある。

① どのような治療法であるか

　1人用の治療装置を用いて大気圧の倍（2気圧）の圧力をかけ，100％酸素を吸入することで全身に多量の酸素を供給させる特殊な酸素療法であること。

　治療原理として，
  a．生体内低酸素状態の改善。
  b．過剰酸素の薬理作用による抗菌効果。
  c．生体内気体の圧縮・溶解によって末梢循環改善，組織浮腫軽減作用，さらにこれらの複合によって適応疾患に効果が期待できる。
  d．治療費は保険診療で救急適応疾患と非救急適応疾患となっている。

② 治療中にどのような侵襲が加えられるか

　肺機能に問題がなければ，理論的に血液の結合型酸素（HbO_2）は完全飽和し，血漿中の溶解型酸素が約15倍（0.3 vol％→4.4 vol％）に増加する。

　また，酸素拡散能は14倍（PaO_2：100 → 1433 torr）になるので強力な生体酸素化が行われる。また，圧力の物理的作用で生体内の気体は1/2ほどになる。生理的には高気圧酸素性の除脈，末梢血管抵抗上昇による血圧の上昇，頻呼吸が考えられる。

③ 気圧変化による耳痛の発生と酸素中毒について
  a．圧力をかけると隔絶空間の気体は圧縮されるので耳痛が起きる。
  b．耳抜きを行わないと痛みは消失しない。
  c．耳抜きが不良の場合には鼓膜損傷することがある。また，高濃度の酸素を長時間吸入すると酸素中毒が発生することがある。
  d．治療時間は副作用に対する安全域と治療効果の観点から治療指針で80〜90分で行われる。

④ 治療に付随する危険性の程度やその発生の可能性と対応について
  a．高気圧下で純酸素の環境で火気が持ち込まれて発火すると爆発的燃焼を起こす。
  b．装置内で火災が起きると重篤な障害が発生する。
  c．厳守項目は火気（マッチ，ライター，使い捨てカイロなど），油脂類，化学繊維で静電気が起きるものなどは一切厳禁。
  d．治療は専用の治療衣に更衣してナイロン製の下着も綿製品に替えてもらう。
  e．火気類がなければ問題なく，安全で快適な治療である。

⑤ 治療の経過によっては治療方針の変更がありうることについて

　高気圧酸素治療は原疾患に対する補助療法なので，経過によっては主体治療を優先する場合がある。また，高気圧酸素治療以外に有効と判断される治療法が考慮されれば治療を変更する場合がある。

⑥実施中に緊急の処置を行う必要が生じた場合における適宜処置について
　治療中に容態が急変した場合は直ちに装置から開放し，必要な処置を迅速に行う。
　また，容態察知のためにあらかじめ心電図モニタを装着して治療を行う場合がある。

5 高気圧酸素治療の禁忌

①絶対禁忌：薬剤では，塩酸ドキソルビシン（アドリアマイシン），シス-ジアミンジクロロ白金（シスプラチン），硫酸ブレオマイシンなどの抗癌剤投与と高気圧酸素治療との併用は，心臓毒性，臓器障害を増強する恐れがあるので絶対禁忌である。また，未治療の気胸は，第1種治療装置での治療は絶対禁忌である。なぜなら，減圧によって正常圧に近づくにつれて，胸腔内の空気がボイルの法則に従って2～3倍に膨張し得るからである。しかし，第2種治療装置内であれば必要な処置が可能で気胸の治療が可能である。もし，第1種治療装置で閉鎖，緊張性気胸および血胸が生じた場合には胸腔ドレナージを行う。その場合，減圧チューブ（McSwain Dart：▶図4）か他の胸腔チューブを準備しておき，速やかに減圧し，大気解放して患者が退室したら直ちに胸腔チューブを第二肋間に挿入する一連の流れを理解しておく。

▶図4　減圧チューブ挿入例

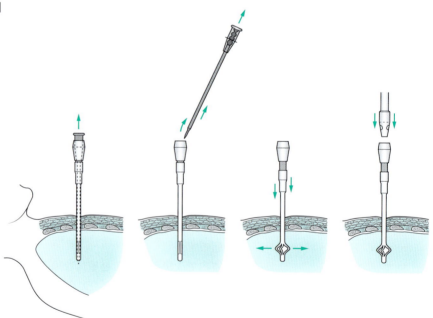

（Wayne MA and McSwain NE: Clinical evaluation of a new device for the treatment of tension pneumothorax. Ann Sure, 197: 760, 1980. 改変引用）

②水晶体後方線維増殖症：未熟児は水晶体後方線維増殖症が起きやすく，このため高気圧酸素治療は禁忌である。満期新生児は高気圧酸素治療を安全に治療することが可能であるが，新生児用固定具が必要である。また，小児には軽い鎮静が必要となる場合がある。

6 高気圧酸素治療の相対的禁忌

①自発気胸の既往がある場合は相対禁忌の1つであり，合併症を管理する準備が必要である．いかなる肺病変もエアートラッピングの可能性を増すが，ゆっくりと減圧すれば肺性気圧外傷を引き起こすことはまれである．肺炎，拘束型の気道疾患，重篤な吸入性肺炎の患者は，これまで事故報告もなく高気圧酸素治療を施行されている．重篤なCO_2中毒を伴う肺気腫においては，低酸素性換気刺激の除去は高気圧酸素治療に対する発作閾値を低下させ，呼吸低下とCO_2蓄積を起こし得る．

②上気道感染は患者が中耳と副鼻腔の気圧を均衡するのを困難にし，この場合，抗生物質剤の適応となる．もし，患者に耳硬化症の治療のための中耳外科手術の既往があれば，ワイヤやプラスチック製支柱は，患者が中耳の腔圧を均衡できない場合には除去して，鼓膜穿刺チューブが必要となる．意識のない患者は通常，治療の前の鼓膜切開は行わない．

③発熱は酸素中毒発作の素因となり得るので，高気圧酸素治療の前に解熱軽減しておく必要がある．

④先天的球状赤血球症では，赤血球はもろく，高い酸素分圧が重篤な溶血を起こし得る．

⑤妊婦の高気圧酸素治療が胎児の動脈管の早期閉鎖を刺激し得るという懸念は，一酸化炭素中毒のような緊急の場合の短時間の高気圧酸素治療では問題がないとされている．

⑥そのほか，高気圧酸素はがん抗生物質治療薬のマイトマイシンCの細胞毒性を増加させることが懸念されている．マイトマイシンCが1気圧下で肺の酸素中毒を引き起こしやすいという報告がある．したがって，高気圧酸素治療は，化学療法を同時に受ける患者，あるいは硫酸ブレオマイシンやマイトマイシンCを前もって投与された患者に行うときには注意が必要である．

7 副作用

①酸素中毒発作は，とくに治療が2気圧以上で行われるときに生じ得る（発生率は1万例につき1.3例）といわれている．患者のなかには高酸素分圧に特異体質的に感受性の高い人もいる．酸素吸入を中止すれば酸素中毒発作は止まり，既知の後遺症はない．酸素の肺毒性（胸痛，咳嗽，無気肺）は，高気圧酸素の6時間以上の連続治療で生じる可能性があるので，肺酸素中毒単位量（Unit Pulmonary Toxic Dose：UPTD）許容範囲の治療プロトコルが忠実に守られていれば発症はみられない．

②高気圧酸素装置内での20〜30回の治療後に，第4指と5指のしびれ（尺骨分布）を訴える患者もいるが，この感覚は治療後4〜6週で消失するが原因はわかっていない．

③滲出性中耳炎は，連日の高気圧酸素治療から生じ得るが，通常は治療上の大きな問題とならないが治療には抗うっ血薬と抗生物質が用いられる．

④眼科では水晶体の屈折力の変化は，最もよくある副作用の1つである．近視はとくに高齢者では経時的に悪化する傾向があるが，老眼の人は，とくに読書時の視力の向上が報告されている．もともとの屈折状態は通常，治

療後4〜6週以内で戻る。しかし，すでに水晶体不透明があった人の場合には，視力の鋭さが治療前の状態に戻らない場合もある。

2 第2種治療装置(Multiplace Hyperbaric Oxygen Chambers)

- 高気圧酸素治療は治療を所管する高気圧関連医学会の安全基準，ガイドラインを遵守して行われるのが基本である。また，治療は患者を非生理的空間に晒す特異的な酸素療法であることから，火気厳禁・持込品の制限はもとより，患者環境と治療環境の両側から安全に配慮されなければならない。
- 第1種装置と第2種装置の決定的な相違は，第1種装置が患者1名のみを隔絶した空間に強制隔離して治療するのに対して，第2種装置では，医療者，介助者が同室して同一空間で治療展開されることと，酸素分圧の上昇が第1種装置酸素加圧のPO_2：1520 Torrに比べ第2種装置はPO_2：350 Torrと小さいことである。しかし，装置内圧は同等であるので，気圧に伴う物理的変化は等しくすべてに負荷される。

1 第2種装置の事故

- わが国では，過去6度の火災事故が発生し，そのすべてで装置内当事者が死亡した。つまり，高気圧酸素治療装置内で火災事故が発生すると100％死亡し，救命の可能性がないことを意味している。第2種装置では，収容人数が多いことから，一度事故が発生すると多人数の犠牲を伴う危険がある。
- わが国での事例を提示する。

  ❶ **発生状況**：1969年(昭和44年)4月4日12：40頃，東京都T大学病院で発生，高気圧酸素治療中の患者2名と装置内にいた医師2名が火災の発生により焼死した。

  ❷ **火災の概要**：第2種装置は内容積10 m^3で最高使用圧力3.0 ATA(0.2 MPa)，装置内電源設備なし，スプリンクラーなどの散水設備なし，空気加圧のところを酸素加圧で実施した。装置内で生体計測装置を使用するため装置内部に仮配線(テーブルタップと二股コンセントの撚線接続)して機器を使用したところ，過電流による過熱による火災が発生したと事故報告された。

  ❸ **事故分析**：当該事故は，ハインリッヒの法則などに掛かる重大事故分析から判明した死亡事故ではなく，高気圧(完全閉鎖空間)高濃度酸素下(酸素加圧)，過熱(火気)発生，消火設備なし(無防備)で起こるべくして発生した事例である。この事例を契機に学会の安全規準が改訂された。

2 緊急減圧

- 高気圧から大気圧解放までの動作を減圧というが，治療圧から緊急減圧弁を開放して数十秒以内に大気圧に戻すことを「緊急減圧：emergency ventilation」，また最速レート設定で数分以内に大気圧開放することを「急速減圧：rapid decompression」と定義することを提唱する。治療中の患者に不測の事態が発生して大気圧解放を行う場合，むやみに緊急減圧を行うと"barotrauma"が発生し，緊張性気胸，空気塞栓症などが二次的に発生する可能性があり，急速減圧で対応可能な場合を想定する必要があるからであ

る。とくに大型の第2種装置では装置の特性から，減圧操作よりも医療者の入室による緊急介護を優先すべきと考える。

3 輸液の危険性

●第1種装置で輸液を行う場合は，装置外部から輸液ポンプを用いて内圧以上で強制的に送液が行われるが，第2種装置では装置内部で自然落下の輸液が可能である。しかし，輸液には，エアー針を必要としない袋状のソフトタイプとガラス瓶やボトルのようなハードタイプで通気針（エアー針）が必要なタイプがあり，装置内部で，自然落下方式で輸液を行う場合にハードタイプを使用すると，加圧中にエアー針から流入した空気が容器内に貯留し減圧時に膨張して液面を押し下げる作用が働く。このとき，クレンメで調整した滴下量が急激に増加し，輸液をエアー針から噴出させて空気誤入の危険が発生する（▶図5）。

▶図5 輸液容器の種類（ハードタイプとソフトタイプ）

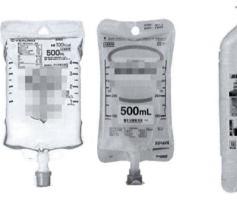
a エアー針不要の袋（ソフト）タイプ

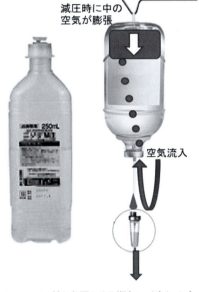
b エアー針を必要とする瓶（ハード）タイプ

（許可を得て掲載）

Coffee Break

Rule of threesとLife without bloodについて

●サバイバル業界では，人の生存の目安"rule of threes"（3の法則）として，3 hours without warmth/shelter：保温（体温保持）なしでは3時間，3 days without water：水（飲水）なしでは3日間，3 weeks without food：食糧（摂食）なしでは3週間が生存限界といわれ，3 minutes without air：空気（酸素）なしでは3分間ともいわれている。高気圧酸素治療では，著しい生体酸素化が行えることから，酸素閾値も延長することが知られている。根拠は，1960年に発表されたDr. Boeremaの『Life without blood』の論文に基づく。博士は，3ATAで酸素吸入した豚の血液を生理食塩水と置換し，赤血球のない状態で15分間生き，実験後も元気であったことを報告した。このとき，酸素供給は「溶解型酸素」のみであったが，生命維持に必要な酸素量（4.9 vol%）を3ATAでは溶解型酸素＝$[2,280\ \text{Torr} - (P_ACO_2 + PH_2O)] \times 0.0031$ ∴ 6.8 vol%（理論値）となり，生命維持をするために必要な酸素量4.9 vol%を賄うことができたからである。

"Life without blood"つまり，"生命を維持するために，血液は必要としない"

4 気管内チューブ類のカフ

●バルーンカテーテル，または気道確保のために設けられた気管内チューブ，気管切開チューブのカフは肺や内容器からの漏れ（リーク）がないようにカフ圧を 30 cmH$_2$O 程度に膨張させて気管内壁を閉鎖する。高気圧酸素治療では治療圧上昇に伴ってカフ容量が減少し，バルーンが萎縮してリークを発生する可能性がある（▶図 6）。したがって，気管内チューブ類は治療前に予めカフ圧を調整するか，上気道からの分泌物の気管流入とカフ位置ずれが起きないように対処しなければならない。

▶図 6　気管内チューブのカフからのリーク

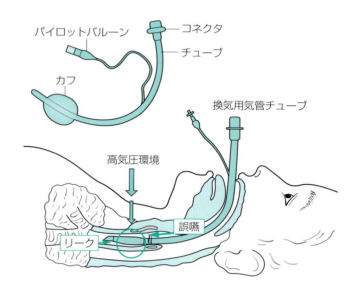

5 その他

鼻腔内用バルーンを用いた耳抜き法

●高気圧酸素治療加圧中に生じる耳痛を解消するには，鼓膜を介して生じた外耳圧と中耳圧の気圧差を耳管を開いて平衡する必要がある。この"耳抜き"の方法には「気流動態法」（バルサルバ法）が一般的に行われているが，滲出性中耳炎や耳管狭窄症では高率に耳抜き不良をきたして加圧に難渋する。バルサルバ法による耳抜不良の原因のほとんどが，適切な鼻腔圧で息むことができないためである。近年，滲出性中耳炎治療器具として開発された器具が，自己耳管通気器具として一般医療機器認可を受け，高気圧酸素治療で使用されるようになった（▶図 7）。

▶図7　医療用嘴管および体液誘導管，一般医療機器名（鼻腔内用バルーン）

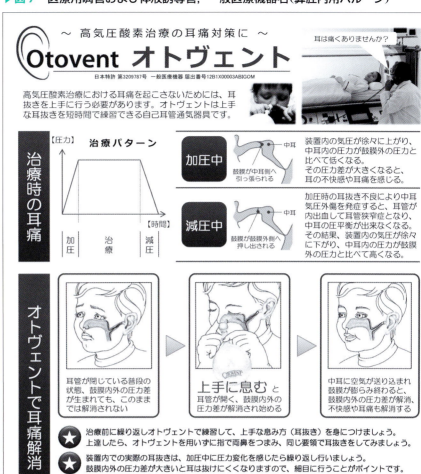

（専門臨床工学テキスト第2版：高気圧酸素治療編から引用）
（http://www.meilleur.co.jp/）

【文　献】
1) Tom S.Neuman, Stephen R.Thom: 高気圧酸素治療のための医学・生理学，へるす出版，2013.
2) Wattel F, Mathieu D.Bocquilion N, Linke JC: Pratique del'oxygenotherapie hyperbare.Prise en charge des patients. In : Wattel F, Mathieu D (eds): Traite de Medecin Hyperbare. Paris, 544-561, Ellipes, 2002.
3) Unsworth IP: Pulmonary barotraumas in hyperbaric chamber. Anesthesiology, 28: 675-678, 1973.
4) Murphy DG, Sloan EP, Hart RG, et al.: Tension pneumothorax associated with hyperbaric oxygen therapy. Am J Emerg Med, 9: 176-179, 1991.

Chapter VII

医療機器管理業務

1 医療機器管理室の役割

福岡和秀

業務のポイント
- 臨床工学技士は，医療機関内において医療機器の保守点検を行うことができる専門職である。
- 医療機器管理室は，医療機器に関する評価・選定 → 保守管理 → 廃棄までの一貫した管理を行う。
- 医療機器管理室を整備することにより，医療機器の適正な使用を推進し，患者に対する安全対策に資する。

1 はじめに

- 現代医学において医療機器は必要不可欠であり，医療技術の進歩とともに進化・高度化・複雑化している。一方，医療機器の不適切な使用や保守管理によるインシデントやアクシデントの発生が後を絶たないのも現実であろう。つまり，操作者のテクニカルエラーや未整備によるメカニカルエラーも医療技術の発展とともに，その質が変化し続けているともいえる。
- 臨床工学技士は，医療機関内において医療機器の専門医療職として唯一の職業であり，医療機器を通じて患者の安全を守ることを最優先しなければならない。
- さらに，医療機器の適正な使用の推進や保守管理の徹底は，医療機関の責務として努めなければならず，「医療機器管理室」を設置し臨床工学技士が運用することは，効率的かつ効果的に質の高い保守管理が期待されているものであり，医療安全確保の一端を担うこととなる。「医療機器管理室の役割」を▶図1に示す。

▶図1　医療機器管理室の役割概要図

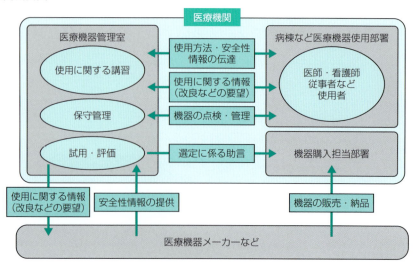

①医療機器の適正使用の推進
・医療機関内における医療機器の保守管理を一括して実施
・医療従事者に対する医療機器の操作方法などの説明の徹底

②画期的な医療機器の開発に貢献
・産業界と医療機関の間における情報の橋渡しの拠点

2 医療機器管理体制に関わるおもな国の施策

❖「医療機器産業ビジョン」における施策

- 厚生労働省では，わが国の医療機器産業の現状や今後の課題について分析を行い，平成15年3月31日に「医療機器産業ビジョン」を策定した。そのなかで，"より優れた""より安全性の高い"革新的医療機器の開発を通じて，患者の生活の質（QOL：Quality of Life）の向上や生命予後の改善を実現するため，研究から販売そして使用に至る総合的な支援策を盛り込んだアクションプランを公表した。なかでも医療機器管理室施設整備事業と大きく関係するところは「使用」の段階に関するところであり（▶表1），さまざまな視点から行政上の必要な施策を示している。

▶表1　「使用」に関する策定

適切な使用方法の徹底
①医師や看護師等に対する機器の取扱い教育制度に対する支援
②機器の適正使用を推進するための企業における販売後安全対策の徹底（不具合情報等の収集，安全対策の実行，情報提供など）

保守管理の徹底
①医療機関における保守管理を徹底するとともに，保守管理検査制度を導入し，医療機関における医療機器の保守管理状況に関する一定期間ごとの第三者による点検義務化の検討
②中古品の使用実態を含めた医療機器の保守管理や廃棄物処理の実態把握のための研究の実施
③医療機関における医療機器の評価・選定・保守管理・廃棄までの一貫した窓口としての医療機器管理室設置の推進
④医療機器管理室における臨床工学技士など医療機器の専門家活用の推進
⑤薬事承認における医療機器の耐用期間の明確化の推進

❖「医療法」における施策

- 医療機器の適正使用という観点から，その保守・管理については医療機関の責務として医療法に定められている。そして，医療機関において効率的かつ確実に医療機器の保守管理を実施していくためには「医療機器管理室」を整備する必要がある（▶表2）。
- そこで，平成16年4月1日に厚生労働省は「医療法第30条の4第1項」に規定する「都道府県における医療提供体制の計画に定める医療提供施設の整備目標等」に関し，整備に要する経費の一部に充てるために国が交付する補助金の項目の1つとして「医療機器管理室施設整備事業」が施行された。

▶表2　医療機器管理室の必要性

- 高度かつ多数の医療機器は，医療機関において中央で一括して保守管理することが効率的であること
- 医療機器の適正使用のためには，医療機器に関する情報の収集，使用方法に関する研修の実施，使用者への伝達等が適切に行われていることが必要であり，そのための場所があるとより効率的に確実に行えること
- 医療機器の購入にあたっても，不必要に多様な機種の購入を避けるなど，医療機器の保守管理および適正使用を徹底するうえで集積される知見をもとにした評価・選定を適切に行う体制が必要であること
- 使用者による医療機器の改良の要望などをメーカーに直接伝えるための拠点ができることから，日本発の画期的な医療機器の開発に繋がることが期待されること

用語アラカルト

*1 医薬品, 医療機器等の品質, 有効性及び安全性の確保等に関する法律第2条

医薬品, 医療機器等の品質, 有効性及び安全性の確保等に関する法律(昭和三十五年八月十日法律第百四十五号)
(定義)4 この法律で「医療機器」とは,「人若しくは動物の疾病の診断, 治療若しくは予防に使用されること, 又は人若しくは動物の身体の構造若しくは機能に影響を及ぼすことが目的とされている機械器具等(再生医療等製品を除く)であって, 政令で定めるものをいう」。

*2 JIS T0601-1

日本工業規格JIS T0601-1:2012
医用電気機器—第1部:基礎安全及び基本性能に関する一般要求事項
この規格は, 医用電気機器(以下「ME機器」という)の基礎安全及び基本性能について適用する。
(定義)3.63「ME機器」(ME EQUIPMENT)とは, 装着部をもつか, 患者との間でエネルギーを授受するか, 又は患者に与えるか若しくは患者からのエネルギーを検出する機能を有し, 1)患者の診断, 治療又は監視 2)疾病, 負傷又は障害の補助若しくは緩和することを製造業者が意図した用途をもつ電気機器を称する。

● さらに, 医療機器管理室は, 医療機関における医療機器に係る評価・選定 → 保守管理 → 廃棄までの一貫した管理を行う(▶表3)。

▶**表3 医療機器管理室の業務**

①医療機器製造販売業者等, 医療機器関連企業からの情報収集, 管理および医療機関内医療従事者への伝達
②医療機器の購入の際における機種選定のための試用および購入決定者への助言
③医療機器の保守管理
④医療従事者に対する医療機器の使用方法の講習
⑤医療現場における使用実態に係る情報収集および医療機器製造販売業者等, 医療機器関連企業への情報伝達

● 厚生労働省は「良質な医療を提供する体制の確立を図るための医療法の一部を改正する法律」(法律第84号)により医療法(昭和23年法律第205号)の一部が改正された第五次改正医療法を平成18年6月21日に交付し, 平成19年3月30日付の厚生労働省医政局長通知(医政発第0330010号)による「医療安全関連通知」が出され, 平成19年4月1日に施行された。この改正医療法により, 病院, 診療所 または助産所の管理者が講じるべき医療機器に係る安全管理のための体制確保の措置が新たに4項目義務づけられた(▶表4)。

▶**表4 改正内容(医療機器の保守点検・安全使用に関する事項のみ抜粋)**

①医療機器の安全使用を確保するための責任者(医療機器安全管理責任者)の設置
②従事者に対する医療機器の安全使用のための研修の実施
③医療機器の保守点検に関する計画の策定および保守点検の適切な実施
④医療機器の安全使用のために必要となる情報の収集, その他医療機器の安全確保を目的とした改善のための方策の実施

● 医療機器管理体制を"より適切""より確実"にするためには, 薬事法により医療機器修理業が明記されているため, 医療機関側と医療機器業界側が互いの役割を十分に理解し的確に遂行し合うなか, 上手く連携および協力(▶図2)することが極めて重要である。

Coffee Break

「医療機器」と「ME機器」は同義語?

● 当院は昭和58年6月にME室を立ち上げた。当時の配属は事務吏員事務部用度課で, 名称は「MEサービス室」にした。その後, 平成12年9月に技術吏員に任命され技師部門として独立したが, 開設32年目となる現在も「ME」的表現は継続したままの「MEサービス科」である。当院では「医療機器管理室」を「ME室」,「臨床工学技士」への呼称は「MEさん」で浸透・定着している。

● さておき, この「ME」は当初「Medical Electronics(医用電子)」の略称で用いられ, のちに「Medical Engineering(医工学)」を意味するようになった。「臨床工学技士」の国家資格が制定される以前には, 部署名や部門名に用いられ職種を表現する言葉にも用いられた。ところが時代の変遷であろうか? 近年では,「ME」の言葉はあまり使われなくなった。例外もあるが, 多くの場合, 職種は「臨床工学技士」=「CE(Clinical Engineer)」が通例になりつつある。

● では, 現在どんなときに使用されているか? あえて「医療機器」と線引きするために「ME機器」を用いることがある。しかし, その使用には発信側が混同したり, 受け側がとり違えないようにする注意が必要になる(「医療機器」≠「ME機器」)。ちなみに,「医療機器」とは**医薬品, 医療機器等の品質, 有効性及び安全性の確保等に関する法律第2条**[*1]で定義されているが,「ME機器(医用電気機器)は医療機器の一部であり, **JIS T0601-1**[*2]で定義づけされている。

● 一概にはいえないが, 単に時代の流れや変化だけではなく, どのように使い分けていくのがよいか統一的見解も必要ではないだろうか?

用語アラカルト

＊3 医療法
医療機器の保守点検は医療機関が自ら行うべき業務とされているが，自ら実施できない場合は，適正な業者に外部委託を行うことができる。また，医療監視要綱に医療機器の保守点検が監視項目としてあげられている。

＊4 医薬品，医療機器等の品質，有効性及び安全性の確保等に関する法律
平成26年11月25日(公布日：平成25年11月27日)に施行された「薬事法等の一部を改正する法律」により，法律の名前(題名)が「薬事法」から「医薬品，医療機器等の品質，有効性及び安全性の確保等に関する法律」に改称された。また，厚生労働省は略称として「医薬品医療機器等法」を用いている。おもに医療機器の製造(輸入販売)業者，修理業者などの業者側を規制している。医療機器の保守点検と修理は区別されており，保守点検に関しては，医療機関で実施するための情報の提供を製造業者に義務づけている。また，より高度な技術を要する修理行為は，許可を得た修理業者でのみ行うことができる。

＊5 臨床工学技士法
臨床工学技士の業務は，生命維持管理装置の操作および保守点検を行うこととなっている。また，医療機関内においては医療機器の修理を行うことができるとされている。

＊6 民法
事故が発生した場合，その責任の所在を判定する法律である。保守点検および修理に関し，法規制の遵守事項を守っていなかった場合，民法の規定により責任が判定される。

＊7 PL法(製造物責任法)
製品の欠落に起因する損害が生じた場合，製造業者に賠償責任を課すことを規定している。

▶図2 医療機器の保守点検および修理に関する法規制の概要図

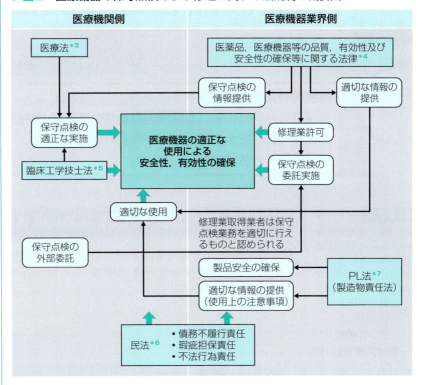

【文献】

1) 「良質な医療を提供する体制の確立を図るための医療法等の一部を改正する法律の一部施行について」：厚生労働省医政局長通知医政発第0330010号，2007年3月30日付．
2) 医療機器の保守点検に関する計画の策定及び保守点検の適切な実施に関する指針(Ver1.02)：社団法人日本臨床工学技士会医療機器管理指針策定委員会，2007年5月発行．
3) 臨床工学技士基本業務指針：社団法人日本臨床工学技士会臨床工学合同委員会，2010年10月発行．
4) 臨床工学技士業務別業務指針－医療機器管理業務－：公益社団法人日本臨床工学技士会医療機器管理業務指針検討委員会，2012年7月発行．
5) 医療機器安全管理指針Ⅰ：公益社団法人日本臨床工学技士会医療機器管理指針策定委員会，2013年7月発行．
6) 医療機器安全管理指針Ⅱ－適正使用のための研修－：公益社団法人日本臨床工学技士会医療機器管理指針策定委員会，2014年10月発行．
7) 臨床工学技士に関する施設実態調査－施設アンケート結果－：公益社団法人日本臨床工学技士会統計調査委員会，2014年10月．
8) 医療従事者のための医療機器の安全性確保における保守点検及び修理のあり方：日本臨床工学技士会　日本人工臓器工業協会，2000年3月発行．
9) 医療機器産業ビジョン～"より優れた""より安全な"革新的医療機器の提供を目指して～：厚生労働省，2003年3月．
10) 一戸和成：特集 医療機器管理の現状と医療機器管理室施設整備事業の推進　医療機器管理室施設整備事業の実施に向けて．医器学Vol.74 No.11, 2004.

2 医療機器管理の実際

松本恵子，近藤千裕，石川浩太

業務のポイント

医療機器管理のポイント
- 保守点検業務において計画的点検かつ適正な点検記録の管理
- 医療機器の安全使用による研修会の実施
- 医療機器の台帳管理

補足
- 「薬事法」は，平成26年11月25日より「医薬品，医療機器等の品質，有効性及び安全性の確保等に関する法律（略称：医薬品医療機器等法）」に名称が変更された。

1 保守点検に関する計画と実施に関する管理

- 保守点検は医療機器を安全に使用するために必要である。医薬品医療機器等法では「特定保守管理医療機器」として，以下の機器が指定されている（▶表1）。

▶表1 管理医療機器分類

	高度管理医療機器 （クラスⅢ・Ⅳ）	管理医療機器 （クラスⅡ）	一般医療機器 （クラスⅠ）
特定保守管理医療機器	・人工心肺装置 ・補助循環装置 ・人工呼吸器 ・血液浄化装置 ・除細動器 ・保育器 ・診療用高エネルギー ・放射線発生装置 ・診療用放射線照射装置 ・植込み型人工補助心臓ポンプ ・輸液ポンプ ・AED装置 ・シリンジポンプ ・高圧酸素患者治療装置	・パルスオキシメータ ・X線撮影装置 ・眼圧計 ・脳波計 ・歯科ユニット ・カプノメータ ・高圧蒸気滅菌器 ・殺菌水製造装置 ・超音波画像診断装置 ・内視鏡システム ・MRI装置 ・患者監視装置 ・誘発電位検査装置	・高速液体クロマトグラフィ ・真空吸引器 ・自動血球計数装置 ・血液ガス分析装置 ・手術台システム ・酸素テント ・汎用分光光度分析装置
特定保守管理医療機器以外であるが，保守管理は必要な医療機器	・開頭手術用ドリル ・単回使用遠心ポンプ ・治療用能動器具 ・対極板 ・眼科用電気手術器 ・耳赤外線体温計 ・自動血圧計	・電子体温計 ・家庭用マッサージ器 ・家庭用永久磁石磁気治療器 ・家庭用電動式吸引器 ・家庭用低周波治療器 ・水銀血圧計	・超音波ネブライザ ・ピンセット ・歯科用ハンドピース ・歯科技工用バー ・アネロイド式血圧計

- 特に安全使用に際して技術の習熟が必要と考えられる医療機器には，以下の①〜⑧の医療機器が含まれる。

① 人工心肺装置および補助循環装置
② 人工呼吸器
③ 血液浄化装置
④ 除細動装置
⑤ 閉鎖式保育器
⑥ 診療用高エネルギー放射線発生装置（直線加速器等）
⑦ 診療用放射線照射装置（ガンマナイフ等）
⑧ 診療用粒子線照射装置

❖ 保守点検（日常点検・定期点検）の適切な実施

● 「日本臨床工学技士会」より平成19年「医療機器の保守点検に関する計画の策定及び保守点検の適切な実施に関する指針」が出され，そのなかに機器ごとに保守点検（日常点検・定期点検）の状況の記録が必要とされている。記録には，以下の項目が把握できるように記載する必要がある。

① 医療機器名
② 製造販売業者
③ 形式・型番・購入年
④ 保守点検の記録
⑤ 修理記録

● 日常点検は，医療機器を安全に使用するために行う比較的簡単な点検で，外観および作動点検（機器の基本性能，各種安全装置・警報装置の確認，同時に使用する消耗品の点検など）を行う。分類としては始業点検，使用中に行われる使用中点検，使用後に行われる終業時点検の3つに分けられる（▶表2）。

▶表2 日常点検（終業時点検表）

人工呼吸器点検実施表

医療機器名＿＿＿＿＿　管理No.＿＿＿＿＿　　　　　　年

月日												
感染症	有・無	有・無	有・無	有・無	有・無	有・無	有・無	有・無	有・無	有・無	有・無	有・無
アンビューバッグ・テスト肺・袋	有・無	有・無	有・無	有・無	有・無	有・無	有・無	有・無	有・無	有・無	有・無	有・無
冷却ファンフィルター	点検・交換	点検・交換	点検・交換	点検・交換	点検・交換	点検・交換	点検・交換	点検・交換	点検・交換	点検・交換	点検・交換	点検・交換
エアーインテークフィルター	点検・交換	点検・交換	点検・交換	点検・交換	点検・交換	点検・交換	点検・交換	点検・交換	点検・交換	点検・交換	点検・交換	点検・交換
吸気フィルター・呼気フィルター	交換	交換	交換	交換	交換	交換	交換	交換	交換	交換	交換	交換
SST												
動作時間												
日付・時刻確認												
酸素センサ　濃度確認(80%)												
※ Cal 実施												
※ Cal 後												
バッテリー　ロードテスト												
※動作確認												
HME（計5個）ダブルシーベルカテーテルマウント（計2個）												
アンビューバッグ（No.）												
点検・整備後 判定	良・否	良・否	良・否	良・否	良・否	良・否	良・否	良・否	良・否	良・否	良・否	良・否
実施者												
備考												

※必要時のみ実施

作成日：H26.8.13

（許可を得て掲載）

> **補足**
>
> **メンテナンス講習会について**
> - メーカー主催の講習会を受講することで，メーカーのみが実施していた部品交換および保守点検を各医療機関で行うことができる。

- **定期点検**は，日常点検とは異なり一定の期間ごとに製造販売業者が推奨する詳細な点検であり，製造販売業者が推奨する消耗部品を交換することで次回の定期点検まで性能を維持するための点検である（▶表3）。医療機関自らで行う点検が困難な場合は外部へ依頼も可能である。これらの点検を確実に行うためには，あらかじめ計画を立案し**定期点検計画書**を作成する（▶表4）。

▶表3　定期点検表

（許可を得て掲載）

▶表4　定期点検計画書

商品名	型式	機器ID	4月	5月	6月	7月	8月	9月	10月	11月	12月	1月	2月	3月
ニューポート	E-100M	493			定期点検						定期点検			
ニューポートブリーズ	E-150	494			定期点検						定期点検			
ベネット740	ベネット740	1142					定期点検					定期点検		
ベネット740	ベネット740	1143						定期点検						定期点検
ベネット740	ベネット740	1144				定期点検					定期点検			
ベネット740	ベネット740	1145					定期点検					定期点検		
ベネット760	ベネット760	1146	定期点検						定期点検					定期点検
ベネット760	ベネット760	1147					定期点検				定期点検			
ベネット760	ベネット760	1148	定期点検						定期点検					定期点検

2014年04月〜2015年03月　作成者：　医療機器安全管理責任者：

（許可を得て掲載）

❖記録の保管
- 記録の保管は医薬品医療機器等法に準拠し，3年もしくは有効期限に1年加えた年数になっており，用紙による管理・保管が必要である。一定の条件を満たすことにより電子媒体(パソコンなど)でも可能である。外部の専門業者に依頼した場合にも定期点検報告書を保管しなければならない。

ワンポイントアドバイス

医療機器安全管理料Ⅰについて
- 臨床工学技士が配属されている保険医療機関において，生命維持管理装置を用いて治療を行う場合は100点/月を算定できる。

【施設基準】
1. 医療機器安全管理に係る常勤の臨床工学技士が1名以上配置
2. 医療に係る安全管理を行う部門(医療安全管理部門)の設置
3. 当該保険医療機関において，医療機器安全管理責任者の配置
4. 当該保険医療機関において，従業者に対する医療機器の安全使用のための研修の実施
5. 当該保険医療機関において，医療機器の保守点検が適切に行われている

---

2 医療機器の安全使用に関する研修会の実施

- 医療機器を正しく安全に使用するためには，医療従事者に対し機器に関する教育が必要である。
- 医療機器の操作方法の教育・保守点検は，医療機関の業務であり，自ら適切に実施しなければならないと医療法で定められている。医療機器安全管理責任者は，新しい医療機器の導入時研修および特定機能病院における定期研修を医療機器の安全使用のため医療従事者に対して行う必要がある。

❖新しい医療機器の導入時の研修
- 使用したことがない新しい医療機器を導入する際は，当該医療機器を使用する予定の者に対する研修を行い，その実施内容について記録しておく。

❖特定機能病院における定期研修
- 特定機能病院においては，特に安全使用に関して技術の習熟が必要と考えられる医療機器に対して定期的に研修を行い，その実施内容について記録しておかなければならない。なお，他の医療安全に係る研修と併せて実施してもよい。

❶研修内容
- 研修内容は当該機器の原理，構造，操作方法，保守点検方法，トラブル時の対処方法などである。

❷講師
- 当該機器に精通している臨床工学技士，医師，看護師，メーカーが担当するとよい。

❸効果的な研修にするために
- 当該医療機器に関連した医学的な事項を取り入れる。この場合は医師による教育が必要になってくる。

補足

特定機能病院について
- 1993年4月施行の医療法の第2次改正によって制度化された医療機関の機能別区分として，高度先端医療行為を必要とする患者に対応する病院を示す。集中治療室，無菌病室，医薬品情報管理室を備え，病床数400床以上，来院患者の紹介率が30％以上などを承認要件とする

- 臨床現場で使用している機器を用いて研修を行い，実際に操作してもらう。講義と実技を組み合わせることで理解度が増す。
- それぞれの医療機関で独自に作成した資料（パンフレットなど）を用いる。資料の作成者（臨床工学技士）には負担となるが，作成することで，臨床工学技士の資質の向上に大きく貢献すると同時に，当該医療機関に合った資料のため研修の理解度が増す。
- 当該医療機器に関して，過去に経験したトラブル事例などを取り入れる。
- 医療機器を多く所有する病院では，すべての医療機器の研修を受けることは困難であるため，部署・病棟ごとに使用している医療機器の研修を開催することで効率的かつ効果的に行うことができる（▶表5）。

▶表5　病棟ごとの説明会

経腸栄養ポンプ　アプリックススマート　説明会

MEサービス科
H25.4.16

現在使用中のテルモ社製経腸ポンプの回路供給終了に伴って、新しくフレゼニウス・カービ社製経腸栄養ポンプを導入しました。
5月からの使用開始にあたり各病棟単位で使用説明会を行います。
希望調査の結果、下記の日程で使用説明会を行いますのでよろしくお願いします。

説明時間：20分～30分程度
開催場所：各病棟ナースステーション

4月22日（月）	4月23日（火）	4月24日（水）	4月25日（木）	4月26日（金）
14:00～14:30	14:00～14:30	14:00～14:30	14:00～14:30	14:00～14:30
中4(8名)	西7(9名)	西6(10名)	西4(6名)	南3(7名)
14:30～15:00	14:30～15:00	14:30～15:00	14:30～15:00	14:30～15:00
西8(10名)	南2(12名)	西5(9名)	中3(4名)	南5(5名)
15:00～15:30	15:00～15:30			15:00～15:30
西3(7名)	ICU・救命(11名)			南4(10名)

参加者合計108名

※テルモ社製経腸ポンプの回路使用期限は2013年4月末までとなっていますので、5月以降の新規使用はできません。
※移動等で開催時間が多少前後することがありますのでご了承下さい。
※不明な点はME西山まで連絡下さい。

（許可を得て掲載）

❹研修記録

- 研修を開催した際には，下記の項目を記録し保管しなければならない（▶表6）。院内の医療機器担当責任者以外の外部講師（製造販売業者など）に研修を委託した場合は，施設側と製造販売業者側双方が確認できるようにしておくことも必要である。

  i　開催または受講日時
  ii　出席者名（フルネーム）
  iii　研修項目
  iv　対象とした医療機器の名称
  v　研修を実施した場所（当該病院以外の場合）
  vi　その他，記録として必要な資料を添付

- 研修記録を電子媒体で管理する場合は，医療機器管理ソフト内に研修歴を構築し，登録機器とリンクさせると効率的な研修管理が可能となる。

▶表6 研修記録

○○年度　医療機器安全使用のための研修参加確認表

（許可を得て掲載）

▶図1 研修会の写真

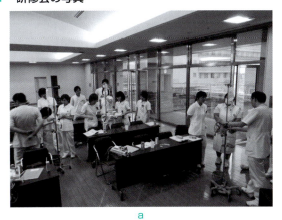
a

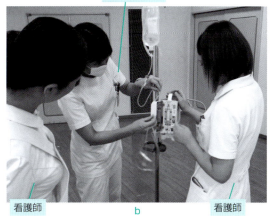
b

臨床工学技士／看護師／看護師

ワンポイントアドバイス

- 自施設で発生したインシデント事例に対する研修会の開催では，各施設に適した教育および対策が必要となるため，医療安全管理委員会およびリスクマネージャーと合同開催することが望ましい。

3 医療機器の安全使用のための情報収集と他の医療職への啓発

- 医療機器の安全管理責任者は，医療機器の不具合情報や安全性情報を製造販売業者や独立行政法人医薬品医療機器総合機構（以下「PMDA」）のWebサイトなどから情報を収集しなければならない。また，管理している医療機器の不具合や健康被害などがあった場合は管理者への報告が必要である。

❖情報収集

- 医薬品，医療機器または再生医療等製品による副作用，感染症，不具合などは，製造販売業者からの企業報告制度があり，医療機関からは医薬品・医療機器等安全性情報報告制度により報告が義務づけられている。報告された情報について，PMDAが情報の整理をし医薬品・医療機器等安全性情報として，Webサイト（PMDAホームページ：http://www.pmda.go.jp/）に情報提供している。

❖他の医療職への啓発

- 紙面による院内の各部署への配布や院内電子掲示板の利用，医療安全管理委員会を通し，周知を行うことで速やかに情報が行き届き，他の医療職への啓発となる。

4 医療機器の中央管理

- 医療機関において医療機器は，種類，台数とも増加してきており，保守管理の不備による安全性の低下や過剰な台数の購入などの効率性が問題とされている。医療機器の中央管理を行うことで，点検・整備された医療機器が使用できるため安全性が向上するとともに，稼働している医療機器を把握することができる。

❖中央貸出管理法

- 中央管理機器の中でも人工呼吸器・輸液ポンプなどの汎用性が高く，使用ごとに点検・整備が必要な機器は中央貸出管理法を用いることで，さらに安全かつ効率的な管理が可能である。中央貸出管理法の利点を以下に記載する。

  > ①点検・整備された医療機器の貸出（安全性）
  > ②実質稼働している医療機器の把握（効率性）
  > ③機器購入の適正化（過剰投資の防止）
  > ④病棟などの器材庫のスペース拡大（環境整備）
  > ⑤医療機器が感染媒体になることの防止（感染防止）
  > ⑥貸出状況の把握（行方不明防止）

- 当院での中央貸出管理法を一例にとると，その流れは，使用者が貸出手続きを行い，中央機器管理室から病棟や外来へ持ち出す。使用後は，清拭を行い中央機器管理室にて返却手続きを行う。そして，返却時点検・整備後に貸出可能な機器として貸出ゾーンで保管する（▶図2～4）。

▶図2 当院の中央管理フローチャート

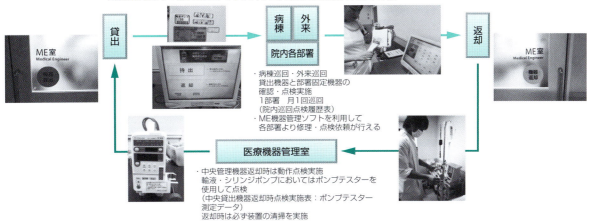

▶図3 中央貸出機器返却から貸出の流れ

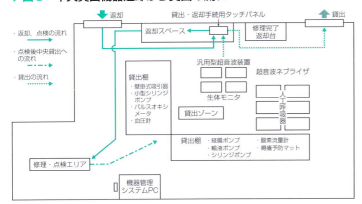

▶図4 中央管理写真

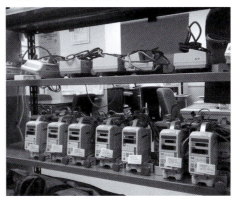

❖医療機器管理ソフト

- 現在,医療機器の管理に医療機器管理ソフトを使用することは大変有用である。中央管理機器1台ごとにIDを割り振り,管理することで機器の所在,未使用機器台数,機器の状態などを一目で確認することができる。
- バーコードで管理すれば,貸出時の入力ミスが減少し,効率的である(▶図5)。当院では医療機器管理ソフト(MED2007 トリオシステム)を使用し医療機器中央管理を実施している(▶図6)。

▶図5 IDシールの写真

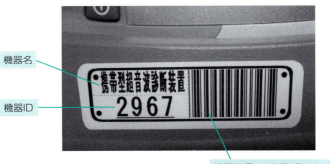

▶図6 貸出状況一覧

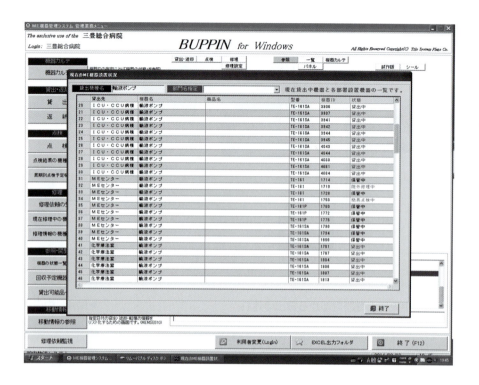

5 医療機器の台帳管理

❖医療機器管理台帳の作成

● 保守点検を確実に施行するためには，自施設でどのような医療機器が保有され使用されているのかを把握する必要がある。すべての医療機器に対しての台帳（機器カルテ）を作成し，機器の情報が台帳により把握できる体制をとる必要がある（▶図7）。

1 医療機器管理台帳（▶図7）には以下の項目などを記載する

> ①管理番号（医療機関内での医療機器に対する専用の管理番号）
> ②機器区分（人工呼吸器・輸液ポンプといった機器の総称）
> ③設置場所
> ④機種名
> ⑤製造番号（シリアルナンバー）
> ⑥製造年月日
> ⑦購入年月日
> ⑧使用期限
> ⑨廃棄年月日

● そのほかにもメーカー名や納入業者を記載することもお勧めする。

▶図7　管理台帳

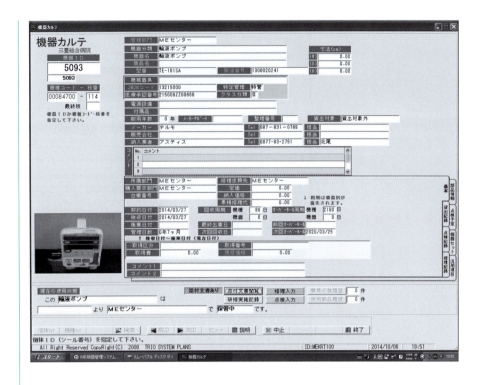

【活用利点】
- 必要項目ごとに分類整理が容易になる。
- 設置場所をすべて把握することができるため，使用状況，在庫状況が容易にわかる。
- 機器のライフサイクルを把握し，必要予算や機器購入計画策を講じることができる。

❖医療機器故障修理台帳の作成
- 機器固有の故障状況を把握することで患者の安全確保に貢献することができる。
- そこで，医療機器故障修理台帳の作成が必要となる（▶図8）。

> 補　足
> - 各医療機器の修理情報をデータベース管理すると，過去の修理内容の把握が容易になる。
> - メーカーの修理作業報告書をスキャナーでPDF化し，修理情報に添付することで，外注修理の情報検索も容易になる。
> - 近年では，医療機器管理ソフトを用いて医療機器管理台帳と医療機器故障修理台帳の双方を同時に管理・閲覧することができる。

▶図8　修理台帳

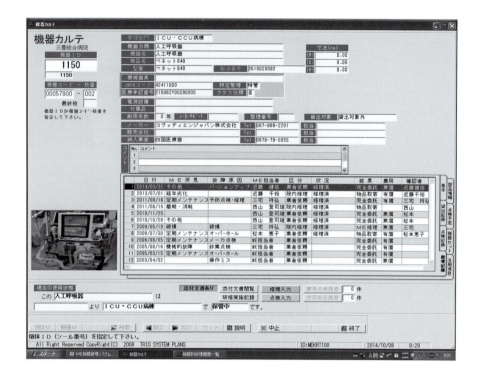

2 医療機器故障修理台帳には以下の項目などを記載する

①管理番号　　　　　　⑥修理年月日
②機器区分　　　　　　⑦修理業者
③機種名　　　　　　　⑧故障修理内容
④設置場所・使用場所　⑨修理金額
⑤製造番号　　　　　　　　　　　　　　など

【活用利点】
- 修理履歴や使用年数を参考に，機器更新予測をたてることができる。
- 修理間隔・修理内容などフィードバックすることで機器安全使用の推進ができる。

6 年間保守契約および修繕費などの管理

❖年間保守契約の管理

- 近年の医療機器は医療の進歩とともに高度化され，内部構造も複雑になってきている。そのため定期的な点検や整備が重要となる。定期点検や偶発的な故障に備え，製造販売業者と点検・整備における年間保守契約を結ぶことで，安全で信頼性の高い医療機器を提供することが可能となる。臨床工学技士は保守契約内容を把握し，執行状況を管理することが重要となる(▶図9)。

▶図9 年間保守契約の結び方(当院の方式)

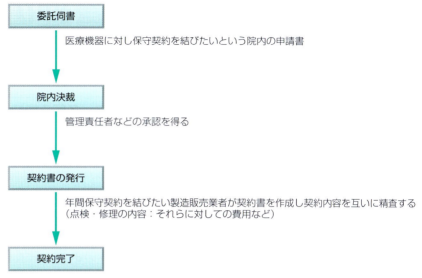

❖修繕費の管理

- 医療機器の定期消耗部品の交換や修繕は高額となり，あらかじめ年間予算の確保が必要である．臨床工学技士と医療機器担当事務が連携することにより適正な修繕費を判断することが可能となる．そのためには臨床工学技士は自施設の経営体制を理解する必要がある．
- 当院では，計画している点検および消耗交換部品において年度予算として修繕費を申請し，確保している．また偶発的な故障に対しての修繕費は前年度，前々年度の修繕費を考慮したうえで算出している．これらの修繕費の管理は医療機器担当事務が行っており，予算の進行状況や補正予算等の結果を密に連絡し合い，互いに情報を共有できる体制をとっている．

【文 献】
1) 臨床工学関連法規集　公益社団法人　日本臨床工学技士会　関連法規検討委員会　2012年7月発行．
2)「医療機器の保守点検計画と適切な実施に関する解説書」社団法人　日本臨床工学技士会　医療機器管理指針策定委員会　2007年9月発行．
3) MEハンドブック　医療機器中央管理のすべて　社団法人日本臨床工学技士会　2007年10月　第2版発行．
4) Clinical Engineering. Vol.24 No.10, 2013年9月発行．

3 医療機器安全管理の実際

福岡和秀，笹山奈美子，西山登司雄

業務のポイント

- 医療機器の安全な使用を行うために，各医療機関が「医療機器管理指針」に基づき適切に管理運用される必要がある。
- 保守点検では点検計画を立て，医療機器メーカーの点検整備手順に従い適切に行う。また，機器ごとに点検記録報告書を保管する。
- 医療機器の添付文書を基本に安全教育の内容を標準化した「医療機器安全管理指針Ⅱ」に基づき，医療機器の適正使用のための研修を各医療機関に合う形式で行う。
- 医療機器が院内感染の媒体とならないよう，滅菌，消毒などの感染対策の正しい知識をもち実践する。

- 近年，臨床現場で使用されている医療機器は医療の進歩とともに高度化され，大きな治療効果を上げている。しかし，医療機器が本来の性能を発揮できなければ，治療効果を上げることができず，医療事故に繋がる可能性がある。
- 患者に安全で信頼性の高い医療機器を提供するためには，適切な機器の操作・保守点検を実施していく必要がある。

1 保守管理業務

- 院内において臨床工学技士が行う医療機器の保守管理として下記のような内容がある。

  ① 医療機器のトラブル発生時の応急的対処
  ② 故障原因の確認，メーカーとの連携
  ③ 日常点検
  ④ 定期点検（メーカーのマニュアルに準拠）
  ⑤ 院内修理
  ⑥ 院外修理（病院の窓口としてメーカーとの連絡・交渉）

- 保守点検とは機器が正常な状態を維持できるよう，定期的に清掃，校正（キャリブレーション），消耗部品を交換することである。高度管理医療機器・管理医療機器・一般医療機器において，常に正常な状態を維持するために日常点検や定期点検を行わなければならない。

❖機器の定期点検（安全性と性能）と記録

- 定期点検は，日常点検と異なり詳細な点検や消耗部品の交換などにより，機器の性能の確認・維持するために行われる。このため，専門的知識や技術が必要とされるとともに，点検のために必要な工具や検査機器（測定機器）など

が必要である。
- 定期点検は，電気的安全性点検，外観点検，機能点検，性能点検から構成され，そのほか定期消耗部品の交換などが含まれる。
- 輸液ポンプの定期点検を例に説明する。

❶ **電気的安全性点検**（▶図1）：測定器などを用い，外装漏れ電流，接地漏れ電流，接地線抵抗などの点検を行うもの。
❷ **外観点検**（▶図2）：外装などのキズ，汚れ，変形やケーブル類のキズ，汚れ，変形などの点検を行うもの。装置を清拭しながら行うと効率的である。
❸ **機能点検**（▶図3）：機器の操作などにより警報や表示，動作などが正常に作動し，機器のもつ本来の機能が正常に作動するか確認する点検である。機器が自己診断機能を有する場合はそれを活用すること。
❹ **性能点検**（▶図4）：測定機器などを用いて，機器の本来もつ性能が維持されているかを確認する点検である。
❺ **部品交換**（▶図5）：バッテリー，消耗劣化部品などの定期的に交換が必要な部品の交換を行う。

▶図1　電気的安全性点検（接地漏れ電流試験）

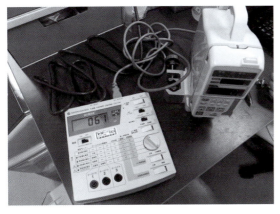

▶図2　外観点検および清拭

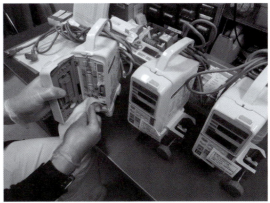

▶図3　機器の自己診断による機能点検

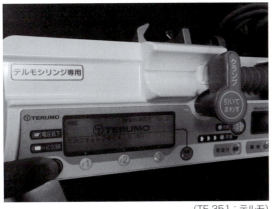

(TE-351：テルモ)

▶図4　性能点検

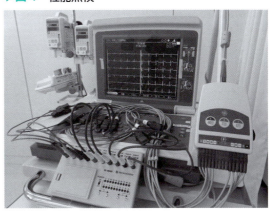

▶図5　部品交換（バッテリー交換）

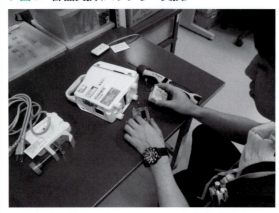

❖点検記録について

●点検記録には，以下の項目が把握できるように記載する必要がある。記録方法は紙ベースもしくは電子媒体（データベース）がある（▶図6）。

> ①医療機器名
> ②製造販売業者
> ③形式，型番，購入日
> ④点検の記録（年月日，点検内容，点検担当者）

●点検記録の保管期間は「医薬品，医療機器等の品質，有効性及び安全性の確保等に関する法律」に準拠し，3年もしくは有効期間に1年を加えた年数とする。

▶図6　電子媒体（データベース）による点検記録

補足
- 各医療機器に機器IDを付け，固体を識別させている。
- 点検日，点検者，点検結果を入力する。
- 紙ベースの点検報告書をスキャナでPDF化し添付することが可能。

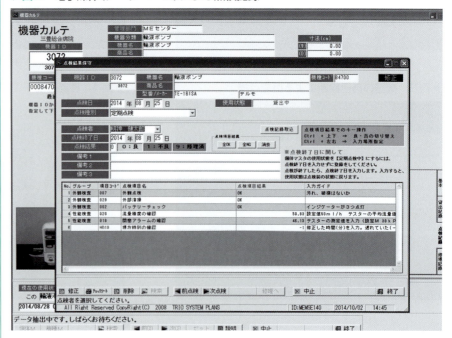

用語アラカルト

＊1 中央管理
医療機関で共通使用されている医療機器を一元管理すること。点検整備された機器を必要なときに必要な場所へ貸し出すことで，医療機器を最小限の台数で安全かつ効率的に運用することが可能である。

＊2 分散管理
移動が困難な機器もしくは用途が特化した機器など，院内各部署に常時配置されている機器を部署単位で管理すること。保守点検は臨床工学技士が実施，記録の管理を行う。

補足
- 点検する部署の機器名，型式，機器IDが把握できる一覧表を使用する。
- この一覧表は現在貸出中の機器の一覧で，点検と同時に所在の確認も行っている。

❖機器の日常的なトラブル（不具合）の調査と対処

- 実際の臨床現場において，医療機器は患者のベッドサイドで使用されており，機器のトラブル（不具合）を最初に発見するのは看護師の場合がほとんどである。トラブルの予防には日常点検および定期点検が必要であるが，病院内すべての医療機器を臨床工学技士が点検することは，非常に多くの時間と労力が必要であり，現実的ではない。各医療スタッフと連携することでトラブルを予防，またトラブル発生時の影響を最小限にすることができる。
- 施設の規模や臨床工学技士の人数などによって方法はさまざまあるが，ここでは当施設で行っている取り組みを例にあげて説明する。

巡回点検
- 巡回する部署の保有機器情報を確認，印刷する（▶図7）。
- 現場にて**中央管理**＊1機器（電子血圧計，携帯型パルスオキシメータなど）および**分散管理**＊2機器（心電計，医用テレメータなど）の所在確認，簡易点検および簡易修理の実施（▶図8，9）。
- 点検結果を所属長に報告。

▶図7　巡回点検一覧表

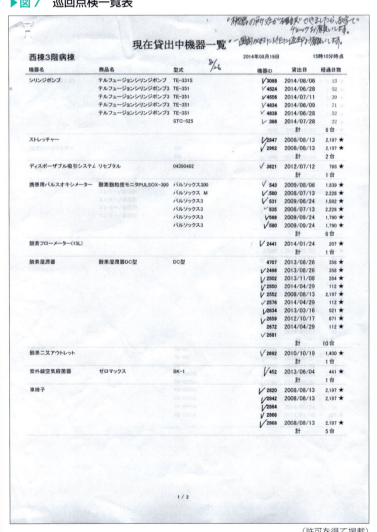

（許可を得て掲載）

▶図8　巡回点検（分散管理機器）

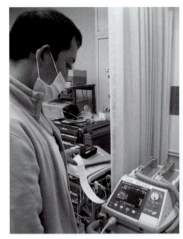
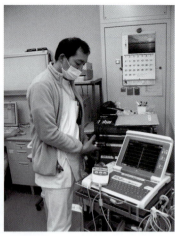

補足
- 分散管理機器の点検は現場で行える簡易点検を行う。
- 心電計，除細動器，医用テレメータなどは医療事故などの際，時刻の記録が重要な意味をもつため時刻の確認・修正も行う。

▶図9　巡回点検（中央管理機器）

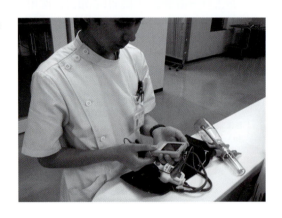

補足
- パルスオキシメータや電子血圧計など実際に作動させ，異常がないか確認する。
- 現場スタッフが気づいていない初期の異常を発見することが可能。

❖故障時の点検と応急処置
- 臨床工学部門などに機器が故障したと連絡があった際，「動かない」「波形が出ない」「電源が入らない」など原因が推測できない場合が多い。したがって，すみやかに機器の使用状況を確認し故障原因を追究する必要がある。
- ❶**故障時の点検**：機器の動作確認を行い，正常状態か異常状態を確認する。異常状態であればその現象が故障によるものか，操作ミスによるものか区別する。故障の場合，故障箇所，故障原因を特定するための確認作業を行う。
- ❷**応急処置**：機器の故障が発生した場合，応急的な対応として下記のような対応をとる必要がある。
    - 患者および医療関係者の安全確保
    - 故障した医療機器の使用禁止と代替機器の準備
    - トラブル発生時の情報収集

❖修理完了時の再点検と記録
- 故障箇所の修理が完了したら，その部分が正常に稼動するかどうかを確認しなければならない。故障発生時と同じ条件で稼動させ，現象が改善されていることを確認する。また，定期点検に準じた機能点検試験および性能点検試験，電気的安全性などの点検を行う必要がある。
- 修理記録として，故障発生から修理完了までの一連の内容を記録しておく必

要がある。記録する内容としては以下のような事項があげられる。

メーカー名	故障の原因	故障発生の日時，部署
修理担当者	修理内容	機器名
修理開始日	修理完了日	型式
故障の現象	修理費用	

● 記録媒体は紙ベース（▶図10），電子媒体どちらでもよいが，電子媒体でデータベース化している方が過去の修理記録を確認する際，時間短縮が可能である。また，メーカー修理の作業報告書をスキャナでPDFデータにすることで，院外修理の情報管理が電子媒体で一元管理できる。

> **補足**
> ● この修理依頼書は上段が現場からの修理依頼内容で，下段が臨床工学技士の修理経過を記録するようになっている。
> ● 修理経過の記録では時系列で記入することで，他のスタッフが見ても修理の経過が把握しやすくなっている。

▶図10 修理記録（例）

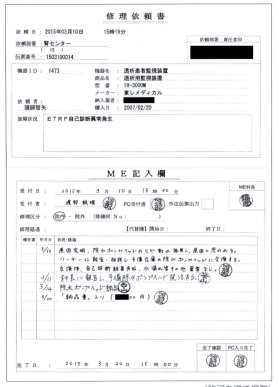

（許可を得て掲載）

2 新規購入機器の安全性，性能の調査・評価

● 新しく購入する医療機器の安全性，信頼性，性能，メンテナンス性，経済性などを病院側の立場として臨床工学部門が調査・評価する必要がある。購入候補にあがった機種についてカタログデータなどにより比較検討を行い，必要に応じてデモンストレーションを実施し，多項目において段階評価を行う。また，その機器を実際に取り扱う医療スタッフからも評価を受ける必要がある。ランニングコストやメーカーのアフターサービス体制も重要な評価項目である。これらを総合的に評価し，病院のニーズに合った最適な機種を選択するべきである（▶図11）。

▶図11 新規購入候補機器の比較検討表

経腸栄養ポンプ比較表

	A社	B社	C社
注入設定範囲	1〜600ml/h	1〜400ml/h	10〜300ml/h
注入予定量設定範囲	1〜5000ml	1〜3000ml	できない
投与方法	連続	連続・ボーラス(間欠)	連続
設定値メモリー	前回設定値を記憶	前回設定値を記憶	前回設定値を記憶
バッテリー稼働時間	約24時間	約18時間	約20時間
積算表示	有	有	無
アラーム音量	可変(3段階)	可変(2段階)	固定
希望小売価格	¥240,000	¥260,000	¥250,000
操作性	直感的に設定・開始ができる。	ボタンの機能が固定されていないため直感的な操作はできない。	ボタンが少なく設定から開始まで容易
	従来の経腸ポンプと操作性が似ている。	画面が大きいため視認しやすい。	アラームが発生すると電源をOFFにしないと解除できない。
	アラーム表示がアイコン表示のためわかりにくい。	流量の入力方法が桁毎にそれぞれ入力するため、桁間違えによるミスの可能性がある。	
操作性評価	○	○	△
回路・セッティング	輸液ポンプと同様の方法でセッティングできる。	回路を本体にセッティングした状態でのみプライミング。落差プライミングできない。	回路自体は従来使用していたものと似ている。
	落差プライミング、自動プライミング両方可能	薬液バックからポンプまでの回路の長さが短い。	逆向きにセットできてしまう。
回路・セッティング評価	○	○	△
ホルダー ポールクランプ	充電器と一体型	着脱式	充電器と一体型
	ポール固定部が回転するため固定位置(向き)を自由に変更できる。	本体を固定するとポールの位置より本体が外側に出っ張ってしまいバランスが悪い。	ポールクランプの位置は固定されている。
ホルダー・クランプ評価	○	△	○
当院在宅栄養用ポンプ	○採用されている	×非採用	×非採用
総評	○	△	△

MEサービス科
2012年9月

(許可を得て掲載)

❖機器の受入試験(安全性と性能)と記録

- 受入試験とは納入が決まった医療機器の性能,操作性,安全性など,仕様どおりかどうかの評価を行う。
- 受入試験には,納入後の一定期間(2〜3週間)臨床の現場で使用して評価する**臨床的評価**と,臨床工学部門で実際に稼動させて工学的に評価する**工学的評価**(ベンチテスト)がある。試験で行われた臨床的評価および工学的評価を記録しておくことで,購入後の機器の機能的劣化の程度を検討する際に役立つ資料となる。

❖機器の安全点検試験および性能点検試験

- **安全点検試験**とは,漏れ電流測定,接地線抵抗測定,エネルギー漏れ測定,アラーム作動性点検などがあり,性能点検試験とはそれぞれの機器の基本性能の点検と調整などである。

1 漏れ電流測定

- 漏れ電流は,①接地漏れ電流,②外装漏れ電流(接触電流),③患者漏れ電流に大別される(▶図12)。
- 漏れ電流試験では,人体と同じ特性をもった回路を用いて測定する必要があ

▶図12　漏れ電流試験の概念図

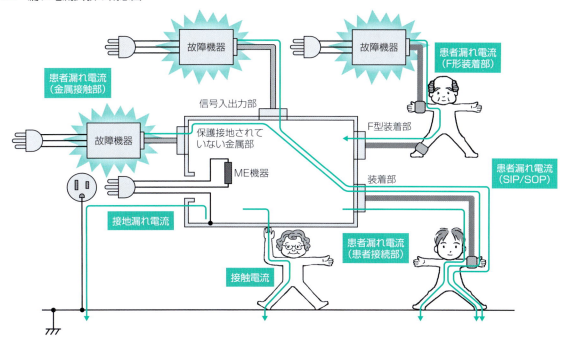

　る。回路を自作することも可能であるが，市販の漏れ電流チェッカーを利用すると測定時間の短縮化，データの収集性がよいなどのメリットがある。
● ここでは市販の漏れ電流チェッカーを用いた接地漏れ電流，外装漏れ電流の測定について説明する。詳細な使用方法については各測定器の取扱説明書を参考にしていただきたい。

❶接地漏れ電流（▶図13）
　● 医療機器と壁のACコンセントの間に漏れ電流チェッカーを接続し，測定条件を設定する。
　● 安全手段がすべて正常に働いている状態（正常状態）の正極性・逆極性を測定する。
　● 安全手段が1箇所故障している状態（単一故障状態）の正極性・逆極性を測定する。

▶図13　接地漏れ電流測定

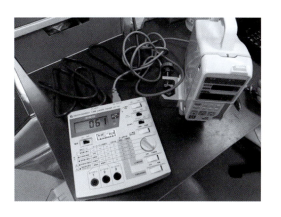

❷外装漏れ電流(▶図14)
- 医療機器と壁のACコンセントの間に漏れ電流チェッカーを接続し,測定条件を設定する。
- 安全手段がすべて正常に働いている状態(正常状態)の正極性・逆極性を測定する。
- 保護接地線が正常でAC電源接続が片側断線している状態(単一故障状態)の正極性・逆極性を測定する。
- AC電源接続が正常で保護接地線が断線している状態(単一故障状態)の正極性・逆極性を測定する。
* 単一故障状態の外装漏れ電流をそれぞれ測定し最も大きい値をとる。

▶図14　外装漏れ電流測定

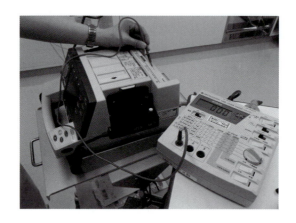

❷アラーム作動試験(▶図15)
- 装置のアラームを擬似的に作動させ,アラームの鳴動を確認する。輸液ポンプでは,①電源投入時のアラーム音のチェック,②バッテリー切り替わり時のアラーム,③気泡アラーム,④閉塞アラームを確認する。

▶図15　アラーム作動試験

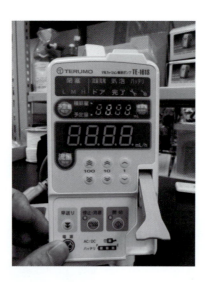

3 性能点検試験（▶図16）

- 輸液ポンプであれば，設定された流量で実測し，装置の誤差範囲内に収まるか確認する。この場合，メスシリンダーなどで計量することで確認できるが，専用テスタを用いることで，測定時間の短縮化やデータの収集性がよくなる。
- 試験方法は各装置の点検条件および点検手順に従う。

▶図16　ポンプテスタによる性能点検

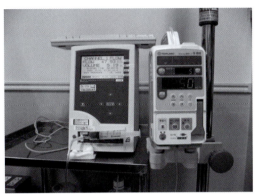
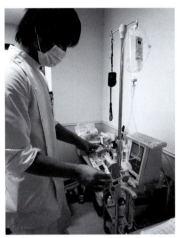

3　その他

❖機器購入委員会への参加・助言

- 医療機器が購入される際には，臨床現場からの要求が存在するため，その機器に関係する医療従事者の意見も考慮して検討される必要がある。通常は多職種から構成される委員会で決定されることが多い。臨床工学技士は機器の購入に関する委員会に参画し，専門的な立場と知識から，申請機器の必要，不要の判断に関する情報提供を行うことが望ましい。購入時に調査すべき項目として下記のようなものがある。

❶**性能**：必要とする性能を備えているか。
❷**操作性**：医師や看護師などが機器を操作する際，容易に行えるか。複雑な操作を必要としないか。
❸**保守点検の難易度**：医療機関で保守点検を行う場合，容易に行えるか。
❹**安全性**：安全装置や警報装置が適切で，機器の運用時に安全性が維持されるか。
❺**経済性**：購入後の推定される使用状況と診療報酬との関係が適切であるか。機器の運用時に使用される電気，医療ガス，消耗品などのランニングコストが高額でないか。
❻**病院設備との整合性**：機器が設置される場所に，機器に整合する特別な電源，医療ガス，上下水道などの設備が備えられているか。特別な設備が必要でない機器であれば問題ない。
❼**他施設の評判**：当該機器をすでに使用している施設や機器の製造業者，販売業者などからできる限り情報を入手するように努める。

用語アラカルト

*3 マクロショック
電流が皮膚を通して体内に流れ込み，再び体外へ出るときに起こる電撃。ビリビリ感じる最小感知電流は1 mA，心室細動が起こる電流は100 mA。

*4 ミクロショック
直接心臓に電流が流れて心室細動が起こる電撃。最小感知電流の1/10の0.1 mA（100μA）で起こる。

*5 保護接地
なんらかの原因で医療機器に大きな漏れ電流が生じたとき，電流を保護接地線（アース線）を通して安全に大地へ流す設備。

*6 等電位接地（EPRシステム）
患者周囲で患者が触れるすべての金属および露出金属部を0.1 Ω以下の導線で1点に集中接地することにより，すべての金属表面間の電位差を10 mV以下に抑えること。ミクロショックを防止できるため，心臓カテーテル室，手術室，ICU，CCUなどで必要。

❖電気設備および医療ガス設備

1 電気設備

● 医療機器を動作させるには電気・医療ガスなどのエネルギーが必要である。現在市販されているほとんどの医療機器は駆動源に電気を使用しているため，電源の安定供給や生体への電撃（マクロショック*3・ミクロショック*4）防止といった病院設備の使用上の安全が保たれている必要がある。

2 病院電気設備の安全基準

❶ 医用接地方式

● 医用室での電撃に対する安全手段として，クラスⅠ機器の保護手段（医用3Pプラグ）に対応する保護接地*5と，ミクロショックの対策としての等電位接地*6からなるシステムを総称したものである（▶図17）。

❷ 非接地配線方式

● 医療機器の絶縁不良による地絡事故発生時の電源遮断を避けることを目的とされた方式で，絶縁トランス（▶図18）を挿入して配線が両方ともに接地より浮いた状態（フローティング）にするもので，地絡が発生しても大きな地絡電流が流れず，漏電遮断器が作動しないため電源供給は継続される。この方式では絶縁監視装置（アイソレーションモニタ：▶図19）を設置し，絶縁の劣化した機器を接続すると警報を発生するようになっている。手術室やICU，CCUなど生命維持管理装置を使用する医用室に設けなければならない。

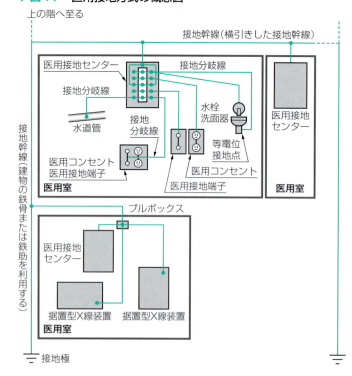

▶図17 医用接地方式の概念図

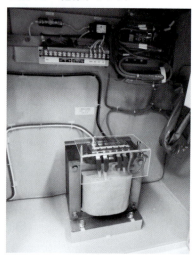

▶図18 絶縁トランス

▶図19　絶縁監視装置
　　　　（アイソレーションモニタ）

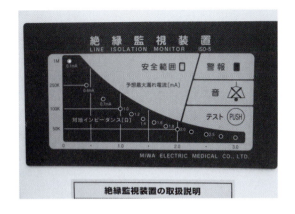

絶縁監視装置の取扱説明

補　足

- 絶縁監視装置は非接地式電路の大地への絶縁状態が「地絡電流が2 mAとなるような状態」となったとき警報を発する。

❸非常電源

- 送電線の事故などにより電力会社からの電力供給が遮断された場合の対策として，医療施設それぞれに非常電源として自家発電設備を備えている。非常電源は，立ち上がり時間や連続運転時間などによって，一般，特別，瞬時特別の3種類に分類され，それぞれの選択は使用する医療機器の電力供給回復要求時間（生命維持装置は最も短い）に合わせて選ぶ必要がある（▶表1）。非常電源が設けられた医用コンセントの外郭表面は赤色で，特別非常電源および瞬時特別非常電源は見やすい箇所にその旨を表示する必要がある（【例】「特別」と）。また，無瞬断で電力の供給を行うことができる「交流無停電電源装置（UPS：Uninterruptible Power Supply）」からの供給コンセントは緑色でよいとされている。

▶表1　非常電源設備の種類

種　類	立上がり時間	連続運転時間	備　考
一般非常電源	40秒以内	10時間以上	
特別非常電源	10秒以内	10時間以上	
瞬時特別非常電源	0.5秒以内	10分以上	・蓄電池設備または交流無停電電源装置（UPS）と自家発電機を組み合わせたもの ・電圧が確立した一般非常電源ないし特別非常電源回路に自動的に切換え接続される ・蓄電池設備は充電を行うことなく，10分以上継続して負荷に電力供給が可能であること

（医療機器の停電対応マニュアル2013年度版より引用）

❹医療ガス配管設備

- 医療ガス配管設備とは，医療施設で診断，治療に用いられるガスを配管により各部署に供給する設備をいう。医療ガス配管設備は，中央供給装置，制御装置，送気配管，配管端末器とホースアセンブリからなる設備である。

❺中央供給装置

定置式超低温液化ガス貯槽による供給装置（CE：Cold Evaporator）（▶図20）
● 酸素用の定置式超低温液化ガス貯槽は，−183℃の液化酸素を低温状態で大量かつ安全に貯蔵できる。貯槽内の液化ガスは送気用蒸発器で気化させ常温にしたのち，圧力調整器で送気用配管圧力 4 kgf/cm^2±0.5（0.4 Mpa±0.05）に調節して送る。

▶図20　定置式超低温液化ガス貯槽による供給装置

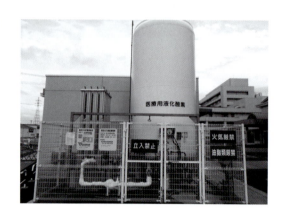

可搬式容器による供給装置（マニフォールドシステム）（▶図21）
● 高圧ガス容器を左右のバンク（ボンベを複数本並べた状態）に分けて設置し，その中央に圧力制御器と切替器を設け，ガスを継続して供給する装置である。

▶図21　マニフォールドシステム

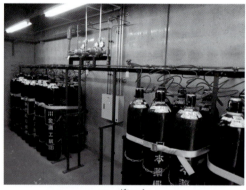

a　ボンベ

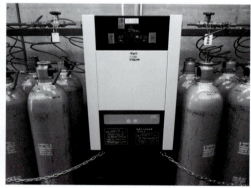

b　圧力制御器と切替器

圧縮空気供給装置（▶図22）
● 病院内で使用される圧縮空気は，水分，油分，ゴミ，細菌を含まない清浄空気で，圧力が一定である必要がある。この圧縮空気の供給方式には，コンプレッサを用いる方式がある。

▶図22 圧縮空気供給装置

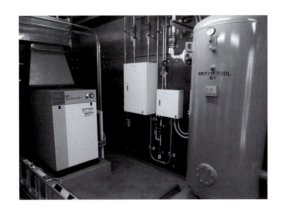

補足

- 医療機関で用いられる空気の製造方法は，圧縮空気供給装置を用いる方法のほかに合成空気供給装置を用いる方法がある。合成空気は，液体酸素を気化した酸素22 %と液体窒素を気化した窒素78 %を混合機によって混合し製造される。

吸引装置（▶図23）

- 吸引装置は吸引ポンプ，リザーバタンク，制御盤などから構成される。騒音が少なく保守面が容易であることから水封式が多用されている。ポンプの運転は配管内圧力を常に−300〜−500 mmHg（−0.04〜−0.067 Mpa）の負圧に保つよう自動運転する。

▶図23 吸引装置

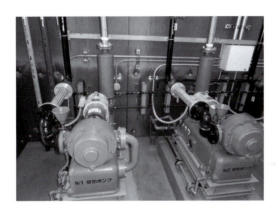

❻医療ガスの供給圧力の範囲（▶表2）と医療ガスモニタ（▶図24）

▶表2 医療ガスの供給圧力

	標準圧力（MPa）	標準圧力（kgf/cm^2）	配管端末最大流（L/分）
酸素	0.392±0.049	4.0±0.5	≧60
亜酸化窒素	0.392±0.049	4.0±0.5	≧40
治療用空気	0.392±0.049	4.0±0.5	≧60
機器駆動用空気	0.883±0.294	9.0±3.0	≧300
機器駆動用窒素	0.736±0.147	7.5±1.5	≧300
吸引（水封式）	0.0533±0.0133	400±100（mmHg）	≧40
吸引（油回転式）	0.0667±0.0133	500±100（mmHg）	≧40

＊静止状態において酸素は治療用空気または亜酸化窒素より0.03 MPa（0.3 kgf/cm^2）高いこと。（1kgf/cm^2 = 98 kPa = 0.98 MPa）

▶図24 医療ガスモニタ

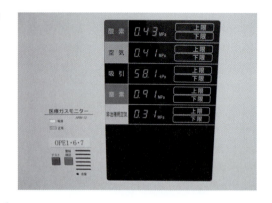

3 送気配管
● 分岐弁，遮断弁を含めたそれぞれのガス供給装置から末端の配管端末までガスを供給する管のことをいう。

❶配管の表示
● 配管の誤接続防止のため，JIS T 7101医療ガス配管設備では配管の色別表示に加えて，ガス名または記号およびガスの流れの方向を表示するよう規定している（▶表3）。

❷遮断弁（シャットオフバルブ）（▶図25）
- **送気操作用遮断弁**：供給源近くに設けられ，配管設備の保守点検や送気制御のため専任職員が操作する。
- **区域遮断用遮断弁**：配管端末器の保守点検や火災などの非常時に下流へのガスの供給を止める。

医療従事者は自分の担当する部署におけるシャットオフバルブの位置を把握しておく必要がある。

▶表3 ガス別表示

ガスの種類	配管識別色	ガス名	記号
酸素	緑	酸素	O_2
治療用空気	黄	空気	AIR
吸引	黒	吸引	VAC
亜酸化窒素	青	笑気	N_2O
二酸化炭素	だいだい	炭酸ガス	CO_2
窒素	灰	窒素	N_2

▶図25 シャットオフバルブ

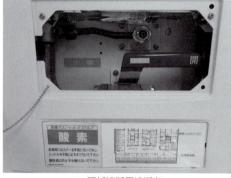

a 区域遮断用遮断弁

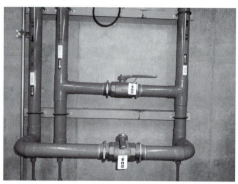

b 送気操作用遮断弁

4 配管端末器

❶ **種類**：配管端末器は医療ガス配管設備における各ガスの取り出し接続口のことで，壁取付式（▶図26a）とホース取付式（▶図26b）がある。

❷ **ガス別特定方式**：配管端末器のソケットアセンブリとアダプタプラグの接続はガス別特定方式（ピン方式，シュレーダ方式，DISS，NIST方式）が使用されている（▶図27）。

▶図26 配管端末器

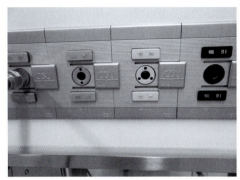
a 壁取付式

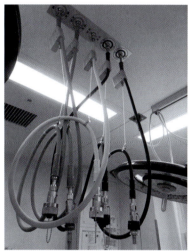
b ホース取付式

▶図27 ガス別特定方式（ピン方式）

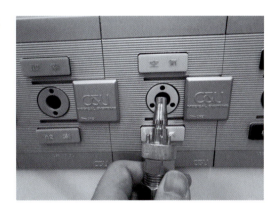

❖医療機関などにおける医療機器の立会いに関する基準
1 「立会い」の定義

● 医療機関などにおける医療機器の「立会い」とは，医療機関などの管理下にある患者に対して，医師などの医療担当者が診断や治療を行うにあたり，メーカーなどの事業者がその医療現場に立ち入り，医療機器に関する情報提供や便益労務[*7]の提供を行うことをいう。

● ただし，在宅医療については，事業者が医療担当者，在宅患者などに対して医療機器の使用・操作方法などの情報提供や便益労務提供を行うことをいう。

用語アラカルト

*7 便益労務
有益な労働の供与，経済上の利益，いわゆるアフターサービス（機器の据付，設置，配線など）は含まない。

2 公正競争規約での「立会い」に関する基準の体系

- 立会いに関する基準の体系を▶図28に示す。
- 病院がメーカーなどの事業者の立会いを受けるためには▶図28に準拠しなければならない。そのほかに、医療機器業公正取引協議会が定めた様式による「立会い実施確認書」が必要になる(▶図29)。この確認書は事業者が医療機関に持参し、対象医療機器名、手技名、目的、回数・期間、患者への立会いに関するインフォームドコンセントの実施確認、医療機関名、診療科名、管理責任者名の記入を求め、事業者は、立会い実施日、実施期間、実施担当者を記入する。最後に担当医師の記名・捺印または署名を受け、事業者は5年間保存することになっている。なお、患者が立会いについて了解しなかった場合は、立会いを行うことができない(▶図30)。

▶図28 公正競争規約での立会いに関する基準の体系

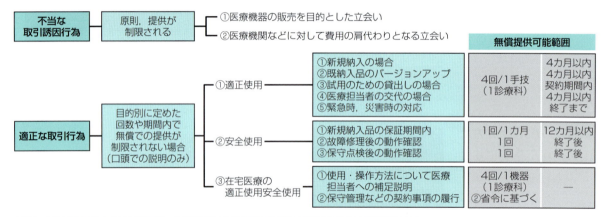

無償による口頭での立会いが終了後、医療機関からの要請で有償の口頭での立会いを継続できる。

Coffee Break

点検・修理はどこまでやるの？

- 医療機器の点検・修理の業務を行っていると、「電動ベッドが動きません」や「車椅子がパンクしました」など医療機器以外の点検修理依頼がくることがある。みなさんならどうするだろうか？ 院内で取り扱う部署がはっきり決められている場合は、担当する部署が点検修理すればよいのだが、グレーゾーンの機器はあるのではないだろうか？
- 点検修理の依頼がくるということは、医療機器であるか否かに係わらず、機器の不具合で患者もしくは現場スタッフが困っていて、われわれ臨床工学技士に助けを求めているということだと思う。当院では、グレーゾーンの機器の点検修理依頼があった場合は、内容を確認し、軽微であれば点検修理を実施し、場合によっては事務部門や設備担当部門と連携して対応するようにしている。
- 院内の機器を臨床工学部門がどこまで点検修理を行うかは、それぞれの施設の現状に見合った方法を考える必要があると考える。

▶図29 立会い実施確認書

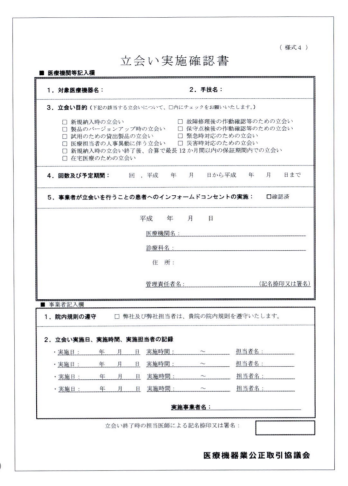

(医薬機器業公正取引協議会より引用)

▶図30 立会いに対する臨床工学技士の対応

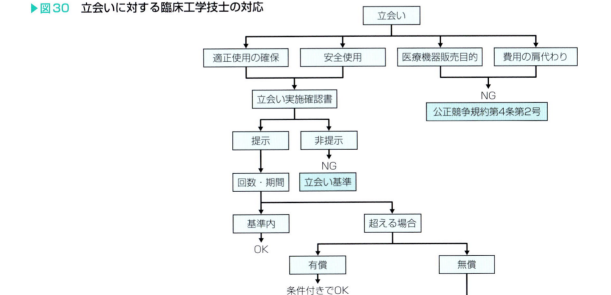

(Clinical Engineering, Vol.20, No.10, 秀潤社, 2009.より引用)

❖医療機器の感染対策

１医療機器に対する滅菌・消毒の実際

❶洗浄・清拭の必要性

- 消毒薬には，タンパク凝固作用を示すものが多く，タンパク成分を含む分泌物や血液などの体液が付着した状態では，消毒薬の浸透を妨げ，消毒効果を低減させてしまう。よって，滅菌・消毒を実施する際は，水による洗浄もしくは清拭を事前に行い，それらを除去しておく必要がある。各種消毒薬による消毒は▶表4のように高～低水準の消毒に分類される。

❷医療機器本体に対する対処法（図31，32）

- 医療機器本体は温水などを染み込ませたきれいなガーゼなどを用いて体液や汚れを除去したうえで，必要に応じて消毒用エタノールなどを使用し清拭する。
- 清拭する際は，感染防御の観点から手袋を着用する。消毒用エタノールなどのアルコール系消毒薬は，プラスチックなどの材質に対し変質や劣化をきたす場合があるので，本体外装の材質を確認し，変質や劣化が疑われる部分に対しては使用を避け，メーカーが推奨する消毒薬を使用する。

▶表4　主な消毒薬の抗菌スペクトルと使用領域

区分	消毒薬	消毒薬の抗菌スペクトル						消毒対象と使用の可否					
		一般細菌	緑膿菌	結核菌	真菌	芽胞	B型肝炎ウイルス	環境	金属器具	非金属器具	手指皮膚	粘膜	排泄物による汚染
高水準	グルタラール	○	○	○	○	○	○	×	○	○	×	×	△
	過酢酸	○	○	○	○	○	○	×	△	○	×	×	×
中水準	次亜塩素酸ナトリウム	○	○	○	○	△	○	○	×	○	×	×	○
	消毒用エタノール	○	○	○	○	×	○	○	○	○	○	×	×
	ポビドンヨード	○	○	○	○	×	○	×	×	×	○	○	×
	クレゾール石鹸	○	○	○	△	×	×	△	×	×	×	×	○
低水準	第四級アンモニウム塩	○	○	×	△	×	×	○	○	○	○	○	△
	クロルヘキシジン	○	○	×	△	×	×	○	○	○	○	×	×
	両性界面活性剤	○	○	△	△	×	×	○	○	○	○	○	△

○：有効　
△：効果が得られにくいが，高濃度・長時間で有効　
×：無効

○：使用可能　
△：注意して使用可能　
×：使用不可能

▶図31　医療機器の清拭

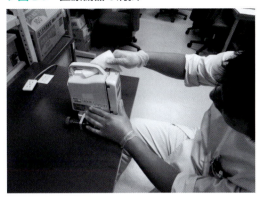

補足
- 返却された機器の清拭は、感染防止のため手袋を着用する。

▶図32　清拭完了の表示

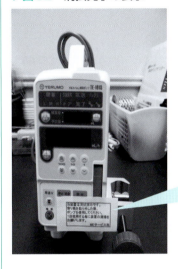
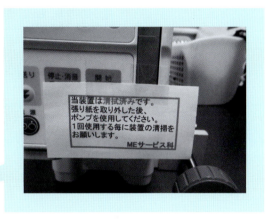

補足
- 清拭完了の表示をすることで、安心して使用できると同時に清拭の必要性を啓蒙することができる。

❸クリティカル器具に分類されるものの対処法

- 医療機器に関係するクリティカル器具として、除細動器の心臓に対しての直接電極(内用電極)や電気メスのアクティブ電極など、手術などで組織に直接使用されるものがあげられる。これらの使用後は血液などの体液が付着していることから、洗剤や流水による洗浄を実施し完全に除去する。洗浄後は十分乾燥させたうえで、高圧蒸気滅菌、酸化エチレンガス滅菌、過酸化水素プラズマ滅菌法などにより滅菌する。

❹セミクリティカル器具に分類されるものの対処法

- 医療機器に関係するセミクリティカル器具として、内視鏡のスコープや超音波診断装置の経食道プローブなど粘膜に接触するものがあげられる。また、人工呼吸器の呼吸回路なども、気管内チューブを介して呼吸器系の粘膜と通じていることから、セミクリティカルとして分類される。これらの使用後は高水準消毒が必要とされる。消毒前には分泌物などの体液を除去するため洗剤や流水による洗浄を実施し完全に除去する。その後、高水準消毒剤(グルタラール製剤、過酢酸製剤など)にて消毒する。消毒方法は各消毒製剤の使用方法に従い正しく使用する。

❺ノンクリティカル器具に分類されるものの対処法

●医療機器において，血圧計のマンシェットや各種電極，センサなどは損傷のない皮膚と接触するため，ノンクリティカル器具に分類される。通常，ノンクリティカル器具に対して消毒が必要となるのは，接触予防策を必要とする場合と，体液が付着した場合である。この場合，低水準の消毒剤を用いて消毒を行うが，消毒薬への浸漬が不可能なものについては，アルコール系消毒薬などによる清拭を行う。消毒薬により変質・劣化をきたすものについては，温水による清拭や洗浄のみで対応し，皮膚接触部分における微生物の減少をはかることが重要である。

【参考文献】
1）(社)日本臨床工学技士会 編著：ME室ハンドブック医療機器中央管理のすべて，じほう，2007.
2）渡辺 敏 編著：事例で学ぶ医療機器安全管理学，真興交易医書出版部，1999.
3）加納 隆 編：大きく様変わりしたペースメーカ関連業務－立会い基準の実施－. Clinical Engineering Vol.20, No.10, 秀潤社, 2009.
4）小野哲章 編：実践漏れ電流測定法. Clinical Engineering Vol.25, No.5, 秀潤社, 2014.
5）漏れ電流チェッカー LCC-1101 取扱説明書：日本光電
6）医療機器の保守点検計画と適正な実施に関する解説書：(社)日本臨床工学技士会
7）医療機器安全管理指針：(社)日本臨床工学技士会
8）医療機器安全管理指針Ⅱ―適正使用のための研修―：(社)日本臨床工学技士会
9）医療機関等における医療機器の立会いに関する基準の実施について：医療機器業公正取引協議会

4 医療機器に関する情報管理

松本恵子

業務のポイント
- 添付文書，取扱説明書などの管理と遵守
- 医療機器の不具合情報や安全性情報の収集および院内スタッフへの周知
- 情報提供の体制づくり

- 医療機器に係る安全管理のための体制の確保に係る措置として，「医療機器の安全使用のために必要となる情報の収集その他の医療機器の安全使用を目的とした改善のための方策の実施」(医療法施行規則第一条の十一第2項第三号二)を行う必要がある。

1 添付文書，取扱説明書の管理

- 医療機器の使用および保守点検などの管理を行う際には，機器の使用についての添付文書や取扱説明書に従うことが必要である。これらの文書に沿った医療機器の管理を行うことで，安全で信頼性の高い医療機器の提供が可能となる。

❖医療機器の添付文書の見方

- 医療機器の添付文書は「医薬品医療機器等法第六十三条の二第1項」の規定に基づき，該当医療機器の適用を受ける患者および使用者の安全を確保し適正な使用を図るために，医療従事者に対してリスクや注意事項などの必要な情報を提供することを目的としたものである。
- 製造販売業者が作成するものである取扱説明書との関係は，添付文書だけでは十分に情報が提供できない医療機器の場合，添付文書のほかに取扱説明書（保守点検マニュアルを含む）で記載することが規定されている。法的位置づけとして取扱説明書より添付文書のほうが高位となり，医療機器には添付文書は必須となる。

❖添付文書の様式と記載項目

- 詳細な記載項目は厚生労働省によって定められ，原則としてA4判8ページ以内に記載順序に従って作成されている。

①作成又は改訂年月	⑦形状・構造及び原理等
②承認番号等	⑧使用目的又は効果
③類別及び一般的名称等	⑨使用方法等
④販売名	⑩使用上の注意
⑤警告	⑪臨床成績
⑥禁忌・禁止	⑫保管方法及び有効期間等

補足
- 「薬事法」は，平成26年11月25日より「医薬品，医療機器等の品質，有効性及び安全性の確保等に関する法律（略称：医薬品医療機器等法）」に名称が変更された。

VII 医療機器管理業務

⑬取扱い上の注意　　　　　⑯主要文献及び文献請求先
⑭保守・点検に係る事項　　⑰製造販売業者及び製造業者の氏
⑮承認条件　　　　　　　　　名又は名称等

(平成26年10月2日付薬食発1002号第8号)

▶図1　医療機器添付文書テンプレート

```
①作成または改訂年月                    ②承認番号（認証番号、届出番号）
                    ③類別
          高度管理（管理　一般）医療機器　一般名称　JMDNコード
                    ④販売名

  ┌─────────────┐      ⑪【臨床成績】
  │ ⑤【警告】       │
  │                 │
  └─────────────┘      ⑫【保管方法及び有効期間等】

  ┌─────────────┐
  │ ⑥【禁忌・禁止】 │      ⑬【取扱い上の注意】
  │                 │
  │                 │
  └─────────────┘

  ⑦【形状・構造及び原理等】      ⑭【保守・点検に係る事項】


  ⑧【使用目的又は効果】          ⑮【承認条件】


  ⑨【使用方法等】                ⑯【主要文献及び文献請求先】


  ⑩【使用上の注意】              ⑰【製造販売業者及び製造業者の氏名
                                    又は名称等】



             ┌──────────────────┐
             │ 取扱説明書を必ずご参照ください │
             └──────────────────┘

                      ページ数
```

❖添付文書および取扱説明書の保管

- 医療機器の使用や保守点検を行う際，添付文書や取扱説明書などで指定されている方法を遵守しなければならない。医療機器の安全使用のため，添付文書および取扱説明書を適切に保管・管理し，使用者がいつでも参照できる環境づくりを行う必要がある。医療機器製造販売業者から提供される添付文書および取扱説明書は，紙媒体や電子媒体があり，双方での管理が望ましい。
- すべてではないが，独立行政法人医薬品医療機器総合機構（以下「PMDA」）のホームページより医療機器の添付文書が閲覧できるようになっている。

> **補足**
> 添付文書内項目③類別について
> - 病院が管理するすべての医療機器が安全管理の対象とされ，GHTF（Global Harmonization Task Force：医療機器規制国際整合化協議会）では国際的なクラス分類に分けられており，法律の分類と対応し，Ⅰ～Ⅳまで分けられる。

▶表1　クラス分類

国際分類	リスクによる医療機器の分類	医療機器	管理機器
クラスⅠ	不具合が生じた場合でも，人体へのリスクが極めて低いと考えられるもの	【例】鋼製小物，X線フィルム、血液ガス分析装置	一般医療機器
クラスⅡ	不具合が生じた場合でも，人体へのリスクが比較的低いと考えられるもの	【例】MRI，超音波診断装置、電子内視鏡	管理医療機器
クラスⅢ	不具合が生じた場合，人体へのリスクが比較的高いと考えられるもの	【例】血液浄化装置、人工骨，人工呼吸器	高度管理医療機器
クラスⅣ	患者への侵襲性が高く，不具合を生じた場合，生命の危険に直結するおそれがあるもの	【例】心臓ペースメーカ、人工心臓弁、ステント	

2　不具合，安全性情報の収集

- 医療機器安全管理責任者は，医療機器の不具合情報や安全性情報などの安全使用のために必要な情報を製造販売業者などから一元的に収集するとともに，得られた情報を当該医療機器に携わる者に対して適切に提供しなければならない。
- 医療機関には厚生労働省○○局通知，県衛生局通知などの書類が施設宛てに届く。このような必要な情報を入手できるように施設内の手順を整備しておくことが望ましい。
- 医療機関外からの情報収集は，製造販売業者の情報担当者から提供されるものが多いが，情報が提供されるのを待つだけではなく積極的に収集する必要がある。
- 医療機器の不具合情報や安全性情報などの安全使用に必要な情報は，PMDAのホームページ（http://www.pmda.go.jp/）で提供されている。このホームページより，安全対策業務＞情報提供業務を開いた画面では，医療機器の回収情報や安全性情報が網羅され，医療機器等に関係する情報が頻繁に更新されている。また医薬品・医療機器の安全性情報で特に重要な情報が発出されたときに，適宜にその情報をメールによって配信するサービス（http://www.pmda.go.jp/safety/info-services/medi-navi/0007.html）もある。これは簡単な登録をすることで医療機器等の重要な安全性情報が入手でき，保健衛生上

の危害発生の予防や防止に役立つので活用するとよい。配信される安全情報，医療機器関連情報は以下のとおりである。

> ①緊急安全性情報・安全性速報
> ②医薬品・医療機器等安全性情報
> ③ＰＭＤＡ医療安全情報
> ④使用上の注意の改訂指示通知(医療機器)・自主点検通知
> ⑤回収情報(クラスI分　医療機器)
> ⑥承認情報(医療機器)
> ⑦医療機器関連通知

●これら収集した不具合情報や安全性情報を効果的に院内に周知するためには，その情報の性質や内容により周知方法が変わってくる。使用者や内容が特定の部署に限定される場合には個別に必要部署のみに周知し，多くのスタッフが知る必要がある場合には院内報などにより周知するのがよいと思われる。多すぎる情報は，情報に対する関心度が低下するため効果的に行う必要があることに留意しなければならない。

❖医療機器安全管理責任者
●平成19年4月に厚生労働省から改正医療法「医療安全通知」が出され，医療機器を安全に使用するための指針が医療機関に義務づけされた。医療機器を安全に使用するための責任者として医療機器安全管理責任者を配置(医療法施行規則第一条の十一第2項第三号イに規定)することが求められている。医療機器安全管理責任者の役割と責任は以下のとおりである。

❶資格
- 医療機器の適切な使用方法，保守点検の方法など，医療機器に関する十分な経験および知識を有する常駐職員
- 医師，歯科医師，薬剤師，助産師(助産所の場合に限る)，看護師，歯科衛生士(主として歯科医業を行う診療所に限る)，診療放射線技師，臨床検査技師または臨床工学技士のいずれかの資格を有する者
- 医療機器の適切な保守を含めた包括的な管理に係わる実務を行うことができる者

❷他の役職との兼務
- 病院においては管理者との兼務は不可
- 医薬品安全管理責任者などとの兼務は可

❸業務
- 病院などの管理者の指示の下，以下の業務を行う。なお，病院および患者を入院させるための施設を有する診療所においては，安全管理委員会と連携の下，実施体制を確保すること。
    (1)従業者に対する医療機器の安全使用のための研修の実施
    (2)医療機器の保守点検に関する計画の策定および保守点検の実施
    (3)医療機器の安全使用のために必要となる情報の収集その他の医療機器の安全使用を目的とした改善のための方策の実施

3 | 不具合，安全性情報の報告

- 平成17年4月1日より，従来の医療機器の製造販売業者側からの不具合情報報告義務だけでなく，医療従事者側にも報告義務が生じることになった。また，医薬品医療機器等法上の医療従事者側の報告者として，病院若しくは診療所の開設者または医師，歯科医師，薬剤師のほか，業務上医療機器を取り扱う者として臨床工学技士の名称が明記された。対象はすべての医療機関，薬局で厚生労働大臣に対し，直接報告が義務づけられている。

- これは，「医薬品・医療機器等安全性情報報告制度」で，日常，医療の現場においてみられる医薬品，医療機器または再生医療等製品の使用によって発生する健康被害などの情報（副作用情報，感染症情報および不具合情報）を医薬品医療機器等法に基づき医療従事者が直接厚生労働大臣に報告する制度である。報告された情報を専門的観点から分析，評価して，必要な安全対策をとるとともに，広く医薬関係者に情報を提供し，市販後安全対策の確保を図ることを目的としている。

- 報告の様式である「医療機器安全性情報報告書」はPMDAのホームページの「各種様式ダウンロード（http://www.pmda.go.jp/PmdaSearch/youshikiDownload/gyoumuSelDispList/16）」にある「別紙1様式2　医療機器安全性情報報告書」から入手可能である。必要事項を記入の上，独立行政法人医薬品医療機器総合機構安全第一部安全性情報課宛にFAX，郵送または電子メールで送付する。電子メールで送付する場合は，メールにファイルを添付し，「anzensei-hokoku@pmda.go.jp」に送信する。また，「e-Gov電子申請システム」（http://www.e-gov.go.jp/shinsei/index.html）を利用してインターネットで報告することもできる。なお，報告に関しては，事前に本人確認を行うための電子証明書の交付を受ける必要がある。

補足
- 医薬品医療機器等法第68条の13第3項に基づき，厚生労働大臣がPMDAに副作用報告に係る情報の整理を行わせることとしたため，平成26年11月25日より，報告窓口がPMDAに変更となった。

補足
- 平成27年3月31日をもってe-Govによる報告受付は終了する。

▶図2 医療機器安全性情報報告書

別紙2

医療機器安全性情報報告書

☆医薬品医療機器等法に基づいた報告制度です。記入前に裏面の「報告に際してのご注意」をお読みください。

患者イニシャル	不具合・健康被害発現年齢 歳	身長 cm	その他特記すべき事項 □ 飲酒 （　） □ 喫煙 （　） □ アレルギー（　） □ その他（　）
性別 □男 ・ □女	妊娠： □無 ・ □有（妊娠　週）・□不明	体重 kg	

○不具合・健康被害の原因と考えられる医療機器（特定できない場合は複数記載して頂いて結構です）

製品名	
製造販売業者名	
承認番号	ロット番号・製造番号・JANコード（任意）

○不具合・健康被害の状況
　医療機器の不具合： □無 ・ □有（内容：　　）
　患者等の健康被害： □無 ・ □有（内容：　　）

○医療機器の不具合・健康被害の発生経緯（不具合・健康被害が発生した日時とその後の発生）

使用開始日時　　年　月　日　時 不具合発生日時　　年　月　日　時	その後の発生（再現性）　年　月　日　時

○医療機器の用途（使用目的、併用した医療機器／医薬品）

○医療機器の取扱者　□医師　□歯科医師　□臨床工学技士　□診療放射線技師　□看護師　□患者　□その他（　　）

○不具合・健康被害後の患者等の症状、処置等に関する経過およびコメント
　　年　月　日

○医療機器の構造的、材質的または機能的欠陥に関するコメント

○報告者意見欄（再発防止の対処方法、類似した不具合・健康被害が発生する危険性、類似した不具合により想定される健康被害の程度等）

報告日：平成　　年　　月　　日　　　　（安全性情報受領確認書を送付しますので住所をご記入ください）
報告者　氏名：　　　施設名：
（職種　　）　　　住所：〒
　　　　　　　　　電話：　　　FAX：

○　製造販売業者への情報提供の有無　　　　□報告済　・　□未
○　現品（医療機器）の製造販売業者への返却　□返却済　・　□未
生物由来製品感染等被害救済制度について：□患者が請求予定　□患者に紹介済み　□患者の請求予定はない
　　　　　　　　　□制度対象外（生物由来製品でない。非入院相当ほか）　□不明、その他
※生物由来製品を介した感染等による重篤な健康被害については、感染等被害救済制度があります（詳細は裏面）。

ファクス又は電子メールでのご報告は、下記までお願いします。
（FAX：0120-395-390　電子メール：anzensei-hokoku@pmda.go.jp　医薬品医療機器総合機構安全第一部安全性情報課宛）

（PMDAより）

❖報告に際しての注意

● この報告制度は，医薬品医療機器等法に基づいて，医療機器による不具合（欠陥・故障など）および感染症によると疑われる症例について，医療関係者が保健衛生上の危害発生の防止などのために必要があると認めた場合に報告するものである．医療機器との因果関係が必ずしも明確でない場合でも報告の対象となる．

● 報告された情報については，PMDAが情報の整理または調査の結果を厚生労働大臣に通知し，原則としてPMDAからその製品を供給する製造販売業者などへ情報提供するので業者が詳細調査を行う場合がある．

● 報告された情報について，安全対策の一環として広く情報を公表することがあるが，その場合には，施設名および患者のプライバシーなどに関する部分

は除く。
● 生物由来製品を介した感染などによる健康被害については感染等被害救済制度がある。報告される感染症などがこの救済制度の対象となると思われるときは、この救済制度について、健康被害を受けた方に紹介する。

> **医薬品医療機器等法第六十八条の十第1項**
> 医薬品、医療機器若しくは再生医療等製品の製造販売業者は、医薬品、医療機器又は再生医療等製品について、当該品目の副作用その他の事由によるものと疑われる疾病、障害、又は死亡の発生、当該品目の使用によるものと疑われる感染症の発生、医療機器又は再生医療等製品の有効性及び安全性に関する事項で厚生労働省令で定めるものを知ったときは、その旨を厚生労働大臣に報告しなければならない。
>
> **医薬品医療機器等法第六十八条の十第2項**
> 医療従事者は、医薬品、医療機器又は再生医療等製品について、当該品目の副作用その他の事由によるものと疑われる疾病、障害若しくは死亡の発生又は当該品目の使用によるものと疑われる感染症の発生に関する事項を知った場合において、保健衛生上の危害の発生又は拡大を防止するため必要があると認めるときは、その旨を厚生労働大臣に報告しなければならない。

補足

再生医療等製品の範囲
● 人の細胞に培養等の加工を施したものであって、①身体の構造・機能の再建・修復・形成や、②疾病の治療・予防を目的として使用するもの、又は
● 遺伝子治療を目的として、人の細胞に導入して使用するもの
※これらはいずれも人の細胞等を用いることから、品質が不均一であり、有効性の予測が困難な場合があるという特性を有している。具体的には、政令で範囲を定める予定。

4 病院など管理者への報告

● 医療機器の使用にあたっては、製造販売者が指定する使用方法や点検方法を守ることが必要である。しかし、製造販売業者が添付文書や取扱説明書などで規定している方法では不具合を生じ、適正かつ安全な医療の遂行に支障をきたす場合は、病院の管理者や当該製造販売業者に報告しなければならない。
● そのためには、各種医療機器に対して製造販売業者や厚生労働省、また関連学会や研究会などからの副作用や安全性に関する情報を一元的に収集するとともに、得られた情報を迅速かつ確実に院内各部署に周知徹底できるような体制が必要である。
● 自施設内での医療機器の適正使用において医療機器の不具合や副作用などがあった場合に、情報を収集できるシステムづくりも必要である。

▶図3 「医療機関などからの医薬品または医療機器についての副作用、感染症及び不具合の法制化に伴う実施要領の改訂について」

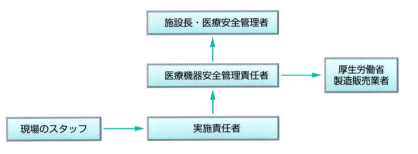

5 医療機関の立入検査への対応

- 医療機関では定期的に「厚生労働省」の調査や「保健所」による監査が行われている。これは，病院が医療法および関連法令により規定された人員および構造設備を有し，かつ，適正な管理を行っているか検査することにより，病院を適正な医療を行う場にふさわしいものとすることを目的としている。
- 医療機関における安全管理体制の確保については，「良質な医療を提供する体制の確立を図るための医療法などの一部を改正する法律の一部の施行について」(平成19年3月30日医政発第0330010号医政局通知)などに基づき検査される。
- 臨床工学技士に関する実態調査2013施設アンケートを見てみると，立入検査を受けたことのある施設に様式を訊いたところ，93.3％の施設で書類の提出，90.6％の施設で質疑応答，75.1％の施設で現場確認が行われた。
- 立入検査の際に指摘された事項は以下のとおりである(▶表2)。参考にしていただきたい。

▶表2　立入検査時に指摘された事項

指摘事項	回答数
医療機器管理台帳整備	51
点検の頻度と記録	30
職員研修を徹底すること	23
人員不足	17
研修会の内容を詳細に明記すること	17
記録などの管理方法について	15
感染について	15
返却，貸出の区分	13
院内すべての医療機器の把握(放射線，検査室含む)	11
部屋の広さ	11
研修記録の確認	10
院内研修参加率の向上	10
職員研修不参加者への対応方法	9
医療機器の保守点検状況の確認	9
マニュアルの不備	9
医療機器安全管理の組織図について	8
保守点検実施に関する内容	7
医療機器の管理システムについて	6
災害対策の内容	4
添付文書を全職員が閲覧できるように	3
新規導入医療機器の研修実施方法について	3
病棟での医療機器の配置場所	2
医療機器管理室の施錠	2
医療機器の中央管理化の推進	2
少数回答	71

回答数：358

● また，近年，ISO（International Organization for Standardization：国際標準化機構）や病院機能評価受審時に立入検査を受けることも増えている。臨床工学技士に関する実態調査2013施設アンケートでは，対応に苦慮した事項は以下のとおりである（▶表3）。参考にしていただきたい。

▶表3 病院機能評価で医療機器に関することで対応に苦慮した事項

対応に苦慮した事項	回答数
マニュアルの整備	27
資料作成	11
機器の一元管理	10
人員が少ない	8
院内研修について	7
医療機器管理上の書類管理	7
点検計画の実施されていない機器への対応	5
中央管理場所	3
医療機器管理室が無い	3
医療機器の中央管理体制への検討	3
日常点検の実施	3
機器管理が業務として確立できていない	2
機器管理室が狭いこと	2
現場への周知確認	2
少数回答	41
記載なし	14

回答数：148

【文　献】
1）公益社団法人日本臨床工学技士会　関連法規検討委員会　監修：臨床工学関連法規集，医薬ジャーナル，2012.
2）（社）日本臨床工学技士会：ＭＥ室ハンドブック―医療機器中央管理のすべて―，じほう，2006.
3）公益社団法人日本臨床工学技士会：医療機器安全管理指針，2013.
4）社団法人日本臨床工学技士会：医療機器に係る安全管理のための体制確保に係る運用上の留意点　運用のためのＱ＆Ａ集，2007.
5）日本臨床工学技士会：臨床工学技士のための医療機器の安全性情報報告制度の手引き
6）公益社団法人日本臨床工学技士会：臨床工学技士基本業務指針2010．医療機器管理業務指針，2010.
7）公益社団法人日本臨床工学技士会統計調査委員会：臨床工学技士に関する実態調査2013施設アンケート結果報告

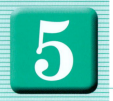

「臨床工学技士に関する実態調査 2013施設アンケート」結果

松本恵子

- 日本臨床工学技士会（統計調査委員会）による『臨床工学技士に関する実態調査 2013施設アンケート』の中から，医療機器管理室に関する事項を一部抜粋した。（調査期間：2013年3月31日〜4月30日）
- アンケート回収率：59.6 %（発送数：3,651件，回収数：2,178件）

❖ 従事業務（▶図1）
❖ 保守点検関連業務の配置人数（▶図2）
❖ 医療機器安全管理料Ⅰを請求しているか？（▶図3）
❖ 医療機器管理室を設置しているか？（▶図4）
❖ 医療機器管理室を設置していない，設置の予定はない理由（▶図5）
❖ 医療機器管理室の部屋の広さは？（▶図6）
❖ 医療機器管理室の業務（▶図7）

▶図1　従事業務（重複回答可）

業務名	n	%
呼吸治療業務	1,144	52.7
人工心肺業務	384	17.7
血液浄化業務	2,054	94.6
手術領域（周術期を含む）での業務	781	36
集中治療領域での業務	578	26.6
心・血管カテーテル業務	732	33.7
高気圧酸素治療業務	213	9.8
その他の治療関連業務（除細動器）	773	35.6
ペースメーカ業務	776	35.7
植込み型除細動器（CRTDを含む）	324	14.9
保守点検関連業務	1,844	84.9
内視鏡関連業務	328	15.1
眼科領域関連業務	82	3.8
情報処理関連業務	167	7.7
その他	155	7.1

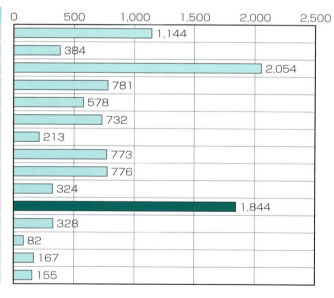

▶図2　保守点検関連業務の配置人数

配置人数	専任	兼任
0人	267	52
1人	216	311
2人	87	279
3人	82	203
4人	50	205
5人	26	119
6人	20	95
7人	12	64
8人	10	55
9人	7	47
10人	4	41
11人以上	15	114
合計	796	1,585

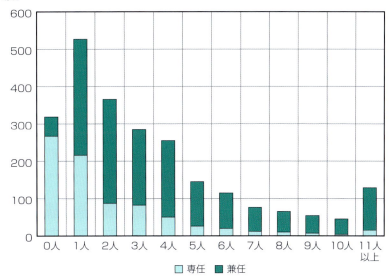

▶図3　医療機器安全管理料Ⅰを請求しているか？

	n	%
はい	1,176	55.7
いいえ	534	25.3
わからない	401	19
合計	2,111	100

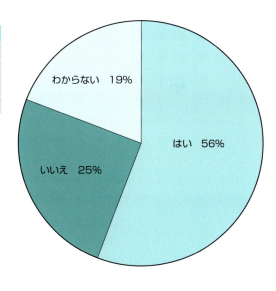

▶図4 医療機器管理室を設置しているか？

	n	%
助成金なしで設置	932	43.9
助成金を受けて設置	58	2.7
設置していないが，助成金にて設置を予定している	17	0.8
設置していないが，助成金なしで設置を予定している	108	5.1
設置していない，設置の予定はない	1,009	47.5

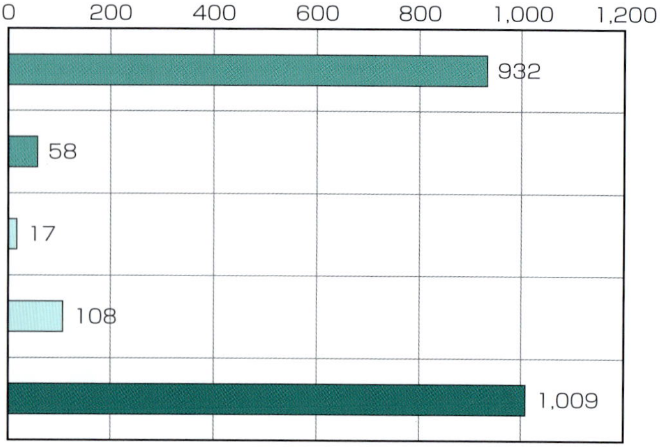

▶図5 医療機器管理室を設置していない，設置の予定はない理由

設置していない，設置の予定はない理由	n
設置するスペースがない	243
施設規模的に必要性がないため	49
取り扱い医療機器が少ない	45
理解不足	37
必要性がない	35
臨床工学技士室として医療機器管理業務を実施していない	18
不明	17
人員不足	13
今は必要がないと思われるため	11
透析室で管理している	9
予算的理由	8
わからない	5
人と場所がない	5
知らなかった	4
助成金などの内容を把握していない	4
検討中	2
少数回答	68
記載なし	436

▶図6　医療機器管理室の部屋の広さは？

No.	面積	n	%
1	1〜10平方m	99	11.9
2	11〜20平方m	169	20.3
3	21〜30平方m	136	16.3
4	31〜40平方m	90	10.8
5	41〜50平方m	81	9.7
6	51〜60平方m	55	6.6
7	61〜70平方m	27	3.2
8	71〜80平方m	33	4.0
9	81〜90平方m	20	2.4
10	91〜100平方m	38	4.6
11	101平方m以上	84	10.1

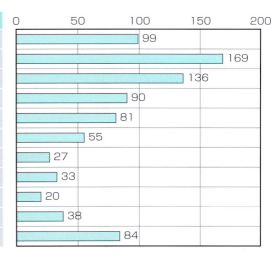

▶図7　医療機器管理室の業務（重複回答可）

業務名	n	%
医療機器関連企業からの情報収集，管理および院内医療従事者に対する伝達	825	84.9
医療機器の購入の際における機種選定のための使用および購入決定者への助言	716	73.7
医療機器の保守点検	947	97.4
医療従事者に対する医療機器の使用方法の講習（院内研修）	822	84.6
臨床現場における使用実態に係る情報収集および医療機器関係企業への情報伝達	657	67.6
院内の医療機器の購入から廃棄までの一元管理	490	50.4
医療機器の貸出	873	89.8
添付文章，取扱説明書の一元管理	784	80.7
医療機器の不具合，ヒヤリハット事例などの集約	455	46.8
院外からの安全性の情報の一元管理	476	49

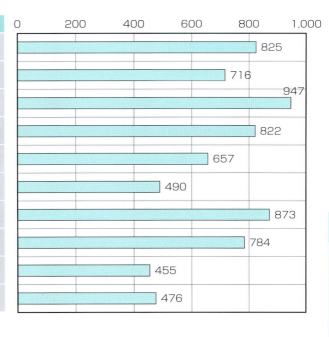

【文　献】
1）公益社団法人日本臨床工学技士会統計調査委員会：臨床工学技士に関する実態調査2013施設アンケート結果報告

索 引

あ

アイソレーションモニタ　541
足踏み式吸引器　74
アドヒアランス　50
アフェレシス　150
　　──機器　152
　　──療法　150
アメリカ心臓協会　333
アラートモニタリング　452
　　RMS ──　452
アラーム作動試験　538

い

維持透析治療　96
一回拍出量
　　──係数　277
　　──変化　277
イノウエ・バルーン　372
医用接地方式　540
医療ガス
　　──アウトレット　12
　　──供給圧力　543
　　──モニタ　544
医療機器
　　──安全管理　530
　　　　──責任者　554
　　　　──安全性情報報告書　556
　　──管理　518
　　　　──室　514
　　　　──ソフト　525
　　　　──台帳　526
　　──故障修理台帳　527
　　──添付文書テンプレート　552
　　──の清拭　549
医療用
　　──テレメータ　438
　　──ナビゲーションシステム　205
インジケータ
　　酸素濃縮器作動──　66
インターベンション
　　冠動脈──　345, 359
　　　　──関連機器　345

う

ウィーニング　18
植込み
　　──型VAD　195
　　──デバイス治療　388
ウォータートラップ　25, 59

え

エアークッション　54
エキシマレーザ
　　──冠動脈形成術　356
　　──血管形成システム　356
液体酸素供給装置　67
　　携帯型──　69
遠隔モニタリング　445, 451
　　──システム　445, 461
　　──管理　461
遠心ポンプ　185
エンドトキシン
　　──吸着　282
　　──療法　300

か

加圧方式　481
外装漏れ電流測定　538
加温加湿　28
　　──器　5, 59
　　　　──の定期点検済シール　17
　　──チャンバ　28
ガス分析装置
　　血液──　8
ガスモニタ
　　経皮──　8
　　呼気──　6
ガスリーク注意換気シール　25
画像等手術支援加算　206
カテーテル
　　──アブレーション　411
　　　　──関連機器　411
　　　　──治療　411
　　　　──適応Class分類　412
　　高速回転式経皮経管アテレクトミー　353
　　心臓──検査　342
　　心臓──室　342
　　ダブルルーメン──　288
　　トリプルルーメン──　288
　　閉鎖式吸引──　15
　　末梢血管──治療関連業務　377
カニューレ
　　気管──　90
　　鼻カ──　39
カフ圧計　26
カプノメータ　6
　　警報機能付──　19
顆粒球単球除去療法　156
簡易型パルスオキシメータ　70
換気モード　10
換気量
　　──設定方式　482
　　──調節　481
換気療法
　　侵襲的──　76
　　非侵襲的──　76
間欠的腎代替療法　282, 283
鉗子　105
　　──のクランプ　105
冠疾患集中治療室　225
患者監視装置　7
患者呼吸回路　178
冠動脈インターベンション
　　　　　　　　345, 359
　　──関連機器　345
冠動脈形成術
　　エキシマレーザ──　356
管理医療機器分類　518

き

気圧外傷　473
　　中耳──　473
　　内耳──　474
　　肺──　474
　　副鼻腔──　474
器械的咳介助　35

気化器 …… 178
気管
　──カニューレ …… 90
　──切開
　　　──カニューレ …… 26
　　　──チューブ …… 91
　　　　　──交換物品 …… 91
機器管理ソフト用バーコード …… 525
キシロカイン …… 361
気泡検知器 …… 187
逆行性
　──脳灌流 …… 189
　──脳循環 …… 189
吸引圧 …… 73
　──設定方法 …… 73
吸引カテーテル
　閉鎖式── …… 15
吸引器 …… 8
　足踏み式── …… 74
　携帯型── …… 73
　ゴム球式── …… 74
　手動式── …… 74
吸引装置
　超音波── …… 200
吸気フィルタ
　在宅人工呼吸器── …… 60
　酸素濃縮器── …… 66
救急カート …… 32
給湿療法 …… 38
急性血液浄化
　──業務 …… 134
　──法 …… 128
急性呼吸窮迫症候群 …… 238
急性腎障害 …… 283
吸着式血液浄化法保険適応疾患 …… 151
吸入
　──治療 …… 45
　──麻酔 …… 176
救命集中治療室 …… 225
局所混合血酸素飽和度 …… 279
緊急減圧用排気弁 …… 482

く

空気加圧・酸素吸入方式 …… 476
グラフィックモニタ …… 5
クランプ
　鉗子の── …… 105
　ラインクランパの── …… 105
クロストーク心電図 …… 400

け

携帯型
　──液体酸素供給装置 …… 69
　──吸引器 …… 73
　──酸素濃縮器 …… 69
　──酸素ボンベ …… 67, 68
経皮ガスモニタ …… 8
警報機能付
　──カプノメータ …… 19
　──パルスオキシメータ …… 19
血液ガス分析装置 …… 8
血液吸着 …… 131
血液浄化法
　急性── …… 128
血液透析 …… 282
　──ろ過 …… 282
　　持続的── …… 242, 243, 282
血液ポンプ …… 184
血液ろ過 …… 282
　持続的── …… 242, 282
血管内
　──超音波 …… 346
　　　──装置 …… 346
　──治療 …… 377
血漿吸着 …… 153, 242, 282
　──2カラム賦活吸着法 …… 155
血漿交換 …… 130
　──療法
　　──保険適応疾患 …… 151
　　単純── …… 297
　単純── …… 242, 282
　二重ろ過 …… 154
　　膜── …… 242, 282
血栓性血小板減少性紫斑病 …… 297

限外ろ過 …… 242
研修記録 …… 523

こ

光学式
　──ナビゲーション装置 …… 204, 205
　──リファレンスフレーム …… 205
高気圧酸素治療 …… 468, 469, 473
　──業務 …… 502
　──作用機序 …… 469
　──絶対的禁忌 …… 475
　──装置 …… 476
　──副作用 …… 473
高周波
　──通電の3要素 …… 411
　──発生装置 …… 416
高速回転式経皮経管アテレクト
　ミーカテーテル …… 353
抗頻拍ペーシング図 …… 406
呼気ガスモニタ …… 6
呼吸器疾患集中治療室 …… 225
呼吸窮迫症候群 …… 232
呼吸サポートチーム …… 20
呼吸治療
　──業務指針 …… 25
　在宅── …… 47
呼吸療法
　在宅── …… 51
個人用透析装置 …… 100
誤接続防止対策 …… 24
ゴム球式吸引器 …… 74
コンソール
　ロータブレータ── …… 355
コンプレッサ …… 9

さ

在宅NPPV
　──機種選択のポイント …… 78
　──療法 …… 49, 56
在宅血液透析 …… 118
　──開始後の支援管理体制 …… 126

在宅呼吸治療 47
在宅呼吸療法 51
在宅酸素療法 47, 54, 55
　——装置 64
在宅人工呼吸器
　——吸気フィルタ 60
　——データデバイス 53
在宅人工呼吸治療 57
在宅人工呼吸療法 48, 56, 76, 88
　——診療報酬 49
在宅訪問物品 75
在宅用人工呼吸器データ解析用
　専用メディア 79
酸素・圧縮空気耐圧ホース 12
酸素加圧方式 476
酸素中毒 473, 474
酸素テント 37
酸素濃縮器 65, 66
　——吸気フィルタ 66
　——作動インジケータ 66
　——携帯型 69
酸素ボンベ 67
　——携帯型 67, 68
酸素療法
　在宅—— 47, 54, 55
　　　　——装置 64

し

ジェット式ネブライザ 41
ジェネレータ 416
支持換気 10
持続腎補助療法 128
持続低効率透析 282, 283
持続的
　——気道陽圧療法 34
　——血液透析 242, 282
　——ろ過 242, 243, 282
　——血液ろ過 242, 282
　——腎代替療法
　　　　226, 282, 283, 284
自動カフ圧コントローラ 9
自動給水加温加湿チャンバ 28
刺入 110

磁場式
　——ナビゲーション装置
　　　　204, 205
　——リファレンスフレーム 205
自発呼吸主体 10
ジャクソンリース回路 32
遮断弁 544
シャットオフバルブ 544
集中治療室 225
　冠疾患 225
　救命 225
　呼吸器疾患—— 225
　小児 225
　新生児 225
　脳卒中—— 225
修理
　——記録 535
　——台帳 528
重量バランス制御方式 133, 134
手術
　——関連機器 174
　　　　——安全管理 174
　——室 172
　——治療機器 197
　——ナビゲーション装置 204
手動式吸引器 74
巡回点検 533
　——一覧表 533
使用後点検表 16
使用中点検表 14
小児集中治療室 225
静脈麻酔 176
除細動器 357
　——体外式 357
ショックパルス図 406
心機能分類
　NYHA—— 194
心係数 275
人工換気器具
　用手—— 31
人工気道の管理 26
人工呼吸回路セット 13
人工呼吸管理 10, 22
人工呼吸器 4

　——関連肺炎 227
　——定期点検済カード 17
　——点検用チェッカー 17
　MRI対応—— 4
　在宅用——データ解析用専用
　　メディア 79
　体外式陽陰圧—— 227
　麻酔用 178
人工呼吸治療 2
　在宅 57
人工呼吸療法 48, 56, 76, 88
　在宅—— 48, 56, 76, 88
人工心肺
　——業務 184
　——装置 184
侵襲的換気療法 76
腎障害 283
　急性—— 283
新生児集中治療室 225
新鮮凍結血漿 296
心臓
　——拡張末期血液量 279
　——カテーテル
　　　　——検査 342
　　　　——室 342
　——弁膜症治療関連業務 372
　——電気生理検査システム 414
腎臓病 283
　慢性—— 283
腎代替療法 282
　間欠的—— 282, 283
　持続的—— 282, 283, 284
心電図
　PMT intervention —— 399
　PMT —— 397
　クロストーク—— 400
心肺停止 324
心拍出量モニタ 7
心房・心室リフラクトリーピリオ
　ド設定フロー図 396
心房細動 432, 458
心房粗動 418

568

す

- 据置型パルオキシメータ　6
- スティムレータ　416
- ステージ分類　194
  - AHA/ACC　194
- スポルディングの分類　29

せ

- 成人用・新生児用テストラング　17
- 性能点検試験　539
- ゼオライト　65, 69
- 絶縁監視装置　541
- 設置型パルスオキシメータ　70
- セミクリティカル　29
- セルローストリアセテート膜　285
- 全酸素量　468
- 穿刺
  - ——関連業務　106
  - ——方法　109
- 穿刺針　110
  - ——の固定　110
  - ——の刺入角度　109
- センシング感度設定フロー図　392
- センシング波高値　455
- 全身性炎症反応症候群　300
- 選択的脳分離体外循環　189

そ

- 造影剤自動注入器　383
- 挿管チューブ　26
- 送血フィルター体型人工肺　188
- 蘇生バック　31

た

- 第1種治療装置　476, 502
- 第2種治療装置　483, 508
- 体外式
  - ——除細動器　357
  - ——ペースメーカ　358
  - ——陽陰圧人工呼吸器　227
- 体外設置型VAD　194
- 体血管抵抗　277
- 大動脈内バルーンポンピング　250
- 多チャンネル記録装置　345
- 脱血圧センサ
  - ピロー式　143
- 多人数用透析液中央供給システム　97
- ダブルルーメンカテーテル　288
- 単純血漿交換　242, 282
  - ——療法　297

ち

- チャンバ
  - 加温加湿——　28
  - 自動給水——　28
- 注意換気シール
  - ガスリーク——　25
- 中耳気圧外傷　473
- 超音波
  - ——吸引装置　200
  - ——式ネブライザ　42
  - ——メス　200
- 調節換気　11
- 直接血液灌流　282

て

- 定期点検　520
  - ——計画書　520
  - ——済証　17
  - ——表　520
  - ——済シール　17
  - 加温加湿器の——　17
- 低分子ヘパリン　287
- 定量排気方式　481
- 定量噴霧式　43
- デバイス
  - ——外来　445
  - ——診察室　447
  - ——のワークフロー　447
  - ——チェック　448
  - RMS——　451
- ——フォローアップ　449
- ——評価内容　449
- 電気刺激装置　416
- 電気メス　198
- 点検表
  - 使用後——　16
  - 使用中——　14

と

- 洞性頻拍　458
- 透析
  - ——液濃度測定　104
  - ——条件設定　112
  - ——装置　100
  - 個人用——　100
  - ——用監視装置　98
  - ——用水処理装置　102
- 特定保守管理医療機器　518
- ドリフト補正　371
- トリプルルーメンカテーテル　288

な

- 内耳気圧外傷　474
- 内視鏡
  - ——関連機器　202
  - ——手術システム　202, 203
- 内筒の引抜　110
- ナビゲーションシステム　205
  - 医療用——　205
- ナビゲーション装置
  - 光学式——　204, 205
  - 磁場式——　204, 205
  - 手術——　204

に

- 二酸化炭素吸収装置　179
- 二重ろ過膜血漿交換　242, 282
- 二相性体外式人工呼吸　36
- 日本蘇生協議会　333

ね

ネーザルハイフロー …………… 38
ネブライザ
　──機能付きベンチュリ装置 … 38
　ジェット式── …………………… 41
　超音波式── ……………………… 42
　マイクロポンプ式── …………… 42

の

ノイズレスポンス機能資料 …… 398
濃厚赤血球 ……………………… 296
脳卒中集中治療室 ……………… 225

は

配管端末器 ……………………… 545
肺気圧外傷 ……………………… 474
排気量設定方式 ………………… 482
肺血管外水分量 ………………… 278
肺血管透過性係数 ……………… 279
肺静脈隔離術 …………………… 433
排痰補助装置 …………………… 72
肺内パーカッション療法 ……… 35
波形認識システム ……………… 440
バスキュラーアクセス ………… 106
発火現象 ………………………… 433
バックバルブマスク …………… 31
　──点検表 ……………………… 31
白血球除去療法 ………………… 156
鼻カニューレ …………………… 39
パルスインフュージョン血栓溶解
　………………………………… 345
パルスオキシメータ ………… 5, 70
　簡易型── ……………………… 70
　警報機能付── ………………… 19
　据置型── ……………………… 6
　設置型── ……………………… 70
ハンドクランク ………………… 188
ハンドピット …………………… 345

ひ

光干渉
　──断層撮影 …………………… 348
　　　──装置 …………………… 348
　──断層診断 …………………… 348
　　　──装置 …………………… 348
非侵襲的換気療法 ……………… 76
ビリルビン吸着療法 …………… 159
　──フロー図 …………………… 159
ピロー式脱血圧センサ ………… 143

ふ

ファイティング ………………… 27
ブーシナックシステム ………… 34
腹水ろ過濃縮再静注法 ………… 157
副鼻腔気圧外傷 ………………… 474
不整脈治療 ……………………… 388
二又アウトレット ……………… 32
プライミング …………………… 104
フロー図
　心房・心室リフラクトリ-ピリ
　　オド設定── ………………… 396
　センシング感度設定── ……… 392
　ビリルビン吸着療法 …………… 159
　ペーシング出力設定── ……… 391
　AV delay 設定── ……………… 395
　DFPP療法── ………………… 163
　DF-Thermo 療法── …………… 165
　GMA── ……………………… 168
　LCAP── ……………………… 167
　PA療法── …………………… 161
　PA2療法── …………………… 162
　PVARP設定── ……………… 398
プロング ………………………… 39

へ

平均気道内 ……………………… 229
米国アフェレシス学会 ………… 298
閉鎖式吸引カテーテル ………… 15
ペーシング
　──閾値 ………………………… 454
　──解析 ………………………… 442
　──出力設定フロー図 ………… 391
　──モード ……………………… 392
ペースメーカ …………………… 391
　体外式── ……………………… 358
ベッドサイドコンソール ……… 98
ヘパリン ………………………… 287
　低分子 …………………………… 287
　未分画── ……………………… 287
返血業務 ………………………… 114
ベンチュリ装置 ………………… 38
　ネブライザ機能付き── ……… 38

ほ

傍His束ペーシング ……………… 428
除水制御機構 …………………… 101
ホースアセンブリ ……………… 12
保険適応疾患 …………………… 151
　吸着式血液浄化法の── ……… 151
　血漿交換療法の── …………… 151
保守管理業務 …………………… 530
保守点検 ………………………… 519
補助換気 ………………………… 11
補助循環療法 …………………… 190
　──業務 ………………………… 190
補助人工心臓 …………………… 191
　──装置 ………………………… 259
ポリエーテルスルホン膜 ……… 285
ポリグラフ ……………………… 345
ポリスルホン膜 ………………… 285
ポリメチルメタクリレート …… 285
ポンプ
　遠心── ………………………… 185
　血液── ………………………… 184
　ローラ── ……………………… 185

ま

マイクロ波メス ………………… 201
マイクロポンプ式ネブライザ … 42
膜
　──間圧力差 …………………… 293

セルローストリアセテート
　　　　　　　　　　　　　　285
ポリエーテルスルホン　　　285
ポリスルホン　　　　　　　285
ポリメチルメタクリレート
　　　　　　　　　　　　　　285
AN69ST　　　　　　　　　285
CTA　　　　　　　　　　　285
PES　　　　　　　　　　　285
PMMA　　　　　　　　　　285
PS　　　　　　　　　　　　285
麻酔　　　　　　　　　　　176
　――関連機器　　　　　　175
　――関連業務　　　　　　179
　――システム　　　　　　175
　――用人工呼吸器　　　　178
　――器　　　　　　　　　176
　　　――回路　　　　　　176
　　　――の安全機構　　　176
　吸入――　　　　　　　　176
　静脈――　　　　　　　　176
マスクフィッティング　　　54
末梢血管カテーテル治療関連業務
　　　　　　　　　　　　　　377
慢性腎臓病　　　　　　　　283

み

未分画ヘパリン　　　　　　287

め

メシル酸ナファモスタッド　287
メス
　超音波――　　　　　　　200
　電気――　　　　　　　　198
　マイクロ波――　　　　　201
　レーザ――　　　　　　　201
メモリ機能付きSpO₂センサ　78
免疫吸着　　　　　　　　　282

も

モニタリングシステム　　　437

漏れ電流試験　　　　　　　537

ゆ

輸血関連急性肺障害　　　　299

よ

用手人工換気器具　　　　　31
用手蘇生器　　　　　　　　56
余剰ガス排除装置　　　　　179

ら

ラインクランパ　　　　　　105
　――のクランプ　　　　　105

り

リファレンスフレーム　　　205
　光学式――　　　　　　　205
　磁場式――　　　　　　　205
両心室ペーシング模式図　　407

る

ループレコーダ　　　　　　410

れ

レーザメス　　　　　　　　201
レベルセンサ　　　　　　　186

ろ

漏洩同軸ケーブル　　　　　439
ロタブレータ　　　353, 355, 363
　――コンソール　　　　　355
　――バー　　　　　　　　355
ローラポンプ　　　　　　　185

A

ACT　　　　　　　　　　　314
AF (atrial fibrillation)　　 432
AF (Atrial Flutter)　　　　 418
AHA　　　　　　　　　　　333
　――/ACC ステージ分類　194
AKI　　　　　　　　　　　283
AN69ST膜　　　　　　　　285
anodal pacing図　　　　　 408
ARDS　　　　　　　　　　238
ASA　　　　　　　　　　　298
assist ventilation　　　　 11
Auto Mode Switch機能図　401
AV delay設定フロー図　　 395
AVNRT
　common type――　423, 424
AVRT
　orthodromic――　　423, 424

B

barotrauma　　　　　　　473
BCV　　　　　　　　　　　36
　――装置　　　　　　　　36
Boyleの法則　　　　　　　473
BVM　　　　　　　　　　　56

C

CaO₂　　　　　　　　　　468
CART　　　　　　　　　　157
CCO　　　　　　　　　　　274
CCU　　　　　　　　　　　225
CDC　　　　　　　　　　　294
CHD　　　　　　　　　242, 282
CHDF　　　130, 242, 243, 282
CHF　　　　　　　　　242, 282
CI　　　　　　　　　　　　275
CIEDs　　　　　　　　　　388
CKD　　　　　　　　　　　283
common type AVNRT　423, 424
control ventilation　　　　11
CPA　　　　　　　　　　　324

C

CRRT	226, 282, 283, 284
CTA膜	285

D

DDIモード	393
DFPP	154, 242, 282
──療法	163
──フロー図	163
DF-Thermo	154
──療法	165
──フロー図	165
DHP	282
DLC	288

E

ECMO	250
ECPR	324
ECUM	242
EICU	225
ELCA	356
EPラボシステム	414
EVLW	278
EVT	377

F

FAME	
──試験	371
──II試験	372
FFP	296
FFR	352, 368
──guide PCI	370
──測定システム	352
firing	433
Frequency domain	351

G

GEDV	279
GMA	156, 168
──フロー図	168

H

HA	131
HD	282
HDF	282
HF	282
HFO	229
HHD導入教育カリキュラム	122
HMV	76
HOT	47
HST	50
──構成図	50

I

IABP	250
IAPP	282
ICD	402
──サドンオンセット機能図	404
──スタビリティ機能図	404
──センシング感度図	402
──波形識別機能図	405
ICHDコード表	393
ICU	225
IDシール	525
IPG	391
IPV	35
──装置	35
IRRT	282, 283
IVUS	346, 365
──像	385
──装置	346

J

JANIS	227
J-MACS	192
──レベル	192
JRC	333
jump up現象	425

K

KDIGO分類	290

L

LCAP	156, 167
──フロー図	167
LMWH	287

M

MAP	229
MDI	43
MI-E	35
──装置	36
MRI対応人工呼吸器	4

N

NICU	225
NM	287
NPPV	52
──装置	60
──療法	
在宅──	49, 56
NYHA心機能分類	194

O

OCT	348, 367
──装置	348
OFDI	348, 367
──装置	348
one echo現象	425
orthodromic AVRT	423, 424
oxygen toxicity	473, 474

P

PA	153, 159, 242, 282
PA2	155
──療法	162
──フロー図	162
ParaHisian pacing	428
PA療法	161
──フロー図	161
PCPS	250, 253

PE	130, 242, 282, 297
PES膜	285
PICU	225
PIT	345
PMMA膜	285
PMT intervention心電図	399
PMT心電図	397
PMX-DHP	282, 300
Pressure wire	353
──圧	353
PS膜	285
PTAV	375, 376
PTMC	372, 373
Pulse oximeter	70
PVARP設定フロー図	398
PVCレスポンス機能資料	399
PVI	433
PVPI	279

R

RCC	296
RCU	225
RDS	232
RMS	451, 452
──アラートモニタリング	452
──ウェブサイト	463
──デバイスチェック	451
RRT	282
rSO_2	279
RST	20
──メンバー	20
RTX	227

S

SCU	225
SDカード	53
SIRS	300
SLED	282, 283
support ventilation	10
SVI	277
SVR	277
SVV	277

T

TASC-II	378
Time domain	351
TLC	288
TMP	293
TPPV	51
──装置	57
──療法	
在宅──	49
TRALI	299
TTP	297

U

UHF	287
USBメモリ	53

V

VA conduction	423
VAD	259
植込み型──	195
体外設置型──	194
VAP	227
VAS	250, 259

Y

Y字管	32

臨床工学　プラクティカル・フルコース

2015年 5月25日　第1版第1刷発行

■編　集	川崎忠行　かわさき　ただゆき	
■発行者	鳥羽清治	
■発行所	株式会社メジカルビュー社	
	〒162-0845　東京都新宿区市谷本村町2-30	
	電話　03(5228)2050(代表)	
	ホームページ　http://www.medicalview.co.jp/	
	営業部　FAX　03(5228)2059	
	E-mail　eigyo@medicalview.co.jp	
	編集部　FAX　03(5228)2062	
	E-mail　ed@medicalview.co.jp	
■印刷所	シナノ印刷　株式会社	

ISBN 978-4-7583-1494-7　C3047

©MEDICAL VIEW, 2015.　Printed in Japan

- 本書に掲載された著作物の複写・複製・転載・翻訳・データベースへの取り込みおよび送信（送信可能化権を含む）・上映・譲渡に関する許諾権は，(株)メジカルビュー社が保有しています．

- [JCOPY]〈(社)出版者著作権管理機構　委託出版物〉
本書の無断複写は著作権法上での例外を除き禁じられています．複写される場合は，そのつど事前に，(社)出版者著作権管理機構(電話 03-3513-6969，FAX 03-3513-6979，e-mail：info@jcopy.or.jp)の許諾を得てください．

- 本書をコピー，スキャン，デジタルデータ化するなどの複製を無許諾で行う行為は，著作権法上での限られた例外（「私的使用のための複製」など）を除き禁じられています．大学，病院，企業などにおいて，研究活動，診察を含み業務上使用する目的で上記の行為を行うことは私的使用には該当せず違法です．また私的使用のためであっても，代行業者等の第三者に依頼して上記の行為を行うことは違法となります．

医療機器の装置の説明や使用目的から日常のお手入れについて
簡潔に解説した臨床の場で役立つ実践書!!

医療機器の日常お手入れガイド
清掃・消毒・滅菌

編集　川崎忠行　前田記念腎研究所 臨床工学部 部長
　　　田口彰一　新橋病院 ME管理室 部長

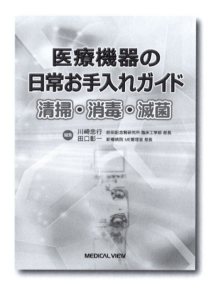

「代謝関連機器，呼吸器関連機器，循環器関連機器，IVR関連機器，手術関連機器，高圧酸素治療関連機器，その他の関連機器（内視鏡など）」を中心に，医療機器の「清掃・消毒・滅菌の方法」を初学者にもわかりやすくビジュアルな紙面にて解説した。臨床の場においては，高度に発達した医療機器の清掃・消毒・滅菌を徹底させ，いかに2次感染を防ぐかを本書をとおして学ぶことができる。
本書は，若手の臨床工学技士の方々のみならず，看護師の方々にも役立つ1冊である。

- 定価（本体3,800円＋税）　ISBN978-4-7583-1468-8　C3047
- B5判・260頁・オール2色

メジカルビュー社　〒162-0845 東京都新宿区市谷本村町2番30号　TEL.03(5228)2050　FAX.03(5228)2059
http://www.medicalview.co.jp　E-mail（営業部）eigyo@medicalview.co.jp

手術領域医療機器の基礎知識から使用・管理上の注意点まで徹底解説！

手術領域医療機器の操作・管理術

編集 （公社）日本臨床工学技士会 手術室業務検討委員会

手術室では電気メスやレーザーメス，内視鏡，手術支援ロボットなどさまざまな医療機器が使用されているが，これらの機器は高価かつ繊細なため，専門知識を有する臨床工学技士（CE）の関与が欠かせない。本書はこれら手術領域医療機器の基本構成・原理から使用上の注意点，禁忌・禁止事項，使用前のセッティング法，点検法について，CEに向けて解説した書籍である。
また，近年CEの参画が求められている清潔野補助業務についても，実際の手術の流れに沿ってポイントを記載した。「（公社）日本臨床工学技士会 手術室業務検討委員会」が編集する本書は，手術領域業務に携わるCEにとってスタンダードとなる1冊である。

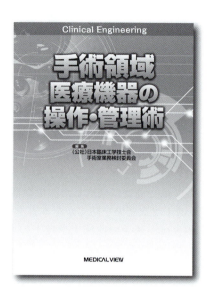

- 定価（本体5,200円＋税）　ISBN978-4-7583-1685-9　C3047
- B5判・288頁・2色（一部カラー）

人工呼吸器の管理から患者アセスメント，安全管理までわかりやすく解説!!

臨床工学技士のための 呼吸治療ガイドブック

監修　山口　修　横浜市立大学附属病院 集中治療部長・准教授
編集　相嶋一登　横浜市立市民病院 臨床工学部 部門長

臨床工学技士に向けた呼吸治療の解説書。基礎知識として，呼吸生理・解剖，人工呼吸器の基本構成など初歩的な内容を前半部に掲載。そのうえで，患者アセスメントや人工呼吸器からの離脱，また，慢性閉塞性肺疾患や急性呼吸窮迫症候群など各種病態に対する呼吸管理について，臨床工学技士の視点から解説している。臨床工学技士基本業務指針2010に対応!!

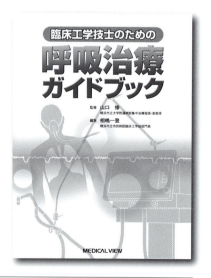

- 定価（本体4,500円＋税）　ISBN978-4-7583-1480-0　C3047
- B5判・272頁・オールカラー

メジカルビュー社　〒162-0845 東京都新宿区市谷本村町2番30号　TEL.03(5228)2050　FAX.03(5228)2059
http://www.medicalview.co.jp　E-mail（営業部）eigyo@medicalview.co.jp

※ご注文，お問い合わせは最寄りの医書取扱店または直接弊社営業部まで。

血液浄化療法の臨床実践に必要な知識を充実解説!!

臨床工学技士のための
血液浄化療法 フルスペック

監修　秋葉　隆　東京女子医科大学 腎臓病総合医療センター血液浄化療法科 教授
編集　金子岩和　東京女子医科大学 臨床工学部 技士長

血液透析法や血液濾過法，血液吸着法など各治療法について，それぞれの特徴や原理，治療条件などを掲載。なかでも重要な治療法については，臨床の場における実際の流れに沿って，実践的な知識を交えながら具体的に解説している。さらに水処理装置や透析液供給装置などの関連機器，抗凝固薬などの薬剤についても掲載した。
血液浄化業務について，操作・保守管理法からトラブル対応など，臨床上の注意点まで含めて必要な知識をトータルに解説した1冊！

- 定価（本体5,400円＋税）　ISBN978-4-7583-1487-9　C3047
- B5判・328頁・2色（一部カラー）

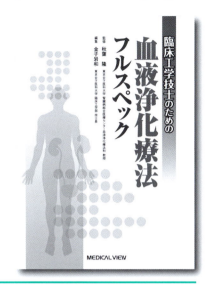

透析スタッフ必携の1冊！　VA穿刺とVA管理のノウハウを伝授!!

穿刺技術向上に役立つ
透析スタッフのための
バスキュラーアクセスガイドブック

監修　前波輝彦　あさおクリニック 院長
編集　山家敏彦　東京山手メディカルセンター 臨床工学部 技士長

血液透析を継続するために重要なVA穿刺とVA管理のノウハウを，豊富な図表を用いたオールカラーの紙面で丁寧に解説。さらに「FROM SPECIALIST」などの囲み記事で，独学では気付かないようなポイントを記載し，プロの視点でコツを伝えている。「穿刺を基礎から学びたい！」「VAトラブルを防ぎたい！」と思ったらこの1冊。

- 定価（本体3,800円＋税）　ISBN978-4-7583-1482-4　C3047
- B5判・160頁・オールカラー

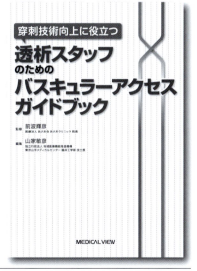

メジカルビュー社　〒162-0845 東京都新宿区市谷本村町2番30号　TEL.03(5228)2050　FAX.03(5228)2059
http://www.medicalview.co.jp　E-mail（営業部）eigyo@medicalview.co.jp

※ご注文，お問い合わせは最寄りの医書取扱店または直接弊社営業部まで。

「第2種ME技術実力検定試験」合格をめざすすべての人に！この1冊で試験の要点を完全マスター!!

第2種ME技術実力検定試験 マスター・ノート

編集　中村藤夫　新潟医療福祉大学 医療技術学部 臨床技術学科 教授

「第2種ME技術実力検定試験」合格をめざすためのテキストである。簡潔な箇条書きでまとめられた本文と，豊富な図表で要点をわかりやすく解説。さらに欄外には用語解説や+αの知識を掲載。また，過去5年間の出題傾向を反映させた内容となっている。臨床工学技士養成校の学生さんはもちろん，初学者にも易しい1冊。

- 定価（本体5,200円＋税）　ISBN978-4-7583-1481-7　C3347
- B5判・484頁・オール2色

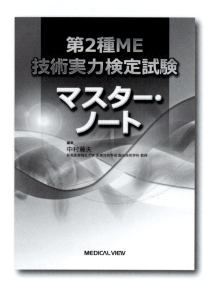

「第2種ME技術実力検定試験」合格のための力を効率的に身につけられる試験対策問題集!!

第2種ME技術実力検定試験 重要問題集中トレーニング

編集　中村藤夫　新潟医療福祉大学 医療技術学部 臨床技術学科 教授
　　　石田　等　帝京短期大学 専攻科 臨床工学専攻 准教授

本書は「第2種ME技術実力検定試験」合格を目指す人を対象にした問題集である。過去5年間分〔第31～35回試験（2009～2013年実施）〕の試験問題を吟味し，その傾向を踏まえたうえでオリジナル問題を約350問作成し，解説した。各項目では基本問題を4問程度解説した後，応用問題を「レベルアップ・トレーニング」として3～5問掲載。基本問題のあとに，問題を解くうえで必要な図表，試験に役立つ解説を「レベル・アップ」として掲載した。
姉妹本である『第2種ME技術実力検定試験　マスター・ノート』と併用して学習することで，合格をより確実なものとすることができる。

- 定価（本体4,000円＋税）　ISBN978-4-7583-1496-1　C3047
- B5判・316頁・オール2色

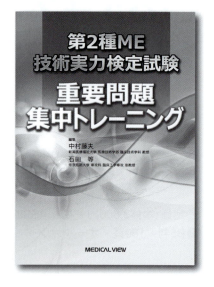

メジカルビュー社　〒162-0845 東京都新宿区市谷本村町2番30号　TEL.03(5228)2050　FAX.03(5228)2059
http://www.medicalview.co.jp　E-mail（営業部）eigyo@medicalview.co.jp

※ご注文，お問い合わせは最寄りの医書取扱店または直接弊社営業部まで。